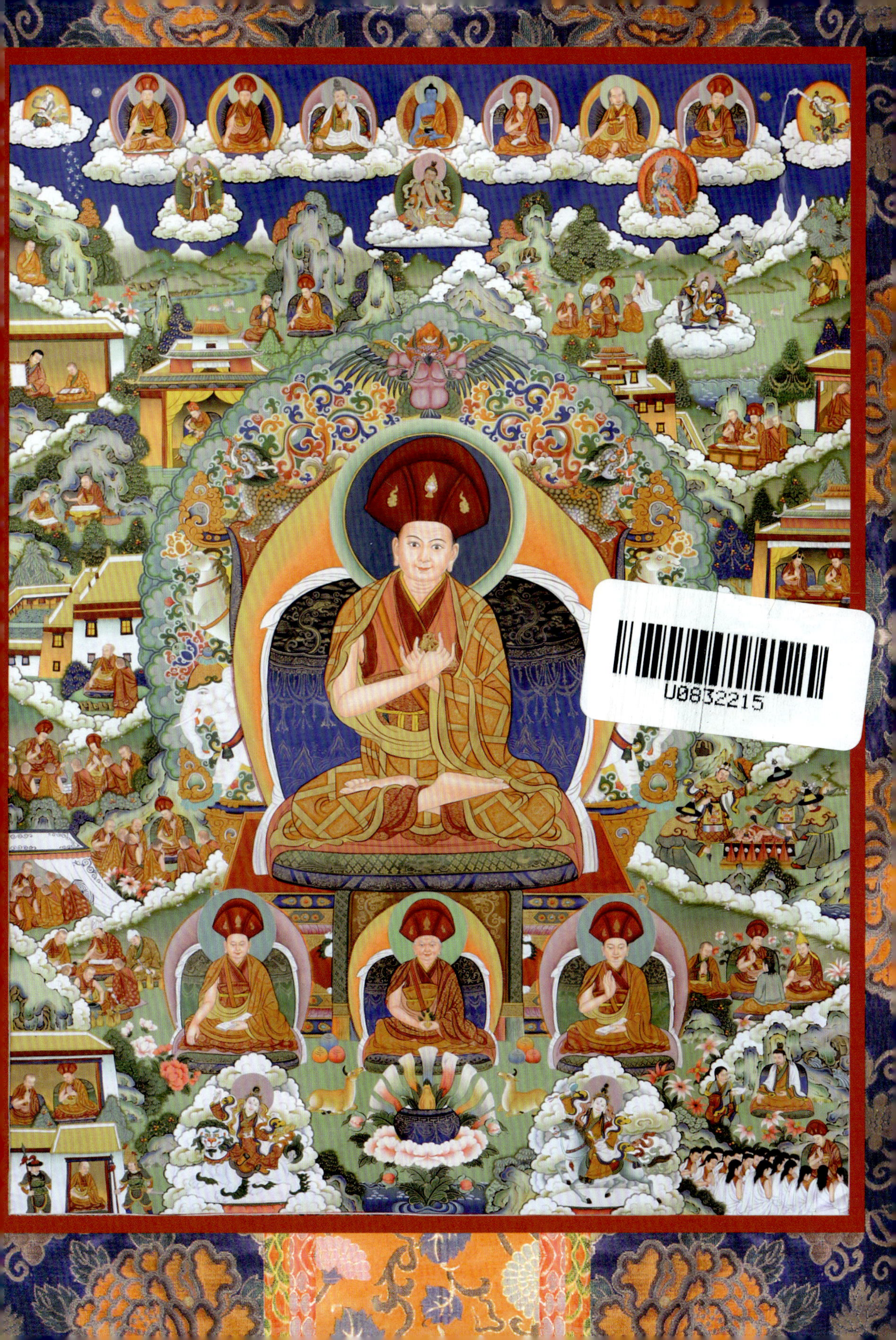

འབྲི་གུང་སྨན་རྩིས་མཁས་པ་རིམ་བྱོན་གྱི་སྨན་རྩིས་དཔེ་ཚོགས། ②

འབྲི་གུང་ལུགས་ཀྱི་གསོ་རིག་སྒྲོལ་འབྱེད་མཁན་ཀུན་མཁྱེན་འབྲི་གུང་པ་རིག་འཛིན་ཆོས་ཀྱི་གྲགས་པའི་རྣམ་ཐར་ཕྱོགས་བསྒྲིགས།

འབྲི་གུང་སྨན་རམས་པ་ཆོས་རྗེ་བཟང་པོས་རྩོམ་སྒྲིག་མཛད།

བོད་ལྗོངས་བོད་ཡིག་དཔེ་རྙིང་དཔེ་སྐྲུན་ཁང་།

图书在版编目（CIP）数据

直贡藏医药选集 / 曲吉桑布编 .
—拉萨：西藏藏文古籍出版社，2019. 12

ISBN 978-7-5700-0380-8

Ⅰ. ①直… Ⅱ. ①曲… Ⅲ. ①藏医－古籍－汇编 Ⅳ. ① R291. 4

中国版本图书馆 CIP 数据核字（2019）第 271512 号

直贡藏医药选集

编　　者　曲吉桑布
责任编辑　郭晓斐　马道旦
封面设计　苏长红
出　　版　西藏藏文古籍出版社（拉萨市色拉路 4 号　邮编：850000）
第二编辑部（北京）：北京市朝阳区东土城路 8 号林达大厦 A 座 13 层
邮编：100013　　电话：010-64462318
打击盗版：0891-6649998　13908990085
印　　刷　北京盛通印刷股份有限公司
经　　销　全国新华书店
开　　本　16 开（710mm×1 000mm）
印　　张　30. 75
彩　　插　4 页
字　　数　208 千
印　　数　1-1 500
版　　次　2019 年 12 月第 1 版
印　　次　2020 年 4 月第 1 次印刷
标准书号　ISBN 978-7-5700-0380-8
定　　价　68. 00 元（全二册）

འགོ་བརྗོད།

འབྲི་ལུགས་གསོ་རིག་འདི་ཉིད་ཀྱང་ནྲྀ་མི་རིགས་ཀྱི་གསོ་རིག་ལས། བོད་རང་སྐྱོང་ལྗོངས་རིམ་པའི་དངོས་མིན་རིག་གནས་ཤུལ་བཞག་འབྲི་ལུགས་གསོ་རིག་གི་སྲོལ་འབྱེད་མཁན་ཀུན་མཁྱེན་རིག་འཛིན་ཆོས་ཀྱི་གྲགས་པ། འབྲི་གུང་སྐྱུ་རའི་གདུང་ལས་སྤྱི་ལོ་༡༥༩༥ལོར་སྐུ་འཁྲུངས་ཤིང་། དགུང་ལོ་༧༥བར་བཞུགས། ཁོང་གི་གསུང་འབུམ་རིན་པོ་ཆེ་ནི་སྨིན་གྲོལ་གྱི་གདམས་པས་ཕྱུག་ཅིང་། ད་ལྟ་དངོས་སུ་མཐོང་རྒྱུ་ཡོད་པ་པོད་ཆེན་བཅོ་ལྔ་ཙམ་ཡོད་ཀྱང་ད་ལན་སྐབས་སུ་བབས་པ་སྟོན་ལ་ཁོང་གི་རང་རྣམ་འདི་ནི་རྗོམ་པ་པོ་གཞན་གྱི་ལྷད་ཀྱིས་མ་བཙུག་པ་ཁོང་རང་སྐུ་ངོ་མས་མཛད་པའི་གཏམ་རང་བཞིན་བརྗོད་པའི་རྒྱན་ཅོ་ནས་སྨྲས་པ་སྨིན་གྲོལ་གདམས་པས་ཕྱུག་ཅིང་། བཤད་སྒྲུབ་ཀྱི་ཡིག་ཆ་དང་། ཆོས་འབྱུང་། བོད་ཀྱི་རིག་གནས་སྤྱི་ལ་འཇུག་དགོས་ཀྱང་མ་ཚང་བ་མེད་པ་ལྟ་བུ་ཆེས་ཆེད་དུ་བྱུང་བའི་བོད་ཀྱི་རིག་མཛོད་རིན་པོ་ཆེ་ཞིག་ཡིན། ཀུན་མཁྱེན་བླ་མའི་གསུང་འབུམ་ནང་དུ་འབྲི་གུང་རྒྱུད་བཞིའི་དཀའ་མཆན་དང་། རིལ་ནག་ཆེ་འབྲིང་སྙོར་གྱི་མན་ངག་ཆ་ཚང་བ་བོད་ཀྱི་གསོ་བ་རིག་པའི་ལོ་རྒྱུས་ཐོག་ཆེ་མཐོང་དང་ལྡན་པའི་ནོར་བུ་རིན་པོ་ཆེ་དབང་གི་རྒྱལ་པོ་ལྟ་བུ་ཞིག་ཡིན་ཞིང་། དེ་ལྟར་རང་རྣམ་གསོང་པོའི་དགའ་སྟོན་དང་། བྱང་སྟག་ལུང་པ་ངག་དབང་བཀྲ་ཤིས་དཔལ་གྲུབ་ཀྱིས་མཛད་པའི་རྗེའི་རྣམ་ཐར། སྐྱེས་རབས་གསོལ་འདེབས་སོགས་དེ་སྔ་ཕྱོགས་གཅིག་ལ་དེབ་གཟུགས་སུ་བསྐྲུན་པ་མེད་པས། མ་སྐྱུལ་དང་བླངས་ཀྱིས་ངེད་འབྲི་ལུགས་གསོ་རིག་རྒྱུད་སྤེལ་ཞིབ་འཇུག་ཁང་གིས་མ་དཔེ་འཚོལ་བསྡུ་དང་། རྣམ་ཐར་སོགས་ཕྱོགས་བསྒྲིགས་ཞུས་ནས་རྒྱ་ཆེའི་ཀློག་པ་པོས་རྗེའི་མཛད་པ་ཇི་བཞིན་རྟོགས་པའི་ཆེད་དུ་སྐྲུན་པ་ལགས་སོ། །

བོད་རང་སྐྱོང་ལྗོངས་རིམ་པའི་དངོས་མིན་རིག་གནས་ཤུལ་བཞག་འབྲི་ལུགས་གསོ་རིག་ཞིབ་འཇུག་ཁང་གིས།
སྤྱི་ལོ་༢༠༡༩ལོའི་ཟླ་ཚེས་བཟང་པོར་ཕུལ།

དཀར་ཆག

༄༅། །སྐྱེས་རབས་གསོལ་འདེབས་མོས་གུས་ཀྱི་བ་དན་གཡོ་བ་ཞེས་བྱ་བ་བཞུགས་སོ། །

འཕགས་ཡུལ་ལྗོངས་སུ་རྒྱལ་བ་ཤཱཀྱ་ཐུབ། །སླར་ཡང་ནཱ་གརྫུ་ནའི་ཚུལ་དག་ལས། །ཞིང་འདིར་འདྲེན་པའི་མཆོག་གྱུར་རཏྣ་ཤྲཱི། །མཉམ་མེད་བླ་མ་རྣམས་ལ་གསོལ་བ་འདེབས། །རྒྱལ་བའི་སྤྱན་སྔར་བྲམ་ཟེ་སྒྲ་གཅན་འཛིན། །པདྨས་རྗེས་བཟུང་འཇིགས་མེད་སེངྒེ་ཞེས། །རིག་གྲོལ་གཉིས་ལྡན་ཁྱེའུ་དགའ་བྱེད་ཞབས། །བསྟན་པའི་གསལ་བྱེད་མཆོག་དེར་གསོལ་བ་འདེབས། །འཆི་མེད་གྲུབ་བརྙེས་དྲང་སྲོང་ཉི་མ་མགོན། །ཟངས་གླིང་སྲིད་སྐྱོང་རྒྱལ་པོ་འོད་མཛེས་ཞབས། །ལྷ་རིག་པཎ་ཆེན་ལྷ་ཡི་ཟླ་བ་ཞེས། །གྲུབ་བརྙེས་མཁས་པ་གང་དེར་གསོལ་བ་འདེབས། །བརྟུལ་ཞུགས་མཆོག་བརྙེས་རཏྣ་ཙནྡྲ་དང་། །ཙ་ཏུརྦྷུ་ཁའི་གྲུབ་མཆོག་རྒྱལ་པོའི་ཞབས། །ངེས་པའི་དོན་རྟོགས་མེ་ལོང་རྡོ་རྗེ་ཞེས། །གྲུབ་པའི་དབང་ཕྱུག་མཆོག་དེར་གསོལ་བ་འདེབས། །ཛྙཱ་ལ་ཏུ་ཆོས་རྒྱལ་ལེགས་བྱིན་མཆོག །རྒྱ་བོད་མཁས་མཆོག་པཎ་ཆེན་ཆོས་ཀྱི་ཡིད། །རྡོ་རྗེ་གདན་པ་ཆོས་ཀྱི་ཕྲེང་བའི་ཞབས། །མཁས་གྲུབ་མང་ཐོས་མཆོག་དེར་གསོལ་བ་འདེབས། །གཉུབས་ཆུང་སློབ་མ་བརྩེ་ཚུལ་ཁྲིམས་དང་། །རྗེ་བོ་སྤྱན་དྲངས་ཁུ་སྟོན་ཆོས་ཀྱི་རྗེ། །ཚུལ་ཁྲིམས་མཆོག་མངའ་གུ་ཎ་མ་ཏིའི་ཞབས། །བསླབ་གསུམ་རྒྱལ་མཚན་འཛིན་དེར་གསོལ་བ་འདེབས། །འཇམ་དཔལ་ཁྲོ་ཆུའི་རྣལ་འབྱོར་རྡོ་རྗེ་གྲགས། །འཁོར་ལོ་སྡོམ་པའི་གྲུབ་བརྙེས་ཧཱུྃ་ཀ་ར། །ཞལ་བཞི་བྲན་ཁོལ་གྲགས་པ་ཡེ་ཤེས་ཞབས། །རིམ་གཉིས་མཐར་སོན་མཆོག་དེར་གསོལ་བ་འདེབས། །གཙུག་ལག་རྩིས་ལ་མཁས་པ་ལེགས་གྲུབ་དང་། །བླ་མའི་དགོངས་པ་ཀུན་སྒྲུབ་གྲགས་པའི་མཆོག །གྲོས་བྲལ་ཆོས་སྐུ་མངོན་གྱུར་རིན་ཆེན་ཆོས། །གཉུག་མའི་དོན་རྟོགས་མཆོག་དེར་གསོལ་བ་འདེབས། །སྐྱོབ་པའི་དམ་ཆོས་མཛོད་འཛིན་ཨ་ག་ར། །སྐད་གཉིས་སྨྲ་བ་དཔང་ལོ་བློ་གྲོས་ཞབས། །སྒྲ་རིག་མཁས་མཆོག་ཤོང་སྟོན་རྡོ་རྗེའི་མཚན། །ལེགས་སྦྱར་གཞུང་སྨྲ་མཆོག་ལ་གསོལ་བ་འདེབས། །ཤཱཀྱ་མཆོག་ལྡན་པཎ་ཆེན་དོན་ཡོད་ཅེས། །སྒྲུབ་བརྒྱུད་བསྟན་འཛིན་རྡོ་རྗེ་རིན་ཆེན་དང་། །གདུང་བརྒྱུད་སྲིད་སྐྱོང་སྒོམ་པ་རཏྣའི་མཚན། །དྲང་སྲོང་ཆོས་འཛིན་མཆོག་དེར་གསོལ་བ་འདེབས། །རིག་པ་འཛིན་མཆོག་རྗེ་བཙུན་པི་ཤའི་ཞབས། །འགྲུ་རྒྱལ་རིགས་འདིར་སླར་ཡང་སྲིད་པ་བཟུང་། །དེ་ལས་ཕྱུར་

ཕྱོག་ཧྨ་ཀཱིརྟི་ཞེས། །ཚུལ་ལྡན་མང་ཐོས་མཆོག་དེར་གསོལ་བ་འདེབས། །འདི་འོག་དོན་གྲུབ་གྲགས་པ་ཆོས་ཀྱི་འབངས། །ཐུགས་འཆང་ཆེན་པོ་བདུད་འདུལ་གྲགས་པ་དང་། །རྒྱ་གར་བྱང་གླིང་པཎ་ཆེན་ཉི་མའི་སྙིང་། །གཏེར་འབྱིན་མཁས་པའི་མཆོག་དེར་གསོལ་བ་འདེབས། །གླིང་ཡངས་དྲུང་དུ་བཞིན་བཟང་ཟླ་བས་བྱིན། །རབ་གསལ་སྤྱན་ཡངས་སྤོབས་པའི་སྣང་བ་ཅན། །མ་འོངས་སངས་རྒྱས་དགུ་པ་མི་ཧྲག་ཅེས། །འབྱུང་འགྱུར་བསྟན་པའི་བདག་པོར་གསོལ་བ་འདེབས། །དེ་ལྟར་གསོལ་བ་བཏབ་པའི་བྱིན་རླབས་ཀྱིས། །བདག་སོགས་མོས་ལྡན་འགྲོ་བ་མ་ལུས་པ། །མཉམ་ཉིད་གཞུག་མ་ཆེན་པོའི་དོན་རྟོགས་ནས། །རྫོགས་པའི་སངས་རྒྱས་ས་ལ་འགོད་གྱུར་ཅིག །ཅེས་པ་

འདི་ཡང་ཆོས་མཛད་དོ་པོ་སྨང་པས་སྐྱེ་རབས་ཀྱི་གསོལ་འདེབས་ཤིག་དགོས་ཞེས་བསྐུལ་བའི་ངོར་བགྱིས་ཏེ། ངན་པ་རང་བསྙོད་ཀྱི་ཚུལ་དུ་ཤཱཀྱའི་དགེ་སློང་ཧྨ་ཀཱིརྟིས་སྦྱར་བའོ།། །།མངྒ་ལཾ།

༄༅། །གསོལ་འདེབས་མཚན་དཀར་གྱི་བ་དན་རྣམ་པར་རོལ་པའི་སྒྲ་དབྱངས་ཞེས་བྱ་བ་བཞུགས་སོ། །

དཀོན་མཆོག་རྣམ་གསུམ་འབྱུང་གནས་དམ་པའི་ཆོས། །ཕུན་ཚོགས་འཁོར་ལོ་གསུམ་གྱི་དོན་མང་པ། །གཅིག་ཏུ་འདོམས་མཛད་རྩ་བའི་བླ་མ་མཆོག །སྐྱབས་གནས་ཀུན་འདུས་ཞབས་ལ་གསོལ་བ་འདེབས། །ཆེ་མཆོག་ཁྲག་འཐུང་རིགས་ཀྱི་གཙོ་ལ་སོགས། །འདུས་པ་ཡེ་ཤེས་གར་གྱི་རྩལ་ཆེན་པོས། །ས་གསུམ་བདུད་བཞིའི་དཔུང་ལས་དཔའ་རྟགས་འཆང་། །ཀུན་བཟང་ཞལ་སྐྱིན་ཞབས་ལ་གསོལ་བ་འདེབས། །རིག་འཛིན་ཀུན་གཙོ་ཆོས་ཀྱི་རྒྱལ་སྲིད་ཆེ། །གྲགས་པ་མ་སྨད་ཕྲིན་ལས་འཁོར་ལོའི་འགྲོས། །རྣམ་པར་རྒྱལ་བའི་སྡེ་ཞེས་སྔ་འགྱུར་གྱི། །བསྟན་པའི་བདག་པོའི་ཞབས་ལ་གསོལ་བ་འདེབས། །དཀོན་མཆོག་ཀུན་འདུས་ཕུན་ཚོགས་སྲིད་ཞིའི་དཔལ། །རྒྱ་མཚོ་ཞེས་གྲགས་རྟག་ཆད་མཐའ་ལས་ཁྱོད། །བཀྲལ་བས་དཔལ་ལྡན་བཟང་པོ་འདྲེན་པའི་ཚུལ། །སུམ་ལྡན་རྡོ་རྗེ་འཛིན་དེར་གསོལ་བ་འདེབས། །མི་བསྐྱོད་རྒྱལ་བ་འཁོར་ལོའི་མགོན་པོ་ནི། །རྡོ་རྗེ་གསུམ་གྱི་གསང་བ་བཟླ་མེད་པའི། །གནད་འདོམས་ཆོས་ཀྱི་ཕ་འབབ་མ་ལུས་པ། །སྩོལ་མཛད་དམ་པའི་ཞབས་ལ་གསོལ་བ་འདེབས། །པདྨ་བཛྲ་ཐུགས་རྗེའི་འོ་མཚོ་ལས། །ཕྱོན་པའི་རིང་ལུགས་དོན་གཉིས་གྲུབ་པའི་དཔྱིད། །ཀུན་ལ་སྨན་སྨད་ཁྱོད་ཀྱིས་བསྡུས་ཏེ་བསྟན། །བཀའ་དྲིན་མཚུངས་བྲལ་ཞབས་ལ་གསོལ་བ་འདེབས། །རྒྱལ་ཀུན་ཐུགས་ཀྱི་ལང་ཚོ་སྒྱུ་འཕྲུལ་གར། །མི་ཤིག་རྡོ་རྗེ་འདུས་མ་བྱས་པའི་སྐུ། །འཁོར་འདས་ཕྱག་རྒྱ་ཆེན་པོར་ཞུབ་ཆུབ་པ། །རྣལ་འབྱོར་དབང་ཕྱུག་ཞབས་ལ་གསོལ་བ་འདེབས། །སྒྲོ་སྐུར་སྤངས་ཤིང་མི་འགྱུར་རབ་རྟག་པའི། །རིག་ཁམས་ཡེ་ཤེས་རྡོ་རྗེ་རྡུལ་བྲལ་ཁམས། །བདེ་སྟོང་ཞི་བའི་རོ་ལ་རྟག་རོལ་པ། །རྡོ་རྗེ་འཛིན་པའི་ཞབས་ལ་གསོལ་བ་འདེབས། །དུས་གསུམ་མཁྱེན་པ་ཕྱོད་ཕྲེང་རྩལ་འཆང་གིས། །མ་འོངས་དབུར་སྨོན་ཞེས་བྱ་འགྲོ་རྣམས་ལ། །འབྲེལ་གསུམ་འཛོག་ཅེས་སྨོན་ནས་ཁྱོད་ལུང་བསྟན། །རྒྱལ་བའི་རྒྱལ་ཚབ་ཞབས་ལ་གསོལ་བ་དེབས། །འཆི་མེད་རིགས་མཚན་བུདྡྷ་གར་དབང་པོ། །ཚེ་དང་ཡེ་ཤེས་དཔག་མེད་རྡོ་རྗེའི་སྐུ། །དབང་བསྒྱུར་རྒྱལ་མཆོག་རྟག་པའི་ཡེ་ཤེས་རྩལ། །རྡོ་རྗེའི་སྐུ་ཅན་ཞབས་ལ་གསོལ་བ་འདེབས། །འདུལ་མདོ་ཤཱཀྱའི་གཙོ་ཆེན་ལས་འོངས་ཤིང་། །རྡོ་རྗེའི་ཐེག་མཆོག་རྡོ་རྗེ་འཆང་

དབང་ནས། །སྤྱི་འགྱུར་བདེ་འབྱུང་ཐུགས་ཀྱི་ཀློང་ཉིད་ནས། །ཁང་ཁྱབ་ཕྱོད་སློས་འདོམས་ནས་དེ་དང་དེའི། །གཞན་དྲིལ་དཀྱུས་སུ་ཕབ་པའི་ལེགས་བཤད་རྣམས། །རྟོགས་པ་དོན་བརྒྱུད་རྩ་བའི་བླ་མ་ཉིད། །སྐྱབས་གནས་གཅིག་དྲིལ་མོས་པས་གསོལ་འདེབས་ཀྱི། །བཀའ་དང་བསྟན་བཙོས་སྨིན་གྲོལ་རིམ་གཉིས་དཔྱིད། །དགྱེས་དགུའི་ཕ་འབབ་བདག་བློར་གང་བསྒྱལ་བ། །ཀུན་གྱི་བདག་པོ་ཉིད་དུ་བདག་གྱུར་ནས། །དོན་གཉིས་བསྐལ་བའི་བར་དུ་འགྲུབ་གྱུར་ཅིག །སྐྱེ་བ་ཀུན་ཏུ་ཡང་དག་བླ་མ་དང་། །འབྲལ་མེད་ཆོས་ཀྱི་དཔལ་ལ་ལོངས་སྤྱོད་ཅིང་། །ས་དང་ལམ་གྱི་ཡོན་ཏན་རབ་རྫོགས་ནས། །རྡོ་རྗེ་འཆང་གི་གོ་འཕང་མྱུར་ཐོབ་ཤོག །ཅེས་པ་འདི་ཡང་མགོན་པོ་འབྲི་གུང་པ་ཆེན་པོའི་ཆོས་སྲས་ཀྱི་ཐུ་བོ་འབྲི་གདན་བྱང་ཆུབ་གླིང་གི་ཆོས་སྡེའི་གདན་ས་ལས་ཐོག་པ། རྗེ་གཉུབས་ཆེན་པོའི་རིགས་ལས་བླ་མ་ངག་དབང་གིས་བསྐུལ་ངོར་ངོས་ཅག་གི་བཙམས་ཆོས་པོ་ཏི་རྣམས་ཀྱི་བཀླག་ལུང་བགྱིས་པའི་ཚེ། བསྐུལ་བ་པོ་དེ་ཉིད་ཀྱིས་དགོས་གསུངས་པར་གྱི་ན་བ་ཡུ་བུ་ཅག་གི་མིང་རྣམས་ཕྱི་མོར་བྱས་ཤིང་། བཙམས་ཆོས་རྣམས་ཀྱི་སོ་སོའི་བརྒྱུད་པ་ནི་རང་རང་གི་རྩ་བ་བཀའ་བབ་སོ་སོ་ལྟར་བཟུང་དགོས་ཀྱང་། ཕྱོགས་གཅིག་ཏུ་སྒྲིགས་བསམ་བགྱིས་པ། མི་ཁྲི་ཆུ་སྟོད་ཅན་གྱི་དཀར་པོའི་རྫོགས་པ་གཉིས་པར་མཁའ་འགྲོ་འདུ་བའི་དུས་ཁྱད་པར་ཅན་ལ་ཕོ་བྲང་རྩེ་བ་གཞིས་ཀ་སྦྲ་བརྟན་རྡོ་རྗེའི་གནས་མཆོག་ཏུ་བྲིས་པ་སིདྡྷི་རསྟུ།། །།མངྒ་ལཾ།

༄༅། །སྐྱེས་རབས་ལས་བརྩམས་པའི་གསོལ་འདེབས་དྲི་མ་མེད་པ་ པདྨའི་ཕྲེང་བ་དད་པའི་མཛེས་རྒྱན་བཞུགས་སོ། །

ས་གསུམ་འགྲོ་བའི་གཉེན་དང་སྐྱབས་གཅིག་པུ། །ཐུབ་དབང་ཆོས་ཀྱི་རྒྱལ་པོའི་བསྟན་པ་ནི། །བཤད་དང་སྒྲུབ་པའི་སྒོ་ནས་འཛིན་མཛད་པ། །བསྟན་འཛིན་བཤེས་གཉེན་རྣམས་ལ་གསོལ་བ་འདེབས། །འདས་དུས་ཐུབ་མཆོག་ཤཱཀྱའི་རྒྱལ་པོ་ཡི། །ཆོས་འདུལ་མཛོད་འཛིན་བྲམ་ཟེ་སྒྲ་མཁན་རྒྱུད་ཀྱི་བརྟུལ་ཞུགས་སྤྱོད་པའི་མཚན་ས་ར་ཧ་ཆེན་པོ་གཅན་འཛིན། །ཟབ་པ་རྣམས་ཟད་དགྲ་བཅོམ་འབྲས་བུ་བརྙེས། །རིག་གྲོལ་གཉིས་ལྡན་ཞབས་ལ་གསོལ་བ་འདེབས། །སློབ་དཔོན་པདྨས་བསིལ་བའི་ཚལ་དུ་བརྟུལ་ཞུགས་མཆོག་སྤྱོད་ཚེ། །གདོལ་པའི་རིགས་ཀྱིས་ཟབ་ལམ་སྦྱོར་སྒྲོལ་རྣམས། །ཡོངས་འཛིན་གསང་སྔགས་སློབ་དཔོན་པདྨའི་ཆོས་ཀྱི་མཛོད་འཛིན་པ། །འཇིགས་མེད་སེང་གེའི་ཞབས་ལ་གསོལ་བ་འདེབས། །ཆུ་ཀླུང་བྱང་ཕྱོགས་གཙྣ་ལ་ཉེ་བར་གཙྣའི་ངོགས་སུ་བྲམ་ཟེ་མཆོག །ཚགས་ལྡན་བུ་ཡིས་གཙང་སྲིའི་བརྟུལ་ཞུགས་མཛད། །རང་སྲོག་ཀླུང་ནད་ཀྱིས་དུས་བྱས་དོར་ཡང་སྒྲུབ་པའི་བརྟུལ་ཞུགས་འཛིན། །ཁྲི་ཨུ་དགའ་བྱེད་ཞབས་ལ་གསོལ་བ་འདེབས། །མི་རྟག་ཚེ་ཡི་འདུ་བྱེད་ཡོངས་བཟློག་ཕྱིར། །འཆི་མེད་ལྷ་ཡིས་བྱིན་བརླབས་རྗེས་པུཎྜ་ཏ་རི་ར་བཟུང་ཡང་། །དམ་ཚིག་སློབ་མ་དམ་ལོག་པའི་དབང་གིས་གཟུགས་སྐུ་དབྱིངས་སུ་ཐིམ། །ཐང་སྟོང་ཉི་མ་མགོན་པོའི་ཞབས་ལ་གསོལ་བ་འདེབས། །འཕགས་ཡུལ་ལྷོ་ཕྱོགས་རྒྱ་མཚོའི་འགྲམ་ངོགས་སུ། །ཤུདྡྷ་ལ་དང་མཛེས་ལྡན་ཡབ་ཡུམ་སྲས། །རྒྱལ་ཁྲིམས་ཚུལ་གྱིས་འགྲོ་རྣམས་བདེ་ལ་བཀོད། །རྒྱལ་པོ་དགེ་ཁྲིམས་ཞབས་ལ་གསོལ་བ་འདེབས། །ཟངས་གླིང་སྲིད་སྐྱོང་དཔལ་སྐྱེས་ནང་པའི་རྒྱལ་པོའི་རྒྱལ་པོའི་སྲས། །མུ་སྟེགས་ཚར་བཅད་ཐུབ་བསྟན་སྤེལ་མཛད་པའི། །ཀླབས་ཆེན་རྒྱལ་བའི་གོ་འཕང་དོན་གཉེར་བ། །རྒྱལ་པོ་འོད་མཛེས་ཞབས་ལ་གསོལ་བ་འདེབས། །གདོལ་རྒྱ་གར་བྱང་ཕྱོགས་ཤུདྡྷ་ལའི་ཚལ་པའི་རིགས་ལས་བསྟན་པའི་སྒོར་ཞུགས་ཤིང་། །རིག་གནས་ལྔ་ལྡན་ལྷ་རིག་པཎ་ཆེན་ཆོས་འཁོར་ནཱ་ལེནྡྲའི་འཕགས་ཡུལ། །མཁན་པོར་མུ་སྟེགས་ཀྱིས་ཁ་ཟས་དུག་ཅན་བྲངས་པས་ཚེའི་དུས་བྱས་དབང་བསྐུར་ཐུབ་བསྟན་བདག་པོ་མཆོག །ལྷ་ཡི་བླ་བའི་ཞབས་ལ་གསོལ་བ་འདེབས། །དམངས་རིགས་ལས་བྱུང་མུན་ཆེན་དུར་ཁྲོད་དུ། །བརྟུལ་ལོ་བདུན་ནས་ལུས་མ་བཞག་པར་མཁའ་སྤྱོད་དུ་གཤེགས་ཞུགས་སྤྱོད་པས་ངེས་དོན་མངོན་དུ་གྱུར། །ཕྱོགས་ལས་རྣམ་རྒྱལ་གསང་དོན་

མང་དུ་རྟོགས། །གཏུམ་སྲུང་རྣལ་འབྱོར་ཞབས་ལ་གསོལ་བ་འདེབས། །གཉན་གྱི་ལོ་ཙྪ་དར་མ་གྲགས་ཀྱི་དྲུང་། །ཞལ་བཞིའི་ཆོས་སྐྱོང་བསྙེན་པས་གྲུབ་པ་ཐོབ། །གཞན་གྱི་བྱད་ཁས་ཆེའི་འདུ་བྱེད་བསྲུས། །རྒྱལ་པོ་ཆོས་མཛད་ཞབས་ལ་གསོལ་བ་འདེབས། །དཔལ་འབྱོར་དོན་ཡོད་རང་བྱུང་ལྷན་སྐྱེས་རྟོགས། །ཆོས་སྐུ་མངོན་གྱུར་ངེས་དོན་སྨྲ་བའི་མཆོག །ལུས་དང་བཅས་ཏེ་མཁའ་སྤྱོད་མངོན་དུ་བསྒྲོད། །ངམ་ཤོད་ཐམས་མེ་ལོང་རྡོ་རྗེའི་ཞབས་ལ་གསོལ་བ་འདེབས། །རྒྱ་གར་ལྷོ་ཕྱོགས་ཧྲཏྲ་ལ་ཏུ་འཁོར་ལོས་བསྒྱུར་རྒྱལ་ཉིད། །འཛིག་རྟེན་དབང་ཕྱུག་མཆོག་གིས་རྗེས་བཟུང་ཞིང་། །དེ་ཡི་སྐུ་བརྙན་བོད་ཡུལ་ལྗོངས་རྗོ་བོ་བཅུ་གཅིག་ཞལ་ཀླུང་ཤོད་ར་འཛབ་ནས་གདན་དྲངས་པ་ད་ལྟ་གཙང་སྨད་གཡས་རུ་གཞུ་ལུ་གྲོང་གི་གསང་སྔགས་མཆོག་གྲུབ་གླིང་གི་རྟེན་གྱི་གཙོ་བོར་བཞུགས་སུ་བསྐྱུར། །རྒྱལ་པོ་ལེགས་བྱིན་ཞབས་ལ་གསོལ་བ་འདེབས། །རྒྱལ་རིགས་རྒྱ་གར་ནུབ་ཕྱོགས་མཆོག་ལས་ཐུབ་བསྟན་སྐོར་ཞུགས་ཤིང་། །མཁས་པའི་གྲགས་པས་འཆད་རྩོད་རྩོམ་ལ་བརྩོན། །བོད་ཡུལ་ལྗོངས་སུ་ཐུབ་བསྟན་དར་བར་མཛད། །པཎ་ཆེན་ཆོས་བོད་ཡུལ་དུ་འདས་པའི་གདུང་ད་ལྟ་ཐམས་ཀྱི་ཤ་བ་འབུམ་པ་ན་ཡོད་ཀྱི་ཡིད་དེར་གསོལ་བ་འདེབས། །རྡོ་རྗེ་གདན་དབུས་གྱུར་ཚལ་དུ་བྲམ་ཟེའི་རིགས་ཀྱི་བྱུང་ཕྱོགས་འདོད་ལྡན་དུ། །རྒྱལ་རིགས་ཐུབ་བསྟན་གསལ་བར་མཛད། །ལེགས་མཐོང་བདེན་སྨྲའི་ཞབས་ལ་གསོལ་བ་འདེབས། །སླར་ཡང་ཡུལ་དེར་ཚེ་རིགས་བརྩུན་པའི་སྲས། །ངེས་པར་འབྱུང་ཞིང་དཔལ་མགོན་ཕྱག་བཞི་པ། །དངོས་སུ་བྲན་གཡོག་བཀའ་ཉན་སྲུང་སྐྱོད་པ། །ཞི་བའི་མཚན་ཅན་ཞབས་ལ་གསོལ་བ་འདེབས། །རྒྱ་གར་ལྷོ་ཕྱོགས་ཨི་ཀྲའི་རྒྱལ་རིགས་ཆེ། །ས་བདག་ཀླུ་ཡི་ནད་ཀྱིས་གདུངས་པའི་ཚེ། །བྲང་སྒོང་དམོད་པས་སྐད་ཅིག་ཉིད་ལ་གྲོལ། །ཧྲསྣ་ཤོ་ཀའི་ཞབས་ལ་གསོལ་བ་འདེབས། །རྡོ་རྗེ་གདན་གྱི་རྒྱལ་ཚབ་སེང་གེའི་ཁྲིར། །མངོན་པར་དབང་བསྐུར་ལྷ་གནས་རིག་པ་ཎྜི་ཏས། །ཐུབ་བསྟན་རྫོགས་ལྡན་དུས་ལའང་འཕྲན་མཛད་པ། །ཆོས་ཀྱི་ཕྲེང་བའི་ཞབས་ལ་གསོལ་བ་འདེབས། །གཙང་རོང་ལྷ་རྗེ་གནུབས་ཆུང་ཀྱི་སློབ་མའི་མཆོག །འཁོར་ལོ་གཉིས་ཀྱི་ནན་ཏན་མཆོག་བསྒྲུབས་པས། །རང་དོན་མཐར་ཕྱིན་དེ་ཉིད་མངོན་རྟོགས་པ། །ཚུལ་ཁྲིམས་མཚན་ཅན་ཞབས་ལ་གསོལ་བ་འདེབས། །ཐུབ་བསྟན་སྐོར་ཞུགས་ལུང་རིགས་ཐོས་པས་ཕྱུག །རྗོ་བོ་རྗོ་བོ་རྗེ་ཨ་ཏི་ཤ་ཡི་སློབ་མའི་མཆོག །རྗེ་དེས་བསྟན་པའི་བདག་པོར་དབང་བསྐུར་བ། །ཁུ་སྟོན་གཡུང་དྲུང་ཞབས་ལ་གསོལ་བ་འདེབས། །མང་ཡུལ་ཕྱོགས་ལས་བསྟན་ལ་རབ་ཏུ་བྱུང་། ། བསམ་གཏན་མཆོག་སྒོམ་གྲུབ་པའི་དངོས་གྲུབ་ཐོབ། །རྟེན་འབྲེལ་དབང་གིས་གཞན་དོན་བརྩོན་ལ་བགྱིས། །ཡོན་ཏན་བློ་གྲོས་ཞབས་ལ་གསོལ་བ་འདེབས། །མདོ་ཁམས་རྫོང་ཀྱི་ཡ་

ངན་སྲིབས་ཕྱོགས་སུ་རིག་སྔགས་འཆང་བའི་དཔལ། །འཇམ་དཔལ་ཁྲོ་བཅུས་རྗེས་བཟུང་གྲུབ་པ་ཐོབ། །ལོག་རྟོག་དྲེགས་བྱེད་ཆར་གཅོད་རྡོ་རྗེ་འཛིན། །རྡོ་རྗེ་གྲགས་པའི་ཞབས་ལ་གསོལ་བ་འདེབས། །བལ་ཡུལ་གྲུབ་མཆོག་བ་སུ་དྷ་ར་ཡིས། །རྗེས་སུ་བཟུང་ཞིང་མཆོག་གི་དངོས་གྲུབ་ཐོབ། །འཁོར་ལོ་སྡོམ་པའི་ཞལ་མཐོང་རྗེས་སུ་བཟུང་། །ཧཱུྃ་ཆེན་ཀ་ཧ་ར་ཁ་བདུད་བརྟུལ་བ་པོ་རའི་ཞབས་ལ་གསོལ་བ་འདེབས། །བོད་ཡུལ་ངམ་ཤོད་ལྷ་ལམ་ཕྱོར་ཆེན་པོར། །ཁྲི་སྲོང་ལྡེའུ་འོད་དཀར་ལས་བསྐྲུན་པས། །རྒྱལ་ཁྲིམས་ཆོས་ཀྱི་ཁྲིམས་ལྡན་མཐའ་བཞི་བཏུལ། །སྨུ་ཏིག་བཙད་པོའི་ཞབས་ལ་གསོལ་བ་འདེབས། །དཔལ་མགོན་ཙ་ཏུརྨུ་ཁའི་རྗེས་སུ་བཟུང་། །ཁའུའི་བྲག་ལ་ཡེངས་མེད་སྒོམ་པའི་ཚེ། །འཁོར་འདས་མ་ལུས་རང་སེམས་གདེང་ཐོབ་ཅེས། །གྲགས་པ་ཡེ་ཤེས་ཞབས་ལ་གསོལ་བ་འདེབས། །ངམ་ཤོད་ཕྱོགས་ཀྱི་རིག་པ་སྨྲ་བའི་མཆོག །གཙུག་ལག་རྩིས་ཀྱི་རིག་གནས་ཇི་སྙེད་རྣམས། །མ་ལུས་ལུས་མེད་ཀུན་ནས་འདོམས་མཛད་པ། །དགེ་བཤེས་ཚུལ་ཁྲིམས་ལེགས་གྲུབ་ཞབས་ལ་གསོལ་བ་འདེབས། །ཧྲ་དབྱངས་ངམ་ཤོད་དུ་སློབ་དཔོན་ཧྲ་དབྱངས་དགེ་བཤེས་མཆོག་གི་དབང་པོར་གྱུར་པའི་ཚེ་མཆོག་གི་དབང་པོར་གྱུར་པའི་ཚེ། །སློབ་མའི་ཁྱུ་མཆོག་དད་པའི་དཔལ་ཐོབ་ཅིང་། །བླ་མའི་བཀའ་སྒྲུབ་ཇི་བཞིན་དམ་སྲུང་བ། །གྲགས་པ་མཆོག་གི་ཞབས་ལ་གསོལ་བ་འདེབས། །མདོ་ཁམས་རྩེ་གདོང་ཕྱོགས་སུ་རབ་བལྟམས་ཤིང་། །རི་བོ་ཤཙྪེར་མཉམ་མེད་འཚོ་བྱེད་དྲུང་། །གདམས་པ་མཉེས་པས་འཁོར་འདས་ཆོས་རྣམས་ཀུན། །སེམས་དོན་ངོ་བོ་གཟིགས་ལ་གསོལ་བ་འདེབས། །བདེ་གཤེགས་ཕག་གྲུའི་ཕྲིན་ལས་སྐུ་ཚེའི་སྟོད་ཐོག་མའི་ཚེ། །གཙང་རོང་ཕྱོགས་ཀྱི་སློབ་མ་རྣོ་གཅིག་རྟོགས། །བླ་མའི་དྲིན་ལན་སྒྲུབ་པའི་ཆོས་ཀྱིས་གཞལ། །ཆོས་ཀྱི་འབྱུང་གནས་ཞབས་ལ་གསོལ་བ་འདེབས། །རྒྱལ་བ་གཉིས་པ་འཇིག་རྟེན་མགོན་པོའི་དྲུང་། །སློབ་མའི་མཆོག་གྱུར་དམ་ཆོས་མཛོད་འཛིན་ཅིང་། །སྒྲུབ་བརྒྱུད་བསྟན་པའི་གཙུག་རྒྱན་སྲིན་སྤུ་བ། །ཤེས་རབ་འབྱུང་གནས་ཞབས་ལ་གསོལ་བ་འདེབས། །ལེགས་སྦྱར་སྨྲ་བའི་སྐད་རིགས་མངོན་གྱུར་ཅིང་། །ཀ་ཙན་མདོ་དང་དེ་ཡི་གཞུང་ལུགས་སོགས། །དམ་ཆོས་མང་པོའི་བཀའ་དྲིན་བོད་འདིར་བསྒྱུར། །བློ་གྲོས་བརྟན་པའི་གསུམ་པ་ཞབས་ལ་གསོལ་བ་འདེབས། །ལེགས་སྦྱར་གཞུང་ལུགས་འབུམ་ཕྲག་དུ་མ་རྣམས། །ཕྱོད་ཐུགས་འདོམས་པས་སྐད་གཉིས་རབ་སྨྲ་ཞིང་། །གསུང་རབ་ཀུན་གྱི་ཡིན་མིན་འབྱེད་མཁས་པ། །རྡོ་རྗེ་རྒྱལ་ཤོང་སྟོན་མཚན་ཞབས་ལ་གསོལ་བ་འདེབས། །གཉིས་མེད་རྫོགས་ཆེན་མཆོག་མངའ་ཀློང་ཆེན་གྱི། །རིགས་ལས་བྱུང་བའི་པདྨ་དབང་ཆེན་ཞེས། །བཀའ་རྟགས་དབུ་གཙུག་རྟ་

གདོང་ཕྲུག་རྒྱས་སྨྲས། །ཟླ་བ་གྲགས་པའི་ཞབས་ལ་གསོལ་བ་འདེབས། །ལ་ཕྱོག་ཐུར་མཁར་རྒྱལ་པོའི་ཕོ་བྲང་དུ། ། གསོ་རིག་ཡན་ལག་བརྒྱད་སོགས་མངོན་གྱུར་པས། །འགྲོ་ཀུན་ཟུག་རྔུའི་ནད་ལས་སྒྲོལ་མཛད་པ། ། མཉམ་ཉིད་རྡོ་རྗེའི་ཞབས་ལ་གསོལ་བ་འདེབས། །གསེར་མདོག་ཅན་དུ་ཐུབ་དབང་གཉིས་པ་ཤཱཀྱ་མཆོག་གི་དྲུང་། །སྲས་ཀྱི་ཐུ་བོ་ཐོས་པས་ལེགས་ཕྱུག་ཅིང་། །རྒྱལ་དབང་དེ་ཡི་རྒྱལ་ཚབ་ཆོས་ཀྱི་མཛོད་འཛིན་པ། །དོན་ཡོད་གྲུབ་པའི་ཞབས་ལ་གསོལ་བ་འདེབས། །བྱང་ཆུབ་མཐིལ་དུ་གླིང་ལོག་གི་དུས་གླིང་དུ་དུས་ཀྱི་འཇིག་བྱུང་ཚེ། །སྐྱུ་རའི་རིགས་ཀྱི་བསྟན་པ་རབ་གླིང་གི་ཞིག་གསོས་གསོས་ཤིང་། ། དཔལ་མགོན་བེང་གིས་གྲུབ་པའི་དངོས་གྲུབ་བྱིན། །རྡོ་རྗེ་རིན་ཆེན་ཞབས་ལ་གསོལ་བ་འདེབས། །སྐྱུ་རའི་གདུང་ལས་སྒོམ་གཞུང་འདུག་པར་པའི་མཚན་འཛིན་ཅིང་། །གདུང་བརྒྱུད་གསེར་གྱི་ཕྲེང་བ་སྤེལ་མཁས་པས། །སྒྲུབ་བརྒྱུད་ཕྱོགས་མཐར་དར་ཞིང་རྒྱས་མཛད་པ། །རིན་ཆེན་རྣམ་རྒྱལ་ཞབས་ལ་གསོལ་བ་འདེབས། །པདྨས་རྗེས་བཟུང་ལུང་བསྟན་གནང་བ་ཐོབ། །གསང་སྔགས་མཆོག་གི་ཆོས་ཀུན་མངོན་གྱུར་ཅིང་། །རིག་འཛིན་རྡོ་རྗེ་འཛིན་པ་རྣམས་ཀྱི་མཆོག །སྣ་ཚོགས་རང་གྲོལ་ཞབས་ལ་གསོལ་བ་འདེབས། །འབྲུ་རྒྱལ་རིགས་ཀྱི་འོད་དཀར་མ་ཉམས་ཤིང་། །ཚོགས་གཉིས་བྱེ་བའི་ཆ་རྫོགས་མངོན་མཐོའི་དཔལ། །རྡོ་རྗེ་རྣལ་འབྱོར་མ་དངོས་གདུང་རིགས་མཆོག །བསྟན་འགྲོར་ཕན་ཆུང་བར་བསམ་བཞིན་ཉིད་མཚམས་སྦྱོར་དེར་གསོལ་བ་འདེབས། །ད་ལྟའི་རིགས་རུས་མངོན་མཐོའི་དཔལ་ཐོབ་ཅིང་། །དགེ་སློང་ཐོས་ལྡན་འཁོར་ལོ་གཉིས་སློག་པ་ཐོས་བསམ་ནན་ཏན་ཀྱིས་ཕྱུག །བསླབ་གསུམ་མདོ་རྒྱུད་རིག་གནས་མཛོད་འཛིན་པ། །ཆོས་ཀྱི་གྲགས་པའི་ཞབས་ལ་གསོལ་བ་འདེབས། ། མ་འོངས་སྐྱུ་རའི་གདུང་བརྒྱུད་ད་ལྟ་ནས་རྩིས་པའི་ཐ་མ་རུ། །སྤྲུལ་ལོ་པ་ཡིས་ཟབ་གཏེར་གཏེར་སྒྲོམ་ནས་དགོངས་པ་ཡང་ཟབ་ཀྱི་འཕྲོ་འབྱེད་ཞིང་། །དམ་ཆོས་ཨ་ཏི་ཡོ་གས་འགྲོ་ཀུན་སྒྲོལ། །དོན་གྲུབ་ཆོས་ཀྱི་འབངས་དེར་གསོལ་བ་འདེབས་ད་ལྟ་ནས་རྩིས་པའི་ཚེ་ཚད་བརྒྱད་ཅུ་ཙམ་ཡིན་པར་ཚེ་མཐར་ཕྱིན་ན་འདི་ལ་སྐྱེ་མི་དགོས་ཀྱང་ཚེ་ཚད་ལྔ་བཅུ་བས་མང་བ་མི་སྲིད་པའི་རྟེན་འབྲེལ་མང་ཞིང་དེའི་སྔོན་དུ་འཆི་ཡང་སྲིད་པས་ད་ལྟའི་ཚེ་ལྟག་ལ་འདིར་ཡོང་དགོས། །སྟོད་ལུང་ཕྱོགས་སུ་སྔགས་འཆང་རིག་པ་འཛིན། །ཚེ་ཡི་ཟབ་ཆོས་མང་ཁ་རག་ཚེ་ཆུ་ཕྱུག་ནས་པོའི་གཏེར་འབྱེད་ཞིང་། །འགྲོ་ཀུན་འཆི་མེད་ལམ་དུ་འགོད་མཛད་པ། །བདུད་འདུལ་གྲགས་པའི་ཞབས་ལ་གསོལ་བ་འདེབས། །འཕགས་ཡུལ་བྱང་གླིང་མཁས་པའི་པཎྜི་ཏ། །གཞུང་ལུགས་སྨྲ་ལ་སྙིངས་པ་ཡོངས་མེད་ཅིང་། །མཁས་མང་དབུས་སུ་གྲགས་པའི་དཔལ་ཐོབ་པ། །ཉི་མ་སྙིང་གི་ཞབས་ལ་གསོལ་བ་འདེབས། །མངོན་དགའི་ཞིང་དུ་དེ་བཞིན་གཤེགས་པ་རྒྱལ་བ་ཀློང་ཡངས་

ཏྣང་། །ཆོས་མཛོད་ཀུན་འཛིན་བཀའ་ཡི་བསྡུ་བ་པོ། །ཆུ་ལ་ཟེགས་མ་ནམ་མཁར་སྤྲིན་གྱི་ཚུལ། །བཞིན་བཟང་ཟླ་བའི་ཞབས་ལ་གསོལ་བ་འདེབས། །བདུན་པ་སངས་རྒྱས་རབ་གསལ་ཤཱཀྱ་ཤྲཱི་འབྱོན་པའི་དུས་བསྐལ་བཟང་གི། ། བྱང་ཆུབ་སེམས་དཔའ་དམ་ཆོས་མཛོད་འཛིན་པས། །དྲི་བ་དང་ལན་གྱིས་ཚུལ་དུ་ཆོས་ཚུལ་གསལ་མཛད་པ། །བྱང་ཆུབ་སེམས་དཔའ་སྤྱོབས་པའི་སྣང་བ་གང་དེར་གསོལ་བ་འདེབས། །མཐར་ཐུག་བྱང་ཆུབ་སྙིང་པོར་བཞུགས་པའི་ཚེ། །བསྐལ་བཟང་གི་སངས་རྒྱས་དགུ་པའི་མཚན་གྱི་འོད་དཀར་ཅན། །བསྐལ་བཟང་མཛད་པ་བཅུ་གཉིས་སྟོན་མཁས་པ། །མེ་ཏོག་མཚན་ཅན་ཞབས་ལ་གསོལ་བ་འདེབས། །གཞན་ཡང་རང་རང་སྣོད་ལྡན་གདུལ་བྱའི་ཕྱིར། །ཞིང་ཁམས་ཀུན་ན་ཐུགས་རྗེའི་རྣམ་རོལ་གྱིས། །སྤྲུལ་པའི་སྣང་བརྙན་ཕྱོགས་བརྒྱར་གཡོ་མཁས་པ། །དཔལ་ལྡན་བླ་མའི་ཞབས་ལ་གསོལ་བ་འདེབས། །དེ་ལྟར་གསོལ་བ་བཏབ་པའི་བྱིན་རླབས་ཀྱིས། །རྒྱལ་བ་མཆོག་ཁྱོད་མཐར་ཐུག་བྱང་ཆུབ་ནས། །བསྐལ་བཟང་དགུ་པ་མེ་ཏོག་ཉིད་གྱུར་ཏེ། །དམ་ཆོས་འཁོར་ལོ་རིམ་གསུམ་བསྐོར་བའི་ཚེ། །བདག་སོགས་འཁོར་གྱི་ཐོག་མར་སྐྱེས་ནས་ཀྱང་། །ཁྱོད་ཀྱི་ཆོས་མཛོད་འཛིན་དང་སྤྱོད་པ་དང་། །དར་ཞིང་རྒྱས་དང་ཁྱོད་ཀྱི་རྒྱལ་ཚབ་ཏུ། །དབང་བསྒྱུར་ཆོས་ཀྱི་སྣང་བ་རབ་རྒྱས་ནས། །དོན་གཉིས་ལྷུན་གྱིས་འགྲུབ་པའི་རྒྱུར་གྱུར་ཅིག །ཅེས་ཆོས་མཛད་ཚུལ་ཁྲིམས་རིན་ཆེན་གྱིས་ནན་གྱིས་དགོས་ཟེར་བར་རང་གི་སྐྱེ་བའི་དྲན་སྣང་འདས་པ་སོ་བདུན་དང་། ད་ལྟ་བ་དང་མ་འོངས་པ་ལྔ། མཐར་བྱང་ཆུབ་སྙིང་པོར་བྱེད་ཚུལ་རྣམས་བསྡོམས་པས་བཞི་བཅུ་ཞེ་བཞིའི་གསོལ་འདེབས་ཚིགས་སུ་བཅད་པ་འདི་ཡང་། དགེ་སློང་ཆོས་ཀྱི་གྲགས་པས་ཆོས་འཁོར་བྱམས་པ་གླིང་གི་ཆོས་གྲྭ་ཆེན་པོའི་གཙུག་ལག་ཁང་གི་ཡང་ཐོག་ཏུ་མགྱོགས་པར་བྲིས་པའོ།། །།

༄༅། །རང་གི་ཚུལ་གྱི་རྟོགས་པ་བརྗོད་པའི་གཏམ་རང་བཞིན་བརྗོད་པའི་
རྒྱན་ཁྱི་ནས་སྨྲས་པ་གསོང་པོའི་དགའ་སྟོན་
ཞེས་བྱ་བ་བཞུགས་སོ། །

རང་གི་ཚུལ་གྱི་རྟོགས་པ་བརྗོད་པའི་གཏམ་རང་བཞིན་བརྗོད་པའི་རྒྱན་ཁྱི་ནས་སྨྲས་པ་གསོང་པོའི་དགའ་སྟོན་ཞེས་བྱ་བ། བླ་མ་དང་ལྷག་པའི་ལྷ་ལ་ཕྱག་འཚལ་ལོ། །གང་གི་རང་བཞིན་ཟབ་ཞི་སྤྲོས་བྲལ་འདུས་མ་བྱས་པ་ལྷུན་གྲུབ་མཉམ་ཡངས་ཀུན་ཏུ་བཟང་། །བདེ་སྟོང་གཉིས་མེད་རོ་ལ་རྟག་རོལ་ཁ་སྦྱོར་ཟུང་འཇུག་རྣམ་ཀུན་མཆོག་ལྡན་བདེ་བ་ཆེ། །རྣམ་པ་སྣ་ཚོགས་སྒྱུ་མའི་གར་མཁན་གཅིག་དང་དུ་བྲལ་རོལ་པའི་རྩལ་འཆང་འདོད་དགུར་བསྒྱུར། །རྩ་བརྒྱུད་བླ་མ་སངས་རྒྱས་ཆོས་ཚོགས་ཕྱག་འོས་ཀུན་ལ་རྣམ་པ་ཀུན་ཏུ་བདག་འདུད་དོ། །མཚན་དཔེ་བྱེ་བའི་རྒྱན་མང་རྫོགས་ཀྱང་རིན་ཆེན་དུ་མའི་རྒྱན་ལ་རོལ། །སྲིད་ཞིར་སྣང་དང་ཁྲོ་བ་སྤངས་ཀྱང་གླེགས་བམ་རལ་གྲི་ཕྱག་ན་འབར། །རྒྱལ་བ་ཀུན་གྱི་ཡབ་ཏུ་གྱུར་ཀྱང་རྒྱལ་སྲས་གཞོན་ནུའི་ཟློལ་ལ་བརྟེན། །ལྷག་པའི་ལྷ་མཆོག་དཔའ་བོ་ཁྱོད་ནི་བདག་སྙིང་པདྨར་རྟག་རོལ་མཛོད། །སྐྱེས་སྦྱངས་དམན་ཞིང་ཤིན་ཏེར་གྱུར་པ་ཡི། །གྱི་ན་བདག་ལ་ཡི་གེར་འབྲི་འོས་པའི། །རྣམ་ཐར་ཡ་མཚན་ཅན་གྱིས་དབེན་མོད་ཀྱང་། །དད་ལྡན་གྱིས་བསྐུལ་སླད་དུ་གཡར་ཁྲལ་ཙམ། །དེ་ཡང་རྣམ་པར་ཐར་པ་ཡི་གེའི་ལམ་དུ་སྤེལ་བ་མང་དག་ཅིག་མཐོང་མོད་ཀྱང་། ཀུན་ཏུ་དཔྱད་གསུམ་དཔྱིས་ཕྱིན་པ་བགྱིས་ན་འདི་ལྟ་སྟེ། འགའ་ཞིག་ནི་ཡ་མཚན་གྱི་ཆོས་མངོན་སུམ་དུ་སྟོན་པའི་གྲུབ་པ་མཆོག་གི་གནས་ཐོབ་པ་རྣམ་ཐར་མཐོང་བ་ཙམ་གྱིས་གོ་འཕང་དམ་པ་ཐོབ་པའི་རྒྱུར་འགྱུར་བ་དང་། ལ་ལ་ནི་སྐུ་ཚེའི་སྟོད་མདོ་སྔགས་ཀྱི་གཞུང་ལུགས་ཆེན་པོ་རྣམས་སྦྱངས་ཤིང་སྐུ་ཚེའི་སྨད་ལ་སྒྲུབ་པ་སྙིང་པོར་བྱས་པས་ཚེ་འདིར་རྡོ་རྗེ་འཆང་ཆེན་པོ་མངོན་དུ་མཛད་པ་དང་། ཁ་ཅིག་ནི་སྐྱེས་སྦྱངས་ཀྱི་ཡོན་ཏན་རྨད་དུ་བྱུང་བས་བསྟན་འགྲོའི་ཕན་བདེ་འཕེལ་བའི་སྒོ་གཅིག་པུར་གྱུར་པ་དང་། ལ་ལ་ནི་རང་ཉིད་མ་གྲོལ་ཡང་ལུང་དང་རིགས་པའི་གཞུང་ལུགས་ལ་རྒྱ་ཆེར་སྦྱངས་པས་རྒྱལ་བའི་བསྟན་པ་གླེག་པ་ཐོས་བསམ་གྱི་འཁོར་ལོས་འཛིན་པ་དང་། འགའ་ཞིག་ནི་རང་རྒྱུད་ལ་གནས་ལུགས་ཀྱི་རྟོགས་པ་ངོ་མཐོང་ཙམ་བྱུང་ནས་དམ་པ་གོང་མའི་མན་ངག་ལ་བརྟེན་ཏེ། གཞན་རྗེས་སུ་བཟུང་

བས་སྒྲུབ་པའི་རྒྱལ་མཚན་འཛིན་དུ་འདུག་པ་སྒྲུབ་པ་ནན་ཏན་གྱི་འཁོར་ལོས་རྒྱལ་བའི་བསྟན་པ་འཛིན་པར་མཛད་པ་དང་། འགའ་ཞིག་ནི་ཚེ་སྟོད་ཐོས་བསམ་སྒོམ་གསུམ་ཙུང་ཟད་ཙམ་བགྱིས་ནས་སྨན་གྲགས་ཙུང་ཟད་བྱུང་བ་སྙིང་པོར་བྱས་ཏེ་འཁོར་ཚོགས་ཐབས་ཀྱིས་བསྡུ་ཞིང་ཆེན་པོར་རློམ་པ་དང་། ལ་ལ་དག་ནི་གོང་མའི་ཡིག་ཆ་ནག་ཁྲིགས་ཙུང་ཟད་ཙམ་ལ་བརྟེན་ནས་མཁས་པར་རློམ་པ་དང་། ཁ་ཅིག་ནི་ཚིག་དང་ཆོས་སྤྱོད་ཙམ་གློ་བར་ཚུད་པས་དམ་པར་རློམ་པ་དང་། ལ་ལ་ནི་ལེགས་བཤད་ཀྱི་ཆ་མི་འཚལ་བར་ངའི་ཕ་ཆེ་མ་གཉན་རིགས་བཟང་རུས་བཙུན་ཞེས་རང་བསྟོད་ཕོ་ནས་གཞན་སྨྲ་བ་སོགས་མང་དག་ཅིག་མཐོང་ཞིང་ཐོས་པ་དང་། བདག་གིས་ནི་དམ་པ་གོང་མ་དེ་རྣམས་ཀྱི་རྣམ་ཐར་འཆད་ཚུལ་བཤད་མ་ཐག་པ་རྣམས་ཕྱོགས་ཙམ་ཡང་མི་འཚལ་གྱི། ཕྱི་མ་དེ་གཉིས་ཀྱི་ཚུལ་ལ་གནས་པས་སྡུག་ཤོག་གྲོན་ཅིང་ལག་པ་ངལ་ལ་འབད་པ་དོན་མེད་དུ་བྲིས་པ་ལ་དགོས་པ་ཅི་ཞིག་ཆུ་ཤིང་གི་སྙིང་པོ་ལྟར་བས་མོད་ཀྱི། འོན་ཀྱང་བླ་མ་ལྷ་པ་སྐུ་སྐྱེས་རིང་ནས་བསྐུལ་བ་དང་། ཉེ་བར་ལ་ཕྱིའི་རྡོ་རྗེ་འཛིན་པ་བླ་མ་ཆོས་ཀྱིས་དག་པའི་མེ་ཏོག་དང་བཅས་བསྐུལ་བའི་ངོར། མོས་ལྡན་དད་པ་དགའ་སྤུག་གི་རྗེས་སུ་འགྲོ་ལྡོག་བྱེད་པ་འགའ་ཞིག་དང་ཚུལ་མཚུངས་པར་མ་མཆིས་པ་དད་ལྡན་དེ་དག་ལ་ལེགས་པར་མ་བཤད་ན་རྩ་བའི་ལྟུང་བ་བཅུ་གཉིས་པ་ཁུར་གྱི་དོགས་པས་འཇིགས་ཏེ་རང་གི་ཚུལ་རྣམས་ཅི་དྲན་གང་དྲན་རྣམས་མེད་པ་ལ་ཡོད་པར་སྒྲོ་བཏགས་པ་དང་། ཡོད་པ་ལ་མེད་པར་སྐུར་པ་བཏབ་པའི་སྐྱོན་སྤངས་ནས་གནས་ལུགས་གང་ཡིན་གསལ་པོར་སྨྲས་པ་རང་བཞིན་བརྗོད་པའི་རྒྱན་གྱི་མཚན་ཉིད་ཡིན་པས་དེ་ལྟར་འབྲི་བར་བྱའོ། །དེ་ལ་ཡང་སྤྱིར་ངེད་ཅག་འཁོར་འདས་དབྱེར་མེད་ཀྱི་བཙན་ས་མ་ཟིན་པས་འཁོར་བ་གཅིག་ནས་གཅིག་ཏུ་སྐྱེ་བའི་ཕྲེང་བ་འཛིན་པ་ལས་འོས་མེད་ཀྱང་། རྒྱལ་དབང་རཏྣའི་སྤྲུལ་པའི་ཆ་ཤས་སུ་གྲགས་པ་ཞིག་བྱུང་འདུག་ཀྱང་། རྒྱལ་བ་དེ་ཉིད་ཀྱི་དག་སྣང་གི་ཆོས་ཙིཏྟ་མ་ཎིའི་ཧྲུན་བྲིས་དང་པོར། ད་ནི་ལུས་ལེན་སྐྱེ་བའི་མཐའ་རྫོགས་ཤིང་། །ཞེས་གསུངས་པ་དང་། གཏེར་སྟོན་ཨོ་རྒྱན་གླིང་པས་ཟུང་མཁར་རྫོའི་མཆོད་རྟེན་ནས་གདན་དྲངས་པ་ཐུགས་རྗེ་ཆེན་པོ་ཡེ་ཤེས་འོད་ཚོག་ལས། ད་ལྟའི་ལྷ་སྲས་སྦུ་ཏིག་བཙད་པོ་འདི། །གང་ལྟར་བྱ་བ་རང་ལ་དབང་ཡོད་ཀྱང་། །ཨོ་རྒྱན་ང་ལ་མོས་ཤིང་སེམས་ཆགས་པས། །གང་ལ་གང་འདུལ་འགྲོ་བའི་སྣང་ངོ་རུ། །སྐྱེ་བ་དང་པོ་ཕ་བུས་ལས་འབྲེལ་བཏགས། །བར་དུ་པད་འབྱུང་བདག་དང་སྐབས་སུ་མཇལ། །ཕྱི་མའི་དུས་ན་ཞིང་ཁམས་འབྲི་ཞེས་པར། །རཏྣའི་མཚན་ཅན་སྤེ་དགོན་སྐྱོང་བ་འབྱུང་། །བདུད

སྤྱིལ་དབང་གིས་ཚེ་ཡི་དུས་བྱས་ནས། །ཐ་མའི་དུས་ན་ང་ཡི་ཐུགས་སྤྲུལ་པ། །གཏེར་ཆོས་བརྒྱུད་འཛིན་འགྲོ་ལ་འབྲེལ་གསུམ་འདོགས། །རྒྱལ་སྲས་དབུར་སྨྱོན་ཞེས་བྱར་གྲགས་པ་འབྱུང་། །ཞེས་དང་། ཨ་སྟག་བླ་མ་ཀུན་དགས་རྡོ་རྗེ་ཉིད་ལ་ཞུས་པའི་དྲིས་ལན་དུ། སྣང་སྲིད་འཁོར་འདས་ཚུ་བླ་འཇའ་ཚོན་ལྟར། །ཀུན་ཤེས་ཀུན་རིག་ཡོངས་གྲོལ་གང་དེ་ཡིས། །འཁོར་འདས་བྱེད་པོའི་རྒྱུ་འབྲས་རྟེན་འབྲེལ་ཤེས། །བདག་ལ་ལྟོས་དང་མོས་ཤིང་འབྲེལ་བ་ཀུན། །སྔོན་གྱི་སྨོན་ལམ་རྟེན་འབྲེལ་མི་བསླུ་བས། །འདི་འོག་ངན་སོང་མི་ལྟུང་གཡར་དམ་ཡིན། །ལན་གཅིག་སླར་ཡང་ས་ཕྱོགས་འདི་ཉིད་དུ། །འབྲི་ཡི་མི་བུད་རྣམ་འི་སྲིད་ཉམས་ཐུག །དེ་འདྲའི་དུས་ཤིག་མྱུར་དུ་འབྱུང་ངམ་སྙམ། །དམ་ཅན་ཀུན་ཀྱང་ང་ཡི་ཕྱི་བཞིན་འབྲངས། །བླ་མ་ཡི་དམ་དབྱིངས་ནས་བདག་ཞལ་ཕྱོགས། །ཕྱོགས་འདིའི་སྲིད་ལ་འཛིག་རྟེན་སྐྱོང་ཀུན་སྨོད། །དེ་དུས་ང་ཡི་སྙིང་གིས་མི་བཟོད་པས། །ཆོས་དང་སྲིད་ཚུལ་འཛིན་པས་བསྟན་ཞབས་སྐྱོང་། །ཞེས་པ་འདི་ཡང་སྙིང་གཏམ་ཇི་བཞིན་དུ། །སྙིང་གི་བུ་ལ་དབེན་པའི་ཚལ་ནས་བསྐུར། །ད་ལྟ་ཀུན་གྱིས་ཁ་འབྱེར་མཆུ་འཛིབ་ཙམ། །དེ་དུས་ང་ལ་སྙིང་ནས་སྐྱོ་བ་འབྱུང་། །ཨེ་བདེན་རིམ་གྱིས་གསལ་ལོ་རྗེ་རྗེའི་མཆེད། །ཡི་གེ་འདི་ནི་ཤིན་ཏུ་གསང་བའི་རྒྱ། །ཞེས་སོགས་གསུངས་པ་དང་འགལ་བ་ལྟར་སྣང་ཡང་། སྤྱིན་སྤྱི་ཤེས་རབ་འབྱུང་གནས་ཀྱིས། དེ་ནི་སྐད་གཅིག་བསྐལ་པ་རྒྱ་མཚོར་སྟོན། །ཞིང་ཁམས་མཐའ་ཡས་ཕྲ་བའི་རྡུལ་དུ་འདུད། ། མི་མཚུངས་མཛད་པ་དཔག་མེད་བསྟན་གྱུར་ཀྱང་། །དེ་ནི་མི་འགྱུལ་གཤིས་ལ་གནས་པ་ལགས། ། ཞེས་གསུངས་ལ། གཤིས་དེ་གང་ཞེ་ན། ཇི་སྐད་དུ། གཤིས་དེ་སྟོང་པ་ཉིད་ལ་འགྱུར་བ་མེད། །ཅེས་གསུངས་ཤིང་། དེས་ན་མི་གཅིག་པ་ལྟར་སྣང་ཡང་དོན་ལ་མ་འགལ་ཏེ། ཇི་སྐད་དུ། སྟོང་ཉིད་ཡིན་པའི་གནད་ཀ་དེས། །ཅིར་ཡང་བསྒྱུར་དུ་བཏུབ་པ་ཡིན། །ཞེས་གསུངས་པས་སྒྱུ་མ་འགྱུར་བ་མེད་པ་གསུངས་པ་ནི་ངོ་བོ་ལ་དགོངས་ལ། ཕྱི་མ་འགྱུར་བཏུབ་པར་གསུངས་པ་ནི། རང་མདངས་རང་རྩལ་ལ་དགོངས་པ་ཡིན་པས་ན། དུས་གཅིག་ལ་རྣམ་འཕྲུལ་མང་པོ་བསྟན་པ་ཡང་། རྒྱལ་དབང་རཏྣས་གཏེར་སྒྲོམ་དུ་དག་པའི་འཁོར་འགའ་ཞིག་ལ་ངའི་སྐྱེ་བ་གཉིས་ལྡན་ཅིག་ཏུ་བསྟན་པ་ལྟ་སྲས་སྨུ་ཏིག་བཙད་པོ་དང་སློབ་དཔོན་ནམ་མཁའི་སྙིང་པོ་ལྟ་བུ་ཡིན། ཞེས་གསུངས། ཞེས་རྣམ་ཐར་དྲུང་པ་རིན་ཆེན་དཔལ་གྱིས་བསྒྲིགས་པར་བྱུང་བ་དང་། གཞན་ཡང་ཆོས་ཐམས་ཅད་ཀྱི་གནས་ལུགས་ནི་བསམ་གྱིས་མི་ཁྱབ་པའི་གནས་ཡིན་པས་ན་འགལ་བར་མི་བསམ་མོ། །གཞན་ཡང་གང་ཟག་མཆོག་གི་སྐྱེ་བ་ཡིན་ཟེར་བ་ལ་དེང་སང་ཧ་ཅང་ཁམས་ཆེ་བའི་ཚུལ་མི་སྟོན་པ

ཡང་སྲིད་དེ། བཅོམ་ལྡན་འདས་ཀྱིས། ང་ནི་མྱ་ངན་འདས་འོག་ཏུ། །མི་ཡུལ་བོད་ཀྱི་གྲོང་ཁྱེར་དུ། །མི་དང་འདྲ་བར་སྣང་བར་འགྱུར། །ཞེས་དང་། རྒྱུད་རྣམས་སུ། གང་ཕྱིར་རྡོ་རྗེ་སེམས་དཔའ་ཆེ། །སེམས་ཅན་ཕན་གདགས་དམིགས་ནས་ནི། །ཐ་མལ་པ་ཡི་ཚུལ་གྱིས་གནས། །ཞེས་གསུངས་པ་སོགས་མང་ན། དོན་ལ་མགོན་པོ་བྱམས་པས། ཆོས་ཉིད་བསམ་མི་ཁྱབ་དྲན་བྱ། །ཞེས་པ་དང་། བཅོམ་ལྡན་འདས་ཀྱིས། ང་དང་ང་འདྲ་བས་གང་ཟག་གི་ཚོད་འཛིན་པར་བྱ་ཡིས། །ཁྱོད་དང་ཁྱོད་འདྲ་བས་གང་ཟག་གི་ཚོད་འཛིན་པར་མི་བྱའོ། །ཞེས་གསུངས་པ་ཡིན་ལ། ཡང་གཏམ་པ་མི་བསྐྱོད་ཞབས་ཀྱི་གསང་བའི་རྣམ་ཐར་དུ། ང་གཏམ་པའི་མཚན་གྱིས་བྱིན་གྱིས་བརླབས་ཞེས་སྨྲས་པ་ཡིན་གྱི། ང་གཏམ་པའི་སྐྱེ་བ་ཡིན་མ་སྨྲས། དེ་མི་སྨྲ་བའི་རྒྱུ་མཚན་སྤྱར་ཀྱི་གཏམ་པའི་སློ་ཁྱིའི་ཡོན་ཏན་ཙམ་ཡང་ད་ལྟའི་གཏམ་པ་ལ་མེད་པ་ཡིན་པས་སོ། །ཞེས་གསུངས་པ་ཡང་དོན་ལ་གནས་པ་འདྲ་བསམ། དེས་ན་ང་རང་གི་རྣམ་ཐར་གྱི་འགོ་འདིར་ལུང་སྣ་ཚོགས་དང་བཅས་བཤད་པ་ནི་རང་ཚུལ་ལ་ཡོན་ཏན་མེད་པར་དམ་པ་གོང་མ་ཁྱད་པར་ཅན་མང་པོའི་སྐྱེ་བར་ཁས་བླངས་པ་དེ་དངོས་འགལ་དུ་སོང་དོགས། དེང་སང་གི་དགེ་བཤེས་རྣམས་ཀྱི་བགྲོ་གླེང་གི་སྤྱན་ལྟོས་ལ་དམིགས་རྩེ་གཏད་པའི་རང་རྒྱལ་བཙན་པོ་བཅད་ནས་མ་འོངས་པར་གཞན་རྣམས་ཀྱིས་འཆད་ལོས་སྟོན་བསུས་དོགས་པ་སྤྱར་བཅད་པའི་སྐམ་རགས་གཅིག་བྱུང་དོགས་ལ་གཉིས་རྒྱབ་པའི་ཤེས་པ་སྟོན་དུ་གཏོང་བ་ཟབ་པ་ཡིན་ཞེས། ཟེར་བ་ལྟར་བྱས་པའི་ཁྲུལ་ཡིན་ནོ། །

ད་ནི་དཀྱུས་ཉིད་འཆད་པར་བྱེད་དེ། ཤོ་བོ་ཅག་གི་རུས་ནི་འབྲུ་སྟེ། མིའུ་གདུང་དྲུག་གི་ཡ་གྱུལ་ཡིན་ལ། འདི་ནི་ཡིག་ཆ་རྙིང་པ་རྣམས་སུ་འབྲུ་ཞེས་པ་བྲམ་ཟེའི་རིགས་ཤིང་སཱ་ལ་ཆེན་པོ་ལྟ་བུ་ཞེས་འབྱུང་ལ། དགོངས་པ་ཡང་ཟབ་ཏུ། སློབ་དཔོན་ཆེན་པོས་ནི། རྗེའུ་རིགས་རྩྭའི་མིང་དང་ཕྲད་ནས་ཀྱང་། ཞེས་གསུངས། གང་ལྟར་ཡང་རུས་དེ་ཉིད་ལས་བྱེ་བྲག་ཏུ་རིགས་ནི་གནམ་ནས་བསྐྱུར་བས་སྐྱུ་ར་ཞེས་གྲགས་པ་དག་གི་གདུང་ལས། ཡབ་ཆོས་རྒྱལ་ཕུན་ཚོགས་བཀྲ་ཤིས་དཔལ་བཟང་པོ་ཞེས་པ་སློབ་དཔོན་པདྨས་གཏེར་ལུང་དུ་མར་ལུང་བསྟན་པ་དེ་ཉིད་དང་། ཡུམ་ནི་ལྷོ་གོང་བྱང་གོང་གཉིས་སུ་གྲགས་པའི་བྱང་གོང་ད་ལྷ་ལོང་པོར་གྲགས་པའི་སྡེ་དཔོན་དེ་ཉིད་ཀྱི་སྲས་མོ་ཨ་ཙེ་གཡང་ཁྲུག་ཅེས་གྲགས་པ། ལས་ལྡན་རྣམས་ཀྱིས་རྣ་ལྟག་ཏུ་ཕག་ཞལ་ཡོད་པ་དང་ཕག་གི་ངུར་སྒྲ་འབྱིན་པ་ཐོས་པ་སོགས་ལོ་རྒྱུས་མང་པོ་ཡོད་པ་དེ་ཉིད་ཀྱི་ཁབ་ཏུ་བྱུང་ལ། དེ་ཡང་སྟོན་ཡུལ་དམ་པ་ལ་ངག་འཆལ་ཞིག་སྨྲས་པའི་རྣམ་སྨིན་གྱིས་བུད་མེད་ཀྱི་ལུས་ཤིག་ལེན་དགོས་ཡོད་

པ་ལས་ངན་ཕྱི་ཐེབས་སུ་བཞག་ཀྱང་དགོས་པ་མེད་ཅིང་། རང་གི་ལས་བདག་གིར་བགྱི་བའི་སྣད་དུ་སྲས་མོ་ཆུང་ངུ་ཞིག་ཏུ་བསམ་བཞིན་དུ་སྐྱེས། དེ་ཉིད་ཀྱི་མ་གཡར་ཁ་ཏུ་ལ་ནས་དཔོན་གྱི་ཆུང་མ་ཨ་ཅེ་དཔོན་མོ་ཟེར་བ་ཞིག་གིས་བྱས་ཏེ། ལོ་གཉིས་ཙམ་སོང་བའི་ཚེ་བསམ་པར། ལུས་འདི་ནི་སྒྲོང་འགྱུར་ད་ལྟ་སྨིན་པའི་ཆེད་དུ་བླངས་པ་ཡིན་གྱི། འདིས་རང་གཞན་གྱི་དོན་གང་ཡང་མི་འགྲུབ་པས་ད་ནི་འཕོས་ཏེ་སྔར་སྲིད་པ་འཛིན་ནོ་བསམ་པའི་རྒྱུ་བྱས། ཨ་ཅེ་དཔོན་མོས་རྒྱབ་ཏུ་ཁུར་ཏེ་རྩེ་བའི་མཆོད་ཁང་དང་། ཞལ་ལ་སེར་མོའི་བར་གྱི་སྐས་ཐུང་གི་མགོར་ཙུང་ཟད་སྙོད་དུ་བསིགས་པས་ཡ་ཐེམ་ལ་མགོ་བརྡབས་པའི་ཐིག་གིས་རྐྱེན་བྱས་ཏེ་འཕོས་ནས། ལྷ་ཡོངས་ལས་མ་འགྱུང་བར་སྔར་རིགས་དེ་ཉིད་དུ་ཉིང་མཚམས་སྦྱར་བས་མའི་ལོག་ཏུ་གནས་པའི་ཚེ་ལྷ་བ་གསུམ་ཙམ་ནས་རང་གི་བདེ་སྡུག་གི་ཚོར་བ་ཤིན་ཏུ་གསལ་བ་བྱུང་། ལྷ་བ་ལྔ་དྲུག་ནས་ཡུམ་གྱིས་གཞན་ལ་ཚིག་གསུང་བ་དང་། གཞན་གྱིས་ཡུམ་ལ་ཞུ་བ་གསོལ་བ་སོགས་ཀྱི་ཚིག་དོན་གོ་ཞིང་ཡིན་མིན་སོགས་བརྟག་དཔྱད་རྣམས་ཞིབ་ཏུ་ཐུབ་པར་འདུག

དེ་ནས་ལྷ་གྲངས་ལེགས་པར་ཐེམས་པ་ཤིང་ལུག་ལོའི་རྒྱལ་གྱི་ལྷ་བའི་དམར་པོའི་ཕྱོགས་ལ་རྩེ་བའི་ཀ་བཞིའི་ཕུག་ཏུ་སྐྱེས་འདུག །དེ་ཕྱིན་ཚང་མལ་དུ་གནས་པའི་ཚེ་ཡང་ལུས་ཀྱི་འགྲོ་མི་ཐེར་བ་ཙམ་ལས་སེམས་ལ་ཐམས་ཅད་བཀྲ་ཞིང་གསལ་བར་བྱུང་། དེ་ནས་ཙུང་ཟད་འགྲོ་བར་བརྩམ་པའི་ཚེ་གོག་པོ་མི་སྨྲར་བ་དང་། གཉིད་ཚེ་མིག་མི་བཙུམ་པ་སོགས་སྐུ་རའི་རྟགས་རྣམས་ཚང་བར་བྱུང་འདུག །དེའི་ཚེ་རྣམས་སུ་ཕལ་ཆེར་མཉམ་བཞག་ལ་འབད་པས། ཡབ་ཡུམ་དང་ཉེ་འཁོར་རྣམས་ཀྱིས་ཆོས་རྗེ་ཨི་ཙུ་ཁུ་མ་སྒོམ་རྒྱབ་ཟེར་བའི་ཚེ་སྐྱིངས་པའི་སྣང་བ་བྱུང་། དེ་དུས་ཐམས་ཅད་དུ་རྩེ་གྲོགས་གཞན་མི་དགོས་པར་བུད་མེད་བཞིན་བཟང་གོས་རྒྱན་ཤིན་ཏུ་མཛེས་པ་ཞིག་གིས་རྩེ་གྲོགས་དང་། རང་གང་བསམ་ཐམས་ཅད་སྨྲ་མི་དགོས་པར་དེ་རྣམས་ཀྱིས་བྱེད། སྐྱི་སེར་གཞན་ཉེ་སྐོར་དུ་བྱུང་ན་དེ་རྣམས་མི་སྣང་བར་གྱུར་པས་ངུ་བ་ཞིག་ཡོད། སྐབས་ཤིག་ན་ནད་ཚབས་ཆེ་བ་ཞིག་གིས་ཐེབས་ཏེ། སྨན་པས་བཅོས་ཀྱང་བདེ་བསྐྱེད་མ་བྱུང་བའི་ཚེ། ཡབ་ཆོས་ཀྱི་རྒྱལ་པོའི་གསུང་གིས་འོ་ཅག་དཀོན་མཆོག་སྐྱབས་ཡིན་པས། དེ་རིང་ཆོས་རྗེ་འདི་ཡང་དཀོན་མཆོག་ལ་སྐྱབས་གསོལ། སྔོན་ཆད་སྐོར་འདོན་མ་སྒྲོང་བས་གོང་པོ་ཉག་ཏུ་ཁྱེར་གསུངས་པར་ཞབས་འབྲིང་རྣམས་ཀྱིས་དེ་ལྟར་གནང་ན་ཐལ་སོང་ཆེས་པས་མི་འཐད་ཞུས་པར། འདི་ང་ལ་བསམ་བཞིན་དུ་འོངས་པའི་བུ་ཞིག་ཡིན་པས་ཤི་མི་འགྲོ་ཞེས་གསུང་དྲང་པོ་དང་། འོན་ཏེ་ཤི་ན་

ཡང་བྱ་ཐབས་ཅི་ཡོད་ཅེས་གསུང་བསྐྲུང་བོའི་ཚུལ་དང་བཅས་ཏེ། ཞང་པོ་ལོང་པོ་སྡེ་པ་ཀརྨ་དར་རྒྱས་ཀྱིས་པང་དུ་བདག་ཁྱེར་ནས་ཕེབས། གཟའ་སྐར་དགེ་བའི་སྔ་དྲོ་གོང་པོ་ཉག་ཏུ་ལྷ་བསང་གསོལ་མཆོད་དགྱེས་དགུའི་རྣམ་རོལ་དུ་མ་དང་བཅས་བདག་གི་སྐྲ་བཅད་ཅིང་དགེ་བསྙེན་ཡོངས་རྫོགས་ཀྱི་བཀའ་དྲིན་བསྐྱལ་བའི་མིང་དཀོན་མཆོག་ཕུན་ཚོགས་ཞེས་བཏགས། དམ་པ་རྣམས་ནས་ཆོས་ནོད་པའི་ཐོག་མ་འདི་ཉིད་ཡིན་པས་ལམ་འཇུག་པའི་རིམ་པ་གོ་མ་ལོག་པར་གོ །དེ་ཉིན་ནས་ནད་ཀྱི་འཚེ་བ་ རྩད་ནས་དྭངས། སྐབས་ཉི་མལ་ཚལ་དུ་དབྱར་དུས་ཀྱི་ཐུགས་སྒྲོ་དང་སྤྲུགས་ཏེ་གསོལ་ཏ་རྣམས་བསྒྲིལ་བའི་ཁྲོད་དུ་ཕེབས། སྤྲ་ཁ་རྣམས་ཀྱིས་བསྙེན་བཀུར་བློའི་ཡུལ་ལས་འདས་པས་མཆོད་ཅིང་། བདག་གི་རིམ་གྲོར་ཚེ་ཐར་བརྒྱ་རྩ་གཏོང་བ་སོགས་མཛད། གཞན་ཡང་བྱིས་པའི་དུས་དེར་སྐྱེས་པ་དང་བུད་མེད་ཆས་བཟང་མང་པོས་བྲོ་གར་དང་གླུ་གཞས་ཚད་མེད་པས་དགའ་བ་བྱེད་པ་དང་། སྐྱེས་པ་དང་བུད་མེད་དུར་ཁྲོད་ཀྱི་ཆས་གོས་གྱོན་པ་མང་པོས་ སྟགས་ཀྱི་གླུ་ལེན་པ་དང་རྡོ་རྗེའི་གར་སྟོན་ཚད་ཐོས་མཐོང་མེད་པ་མང་པོས་བདག་དགའ་བར་བྱེད་པ་ནི་གྲངས་ལས་འདས། དུས་ཤིག་གི་ཚེ་ཀ་བཞིའི་སྟེང་གི་ཉི་འོད་དུ་ཡབ་ཆོས་ཀྱི་རྒྱལ་པོ་བཞུགས་པའི་སྐུ་པང་དུ་བདག་གིས་མགོ་བཞག་ཁྱི་གན་དུ་བསྡད་པའི་ཚེ་གོང་པོ་ཉག་གི་ཐད་ནས་འོད་ཟེར་ཚད་མེད་པ་སྣ་ཚོགས་འཁྲུགས་པའི་ཀློང་པོའི་ནང་དུ་འཁོར་ལོ་སྡོམ་པ་ལྷ་ལྔའི་དཀྱིལ་འཁོར་རྟེན་དང་བརྟེན་པར་བཅས་པ་གསལ་ལ་རྫོགས་པ་ཞིག་ཉི་མ་ལྷར་མཁའ་ལམ་དུ་བྱུང་བ། བདག་གིས་ཆོས་ཀྱི་རྒྱལ་པོའི་མགུལ་ལ་འཁྱུད་ནས་ཡ་གི་བདག་ལ་ད་ལྟ་ཉིད་དུ་དགོས་ཞེས་ཞུས་པས། གསུང་ཆེན་པོས་བཞད་ཅིང་ཡ་གི་ཁྱོད་རང་ལ་གདོད་ནས་ཡོད་པ་ཡིན། འོན་ཀྱང་ཁྱོད་ལ་འགྱུང་མེད་དུ་སྨིན། ད་ལྟ་གར་འདུག་གསུངས་པར་བལྟས་པས་གར་ཡང་མི་འདུག །ཡང་རྩེ་བའི་ཚོམས་སུ་རྩེད་མོ་བྱེད་སྐབས། བུད་མེད་རྒྱན་གོས་དཀར་པོ་བགོས་པ་ཞིག་གིས་ལག་ཏུ་རིན་པོ་ཆེའི་ཕྲོག་ཞུ་ཞིག་སྟེར་བའི་ཚུལ་བྱེད་འདུག་པ། དེ་དགོང་ཆོས་ཀྱི་རྒྱལ་པོ་ལ་ཞུས་པས་དེ་གཏེར་སྲུང་གི་སྨན་མོ་ཡིན་འདུག་པ། ད་ནངས་ངའི་རྩར་ཡང་བྱུང་གསུངས་ཤིང་བདག་ཅག་དེར་འཁོད་རྣམས་ལ་ཆོས་ཀྱི་རྒྱལ་པོ་ཉིད་སྐུ་ན་ཕྲ་བའི་ཚེ་དག་པའི་སྣང་བ་བྱུང་ཚུལ་འགའ་ཞིག་གསུངས།

དེ་ནས་རང་ལོ་ལྔ་པ་ཕག་ལོ་གསར་པའི་དགེ་མཚན་གྱི་དགའ་སྟོན་ཀ་བཞིའི་སྟེང་གི་ཉི་འོད་དུ་གནང་ཞིང་སྒོར་ལ་བྲོ་གར་གླུ་གཞས་སོགས་རྫོགས་ལྡན་གྱི་སྐྱེ་དགུ་རྣམས་ལ་འཕྲོ་བ་ཙམ་

མཛད་པའི་དུས། བདག་ཆོས་ཀྱི་རྒྱལ་པོའི་ཞབས་ཕྱུས་ལ་བརྟེན་ནས་བསྡད་པའི་མདུན་མཁར་དྲང་སྲོང་ཆེན་པོ་རཱ་ཧུ་ལ་གཟའ་བརྗིད་བཟོད་པར་དཀའ་བ་ཞིག་མཐོང་བ་དེ་ལྟར་ཡིན་སྙམ། ཆོས་ཀྱི་རྒྱལ་པོའི་ཞལ་དཀྱིལ་ལ་མཇལ་བས། ཕྱུན་སྣང་མིག་དྲང་སྲོང་ལ་གཟིགས་ཤིང་། ཁྱོད་སློབ་དཔོན་པདྨའི་བཀའ་ལྟར་བསྟན་པ་མི་སྲུང་བར་ལྷོ་ཕྱིར་རང་རྒྱུ་བ་ངོ་མི་ཚའམ་ཐུ་ཐུ་ཞེས་ལྷགས་ཚབ་ཅིག་གནང་སོང་བས་འཛའ་ཡལ་བ་ལྟར་སོང་བའི་མོད། བདག་ལ་ངེད་འདིར་ཡོང་བ་གཏོར་བསྔོས་ཕྱིས་པ་སློག་ཏུ་འོང་བ་ཡིན་འདུག་ཅེས་གསུངས། དེར་ཚོགས་ཕལ་ཆེར་གྱིས་ནམ་མཁའི་དབྱིངས་སུ་མེ་རྒྱུག་པ་མཐོང་འདུག །སྐབས་ཤིག་ཞལ་ངོ་རྣམས་ལ་སྒྲ་མི་སྙན་པའི་ཚེ་དབང་བརྒྱ་རྩ་ཞིག་གཟིམས་ཚུང་རབ་གསལ་དུ་གནང་བའི་དུས། དགོང་རེ་བཞིན་ཚེ་ཚང་ཀ་པཱ་ལའི་སྟེང་དུ་ཚེ་དཔག་མེད་མངོན་རྟོགས་དང་མཐུན་པ་མཐེབ་སོར་གང་བ་ཞིག་སྤྱན་བདག་ཉིད་ལ་གཟིགས་ཤིང་འཛུམ་མདངས་མཛད་པ་དང་། ནུབ་ཐ་མའི་དགོང་ཆོས་ཀྱི་རྒྱལ་པོའི་སྐུ་མི་སྣང་བར་འོད་གོང་དམར་པོ་འོད་ཕྲེང་འཁྲོ་ཞིང་འབར་བ་ཞིག་མཇལ།

དེ་ནས་དཔོན་ས་གཡང་ཁྱུག་དང་བླ་མ་རིན་པོ་ཆེ་སངས་རྒྱས་རིན་ཆེན་པས་གསོལ་བ་བཏབ་ཅིང་། གཙོ་བོར་སྡེ་གཟར་སྤྱ་ཕྱིའི་སྒྲིབ་སྦྱོང་ལ་དགོངས་ནས་ས་ཕོ་བྱི་བ་ལོའི་དགུན་གྱི་རིང་བཀའ་བརྒྱད་བདེ་གཤེགས་འདུས་པ་མངའ་བདག་ཉང་གི་གཏེར་ཁ། དེ་ཡང་དེང་སང་གི་བཀའ་བརྒྱད་བདེ་གཤེགས་འདུས་པ་ཡིན་ཟེར་བའི་སྣ་ཚོགས་སྤུ་ཚོགས་བསྡུས་པའི་གླེགས་བམ་པོངས་ཆེ་ཞིང་གྲངས་མང་བ་ཉིད་ལ་མཆོར་ཆས་བྱེད་པའི་ལུགས་ལྟར་མ་ཡིན་པར། བདེ་གཤེགས་འདུས་པ་རྩ་བའི་རྒྱུད་ཀྱི་འགྲེལ་པ་སློབ་དཔོན་པདྨ། ཝཱི་སིདྡྷ། ནམ་མཁའི་སྙིང་པོ། བཻ་རོ་ཙ་ན་དང་། ཡོ་པཊ་བཞིས་མཛད་པའི་ནང་དུ་བདེ་གཤེགས་འདུས་པའི་ཆོས་ཀྱི་རྣམ་གྲངས་ལྔ་ཚན་ལྔ་ཚན་དུ་མཛད་པ་ཆོས་ཚན་བརྒྱ་དང་སུམ་ཅུ་རྩ་ལྔ་པོའི་ལུང་རྣམས་རྫོགས་པར་གནང་། སྒྲུབ་ཆེན་གནང་བའི་ཉེར་བསྡོགས་སུ་རྒྱལ་དབང་རཏྣའི་ཞབས་ཟིན་བླ་མ་སྒྲུ་པ་སྐུ་སྐྱེ་ཟེར་བ་ཞིག་སྒྲུའི་རི་བྲག་ཏུ་བཞུགས་པ་རྩེ་བར་སྤྱན་དྲངས། གྲྭ་ཚང་བ་རྣམས་ལ་འཆམ་སློབ་པའི་ཚེ་བརྩོན་འགྲུས་ཀྱིས་རྩེའི་མཆོད་ཁང་དུ་བདག་ཁྱུར་བཞིན་པར་བླ་མ་དེས་ཇ་འཆམ་ནན་ལྟར་བསླབས་པས་བདག་ལ་འཛུགས་ནས་ཤིན་ཏུ་བྱང་བ་བྱུང་། དེའི་དབྱར་དེ་ཉིད་ཀྱི་བཞུགས་ཁྲི་བྱང་གཟིགས་འདིའི་ཐད་དུ་གུར་ཆེན་ཁམས་གསུམ་ཟིལ་གནོན་ཕྱུབ་སྟེ། ཕྱོགས་མཐའི་དབང་ཞུ་བ་བྱུང་བདག་བཀྲ་ཤིས་སྟོབས་རྒྱལ་ཡབ་སྲས་གསུམ་ལ་སོགས་པའི་ཆེ་དགུ་གྲངས་ལས་འདས་པ་

དང་རང་རེའི་དགོན་སྡེ་སོ་སོའི་བླ་མ་གྲྭ་རིགས་དཔོན་སྐྱ་མི་དམངས་སོགས་གྲངས་ལས་འདས་པ་ཚོགས་པ་ལ། བཀའ་བརྒྱུད་བདེ་གཤེགས་འདུས་པའི་དཀྱིལ་འཁོར་ཕོ་བྲང་ཆེན་པོ་ཉི་མ་དགུ་ཤར་རྟུལ་ཚོན་ལས་གྲུབ་པ་གཟའ་སྐར་བཟང་པོར་དབུ་བཙུགས་ནས། དབང་སྒྲུབ་སྒྲགས་པ་དང་སྨན་སྒྲུབ་སོགས་རྒྱལ་དབང་རཏྣའི་ཕྱག་བཞེས་གཙང་མ་ཇི་ལྟ་བའི་ཕ་འབབ་བཟང་པོས་སྐྱོང་ལྡན་མཆེད་ལྷུམ་དེ་དག་ཚིམ་པར་མཛད་པའི་ཚེ། ཉི་མ་ཁ་ཤས་སུ་རྟུལ་ཚོན་གྱི་དཀྱིལ་འཁོར་མེད་པར་གཞལ་ཡས་ཁང་འཇའ་ཚོན་ལྟ་བུའི་ནང་དུ་ཞི་ཁྲོ་བདུན་བརྒྱ་ཉེར་ལྔ་མ་འདྲེས་གསལ་རྫོགས་སུ་སྣང་བ་དང་། སྐབས་ལ་ལར་རྟུལ་ཚོན་གྱི་བར་སྣང་ལ་དཀྱིལ་འཁོར་ཉི་མ་དགུ་ཤར་འཇའ་ལྟར་བཀྲ་བ་དང་། སྟེང་དུ་ཚངས་པའི་དམུ་ཐག་ལ་ལྷ་དང་ལྷ་མོ་མང་པོ་རོལ་མོ་ཐོགས་པའི་ཁྲོད་དུ་བླ་མ་ཡི་དམ་མཁའ་འགྲོ་མང་པོ་གར་མཛད་ཅིང་བྱོན་པ་དང་། ཉིན་གཅིག་དད་ལྡན་རྣམས་ཀྱིས་གསོལ་བ་བཏབ་པའི་ངོར་དབུ་ཞྭ་པཎྜ་ཁ་འབུས་དང་ཐོད་ཀ་ཁྲོམ་ཟིལ་གནོན་སོགས་རྒྱལ་དབང་རཏྣའི་སྐུ་ཆས་རྣམས་རྫོགས་པར་བཞེས་ཏེ། དབང་བསྐུར་མཛད་པའི་ཉིན་ཐོག་མཐའ་ཐམས་ཅད་དུ་ཆོས་ཀྱི་རྒྱལ་པོའི་སྐུའི་སྣང་བ་ཡེ་མེད་པར་རིག་འཛིན་ཆེན་པོ་རྡོ་རྗེ་ཆོས་མངོན་སུམ་དུ་མཐོང་ཞིང་དེ་ཉིད་ཁོ་ན་ཡིན་པའི་སྣང་བ་ཐད་ཚོད་ཀྱིས་དུས་འདའ་བ་བྱུང་། སྒྲུབ་ཆེན་གྱི་ཐོག་མཐའ་བར་གསུམ་དུ་ཇ་འཆམ། བྲུབ་འཆམ་ཟོར་སོགས་གོང་མའི་ཕྱག་ལེན་ལྟར་མཛད་པའི་ཟོར་འཆམ་ལ་ཆོས་ཀྱི་རྒྱལ་པོ་ཉིད་ཕེབས་པའི་ཚེ་ཞབས་ཟུང་ས་ལ་མ་རེག་པར་འཆམ་པ་སོགས་མཛད། ཉིན་རེ་བཞིན་ཆོས་ཀྱི་རྒྱལ་པོ་དབང་འགྲམ་པར་ཕེབས་པའི་ཚེ་བླ་མ་རིན་པོ་ཆེ་སངས་རྒྱས་རིན་ཆེན་པས་བདག་སྐྱ་པང་དུ་བསྣམས་ནས་ཆོས་ཀྱི་རྒྱལ་པོའི་བཞུགས་ཁྲིའི་སྟེང་དུ་བསྐྱལ་ནས། བུའི་གདན་ཁར་ཕ་སྤྱོད་པ་བབས་ཐོབ་ཡིན་གསུངས་པ་སོགས་སྔོན་གྱི་སྐྱེས་རབས་ལ་དགོངས་ནས་མཛད་པར་སྣང་། གཞན་ཡང་སྒྲུབ་ཆེན་དེའི་རིང་ལྷ་དང་བླ་མ་མཇལ་བ་སོགས་མཐའ་ཡས་པ་བྱུང་ཡང་ཕལ་ཆེར་ནི་རང་བློ་འཁྲུལ་པས་བསྒྲིབས་ནས་བརྗེད་སོང་བ་མང་འདུག །དཀྱིལ་འཁོར་ཆེན་པོར་མེ་ཏོག་དོར་བའི་ཉིན་བདག་གི་མེ་ཏོག་དེ་ཕུར་མ་མཐོང་བའི་མེ་ཏོག་ཁ་དོག་སྣ་ཚོགས་པ་བཀྲ་བའི་ཕྲེང་བ་ཞིག་ཏུ་གྱུར་ནས། དཀྱིལ་འཁོར་དབུས་སུ་བདེ་འདུས་འབྲིང་པོ་གསལ་ལ་རྫོགས་པ་འཇའ་ཚོན་ལྟར་བཞུགས་འདུག་པའི་མགུལ་དུ་འཕྲིལ་སོང་བ་ཞིག་མཐོང་། གསང་མཚན་ཆེ་མཆོག་འདུས་པ་རྩལ་ཞེས་གནང་། སྨན་ཁང་དུ་ལྷ་མོ་མང་པོ་གར་བྱེད་ཕྱགས་ཀྱི་གླུ་ལེན་པ་དང་། འོད་དང་དུ་བ་དང་སྒྲ་ལ་སོགས་པ་དུས་རྟག་ཏུ་མཐོང་བ་སོགས་ཀྱང་

བྱུང་། ཉིན་རེ་བཞིན་ལྷ་དང་མཁའ་འགྲོ་སྡེ་བརྒྱད་འཛིགས་རྗམ་ཅན་མང་པོ་ཡང་ཆོས་གྲྭ་གྱི་གསེབ་རྣམས་སུ་འདུག་པ་མཐོང་ཚུལ་སོགས་ཆོས་ཀྱི་རྒྱལ་པོར་ཞུས་པས། ང་ལ་དེ་འདྲ་བའི་ཆོས་ཉན་པ་ཅི་ལ་འོང་ཤུག་པ་ཁྱོད་རང་མིག་འཁྲུལ་བ་ཡིན་མོད་ཅེས་ཁེངས་པ་བསྐྱུངས་ཏེ་གསུངས། དུས་དེ་ནས་བཟུང་བདག་ལ་ཤུག་པ་ཁོ་ན་གསུང་བ་ཞིག་ཡོད་དོ། །ཨེ་མ། རྟུལ་ཆོན་སྤྲུལ་པའི་འཁོར་ལོར་སྟོན་ནུས་ཤིང་། །ལྷ་དང་མཁའ་འགྲོ་དྲེགས་པའི་འཁོར་འདུ་བའི། །དམ་པ་འདི་ནི་སྙིགས་མའི་པདྨ་འབྱུང་། །ངེས་པར་མིན་ནམ་འོན་ཏེ་རས་བྲིས་ལ། །བརྟེན་ཅིང་དཔེ་གློག་བྱེད་ཚེ་ཡི་གེ་ཡང་། །ཤར་གྱིས་མི་གློག་ལྷ་དང་དྲེགས་པ་ཡི། །འཁོར་ཚོགས་ལྷ་ཞོག་ཤེས་ལྡན་ཀུན་ཁྲེལ་བའི། །དེང་སང་རིག་འཛིན་ཊུ་ལུ་ཊུ་ལུ་ཕཊ། །གཞན་ཡང་མཆོད་ཁང་རྩེར་བདེ་མཆོག་སྣ་ལོ་ལྷ་ལྔའི་དབང་བསྐུར་ཞུས་པའི་ཚེ་ཆོས་ཀྱི་རྒྱལ་པོ་ཧེ་རུ་ཀར་འདུག་པས་བདག་གི་བསམ་པར། དེ་རིང་བཞུགས་ཁྲིའི་ཁར་ལྷ་སྐུ་ཞིག་བཞག་འདུག་ཆོས་ཀྱི་རྒྱལ་པོ་གར་ཕེབས་སམ་སྙམ་པའི་ཚེ་ཆོས་ཀྱི་རྒྱལ་པོ་ཉིད་དུ་བསྟན་ནས་ཤིག་ཙམ་བཞད་རྗེས་ཤུག་པ་ཚོ་གྲུང་མདོག་བྱེད་ས་མིན། ཁ་རོག་པར་དབང་ཞུས་གསུང་དགྱེས་པའི་རྣམ་འགྱུར་མཛད་ཀྱིན་འདུག །ཡང་ལོག་ཧྲིའི་དབང་ཞུས་པའི་ཚེ་བཞུགས་གདན་ཁར་དྲང་སྲོང་དྲི་མེད་ཡིན་འདུག་པ་ཞིག་མཐོང་བར་བདག་ཚུང་བས་དྲང་སྲོང་ཡིན་པ་མ་ཤེས་པར། དེ་རིང་བཞུགས་ཁྲིར་རྒན་པོ་མགོ་དཀར་ཁ་སྤུ་ཅན་གཅེར་བུ་འདི་སུ་ཡིན་སྙམ་པའི་ཚེ། དབང་གྲོལ་ནས་ཆོས་ཀྱི་རྒྱལ་པོས་བདག་གི་མགོ་ལ་ཕྱག་ཐལ་མོས་རེག་ཅིང་ཤུག་པ་འདིས་དེ་རིང་རྒན་པོ་གཅིག་ལ་ཡང་དབང་ཞུས་ཨང་ཞེས་གསུངས་སོ། །གཞན་ཡང་ཆོས་ཀྱི་རྒྱལ་པོའི་དྲུང་དུ་ལྷ་ལྡན་གྱི་ཁྲིད་དང་། ཡང་ཟབ་ཞི་ཁྲོའི་དབང་སོགས་དམ་པའི་ཆོས་ཀྱི་བགོ་སྐལ་འགའ་ཞིག་ཐོབ་པ་ནི་ཐོབ་ཡིག་ཏུ་གསལ།

དེ་ནས་ལྕགས་མོ་གླང་ལོར་རྫོང་གསར་བཀྲ་ཤིས་ཚུགས་རྨང་བཏིང་བའི་ཚེ། སྡེ་དགོན་ཐུགས་འདོད་ཙུང་ཟད་མ་མཉམ་པའི་ཟང་ཟིང་མང་དུ་བྱུང་བར་བློ་མ་བདེ་ཡང་བྱ་ཐབས་ནི་མ་རྙེད། དེའི་ཕྱི་ལོ་ཆུ་སྟག་ལོར་ཡང་རི་སྐར་པ་བླ་མ་མགར་སྤྲུལ་སྐུས་དབུ་མཛད་ཁམས་ནས་འཁོར་ཞིང་འབུལ་ནོད་ཚད་ལས་འདས་པ་ཕུལ། རྩེ་བའི་བཞུགས་ཁྲི་བྱང་གཟིགས་འདིའི་སྟེང་ནས་རྒྱལ་དབང་ཀུན་དགའི་བཀའ་འབུམ་རྣམས་ཀྱི་ལྟོགས་ལུང་གནང་སྐབས། དགོང་རེ་ལྟོགས་ལུང་གྲོལ་བའི་ཚེ་སྐྱ་སེར་ཐམས་ཅད་ཆོས་ཀྱི་རྒྱལ་པོ་ཆོས་ཁྲིའི་ཁར་བཞུགས་པ་ལ་སྐོར་བ་བྱེད་པའི་ཁྲོད་དུ་བདག་ཀྱང་བརྩོན་འགྲུས་ཀྱིས་ཁུར་ནས་སྐོར་བ་བྱེད་པའི་སྐབས་ཤིག །ཆབ་མདོ་རྗེ་དྲུང་བསྟན་

པ་རྒྱ་མཚོས་ཕྱུལ་བའི་ཨུ་དྷི་ཡཱ་ཡི་ཕྲེང་བ་མཛུབ་མོའི་མགོ་ལས་མི་ཆུང་བའི་ཡ་མཚན་ཅན་གྱི་ཕྱག་ཕྲེང་དེ་ཕྱག་ཏུ་བཞེས་འདུག་པ་ཕུད་ཅིང་ཉིས་སྐོར་དུ་བདག་གི་སྙེ་ལ་གཡོགས་ནས། ལྷུག་པ་རང་གིས་གྱོན་མ་འགྱུར་བར་དགོས་པ་ཁྱད་པར་ཅན་འོང་བ་ཡིན་གསུངས་པ་ནི། ཕྱིས་མྱུ་ངན་ལས་འདས་པའི་སྐུ་གདུང་གི་ཕྲ་ལ་བདག་གིས་འབུལ་བ་སོགས་མངོན་པར་མཁྱེན་པ་ཡིན་འདུག་ལར་ངེད་རང་ཆུང་བའི་རིང་རྗེ་བཙུན་ཆོས་ཀྱི་རྒྱལ་པོ་ཉིད་ལ་གཞན་གྱི་སྐུ་གྲིབ་སོགས་བྱུང་ཆེ་ཆོས་རྗེ་ཆུང་བའི་ཆུས་ཁྲུས་གསུང་བདག་གི་དྲི་ཆུས་སྐུ་ཁྲུས་མཛད། རྗེ་བར་ནམ་བཞུགས་པའི་རིང་ཉུབ་རེ་གཟིམས་མལ་དུ་ཕེབས་ཁར་བདག་ཕྱག་ཁྱོར་དུ་བསྣམས་ནས་དབུ་སྟེང་དུ་འཇོག་པ་སོགས་མཛད། བདག་གིས་ཀྱང་རྗེ་ཆོས་ཀྱི་རྒྱལ་པོའི་གྲལ་མགོར་སྡོད་པ་དང་ཡབ་ལ་ཆོས་རྗེ་དང་གདུང་བརྒྱུད་ཅེས་འབོད་པ་ཞིག་ཡོད། དེ་ནས་སྟག་ལོ་ཟླ་བ་བདུན་པ་ནས་རྫོང་གསར་དུ་སྐུ་ཁམས་བསྙུན་པའི་ཚུལ་བསྟན། སྣར་དོ་ལིར་སྤྱན་དྲངས་རྗེ་བའི་མཆོད་ཁང་རྗེར་བཞུགས་ཡུལ་ཕབ། བསྙུན་པ་ནི་ཚབས་ཆེ་བར་ཡོད། གོང་པོ་ཆོས་མཛད་ཨོ་རྒྱན་ཡང་བསྙུན་གཡོག་པའི་གྲལ་ཡིན་པས་ཉིན་རེ་བཞིན་ཁོང་རང་བཏང་ནས་སྐུ་ཞབས་སུ་ཤོག་གསུངས། ཕྱིན་པས་སྐབས་འགའ་ཞིག་ཏུ་སྐུ་རྗེད་གསུངས། སྐབས་ལ་ལར་ཆོས་ཀྱི་འབྲེལ་བ་མང་པོ་གསུངས། ཕལ་ཆེར་ནི་སྤྱན་ནམ་མཁར་ལྷ་སྟངས་དང་ཕྱག་སེ་གོལ་ཧོ་ན་མཛད། དེ་གོང་སྐུ་ཞབས་སུ་ཇོ་ཀི་གཞོན་ནུ་སྟོད་སྒྲུར་ཡོད་པ་མིང་ལ་ཐར་པ་རིར་འབོད་པ་ཞིག་ཡོད་པ། བདག་ལ་ཡང་ཟེ་སྒྲུར་ཡོད་པས་དེ་དང་འདྲ་བར་མིང་ཡང་དེ་ལྟར་གསུང་བ་ཞིག་ཡོད་པས། སྐུ་བསྙུན་བའི་རིང་རེས་འགའ་ཆོས་རྗེ། རེས་འགའ་ལྷུག་པ། རེས་འགའ་ཐར་པ་རི་ཞེས་འབོད་པ་གནང་ཞིང་འཕྲུལ་ཡུན་གྱི་བསླབ་བྱ་ལྷུག་པར་བསྐུལ་བས། བདག་གིས་ཀྱང་སྐུ་མི་འཚོ་བར་ཐག་ཆོད་པར་བྱུང་། ཉེར་བདུན་གྱི་སྔ་དྲོ་ཞི་བར་གཤེགས་པའི་ཚུལ་བསྟན་པ་ནས་བཟུང་། ཕུར་མ་སྤྱངས་བར་ཉིན་རེ་བཞིན་སྐུ་གདུང་ཡིད་བཞིན་གྱི་ནོར་བུ་རིན་པོ་ཆེའི་དྲུང་དུ་ཡན་ལག་བདུན་པ་རེ་ཕུལ་ནས། རང་གཞན་ཕྱོགས་མེད་ཀྱི་དོན་གཉིས་འགྲུབ་པའི་སྨོན་ལམ་ཁ་ཞེ་མེད་པ་བསམ་རྒྱུད་དང་འདྲེ་ངེས་ཤེས་པ་རེ་བྱས་པས། བསམ་ན་ཚེ་འདིའི་བྱ་བ་བྱས་པའི་ནང་ནས་དེ་ཉིད་དོན་ཆེ་བར་འདུག་བསམ་སེམས་དགའ་ཡིལ་ལི་བ་རྟག་ཏུ་བྱུང་ངོ་། །ཤྲཱི་བདེ་ཙ་ལུ་ཙ་ལུ་ཨང་།

དེ་ནས་གསང་ཕོག་ཏུ་ཐང་འཁྱིད་གྲལ་གཙོར་སྟག་ལུང་ཞབས་དྲུང་ཀུན་དགའ་བཀྲ་ཤིས་ཕེབས་ཀྱང་ངོས་ཀྱིས་མཇལ་བ་མ་བྱུང་། དགོངས་རྫོགས་ཚོག་མང་གྲལ་དབུར་རྗེ་ཞྭ་དམར་ཅོད་

པན་འཛིན་པ་དྲུག་པ་ཕེབས་ནས་བཞུགས་ཡུལ་འཚོ་བྱེད་འབྲུག་དགོན་མཆོག་ཚང་འདིར་གནང་། སྔར་དམངས་ཀྱང་མཆེར་སོ་སོར་བཏབ། བདག་ཀྱང་གཟིམས་ཆུང་དུ་མཇལ་བར་ཕྱིན། རྗེ་ཞྭ་དམར་བ་དང་མཇལ་བའི་ཐོག་མ་འདི་ཡིན། དེ་ནས་བཟུང་ཉིན་རེ་བཞིན་སྐུ་ཞབས་སུ་ཕྱོག་གསུངས་ནས་ཕྱིན། ཐུགས་ཤིན་ཏུ་དགྱེས་པ་ཕོན་མཛད། ངེད་རང་ན་སོ་ཕྲ་ཞིང་ཡབ་ཆོས་ཀྱི་རྒྱལ་པོ་འདྲ་བའི་དམ་པ་བསྟེན་པས་དམ་པ་གཞན་ལ་མིག་མ་ཕབ་པ་འདྲ་བས་སྐུ་རྩེད་ལ་སྙད་པ་ཁ་ཡར་ཞུས་པས། དེང་སང་འབྲི་གུང་པའི་ཁྲིད་ན་ཁྱོད་ལས་གྱོང་བ་མི་འདུག་པས། འབྲི་གུང་པའི་རྣ་རྩ་ཡིན་པས་མིང་འབྲི་རྣར་ཐོགས་གསུངས་སྐུ་རྩེད་གནང་བས། སྐབས་དེར་སྐུ་རྩེད་ལྷུར་སྣང་ཡང་ངེས་དོན་དུ་རྟེན་འབྲེལ་བཟང་པོའི་སྔོ་འདུ་མཛད་པར་གོ། །

དེ་ནས་དགོངས་རྫོགས་ཚོག་མང་མཆེའུ་ཁར་གནང་བ་གྲུབ་ནས་སླར་རྩེ་བར་ཕེབས་སྐབས་ཤིག་ཟླ་རེ་བྲག་དཀར་གྱི་གནས་གཟིགས་ལ་ཕེབས། བདག་ཀྱང་ཕྱག་ཕྱིར་འགྲོ་གསུངས་པས་ཕྱིན། ལྷ་ལུང་དུར་བཞུགས་ཞག་གཅིག་གནང་བའི་ཕྱི་ནངས་དད་འདུས་ཐམས་ཅད་ཀྱིས་ཚོགས་ཀྱི་འཁོར་ལོ་མཛད་པའི་གྲལ་དུ་བྲག་དཀར་གྱི་གནས་བསྟོད་ཅིག་གསུང་རྩོམ་གནང་བའི་ཚེ། བདག་ལ་རིག་འཛིན་ཆོས་ཀྱི་གྲགས་པ་ཕྲིན་ལས་རྣམ་པར་རྒྱལ་བའི་སྡེ་ཞེས་མིང་འདོགས་པར་མཛད། སླར་རྩེ་བར་ཕེབས་ནས་ཀ་དྲུག་འདིར་ཁྲབ་བདག་དུས་ཀྱི་འཁོར་ལོ་འབྲོ་འགྱུར་གྱི་བྱིས་པ་འཇུག་པའི་དབང་བདུན། མཆོག་དབང་གོང་མ་དང་། རྡོ་རྗེ་སློབ་དཔོན་བདག་པོའི་དབང་སོགས་རྡུལ་ཚོན་གྱི་དཀྱིལ་འཁོར་ལ་བརྟེན་པ་མཛད། རྗེ་ཞྭ་དམར་བའི་དྲུང་དུ་ཆོས་ཀྱི་བདུད་རྩི་འཐུང་བའི་སྔ་མ་འདི་ཡིན། དེ་རྗེས་བཞུགས་ཁྲི་བྱང་གཟིགས་འདིའི་སྟེང་ནས་སྐུ་སེར་མང་བར་ཕག་མོ་དམར་ཆུང་གི་དབང་ཞིག་གནང་བ་ཞུས། དེ་ནས་རྗེ་ཞྭ་དམར་བ་ཡངས་པ་ཅན་བརྒྱུད་གཙང་ཕྱོགས་སུ་ཕེབས། རྡོ་རྗེ་འཆང་མཁན་ཆེན་རྣམ་འཛོམས་ཕུན་ཚོགས་ཡང་རི་སྔར་པ་རགས་བསྡུས་དང་བཅས་ཁམས་སྟོད་དུ་དཔལ་གདུང་གི་འབུལ་སྣུད་ལ་ཕེབས། བླ་མ་རིན་པོ་ཆེ་སངས་རྒྱས་རིན་ཆེན་པས་དཔལ་གདུང་གི་ཐིག་རྩ་ཞལ་བཀོད་དང་། གདུང་གཡོག་གི་གཙོ་བོར་མཆོད་ཁང་རྩེར་བཞུགས་པ་ལ། ཞབས་དྲུང་སྒྲོ་ལུང་གི་བདེ་གཤེགས་དང་། བདག་དཔོན་གཡོག་ལྷན་ཅིག་རྗེ་མི་ལའི་མགུར་འབུམ་མཛོད་ནག་མ། དྭགས་པོའི་བཀའ་འབུམ། ཕག་གྲུའི་བཀའ་འབུམ། རྒྱལ་སྲས་ཐོགས་མེད་པའི་བཀའ་འབུམ། མ་ཎི་བཀའ་འབུམ་སོགས་བཀླག་ལུང་མང་དུ་ཞུས། བླ་མ་དམ་པ་འདི་པའི་གསུང་གིས་བསྐུལ། དྭགས་པོ་བཀྲ་ཤིས་རྣམ་རྒྱལ་བའི་བསྟན་

བཅོས་གསང་སྔགས་སྤྱི་དོན་བཟུང་། སློབ་གཉེར་བྱེད་པའི་ཐོག་མར་འདི་ཡིན། དེ་ཟིན་ནས་རང་ལུགས་ཀྱི་བསྐང་གསོལ་རྣམས་བཟུང་བའི་ཚེ། བདེ་མཆོག་ལྷན་སྐྱེས་ཐེངས་འགའ་མཇལ། ནངས་ཤིག་མགོན་པོའི་བསྐོང་ཆེན་བྱང་ཤར་ནགས་འདབ་མ་གཤར་བའི་ཚེ། དེའི་ཚིག་ཏུ་གང་ཡོད་ཀྱི་ལྷ་གཙོ་འཁོར་ཐམས་ཅད་ཡུན་རིང་པོའི་བར་དུ་མཇལ་བས་གཙོ་འཁོར་མང་ཞིང་བྱ་གཅན་སོགས་ཟང་ཟིང་ཤིན་ཏུ་མང་པོ་འདུག་པ་ཉམས་མཚར་ཆེ་བས་ཉིན་རེ་བཞིན་དེ་ཉིད་ཁོ་ན་ཡིད་ལ་འཆར་བ་ཞིག་བྱུང་། ཨ་ཕྱིའི་ཕྲིན་ལས་སྨུར་མགྱོགས་བཟུང་བའི་ཚེ་ནངས་ཤིག་མདུན་མཁར་བསྟན་སྲུང་མ་ཞབས་ཐང་མཁའ་འགྲོ་བཞི་དང་བཅས་པ་བྱོན། གཙོ་མོས་ཤེལ་དཀར་གྱི་ཕྲེང་བ་ཞིག་བདག་གི་སྐེ་ལ་གཡོགས་བྱུང་བས་དགའ་དྲག་བཀའ་དྲིན་ཆེ་ཞེས་ཞུས། ཞིང་སྐྱོང་དཔའ་བོ་རྣམ་རོལ་གཤར་བའི་ཚེ་ནངས་ཤིག་ཞིང་སྐྱོང་ཡབ་ཡུམ་འཁོར་བཅས་དང་། དགོང་ཞིག་ཡུམ་སེ་ན་ར་མ་སྤྲེའུ་གཉིས་ཀྱིས་མཐའ་བརྟེན་པའི་སྤྲེའུ་དེ་གཉིས་ཀྱིས་གར་འཆམ་གྱུ་མ་དོ་མང་པོ་བྱེད་པ་ཞིག་མཐོང་བས་ཕྱི་ནངས་ཀ་བཞིར་སྤྲེའུའི་ལད་མོ་ལྟར་འཁྲབ་པས། ཡུམ་གྱིས་ཆོས་རྗེའི་འཆམ་དེ་འདྲ་སུས་བསླབས་གསུངས་པར། ང་རང་བྱིས་པའི་ཉམས་ཀྱིས་ལགས་སྤྲེའུས་བསླབས་ཞེས་ཞུས་པར་ཐམས་ཅད་ཀྱིས་མཚར་མོ་མཛད་པ་འདུག །བཀའ་སྲུང་སྨུག་ནག་ལྷམ་དྲལ་ཏ་ར་གཟའ་མེ་ལྕུང་འཁྱིལ་པ་རྩེ་དམར་བའི་བསྐང་གསོལ་སོགས་ནི་སྔར་གྱི་བག་ཆགས་ཀྱིས་བློ་ལ་བྱུང་བར་འདུག་པས་ཆེད་དུ་མ་བསླབས། དེའི་གོང་ཆོས་ཀྱི་རྒྱལ་པོ་འཕན་ཡུལ་མཁར་རྩེར་ཐེབས་པའི་སྐབས་ཤིག་ཡར་རྒྱབ་དཔོན་ཆེན་འདས་པའི་བྱང་ཞུས་རྟེན་གོས་ཆས་ཇ་གོས་དར་རིན་པོ་ཆེའི་རིགས་སོགས་དཔག་ཏུ་མེད་པ་ཕུལ་བྱུང་བ་ཆོས་ཀྱི་རྒྱལ་པོ་མཁར་རྩེར་བཞུགས་གཤིས་མིང་ཡིག་ཕུལ། བྱང་རྟེན་རྣམས་ཡུམ་གྱི་ཕྱག་ཏུ་ཚགས་གནང་བའི་ཁྲོད་དུ་རྒྱབ་གྲི་ཆུང་ངུ་ཤུབ་ཁྲ་མཛེས་པོ་ཞིག་འདུག་པ་བདག་ལ་གནང་བྱུང་བ་སྐྱེ་བ་སྔ་མ་ནས་གསོག་འཇོག་དང་སེར་སྣ་ལ་གོམས་ཆེས་པས། གྲི་ཆུང་དེ་ལ་རྩིས་ཆེ་ཆེ་ལྟར་བྱས་པའི་ལེན་པ་འདྲ་བས་རིང་ཞིག་ལོན་ནས། སྐབས་ཤིག་རྨི་ལམ་དུ་ངེད་རང་རྫོང་གི་གཡོན་ངོས་ང་རང་གིས་ཆུ་མིག་བརྟོན་པའི་ལུང་པ་དེ་འདྲ་བ་ཞིག་གི་མདོར་རྩེ་ཞིང་འདུག་པའི་སྐབས། ཐག་རིང་ཞིག་ནས་སྦྲ་མི་སྣན་པ་ཏ་ཏ་ཧེ་ཧེ་སོགས་བསྒྲགས་བྱུང་བར་བལྟས་པས། དོམ་གད་ཀྱི་ཐད་ཙམ་ཡིན་པ་འདྲ་བ་ཞིག་ནས་རོ་ལངས་ཐལ་མདོག་བོངས་ཐོག་སོ་བཅུ་ཙམ་ཡོད་པ་ལྟོ་བ་འཕྱང་ཞིང་ཡན་ལག་རགས་པ་ཤ་རྒྱས་པ་སྐྲ་ཁམ་སེར་གྱེན་དུ་འབར་བ་ལག་པས་སྦར་མོ་གདེངས་ཤིང་བརྒྱུགས་ནས་བདག་ངོས་

སུ་འོང་འདུག་པར། ཡིད་སྣང་ལ་ཡར་རྒྱབ་དཔོན་ཆེན་གྱི་རོ་ལངས་ཡིན་ཞིང་བདག་གི་གྲི་ཆུང་གི་ར་མདར་ཡིན་འདུག །ཅི་མགྱོགས་བྲོས་པ་དྲག་གོ་སྙམ་འབད་པས་བྲོས་ཤིང་བལྟས་པ་དང་རོ་ལངས་སྦྲང་མདའ་ཙམ་དུ་འཕྱོར་ནས་དྲག་ཏུ་རྒྱུག་འདུག་པ་བདག་གིས་གོས་ཀྱི་ཐུ་བ་བརྗེས་ནས་གྱེན་ལ་འཛོགས་པར་དབུགས་རྩེག་ཅིང་ངལ་བའི་ཚེ། རོ་ལངས་ནི་ར་སོགས་ལྷགས་ཐོན་ནས་ཆེར་རྒྱུག་ཅིང་ཏ་ཏ་ཏེ་ཏེ་ཏུ་ཏུ་ངས་ཁྱོད་བཏང་ངོ་། །ཟ་ཡི་འཕྱུང་གི་གསོད་ཀྱི་ཟེར་ངར་སྐད་འབྲིན་ཅིང་རྐང་པ་རྒྱུག་འདྲལ། ལག་པ་རོལ་སྟབས། མགོ་བོ་སྦྲུག་ཅིང་བྱུང་བས། བདག་ཤིན་ཏུ་བྲེད་ཅིང་གྱེན་ལ་འཛོགས་པས། འགྲོ་བར་མི་ནུས་པ་ཙམ་ལ་ཐུག་པའི་ཚེ། ལུང་ཆུང་དེའི་དབུས་སུ་བྲག་དེའུ་ཆེན་པོ་ཞིག་འདུག་པའི་རྩ་བར་སླེབས། རོ་ལངས་ནི་རྣ་སོག་གདོང་དུ་འཕྱོར་བྱུང་བའི་ཚེ། བར་སྣང་ནས་ཨོཾ་ཧྲཱིཿཏ་ཏ་ཧུྃ་ཧཱུྃ་ཕཊ་ཅེས་པའི་སྒྲ་ས་སྒྲིར་ཐུབ་པ་ཞིག་བྱུང་བས་མར་ལ་བལྟས་པས་རོ་ལངས་དེ་ཁྱུམ་ཁྱུམ་ཆུམ་ཆུམ་ཉམ་ཆུང་བ་ལྟར་ཕྱི་འཐེན་ཕྱི་འགྲོས་སུ་འགྲོ་འདུག །ཡར་བལྟས་པས་དེའུ་དེའི་རྩེར་མི་སྤོ་ནག་འཛིགས་སུ་རུང་བ། ཐོད་སྐམ་ལྔ་བཅིངས་ཤིང་རལ་པ་ཐོར་ཚུགས། མི་མགོའི་ཕྲེང་བ་རྣམས་ཆུ་རྫ་ཆེ་ཤོས་ཙམ་པ་ལ་ལ་མིག་ཧྲིག་ཧྲིག་ལ་ལ་ཁ་ནས་ཁྲག་འཛག །འབག་འ་ཞིག་ཁ་གདངས་ལྕེ་བསྐྱོད་པ་སོགས་འཇིགས་པའི་རྣམ་འགྱུར་དུ་མ་བྱེད་པ། སྟག་ཤམ་བསྣམས་ཤིང་ཞབས་གཡས་བརྐྱང་གཡོན་སྐུམ། ཕྱག་གཡས་རྡོ་རྗེ་ནག་པོ་རྣ་རྣམ་པར་གདེངས་པ་ནམ་མཁར་འཕྱར་བ། གཡོན་དྲིལ་བུ་ནག་པོ་དགུ་ལ་བརྟེན་པ། གར་སྟབས་ཤིགས་ཤིགས་འཛིགས་ཧམ་དུ་མ་དང་ལྡན་པ་ཞིག་བཞུགས་འདུག །དེ་འཕྲུལ་གཉིད་སད་པའི་ཕྱི་ནངས་ཚུལ་དེ་ཉིད་བླ་མ་རིན་པོ་ཆེ་སངས་རྒྱས་རིན་ཆེན་ལ་ཞུས་པས། ཏའི་ཡ་འཛིགས་རང་འཛིགས་ཁྱོད་རོ་ལངས་ཀྱི་གདོན་གྱིས་བར་གཅོད་རྫོམ་པར་ཆས་འདུག་པ་དེ་འཁོར་ལོ་སྡོམ་པས་བསྐྱབས་པར་འདུག །ད་ཕྱིན་བདེ་མཆོག་བསྙེན་ན་སྒྲུབ་མི་དགོས་པར་གྲུབ་པ་ལྟ་བུ་འབྱུང་ངོ་གསུངས་པས། དེ་ཉིན་ནས་བསྙེན་པ་ཁྲག་རྒྱུམ་མ་དང་ཡིག་བདུན་ཅི་འགྲུབ་རེ་བཟླ་བར་དམ་བཅས། དེ་ནས་ཏ་ཙང་མ་འགྱུར་བར་ནུབ་ཅིག་རྨི་ལམ་དུ་ཡུལ་ལྗོངས་སླེབས་མ་མྱོང་བའི་ནགས་ཚལ་དང་སྨན་ལྗོངས་རྫིང་བུ་ལ་སོགས་པ་ཡིད་ལས་འདས་པའི་བཀོད་པ་ལྷ་གནས་ཀྱང་ཟིལ་གྱིས་གནོན་ནུས་པ་ཞིག་ཏུ་ལྷ་དང་ལྷ་མོ་མང་པོ་གླུ་གར་བྱེད་ཀྱིན་འདུག་པའི་ཁྲོད་དུ་བདག་ཀྱང་སླེབས་པས། བྱིས་པའི་རྒྱུ་ལངས་པས་འཁྲབས་ཤིང་དེ་རྣམས་ཀྱི་གླུའི་ལད་མོ་ཤེས་པས་དར་ཅིག་སོང་བའི་མོད་མིག་ཡིངས་པ་འདྲ་ཞིག་ལ། ཡུལ་ལྗོངས་སྙིད་པོ་དེ་ནི་དུར་ཁྲོད་འཛིགས་སུ་རུང་བ་འདྲེ་སྲིན་མ་རུངས་

པ་དང་རོ་ལངས་རྣམས་གར་དང་རྒྱུག་འདྲལ་བྱེད་པ། གཅན་གཟན་གདུག་པ་ཅན་དང་དུར་བྱ་ལ་སོགས་མི་སྡུག་པའི་སྒྲ་འབྱིན་ཅིང་འགྱོ་བ། རོ་རྐམ་རློན་བམ་རུལ་བསྲེགས་པ་དང་འཐོར་བ་དང་གསལ་ཤིང་ལ་འཕྱང་བ་སོགས་འཇིགས་ཤིང་སྐྱི་གཡའ་བ་ཞིག་གི་དབུས་སུ། དུར་ཁྲོད་ཀྱི་གཞལ་མེད་ཁང་ཆེན་པོའི་ནང་དུ་གླུ་གར་དང་རོལ་མོ་མང་པོ་བྱེད་གྱིན་འདུག་པ་ཐོས་པས། འདི་ན་སུ་ཡོད་པ་ཡིན་སྙམ་པའི་ཚེ་སྒོ་རྩ་དེར་བུད་མེད་ཁ་དྲའི་མགོ་ཡོད་པ་ཞིག་དོན་བྱུང་ནས་བདག་ལ་མཇུབ་མོས་ཤོག་ཅིག་པའི་བརྡ་བྱས་བྱུང་བར་ནང་དུ་ཕྱིན་པས། སྟར་དེའུ་སྙིང་གི་ཧེ་རུ་ཀ་དེ་དབུས་སུ་ལངས། དེ་འདྲ་བ་མང་པོ་དང་བུད་མེད་ཁྲོ་འཛུམ་ཅན་མང་པོ་གཅིག་ལ་གཅིག་འཁྱུད་ཅིང་རོལ། ངག་ཏུ་མ་ཧཱ་སུ་ཁ་སུ་ཁཾ་ནི་ཧྲ་སྭ་ལ་མི་ཏ་ཞེས་སོགས་ཚིག་དོན་གོ་རྒྱུ་མེད་པ་མང་པོ་འཐེན། ལུས་ཀྱི་གར་སྟབས་འཇིགས་རྫམ་གྱི་ཚུལ་མང་པོ་བྱེད་འདུག །དར་ཅིག་སོང་ནས་གཙོ་བོ་དེ་ཧེ་རུ་ཀ་ནག་པོ་ཐོར་ཚུགས་ཅན་ཐོད་རྐམ་གྱི་དབུ་རྒྱན་དང་མགོ་རློན་གྱི་དོ་ཤལ་མི་ལྤགས་ཀྱི་སྟོད་གཡོགས། སྟག་གི་ཤམ་ཐབས་ཅན། གཡས་རྡོ་རྗེ་གཡོན་དྲིལ་བུ་དང་བཅས་པས་ཐོད་ཁྲག་ཐོགས་པ། རོ་གདན་ལ་གཡས་བརྐྱང་གི་སྟབས་ཀྱིས་བཞུགས་པ་དེ་ལ་སྐྱེས་པ་བུད་མེད་ཧེ་རུ་ཀའི་ཆས་བྱས་པ་འབའ་ཞིག་གིས་བསྐོར་ཞིང་ཚོགས་འདུག་པའི་ཁྲོད་དུ་བདག་ཀྱང་སླེབས། ཚོགས་འཁོར་བཟང་པོ་ཞིག་བྱས་པའི་མོད། གཙོ་བོས་བདག་མདུན་དུ་བཞག །ཐོག་མར་རྗེར་དྲིལ་མགོ་བོར་བཞག །དེ་རྗེས་ཐོད་པའི་ཁྲག་ཁར་བླུགས་བྱུང་བ་འཐུང་བས་དྲི་རོ་བརྗོད་ལས་འདས་པ་ཞིག་འདུག །དེ་ནས་ཕྱག་ཞབས་གཉིས་ཀ་མགོ་བོར་བཞག །འཁོར་ལོ་སྡོམ་པའི་སྔགས་རྣམས་ཚར་གཅིག་གསུངས། མཐར་གཙོ་འཁོར་ཐམས་ཅད་ཀྱིས་རྐང་བརྒྱད་གཉིས་ལ་སྙན་པའི་གདངས་དང་བཅས་གསུངས། དེ་རྗེས་ཕྱག་གིས་སོང་ཞིག་པའི་བརྡ་བྱུང་བས་སྒོ་ནས་ཕྱིར་རྒྱང་ཙམ་ཕྱིན། ཕྱི་མིག་བལྟས་པས་གར་སོང་མི་འདུག །ཕྱིས་བསམ་པར་རྒྱལ་དབང་རཏྣའི་ཐུགས་དམ་གྱི་གཙོ་བོ་འཁོར་ལོ་སྡོམ་པར་མཛད་འདུག་པ་སོགས་ཀྱི་རྒྱུ་བྱས། རོ་ལངས་ཀྱིས་དེད་པས་རྐྱེན་བྱས་ཏེ་བྲག་དེའུའི་སྙིང་དུ་འཁོར་ལོ་སྡོམ་པའི་ཞལ་བསྟན། སྐབས་འདིར་སྤྲུལ་པའི་དཀྱིལ་འཁོར་དུ་དབང་བསྐུར་བ་ཡིན་ངེས་ཤེས་པའི་གདེང་ཚད་ཐོབ། དེ་ཕྱིན་ནས་མིག་བཙུམ་མ་ཐག་འཁོར་ལོ་སྡོམ་པའི་སྐུ་ཆེ་ཆུང་ཇི་ལྟར་ཡང་གསལ་ལ་རྫོགས་པ་རེ་ད་ལྟའི་བར་དུ་བྱུང་ངོ་།།

ཀྱེ་མ། སྨོན་ལམ་རྒྱ་མཐུན་དག་པ་དང་། །ལས་ཀྱི་འཕེན་པ་སོགས་དག་པས། །སྐལ་དམན་ངས་ཀྱང་སྡོམ་པ་ཡི། །སྤྲུལ་པའི་དབང་ཆོད་བློ་བདེ་དཔལ། །སྐབས་ཤིག་ལ་མདུན་ཐང་དུ་ཨོ་རོང་

བ་དང་འཐབ་པས་རུང་ཟད་འཐབ་ཉེས་བྱུང་བར་བརྟེན་རྒྱལ་དབང་རཏྣའི་ཞབས་ཟིན་བླ་མ་མཐའ་ཡས་ཕུན་ཚོགས་ཟེར་བ་གཤིན་རྗེ་ལ་མཁས་པ་ཞིག་མལ་གྲོའི་དགོན་པ་ཞིག་ན་བཞུགས་པ་གདན་དྲངས། གཤིན་རྗེའི་སྒྲུབ་པ་ཟླ་བ་གཉིས་བསྟུད་མར་སྔ་མ་རྩེ་བའི་མཆོད་ཁང་དང་ཕྱི་མ་ཀ་ཧྲུག་ཏུ་མཛད་པས་སྒྲ་སྐད་ཐོན་པའི་རྟགས་བྱུང་། བླ་མ་དེར་ཡང་ཟློག་གི་ངག་འདོན་སོགས་འདོན་ཆའི་དབྱངས་རྣམས་ཁྲིད་ཅིང་ངེས་པར་བྱས། དེ་ནས་སྐབས་ཤིག་བླ་མའི་རྣལ་འབྱོར་ཞིག་རྩེ་བའི་ཚོམས་སྐུ་གདུང་རིན་པོ་ཆེའི་སྐུ་གཞོགས་སུ་བླ་མ་རིན་པོ་ཆེ་སངས་རྒྱས་རིན་ཆེན་པས་བཀས་བསྐུལ། ཡང་རི་སྐར་པའི་ཚོགས་ལ་བྱས་པའི་ཚེ་བླ་མ་གསར་པར་སོང་བའི་ཆོས་བཤད་མ་འགྲིམ་དགོངས་རིག་པ་སྒྲིམ་བློ་བྱས་ནས་བཤད་པས་སྐྱོན་མེད་ཙམ་བྱུང་། གཞན་ལ་ཆོས་བཤད་པའི་སྔ་ཤོས་འདི་ཀ་ཡིན། དེ་ནས་ཐོག་མ་ནས་ཡི་གེ་གློག་པ་རེ་བྱུང་ཞིང་རང་བཞིན་དུ་ཤེས་པ་བྱུང་ཡང་འབྲི་གུང་མཐིལ་གློག་འདི་ཡ་མཚན་ཆེ་བར་བསམས། གདན་ས་ཆེན་པོ་འབྲི་གུང་མཐིལ་གྱི་སློབ་དཔོན་ལས་ཐོག་པ་དགེ་འདུན་རྒྱ་མཚོ་སྤྱན་དྲངས་མཐིལ་གློག་རྣམས་རིམ་པར་ནན་ཏན་དུ་སྦྱངས། དེའི་ཚེ་ཡང་རི་སྐར་པ་རྩ་བརྒྱད་སྐང་དུ་བཞུགས་ཤིང་སྐར་གྱི་བླ་མ་མགར་སྤྲུལ་སྐུ་ཡིན་པས་ཁོང་པས་བདག་ལ་རྒྱ་ནག་གི་སྐམ་བུ་ཡེ་ཕའུ་དང་ཟེ་ཕའུ་ཕེབས་བྱམ་ལ་སོགས་པ་བྱིས་པར་མཁོ་བའི་ཡོ་བྱད་དང་། བུམ་པ་ཆུང་ངུ་སོགས་བྱིན་ནས་གློག་རེམ་པར་སློབས་ཤིག །ཇི་ལྟར་བྱུང་བ་ཙམ་གྱི་བདག་གིས་དངོས་སྤྱད་འདི་འདྲ་བ་འབུལ་ལོ་ཞེས་ཀྱང་གསུངས་པས་སེམས་ཁྲིད། གློག་ཤིན་ཏུ་བྱུང་བར་བྱས་པའི་བླ་མ་དེ་བདག་ལ་དྲིན་ཆེ་བར་བྱུང་། སྐབས་ཤིག་སྐུ་རིམ་གཏོར་ཟློག་གནང་བའི་གསེར་སྐྱེམས་སྒོ་དབྱེའི་འཆམ་བྱས་པར་ཐམས་ཅད་ཀྱིས་འཆམ་དར་འདོགས་པ་སོགས་བྱས། འཆམ་བྱེད་པའི་ཐོག་མ་འདི་ཡིན།

དེ་ནས་རྡོ་རྗེ་འཆང་མཁན་པོ་ཡང་ཁམས་ནས་ཕེབས། གསེར་དངུལ་ཧ་ཝེར་སོགས་གྲངས་ལས་འདས་པ་ཕུལ། དངུལ་གདུང་རིན་པོ་ཆེ་དབྱེན་བསྟུམ་པའི་མཆོད་རྟེན་ཡང་འགྲུབ་ཏུ་ཉེ། འདིའི་གོང་ཙམ་ནས་ཐབ་ཆེན་རྩེ་བ་ནས་རྗོང་དུ་བསྒྲིལ་གྲུབ་པ་ཡིན་ཡང་རགས་བསྡུས་རྩེ་བར་ཕེབས། ཆོས་ཀྱི་རྒྱལ་པོའི་སྐུ་གདུང་ཡིད་བཞིན་ནོར་བུ་རྒྱས་པའི་སླད་དུ་རྡོ་རྗེ་འཆང་མཁན་ཆེན་པས་རྡོ་རྗེ་སློབ་དཔོན་གྱི་བྱ་བ་མཛད་ནས་འཁོར་ལོ་སྡོམ་པ་ལྷ་ལྔའི་དཀྱིལ་འཁོར་དུ་ཞུགས་སུ་ལ། ཐུགས་གསུམ་དང་ལྡུགས་སྤྱན་རིང་བསྲེལ་ཡིག་འབྲུ་དབུ་སྐྲ་མེ་ཐུབ་སོགས་ངོ་མཚར་བའི་རྟེན་པོ་ནར་བྱོན་པའི་ཐུགས་གཅིག་དང་གདུང་རུས་སྟར་མོ་གང་བཅས་མཐིལ་དུ་སྤྱན་དྲངས།

དཔལ་གདུང་གྲུབ་ཅིང་ཐོག་མར་མཚུངས་མེད་ཆོས་ཀྱི་རྗེ་ནཱ་རོ་པས་རབ་གནས་མཛད། ངེད་ཅག་རྫོང་དུ་བསྟད། དེ་རྗེས་སྐབས་འགའ་ཞིག་ཏུ་རྒྱལ་དབང་རཏྣའི་བཀའ་འབུམ་སོགས་དབང་ལུང་མང་པོ་བསྩལ། སྐབས་ཤིག་འབྲུག་དཀོན་མཆོག་གི་ནང་འདིར་རྗེ་ནཱ་རོ་པའི་དྲུང་དུ་ཡང་ཟབ་ཀྱི་དབང་བསྐུར་ཡོངས་རྫོགས་ཆབ་མདོ་རྗེ་དྲུང་གིས་ཞུས་པ་དང་ལྷན་ཅིག་ཏུ་ཐོབ་པའི་ཚེ། ཉིན་རེ་བཞིན་སློབ་དཔོན་པདྨའི་དྲུང་དུ་བར་ཁང་གཡུ་ཞལ་དུ་དགོངས་པ་ཡང་ཟབ་བཀའ་བབ་གཏད་རྒྱ་དང་བཅས་པ་ནོད་པའི་དྲན་སྣང་ཤ་སྟག་བྱུང་།

དེ་ནས་རྗེ་ཞྭ་དམར་བ་དཔལ་གདུང་རབ་གནས་ལ་མཐིལ་དུ་ཕེབས། བདག་ཞབས་ཕྱིར་འབྲངས། འཇིག་རྟེན་གསུམ་གྱི་མགོན་པོའི་ཆོས་ཀྱི་སེང་གེའི་ཁྲི་ཆེན་པོའི་སྟེང་ནས། མཐིལ་ཚོགས་ཆེན་ལ་ལྡེ་ལྡན་གྱི་ཁྲིད་བཤད་བསྩལ་བ་མནོས། ད་རེས་དེ་ཙམ་ལས་རྗེ་ཞྭ་དམར་བའི་དྲུང་དུ་དབང་ཆོས་ཐོབ་པ་མ་དྲན། སྔར་རྫོང་དུ་བསྟད་ཅིང་སྐབས་ཤིག་ཉེ་སྐོར་ཐམས་ཅད་དུ་འབྲུམ་པའི་འཆི་བ་མང་རབས་ཤིག་བྱུང་བའི་ཚེ། རྗེ་བར་ཐབ་ཆེན་བསྒྲིལ་རྗེ་ནཱ་རོ་པ་སྐྱུ་འབྲུམ་ཞུར་ནས་བཞེས་ཟིན་པས་མདུན་ས་དང་སྔོ་མདོག་ཚང་དུ་བཞུགས། བདག་ཅག་མིང་སྲིང་རྣམས་གཞིས་ཀར་བསྡད། དེ་སྐབས་བདེ་མཆོག་གི་མཚམས་ཁོག་ནས་དགོངས་གཅིག་རྫོར་ཤེ་མ་སྡེ་གདོང་པར་གྱི་སྟེང་ནས་ཚོམས་བདུན་གསུང་བཞི་བཅུ་པ་སོགས་གསལ་བྱེད་དང་རྣམ་ཐར་མིན་ཤོས་ནག་འཛིན་བྱས། སྔར་རྫོང་དུ་སླེབས། ཆོས་ཀྱི་རྒྱལ་པོའི་གྲྭ་པ་དགེ་སློང་ཕུན་ཚོགས་ཚེ་རིང་ཟེར་བ་ཞིག་ཡོད་པར་དུས་འཁོར་གྱི་ཐིག་རིང་དང་མན་ངག་ཐིག །བཀའ་བརྒྱུད་སོགས་གསར་རྙིང་གི་དཀྱིལ་འཁོར་མཐའ་དག །མདོར་ན་མངའ་དབུལ་རི་རབ་ཀྱི་ཐིག་དང་པདྨའི་བཅུད་ཐིག་ལས་བཞིའི་སྦྱིན་སྲེག་གི་ཐབ་ཁུང་སོགས་ཐིག་རྩ་མ་ལུས་པ་སྦྱངས་ཤིང་། དེ་དག་གི་དགུན་དུས་རྣམས་སུ་རྡུལ་ཚོན་བྲི་བའི་རིམ་པ་ཤིན་ཏུ་བཟང་ཞིང་བྱུང་བར་བསླབས་པས། ཕྱིས་ན་སོ་ཐྲ་ཞིང་མིག་དང་ལག་པ་བདེ་བའི་ཚེ་ཧ་ཞལ་ཆེ་ཆུང་འཚམ་པ་རེའི་ཞབས་ར་ཙམ་གྱི་ཁ་རྒྱུར་དཀྱིལ་འཁོར་ཡོངས་རྫོགས་རྡུལ་ཚོན་གྱིས་བྲིས་པ་སོ་སོར་བཀྲ་ཞིང་གསལ་ལ་དག་པ་དང་། རྡུལ་ཚོན་བྲིས་པ་དང་། ལྷ་བཟོ་མཁས་པའི་དཀྱིལ་ཐང་དང་བསྡུར་ན་རྡུལ་ཚོན་གྱི་བརྒྱའི་ཆར་ཡང་རས་བྲིས་ཀྱིས་མི་སླེབས་པ་དེ་འདྲ་མང་པོ་བྲི་མྱོང་། ད་ལྟའི་བན་རྒན་སྐྲ་དཀར་སོ་བུད་མིག་དང་རྣ་བ་ཉམས། ལངས་རེ་མེད་པ་འདི་འདྲ་རང་ཞིག་སྔར་མེད་པ་ཡིན། ད་ལྟའི་གཞོན་པ་ཀུན་ཀྱང་ན་སོ་གཞོན་རིང་ཡོན་ཏན་གང་དགོས་བསླབ་པ་རང་དྲག་པ་འདུག་གོ །ཡང་མི་སློབ་ཀྱང་ང་ལ་ནི་ཁྱད་

མི་འདུག་མ་ཎི་པདྨེ་ཧཱུྃ་ཧྲཱིཿ གཞན་ཡང་བསྟན་སྙིང་གི་ལེགས་བཤད་ལུང་གི་རྒྱ་མཚོ། དྭགས་པོའི་བཀའ་འབུམ། དྭགས་པོའི་ཐར་རྒྱན་སོགས་འགའ་ཞིག་བཟུང་། སྐབས་ཤིག་བར་སྣང་ཁམས་སུ་མེ་དཔུང་འབར་བའི་ཀློང་དུ་ལྷ་མཐིང་ནག་ཞལ་གསུམ་ཕྱག་དྲུག་དུར་ཁྲོད་དང་དཔལ་ཆས་གྱོན་པ་ཕྱག་གཡས་པ་གསུམ་འཁོར་ལོ་རྡོ་རྗེ་རལ་གྲི། གཡོན་དང་པོ་ལྕགས་ཀྱུ་ཐ་མ་སྡིགས་མཛུབ་ལ་བར་མ་དེ་ཤིང་བུ་སྐྱེད་ཉག་འདྲ་བ་ཞིག་བསྣམས་འདུག་པ་རྗེ་ནཱ་རོ་པར་ཞུས་པས། བཞད་གད་ཆེར་མཛད་ཕྱག་བརྡབས། ལྷ་དེ་གཤིན་རྗེ་ཆེ་བདག་ཡིན། གཡོན་གྱི་ཕྱག་མཚན་བར་མ་དེ་ལ་གཏུན་ཤིང་ཟེར་བ་ཡིན། ཆེ་རབས་སྔོན་ནས་འབྲེལ་ཆེ་བ་ཞིག་ཡིན་འདུག་གསུངས། རེ་ཞིག་གྲིབ་ཚམ་ལ་བརྟེན་ཁམས་མ་བདེ་བ་ཞིག་བྱུང་བར་གྲིབ་མདོས་དང་གླུད་བཏང་བའི་དགོང་། རྟ་དམར་ཟག་མགོ་མེད་པ་ཞིག་ལ་བན་གཟུགས་མི་སྡུག་པ་ཞིག་ཞོན། འཁོར་མ་རུངས་པ་དུ་མས་བསྐོར་བ་ཞིག །ཆོས་སྐྱོང་ཙེ་དམར་བ་ཁྲབ་རྨོག་གྱོན་རྟ་སྔོན་པོ་ཞོན་མདུང་ཞགས་འཁྱེར་འཁོར་རྟ་པ་མང་པོ་དང་བཅས་པས་ཕྱིར་དེད་ནས་སོང་བ་མཐོང་ཆེ་རྗེ་ནཱ་རོ་པ་ལ་ཞུས་པས། ཁྱོད་ཁམས་མ་བདེ་བའི་ནད་བདག་འགོང་པོ་ཞིག་འདུག་པ་མདོས་གླུད་བླངས་ནས་འགྲོ་བ་དེད་མི་ངེད་རང་གི་ཨ་ཁུ་བར་འདུག །ཨ་ཁུ་བ་འདི་ཡང་ངེད་རང་ཚོར་མཐོ་མོ་ཞིག་ཡིན་གསུངས། དེ་དགོང་ཡང་ཁྲོ་བོ་མི་གཡོ་བ་རལ་གྲི་གདེངས་ཤིང་ཧཱུྃ་སྒྲ་འབྱིན་པ་དང་། སྔགས་འཆང་ཕོད་ཁ་མཐིང་ནག་ཞྭ་ཐེབ་ནག་པོ་གྱོན་པས་གདོན་ངོས་སུ་ཕུར་པས་བསྒྲིལ་ཞིང་དམོད་པ་བྱེད་པ་མཐོང་བ་ནས་བཟུང་རྒྱལ་འགོང་དེའི་གནོད་པ་ཡེ་ནས་མ་བྱུང་།

དེ་ནས་སྐབས་ཤིག་ཡང་རི་སྣར་པའི་མཚམས་གྲྭ་བརྗེ་ལེན་གྱི་སྙིང་ཞབས་དྲུང་སྤྲུལ་ལུང་བདེ་བར་གཤེགས་པ་དེ་ཉིད་ཀྱིས་ཡང་ཟབ་ཞི་ཁྲོའི་དབང་ཕྲེང་གནང་བ་མནོས། ང་རང་གི་གཡར་ཁྲལ་དུ་གུ་རུ་ཞི་བའི་དབང་ཞིག་བསྐྱིས་པའི་ཚེ་མེ་ཏོག་གི་ཆར་དང་འཇའ་ཚོན་མང་པོ་འདུག་ཟེར་མི་ཐམས་ཅད་ལབ་འདུག་ང་རང་གིས་ནི་མ་མཐོང་། འབྱུང་བའི་གཤིས་ལ་ཅི་ཡང་ཡོང་གི་འདུག་པས་ཆ་མ་འཚལ། བརྗེ་ལེན་གྲུབ་ནས་རྩ་བའི་བླ་མ་གནས་ལུགས་ཆོས་སྐུར་ངོ་སྤྲོད་ཅིང་བདེ་སྟོང་ཟུང་འཇུག་གི་གདམས་པས་ཡན་ལག་བདུན་ལྡན་གྱི་རོལ་པ་སྐད་ཅིག་ལ་སྟེར་བར་མཛད་པའི་རྡོ་རྗེ་འཆང་མཁན་ཆེན་རྣམ་འཛོམས་ཕུན་ཚོགས་དེ་ཉིད་ཀྱིས། ནངས་རེ་བཞིན་སྤྲུལ་ལུང་གི་ཞབས་དྲུང་བདེ་གཤེགས་དང་བདག་དཔོན་སློབ་སོགས་ལ་རྫོང་གི་ཟུར་འཕྱོང་ཤར་དུ་རྒྱབ་ཆོས་ལ་རྗེ་འཇིག་རྟེན་གསུམ་གྱི་མགོན་པོའི་བཀའ་འབུམ་ཡོངས་རྫོགས་དང་། གཞི་ཁྲིད་

ཟབ་ལམ་ནཱ་རོ་ཆོས་དྲུག་གི་ཁྲིད་གཞུང་རྒྱལ་དབང་རཏྣའི་གསུང་རྩོམ་རིན་པོ་ཆེ་དབང་གི་རྒྱལ་པོའི་སྙིང་ནས་དམིགས་ཀྱང་རྣམས་རྒྱས་བཤད་བཅས་བསྐྱལ་ཅིང་། གཏུམ་མོའི་སྐབས་སུ་སྔོན་འགྲོ་ལུས་སྦྱོང་། དངོས་གཞི་བདེ་དྲོད་ཀྱི་འཁྲུལ་འཁོར་སོགས་རང་ལུགས་གང་ཡིན་རྣམས་གཞན་ཟེར་གྱི་རྗེས་ཟློས་དང་། ལུགས་མང་པོའི་བསྲེ་བསླད་སོགས་ཅི་ཡང་མེད་པར་ནཱ་རོ་ཞབས་ཀྱི་དགོངས་པ་དཔྱིས་ཕྱིན་པ་རྣམས་ཁྲིད་དུ་བསྐྱལ། འཁྲུལ་འཁོར་རྣམས་གཙོ་བོར་དམ་པ་དེ་ཉིད་ཀྱི་ཕྱག་ཁྲིད་དང་། བསྐྱར་དགོས་པ་རྣམས་ཆོས་ཀྱི་རྒྱལ་པོའི་གྲྭ་རིགས་རྩ་རླུང་གི་རྩལ་འབྱོངས་པ་བླ་མ་ཤཱཀྱ་རིན་ཆེན་པས་ནན་ཏན་དུ་མཛད། ལེགས་པར་བསྒོམས་པས་གཏུམ་མོ་ལ་བདེ་དྲོད་མི་རྟོག་པ་སོ་སོར་བོགས་ཐོན་པས་རང་ཡིད་ཆེས་ཤིང་གདེང་ཐོབ་པ་བྱུང་། ཐོབ་ཆོས་སུ་མ་བཞག་པར་ལོ་ཁ་ཤས་ཀྱི་རིང་འཁྲུལ་འཁོར་ལ་ཤིན་ཏུ་བྱང་པར་སྦྱངས། དེའི་དགུན་རྗེ་ནཱ་རོ་པའི་ཞབས་དྲུང་དུ་སྒྲོ་ལུང་གི་བདེ་གཤེགས་དང་བཅས་མཇལ་དུ་ཕེབས། མགོའི་ཟླ་བའི་ཚེས་བཅོ་ལྔའི་ཐུན། རས་འབུད་ཀྱི་གྲལ་ལ་བསྡད་པས་དམིགས་རླུང་འཁྲུལ་འཁོར་ཡང་མ་བྱས་པར་ད་ལྟ་དབྱར་དུས་ཞ་ཐུལ་གྱོན་པ་ལས་ཀྱང་དྲོད་སྟོབས་ཆེ་བ། ལུས་ཐམས་ཅད་དྲོད་འབར་བའི་ངོ་བོ་བདེ་ཉམས་ཚད་ལས་འདས་ཤིང་། སེམས་མི་རྟོག་པ་ནམ་མཁའ་འདྲ་བ་ལ་རྗེ་ས་པཎ་བཞེད་པའི་ཕྱག་རྒྱ་ཆེན་པོ་དེ་འདྲར་མ་སོང་བའི་ཉམས་ཀྱིས་མཚན་འདའ་བ་བྱུང་། སྐབས་ཤིག་རྣ་སོག་ཐང་དུ་ཡང་རི་སྐར་པ་དང་ལྷན་ཅིག་རྡོ་རྗེ་འཆང་མཁན་ཆེན་པའི་དྲུང་དུ་ཟབ་ཆོས་ཞི་ཁྲོ་དགོངས་པ་རང་གྲོལ་གྱི་དབང་ལུང་བསྐྱལ་བའི་དབང་དངོས་གཞིའི་བྱིན་འབེབས་ལ་པཎྜི་ཏ་སོགས་དགོས་འདུག་པ་མཐོང་བའི་རྐྱེན་གྱིས། དེ་ཐུབ་མལ་སར་ཉལ་བའི་ཚེ་གཉིད་དང་མངོན་སུམ་གཉིས་ག་མེད་པ་འདྲ་ཞིག་ལ་པཎྜི་ཏ་སྣམ་སྦྱར་གྱོན་པ་དང་རས་རྗེ་ཚོས་མའི་གཎྜ་གྱོན་པ་ཐམས་ཅད་པཎ་ཞྭ་མནབས། གླེགས་བམ་ཁུར། ལྷུང་བཟེད་དང་གསེག་ཤང་ཐོགས་པ་དྲི་ཞིམ་པོ་ཐྲོ་བ་བཅུ་ལྷག་ཙམ་གྱིས་གར་སྣ་ཚོགས་པ་བསྐྱུར་ཞིང་། ངག་ཏུ་ཐོས་གྲོལ་གྱི་རྩ་ཚིག་ལ་ཨཱ་ལི་ཤ་བཏགས་པ་ཤ་སྟག་འདུག་པ་ང་རང་ལ་ཐག་ཉེ་བ་ཞིག་ལ་པཎྜི་ཏ་རྣམས་གང་ནས་བྱོན། དགོས་པ་ཅི་ཡིན་དྲིས་པས་ཟངས་མདོག་དཔལ་རི་ནས་འོང་། ཁྱོད་ལ་བྱིན་རླབས་བྱེད་ཅེས་བོད་སྐད་དང་། མ་ཧཱ་གུ་རུ་པདྨ་ནཱ་ད་མ་ཧཱ་ཨ་ཛཛྷ་ཤིཏྲཱ་པཎྜི་ཏ་ཝི་ཤྭ་ཧ་ཧོཿ ཞེས་པ་དང་། གཞན་མི་གོ་བའི་རྒྱ་སྐད་ཏེ་ཕེ་ཏེ་མང་པོ་ཟེར་བས་མཚན་མོ་ཐལ། ནམ་ལངས་པ་དང་གར་སོང་ཆ་མེད་དུ་ཐལ། སློབ་དཔོན་ཐུས་པ་ལྡན་པ་དང་། །སློབ་མ་དད་གུས་འཕེལ་བ་དག །འཛོམས་ན་པདྨ་འབྱུང་གནས་ཀྱི། །དབང་

བསྐུར་དངོས་དང་དཀའ་བ་མིན། །ཧེ་ཧེ་ལགས། དེ་ནས་རང་ལོ་བཅུ་གཅིག་པར་རྗེ་ནཱ་རོ་པའི་དྲུང་དུ་གཏེར་ཁ་གོང་འོག་གཉིས་ཀའི་དྲང་སྲོང་ལོ་ཀ་ཏྲི་པཱ་ལའི་ཆོས་སྐོར་རྣམས་ཀྱི་དབང་ལུང་ལག་ལེན་དང་བཅས་པ་རྫོགས་པའི་བཀའ་དྲིན་གྱི་ཕ་འབབ་བཟང་པོ་མནོས་པའི་མོད་ལོ་ནས། དེང་སང་གི་དབང་ལུང་ཐོབ་པ་རྣམས་ཀྱི་ལུགས་ལྟར་ཡལ་བར་མ་བོར་བར་ངག་མཚམས་རྒྱུན་རིང་བ་ཞིག་བསྒྲིས་པའི་རིང་ལ་སྙན་ངག་མཁན་གྱི་ལུགས་དྲང་པོར་འཁྲུལ་སྣང་རང་བཞིན་བརྗོད་པ། བསྙོད་ར་བྱས་ན་ཕྲུལ་བྱུང་གི་རྒྱན་ཏེ་དག་པའི་སྣང་བ་ཟེར་དགོས། དོན་ལ་ལྷ་རིག་འདྲེ་རིག་ཚད་ལས་འདས་པ་བྱུང་བ་རྣམས་ནི་དཔེ་ཚན་ལོགས་སུ་བྲིས་ཡོད་པ་ལྟར་ཡིན། དུས་ཀུན་ཏུ་ནྟ་ཏུ་ལ་དངོས་དང་མིའི་རྣམ་པས་རྩེད་པ་ལ་འཁྲུད་པ། ཉེར་སྤྱོད་ཀྱི་རྡོ་དྲིལ་ཌ་མ་རུ་དཀར་ཡོལ་གྱི་ནང་སོགས་ལ་འཕྲོ་ཞིང་འཁྲུད་པ་ནི་ཉིན་མཚན་ཕལ་ཆེར་དུས་འདའ་བ་བྱུང་།

དེ་ནས་སྐབས་ཤིག་རྗེ་ཞྭ་དམར་བ་དྲུག་པ་དེ་ཉིད་འབྲི་གུང་དུ་སྤྱན་དྲངས་རྫོང་གསར་དུ་ཕྱག་ཕེབས་ཤིང་། བདག་སོགས་ལ་སྦྱོང་རྒྱུད་དཀྱིལ་འཁོར་བཅུ་གཉིས་དང་། རྗེ་དུས་གསུམ་མཁྱེན་པའི་ཐུགས་དམ་ལྔ་ཚན་ལྔ་སོགས་ཀྱི་དབང་བསྐུལ། རྫོང་དུ་དུས་ཀྱི་འཁོར་ལོའི་སྒོ་ནས་ཞི་བའི་སྦྱིན་སྲེག་ས་ཚོག་གི་གར་དང་བཅས་པ། འཁོར་ལོ་སྡོམ་པའི་སྒོ་ནས་རྒྱས་པའི་སྦྱིན་སྲེག །རྡོ་རྗེ་རྣལ་འབྱོར་མའི་སྒོ་ནས་དབང་གི་སྦྱིན་སྲེག་རྣམས་མཛད། གཟིམས་ཆུང་དུ་ཕེབས་ནས་བདག་ལ་སྐུ་རྟེན་དང་སྦྲགས། ངའི་གར་དང་སྦྱིན་སྲེག་སོགས་ཡག་པོ་ཨེ་འདུག་གསུངས་པར། ཅི་ལབ་ཚད་མ་མཆིས་པ་གདའ་ལགས་ཞུས་པས། ཁྱོད་ཤེས་ན་བསམ་ཨེ་བྱུང་གསུངས་པར། ཤེས་ན་བསམ་བྱུང་ཏེ་མི་ཤེས་པ་གདའ་ལགས་ཞུས་པས། བསླབ་ན་ཤེས་ཡོང་མ་བསླབ་ན་མི་ཤེས་ངས་ཀྱང་བསླབས་པས་ཤེས་པ་ཡིན་གསུངས། དེ་འདྲ་སློབ་འདོད་ཀྱང་ཕྱོགས་འདིར་དེ་འདྲའི་སློབ་དཔོན་མེད་ཞུས་པས། འོ་ན་རེ་ཤིག་དེ་འདྲ་ཚོ་སློབ་པར་ངའི་ཟླར་ཨེ་འགྲོ་གསུངས་པར། ཤིན་ཏུ་འགྲོ་འདོད་ཀྱང་ང་རང་ལ་དབང་མེད་རྗེ་ནཱ་རོ་པ་དང་ཡུམ་ལ་བཀའ་བགོད་གནང་རོགས་ཞུ་ཞུས་པས། ཁོང་ཡུམ་སྲས་ལ་བཀའ་བགོད་གནང་འདུག་པ་དེ་ཀ་འཐད་པའི་བཀའ་སྒྲོས་མཐུན་གྲུབ་སྐར་ཆེན་སྔོན་ལ་བཏེགས། བདག་གིས་ཀྱང་དཀར་ཐང་བར་ཕེབས་སྐྱེལ་ཞུས། སྐར་རྫོང་དུ་འོངས་ཟླ་བ་སོགས་གྲབས་ཆུབ་པར་བྱས་ཏེ། ཆུ་ལུག་རང་ལོ་བཅུ་གསུམ་པར། རྒྱ་མ་ཁྲི་ཁང་དུ་སྐར་ཆེན་གྱི་ཞབས་ཕྱིར་སླེབ་པར་ཕྱིན། རྒྱ་མའི་ལ་རྒྱུད་ཐོག་མར་བསམ་ཡས་དོམ་ཐང་དུ་བཞུགས་སྐར་ཕབ། ཆོས་སྐྱོང་དང་མཇལ་ཉིན་བདག་ལ་ཁྱོད་འདིར་ཅི་ལ་འོང་གནས་སྐོར་ལ་འཁྱམ་དགོས་

པའི་མི་རིགས་མིན་སོགས་སྐར་ཆེན་ལ་ཞུར་འཛོམས་ཀྱི་བཀའ་ཕེབས་དྲག་པོ་མང་དུ་བྱུང་། སྐར་པ་རྣམས་ཤིན་ཏུ་འཚབ་ཅིང་བྲེད་དངངས་ཆེ་བར་བྱེད་འདུག །བདག་ཚོའི་ཕ་མེས་ཀྱི་སྲུང་མ་ཡིན་པས་དགའ་ཚོར་དང་དག་སྣང་ལས་སྤྲོས་པ་བྲེད་འཛིགས་ཅི་ཡང་མ་བྱུང་། དབུ་རྩེ་མགོ་མར་གནས་འབྲེལ་བགྱིས་ཐུབ། བྱང་ཆུབ་ཆེན་པོ་བདག་ཅག་གི་སྔོན་པ་དངོས་སུ་བཞུགས་པའི་སྣང་བ་ཕོ་ན་ཤར། བར་ཁང་དུ་གནས་ཞག་བགྱིས་ཐུབ་སྔོན་མཁན་སློབ་རྗེ་འབངས་གདན་འཛོམས་པའི་ཚེའི་དྲན་སྣང་ཤིན་ཏུ་མང་བས་རེས་འགའ་དགའ་བྲོད་དགོད་འཚོར་བ་དང་། རེས་འགའ་སྐྱོ་ཤས་ཀྱིས་མཆིལ་མ་འཚོར་བས་མཚན་མོ་འདས། དབུ་རྩེ་གོང་མར་རྣམ་སྣང་བཞི་སྒྲོམ་གྱི་སྐུ་གཞོགས་སུ་གནས་ཞག་བགྱིས་སྐབས་སྐུ་རྣམས་ལས་འོད་འཕྲོ་བ་སོགས་མཐོང་སྣང་ཁ་ཤས་བྱུང་། དུས་པོ་རིའི་རྩེར་ཕྱིན་སྐབས་སྔོན་ལྷ་སྲས་ཀྱིས་བཞེངས་པའི་དམ་པ་ཀྱུང་གི་ལྷ་ཁང་ཡོད་པའི་བཀོད་པ་རྣམས་དྲན། ད་ལྟ་རྫིང་དུ་སོང་བའི་མིང་དམ་པ་རྫིང་དུ་གྲགས་པ་མཐོང་བས་མི་རྟག་པའི་དྲན་ཤེས་བཟོད་གླགས་མེད་པ་བྱུང་། མཁན་ཆེན་ཞི་བ་འཚོའི་གདུང་འབུམ་ཆུང་ཟད་ཅིག་འདུག་པ་སྐར་ཚོས་སྤྱི་ཐམས་ཅད་ཀྱིས་ཞིག་གསོས་མཛད་པར་བདག་ཅག་གིས་ཀྱང་ས་རྡོ་རྒྱབ་ཕྱུར་མང་དུ་ཕུལ། སྐར་མཆིམས་ཕུར་ཕེབས། མཁའ་འགྲོ་གསང་ཕུག་ཏུ་རྗེ་ཞྭ་དམར་བ་སྐུ་མཚམས་བདུན་ཕྲག་གཅིག་གནང་བའི་ཞབས་ཕྱིར་བསྟུད། དེར་ལོ་ཆེན་བཻ་རོ་ཙ་ནའི་སྒྲུབ་ཕྲིས་འབུམ་ཤ་སྒྲོམ་བཞུགས་པའི་སྟེང་ནས་བཀླག་ལུང་ཞུས།

དེ་ནས་དཔའ་བོ་མཁའ་འགྲོའི་གླུ་གར་སོགས་ཡ་མཚན་དཔག་ཏུ་མེད་པ་མཐོང་། སློན་པོ་མགུལ་དུ་ཕེབས། གུར་དཀར་ཕུག་ཏུ་གནས་ཞག་གནང་བའི་ཐུབ། རྗེ་ཞྭ་དམར་བའི་དྲུང་དུ་དཔའ་བོ་མཁའ་འགྲོ་ལྷ་དང་ལྷ་མོ་མང་པོས་ཕྱག་སྐོར་བྱེད་ཅིང་ཆོས་ཉན་པ་ཐུབ་གང་མཐོང་བས་ཕྱི་ནངས་ནས་རྗེ་དེ་སློབ་དཔོན་ཆེན་པོ་དང་ཁྱད་མེད་པའི་དད་པ་འགྱུར་བ་མེད་པ་ཐོབ། ཡང་གྲུབ་ཐོབ་མེ་ལོང་རྡོ་རྗེའི་སྒྲུབ་གནས་སྐྱིད་ཕུག་ཏུ་ཕེབས། དེར་གྲུབ་ཐོབ་ཀྱི་ཕྱག་མཇུབ་ཀྱིས་བྲག་ལྡེབས་ལ་སྐྱིད་སྐྱིད་ཟེར་བ་མང་པོ་བྲིས་འདུག་པས་མཇལ། སྔོན་མེ་ལོང་རྡོ་རྗེར་སྐྱེས་དུས་རྫོགས་པ་ཆེན་པོ་ཉམས་སུ་བླངས་པའི་ཚུལ་དྲན་པས་སྣང་བཞིའི་འཆར་སྒོ་ཚད་རྫོགས་པ་དུས་དེ་ཉིད་དུ་བྱུང་བས་དབེན་པ་གཞན་དུ་ལོ་གསུམ་རྫོགས་ཆེན་བསྒོམས་པ་ལས་གནས་དེར་སྐྱེ་བ་དྲན་པ་དེ་གསོག་ཆེ་བ་བྱུང་། གཞན་ཡང་བླ་མ་ཞང་གི་སྒྲུབ་གནས་གཡུ་བྲག་ལ་ཕེབས་པའི་ཚེ་བླ་མ་ཞང་བེམ་པོ་སེར་པོ་ཞིག་དང་དབུ་ཞྭ་རྐོད་གསོག་མ་མནབས་ནས་ཞལ་འཛུམ་དང་བཅས།

ཨེ་མ་ཨ་ལ་ལ། སྣང་སྲིད་འཁོར་འདས་འདི་རང་སེམས་སུ་འདུག་གི། །རང་སེམས་འདི་གཞི་མེད་རྩ་བྲལ་དུ་གདའ་ཡི། །གཞི་རྩ་བྲལ་བ་དེ་འོད་གསལ་ཆེན་པོ་རུ་འདུག་གི། །འོད་གསལ་ཆེན་པོ་དེ་བདེན་དོན་ངེས་གྲུབ་ཏུ་གདའ་ཡི། །ཞེས་སོགས་ཕྱག་རྒྱ་ཆེན་པོའི་མགུར་མ་གདངས་སྙན་ལ་གསུང་ངར་བ། གཡང་གཡང་གཡང་། ཧོར་རོ་རོ། ཧིང་ཧིང་ཧིང་ཞེས་ཕྲ་སྒོམ་སྣ་ཚོགས་འགྱུར་སྐད་དུ་མཛད། སྐུ་མེར་མེར་ཤིགས་ཤིགས་གྲོལ་ཉམས་དང་། དབུ་གུག་གུག་དབུ་ཞུ་ཆེན་པོ་ལྷབ་ལྷེབ་མང་པོ་དཀྱིས་པའི་རྣམ་རོལ་དུ་མཛད་པ་མཇལ། གཞན་ཡང་ངང་ཕྱུག །གཡང་རིལ་ཕྱུག་སོགས་སྒྲུབ་གནས་ངོ་མཚར་ཅན་དུ་མ་མཇལ། བསྒྲགས་ཕུགས་གྲྭར་སྐར་ཕབ། བསྒྲགས་ཡང་རྫོང་ཤེལ་གྱི་བྲག་ཕུག་མཇལ་བའི་ཞབས་ཕྱིར་ཕྱིན། སྒྲུབ་ཕུག་གོང་མར་སློབ་དཔོན་ཆེན་པོ་རྒྱལ་པོའི་ཆ་ལུགས་ལྷ་མོ་གཉིས་ཀྱིས་མཐའ་བརྟེན་པ་སོགས་མཇལ། འོན་ཀྱི་སྐུག་ཚང་མཐོང་སྒོན་གྱི་སྒྲུབ་ཕུག་ཏུ་སེང་གདོང་མའི་ཕུགས་ཀྱི་རང་སྒྲ་སྒྲོག་པ་ཐོས། དེར་བྲག་ལོགས་ལ་ལག་པའི་རྗེས་ཤིག་ཀྱང་བྱུང་། ཟངས་རི་མཁར་དམར་མཇལ་དུས་མ་ཅིག་ལབ་ཀྱི་སྒྲོལ་མའི་སྐུ་བྱིན་རླབས་ཅན་ཉིད་ཀྱི་ན་བཟའ་རས་གོས་སྒྲོན་པ་ཞིག་འདུག་པར་བྱིན་རླབས་ཞུས་པས་སྐུ་དེས། ཕྱི་གཉན་ས་འཁྲིམ་པ་ཕྱི་ཡི་གཅོད། །ནང་ཉོན་མོངས་གཅོད་པ་ནང་གི་གཅོད། །གསང་བ་རྣམ་རྟོག་གཅོད་པ་གསང་བའི་གཅོད། །གཅད་བྱ་གཅོད་བྱེད་བྲལ་བ་དོན་གྱི་གཅོད། །ཅེས་གསུངས་པར་རྗེ་ཞྭ་དམར་བས་ཅི་ཟེར་བ་རེད་གསུངས་པར། བདག་གིས་ལབ་ལོབ་མང་པོ་མཛད་ཀྱི་འདུག་ཞུས་པས་ཅང་མི་གསུང་། ཐོད་སྨྱོན་བསམ་གྲུབ་ཀྱི་སྐུ་རྗེ་ཞྭ་དང་པེར་ནག་བཞེས་པ་ཞིག་འདུག་པ་བདག་གིས་མཚར་འདོད་ཀྱིས་རྗེ་ཞྭ་དེ་སྒྲོན་ཕུད་མང་པོ་བྱས་པས་སྐུ་དེ་ཤིག་ཙམ་ཞིག་བཞད་བྱུང་བའི་ཚེ་ཞྭ་དམར་བ་བདག་གི་གདོང་ལ་ཅེར་གྱིས་གཟིགས་ཤིང་ཧའི་མཚར་བ་ལ་ཨང་གསུངས་བྱུང་།

དེ་ནས་བྲག་ཁའི་ཉ་མགོ་ན་ཁར་བཞུགས་སྐར་བཏབ། སྡེ་པ་བདེ་ལེགས་རབ་ཆོས་ཀྱིས་དཀར་དྲེ་ཚོགས་འཁོར་བརྒྱ་འབུལ་ལ་སོགས་པ་ཚད་ལས་འདས་པས་བསྙེན་བཀུར། བདག་ན་སོ་ཕྲ་ཡང་ཁམས་རིག་བཀྲ་བ་ཞིག་ཡོད་པས་སྡེ་པ་དེས་བདག་ལ་ཤིན་ཏུ་བརྩེ་བར་མཛད། ཆོས་རྗེ་དགེ་ལེགས་ཕུན་ཚོགས་ཀྱིས་བོས་ནས་རིན་ཆེན་བྲག་དང་། བླ་མ་ཕྱུགས་འཚང་གིས་བོས་ནས་འོད་གསལ་སྡིང་རྣམས་སུ་བདག་རང་ཕྱིན། དགོན་པ་གོང་དུ་རྗེ་ཞྭ་དམར་བའི་ཞབས་ཕྱིར་ཉ་མགོ་གྲུའི་བཞུགས་སྐར་དུ་དགོན་པ་གོང་མ་དང་རས་ཆུང་ཕུག་པའི་གྲྭ་པ་རགས་བསྡུས་ཀྱིས་སྙན་བརྒྱུད་ཀྱི་འཁྲུལ་འཁོར་སྒྱུན་འབེབས་ཞུས་པར་བདག་གིས་ཀྱང་བལྟས། ཐག་མང་ཡང་སྡེ་པ་

བགྲེས་པོ་ཞིག་འདུག་པ་དེས་ཀྱང་བདག་ལ་ཤིན་ཏུ་བྱམས་པ་ཞིག་བྱུང་།

དེ་ནས་བཏེག་གདན་ས་ཆེན་པོ་དཔལ་གྱི་ཕག་མོ་གྲུ་ཀུན་ཏུ་བཟང་པོའི་ནགས་ཁྲོད་དུ་ཕེབས་པའི་ཚེ་གྲྭ་ཚང་ཁག་གཉིས་ཀྱི་བླ་མ་ཆེ་བགྲེས་སོགས་ཀྱིས་ཐབ་བསུ། འདུས་པའི་ཚོགས་ཀྱིས་མཆོད་རྫས་དུ་མ་ཐོགས་ཤིང་སྣམ་སྦྱར་སྔོམ་ཞྭ་དང་བཅས་སེར་སྤྲེངས་ཀྱིས་བསུས། བཞུགས་ཡུལ་ཡང་དགོན་ནང་སོར་གཟིམས་ཆུང་ཁྲ་མོ་དང་ཀ་བཞི་སྟེང་མདོ་ཕྱུགས་སུ་ཕྱག་ཕེབས། བདག་ལ་ཡང་ཉུབ་ངོས་དེར་ཁང་ཆུང་སྐྱིད་པོ་ཞིག་ཡོད་ཀྱང་ཕལ་ཆེར་རྗེའི་ཞབས་དྲུང་དུ་བསྡད། ཆོས་སྡེ་ཁག་རྣམས་གླིང་གསེབ་དུ་སྐར་བཏབ། ཞག་ཤས་ལོན་ནས་ནང་རྟེན་དེ་བཞིན་གཤེགས་པ་ཉན་ཐོས་ཆེན་པོ་གཉིས་དང་བཅས་པའི་ཚེམས་དང་། མཁན་ཆེན་ཞི་བ་འཚོའི་ཞལ་འབྲམ་སོགས་ནང་རྟེན་བློའི་གཞལ་བྱས་དཔག་པར་མི་ནུས་པ་ཆེས་མང་བ་རྣམས་རྟེན་གཟིམ་གནང་། དེའི་ཚེ་བདག་ལ་སྒྲ་སྙ་ལོ་ཡོད་པས་བཞར་བ་འགབ་རྒྱུལ་ཕེབས་བྱུང་བར་བདག་གི་བླ་བོ་རྣམས་ཀྱིས་སྔོན་རྗེ་གོང་མའི་སྐབས་ཀྱང་དབུ་སྐྲ་བཞར་བས་སྐུ་ཚེའི་བར་ཆད་བྱུས་པ་ཡིན་ཟེར་ཞུ་འབུལ་བྱེད་འདུག །ང་རང་གི་བསམ་པར་སྐྱེ་བ་སྔ་མ་དེ་ལྟར་བྱུང་བ་བདེན། སྐྱེ་བ་འདི་ལ་སྐྲ་བཞར་མ་བཞར་གྱིས་རྗེས་སུ་ཚེ་རིང་ཐུང་གི་འགྲོ་འོང་བྱེད་པའི་མཚན་ལྟས་ནི་མེད་བསམ། ཡིན་མིན་ཅི་ཡང་མ་ལབ།

དེ་ནས་འབྲི་གུང་དུ་ཡུམ་སྲས་ལ་ཞུ་སྐོར་བྱས་པར་དེ་གོང་ནས་རྗེ་ཞྭ་དམར་བ་དང་། སྲས་ཡུམ་བདག་གི་སྐྲ་འབྲེག་པའི་བཀའ་བགྲོས་མཐུན་ཡོད་འདུག་པས། དེ་སྐབས་སྐྲ་འབྲེག་པ་སོགས་དཔོན་སློབ་རིན་པོ་ཆེའི་དགོངས་པ་དང་བསྟུན་ཞེས་སོགས་ཕེབས་བྱུང་བར་སྒྲིགས་མདའ་ན་ཁར་སོང་ཟིན་འདུག་པས། གཟའ་ཚེས་སྐར་མ་སྦྱོར་བྱེད་མཆོག་ཏུ་བཟང་པོར་འཇག་སྤྱིལ་དུ་སྐུ་འདྲ་མཐོང་བ་དོན་ལྡན་གྱི་དྲུང་དུ་དེ་བཞིན་གཤེགས་པའི་ཚེམས་སྤྱན་དྲངས་མཆོད་པ་དང་བཅས་པའི་དྲུང་དུ། མ་ཎི་བ་ཆེན་མོ་གཞན་འཛིན་ཟེར་བ་རྗེ་ཉིད་ཀྱི་དབུ་སྐྲ་ཡང་ཞུ་མཁན་ཡིན་པ་དེ་ཡང་ལག་བྱམས་པའི་དབང་གིས་མདུན་གཡས་ཟུར་ནས་བཟུང་། ཆན་པས་འབྲེག་པར་བརྩམས་པས་ཇི་ལྟར་བྱས་ཀྱང་མ་ཆོད་པར་ལན་བུ་ལ་ལྷུགས་ཐྲིགས་ཆགས་འདུག

དེ་ནས་རྗེ་ཞྭ་དམར་བ་ཉིད་ཀྱི་ཕྱག་གིས་སྤུ་ལོ་གཞན་རྣམས་ཆན་པས་བྲེགས། ཆན་པ་མ་སོང་བའི་སྤུ་ལོ་དེ་རྗེས་སུ་བྲེགས་ནས་ལྷུགས་ཐྲིགས་ཆགས་པའི་ཐད་དེར་དར་དམར་པོ་ཞིག་དཀྲིས་ནས་སྐུ་ཕྲག་ཏུ་ཐུགས་ཚགས་གནང་། སྒྲ་ལྷག་མ་རྣམས་མ་ཎི་བས་ལེགས་པར་བཞར་གྲུབ

ནས་མ་ལུས་པ་ཚགས་བྱས། ཇོ་ཉིད་སྐུ་འདྲའི་གཡོན་ཟུར་དུ་འགྲེང་སྟེ་བཞུགས་པར་བདག་གིས་སྐྲ་ཕྱག་འབུལ་ཞིང་། ན་མོ་སྣང་སྲིད་རྣམ་དག་གི་བླ་མ་ལ། །ཞེས་སོགས་རྐང་པ་གསུམ་འདོན་གྱིན་ཕྱག་ཕུལ་བས་བར་མའི་ཚེ། སྐུ་འདྲ་རིན་པོ་ཆེར་ཇོ་ཞྭ་དམར་བཞི་པས་ཕུལ་བའི་དངུལ་གྱི་སྙོམ་ཞྭ་ཚ་གསེར་གསོལ་བ་ཤིན་ཏུ་ལྷོ་བ་ཞིག་ཡོད་པ་ཡུད་ཀྱིས་ཕུད་དེ་སྐུ་པང་དུ་ཆགས་སོང་བས། ཇོ་དེས་བདག་ལ་ཁྱོད་རང་ད་ལྟ་ཕན་ཁྱིམ་པ་ལ་ད་ནངས་རབ་ཏུ་འབྱིན་པར་བརྩམས་པས་དཔལ་ཕག་མོ་གྲུ་པས་ཀྱང་ཞྭ་ཕུད་མཛད་འདུག་ཅེས་གསུངས། དེ་འཕྲུལ་སྣང་གི་གཟིམས་ཁྱུང་ག་བཞིའི་སྟེང་ལ་ནང་རྟེན་ཁྲིད་དུ་དེ་བཞིན་གཤེགས་པའི་ཚེམས་ཀྱང་བཞུགས་སུ་གསོལ་བའི་སྐུ་མདུན་དུ་མ་ན་ཧོ་དང་གཡང་ཏེ། ཤེལ་དང་གསེར་དངུལ་འབབ་ཞིག་གི་སྣོད་རྣམས་སུ་ཆུ་གཙང་དྲི་དང་ཁ་དོག་བསྒྱུར་བ་དང་མ་བསྒྱུར་བའི་ཡོན་ཆབ། ཁ་དོག་སྣ་ཚོགས་བཀྲ་བའི་མེ་ཏོག །སྦྱོར་བ་དང་རང་བཞིན་གྲུབ་པའི་བདུག་པ། མར་དང་དྲི་བཟང་པོས་སྤགས་པའི་སྣང་གསལ་དང་། ག་བུར་དང་། གུར་གུམ་ཙནྡན་སིཧླ་སོགས་སྦྱར་བའི་དྲི་ཆབ། འབྲས་ས་ལུ་སོགས་ཀྱི་བཤོས་གཙང་། གཞན་ཡང་ཉེར་སྤྱོད་ལྔ་དང་། རྒྱལ་པོའི་སྲིད་ལ་འོས་པ་བདུན་ལ་སོགས་པ་མཆོད་པའི་ཡོ་བྱད་དུ་མས་བརྗིད་ཆགས་པར་བཤམས་པའི་གཡས་ངོས་སུ། སེང་གེ་དང་དར་ཟབ་ཀྱི་ཁྲི་ལ་སངས་རྒྱས་དཀོན་མཆོག་ཡན་ལག་གི་ངོ་བོ་དོན་གྱི་སླད་དུ་མཚན་ནས་སྨོས་ཏེ་ཇོ་ཞྭ་དམར་བ་ཅོད་པན་འཛིན་པ་དཔལ་གར་དབང་ཆོས་ཀྱི་དབང་ཕྱུག་རྡོ་རྗེ་དགའ་བ་དོན་ཀུན་ཡོངས་སུ་གྲུབ་པ་ཕྱོགས་ཐམས་ཅད་ལས་རྣམ་པར་རྒྱལ་བ་ཁྱབ་བདག་བསྟན་པའི་ཉི་མ་དེ་ཉིད་ཀྱིས། ནང་རྟེན་ཁྲིད་ནས་འཕགས་པ་ཤྲཱ་རིའི་བུའི་སྣམ་སྦྱར་མནབས་ཏེ་མཁན་པོའི་བྱ་བ་མཛད། ཡང་རིའི་དྭང་པ་ཤག་རོགས་པ་དེ། སྐབས་དེར་ཇོ་འདི་ལ་ཤིན་ཏུ་མོས་ཤིང་། གཞན་དུ་ཅི་འདྲ་ནའང་དེ་སྐབས་བསླབ་གཙང་པོ་ན་ཡིན་པས་ལས་ཀྱི་སློབ་དཔོན་མཛད། ཟུ་རིའི་དྭང་པས་དུས་བསྒོ་བ། ཅོག་གྲྭ་དྭང་པས་གྲོགས་དན། ཉེན་བྱེད་གླིང་སློབ་དཔོན་པ་སྨྲ་སེང་། འཕེལ་རྒྱས་གླིང་པའི་ཆོས་སྒོ་བ་སླད་སྡིངས་པ། མཛེས་རྒྱན་གླིང་པའི་སློབ་དཔོན་པ་ཀརྨ་བཀྲ་ཤིས་རྣམས་ཀྱིས་ཁ་སྐོང་མཛད་དེ། བདག་གཅིག་ཕུ་ལ་དགེ་ཚུལ་གྱི་སྡོམ་པ་ལེགས་པར་བསྩལ། ཁ་སྐོང་རྣམས་ཀྱི་རྣམ་གཞག །རབ་ཏུ་བྱུང་བའི་དགའ་སྟོན་གྱི་མང་ཇ་གྲྭ་ཚང་ཁག་ཐམས་ཅད་ལ་ཕྱག་མཛོད་གཞུང་རང་ནས་གནང་སྟེ། ལུགས་གཉིས་ཀའི་བཀའ་དྲིན་གྱི་ཕུང་པོ་དངོས་ཅན་དུ་བདོག་ན་ནམ་མཁའི་ཁོངས་སུ་ཡང་ཆ་ཙམ་ཤོང་པར་མི་ནུས་པས་རྗེས་སུ་འཛིན་པར་མཛད། བདག་ལ་རས་ཟེ་ཧྲུན་གྱི་བླ་གོས་ཤིག་དང་། པཎ་ཞྭ

ཐལ་སྦྱར་དམར་པོ་ཞིག་གིས་གཙོས་པའི་ལེགས་ཚའི་གནང་སྐྱེས་བཟང་པོ་ཡང་བསྩལ། དེ་གྲོལ་ནས་སྐུ་རྩེད་ལྷ་བུར་དེ་རིང་ནས་བསྟན་བཅོས་ལྷ་བུ་རྩོམ་ཡང་སྦྱར་བྱུང་ལ་ཤཱཀྱའི་བཙུན་པ་ཟེར་བ་བྱས་ན་རྣམ་དཔྱོད་ཡོང་བ་ཡིན་གསུངས།

དེ་ནས་རྗེ་དྭང་ཉིད་ནས་སྤྱི་དོན་ལེགས་བཤད་རྒྱ་མཚོ་འཛིན་ཆོས། སྡེ་པ་ཕྱུག་མཛོད་པ་དཀོན་མཆོག་སྟན་དགའ་ཤིན་ཏུ་མཁས་པ་ཡིན་འདུག་པས་དཔྱེའི་ཚིག་རྒྱན་མེ་ལོང་མའི་དོན་རྒྱན་སྒྲ་རྒྱན་གབ་ཚིག་གི་རྒྱན་རྣམས་ཡོངས་སུ་རྫོགས་པ་རྩོམ་རྒྱུགས། རྒྱལ་བའི་དབང་པོ་དབང་ཕྱུག་རྡོ་རྗེའི་དྭང་ཡིག་ཆེན་མོ་སྡེ་པ་ལུམ་པ་བས་ཡིག་བྲིས་ཀྱི་བྱང་སྟན་རྣམས་སློབ་པའི་དབུ་བཙུགས། འཛིན་ཆོས་ཉིན་རེ་བར་གྱི་ཤོག་ལོགས་རེ། སྟན་དགའ་གི་རྩོམ་རྒྱུགས་ཤོ་ལོ་ཀ་བཅུ་ཕྲག་རེ། ཡི་གེ་བྱང་སྟན་ཆེན་པོ་ཡིག་ཕྲེང་བདུན་རེ་ཤོང་པའི་བྱང་སྟན་སྤ་དྲྀ་གསུམ་ཕྱི་དྲྀ་གསུམ་རེ་རྣམས་ཆད་མེད་དུ་སྦྱངས། དེ་དག་གི་མཆམས་རྣམས་སུ་ཉམས་མཚར་དང་སྨྲགས་རྗེ་དྭང་ཉིད་ནས། ལྷ་ཡིན་ན་བོན་པོའི་ལྷ་ཡིན་པ་འདོད་ཟེར་བྱུང་ན། བརྗེའི་ལྷ་ཆོས་ཅན། སོགས་ཚིག་རྐང་ལྔ་དྲུག་རེ་ཡང་བསླབས། ནངས་ཐུབ་འཛིན་ཆོས་ཞུས་པ་རྣམས་གཤར་སྦྱངས་དང་། དེའི་ཞར་ལ་ཐུན་མོང་བསྡུས་ཚིག་དང་བསྟན་བཅོས་བསྡུས་པའི་སྡོམ་ཚིག་སོགས་རྟོག་གེའི་གཞུང་ལུགས་འགའ་ཞིག་ཀྱང་སྦྱངས། དེ་ནས་ཕྲེང་བའི་དབང་བསྐུར་དང་བཀའ་འགྱུར་གྱི་ལུང་སོགས་གསོལ་བ་བཏབ་པས། ཕྲེང་བའི་ལྷུགས་བཟླས་ཁ་གསོ་བའི་ཕྱིར་ཟླ་བ་གཅིག་མཚམས་བཅད་གནང་། ཀ་བཞིའི་སྟེང་དུ་ཕྲེང་བའི་རས་བྲིས་རྣམས་གཏོར་མཆོད་དང་བཅས་ཏེ་བཤམས། ཉིན་རེ་བཞིན་དཀྱིལ་འཁོར་རེ་རེའི་ལྷུགས་བཟླས་དང་དེ་ཉིད་ཀྱི་སྒྲིབ་སྦྱོང་རིམ་མོས་ཀྱིས་འཛམ་རྫོར་ལ་ཞི་བ། མི་བསྐྱོད་པར་རྒྱས་པ་སོགས་ཚར་རྒྱས་པ་རེ་གནང་། ཞར་ལ་བདག་ལ་ལག་ལེན་སློབ་པའི་ཕྱིར་སྐུ་དྭང་དུ་བཅར་སྡོད་བཅུག །དེ་ཐུབ་སྒྲིབ་སྦྱོང་གང་གནང་དེའི་ཕྱག་ལེན་རྣམས་ནངས་ཞོགས་སྔོན་ལམ་དུ་ལད་མོ་ཞུས་ནས་འབེབས་ཤིང་བྱུང་བ་རྣམས་ཅང་མི་གསུང་། མ་བྱུང་བ་རྣམས་ལ་ཚར་གཅོད་མཛད། དེ་ལྟར་ལྷུགས་བཟླས་ཐེམས་ནས་གདན་ས་ཆེན་པོའི་བླ་གཡེལ་དུ་དཀྱིལ་འཁོར་ཐམས་ཅད་རྫུལ་ཚོན་འབའ་ཞིག་ལ་བསྒྲུབས་ཤིང་། དེ་ཡང་བོད་རྐྱན་ལ་ལའི་མཁས་འདོད་དང་། བཟེད་གཟོང་འདི་ཙུང་མཐུས་དང་། འཐད་ལེགས་ཁ་སྐོང་སོགས་ལ་མིང་བཏགས་པའི་བསྲེ་བསླད་སྤུ་ཙམ་ཡང་མེད་པར། སློབ་དཔོན་ཆེན་པོ་འཇིགས་མེད་འབྱུང་གནས་སྦས་པའི་ཞབས་ལ་རྡོ་རྗེ་རྣལ་འབྱོར་མས་དངོས་སུ་བསྩལ་བའི་བཞེད་པ་ཇི་ལྟ་བར། གསང་འདུས་འཇམ་རྡོར་ནས་དུས་ཀྱི་

འཁོར་ལོའི་བར་རྩ་བའི་དཀྱིལ་འཁོར་ཉེར་བརྒྱད་པོ་བླ་མེད་ཁོ་ནའི་ལུགས་སུ། སྐར་གཞུང་ཡང་བྱུར་ཙོག་གྲྭ་ཉིན་བྱེད་གླིང་། མཐིལ་པའི་འཕེལ་རྒྱས་གླིང་པ་དང་། མཛེས་རྒྱན་གླིང་པ་སོགས་འདུས་པ་བགྲང་གིས་མི་ལང་བ་རྣམས་ལ། རྗེ་ཕྲིན་ལས་པ་ཕྱི་མའི་ལྡུགས་བསྒྲིགས་སྒྲུབ་ཐབས་རྣལ་འབྱོར་རྫོགས་ཕྲེང་དང་དཀྱིལ་ཆོག་འཇིགས་མེད་དགོངས་རྒྱན་ལྷར་བཀའ་དྲིན་དུ་བསྩལ། དེའི་ཡང་ཉིན་རེ་བཞིན་སྨིན་སྲེག་གི་སྐབས་ལྷར་དབང་བསྐུར་བའི་ལག་ལེན་དང་དོགས་གནས་ཐམས་ཅད་གཙོད་པར་མཛད། དེ་གྲུབ་ནས་རྒྱལ་བའི་བཀའ་འགྱུར་རོ་འཚལ་གྱི་ལྡུགས་ལུང་བཀླག་ལུང་རང་མིན་ཙམ་ཕལ་ཆེར་ཤོག་བུ་རེ་རེའི་ཐོག་མཐའ་བར་གསུམ་དང་གལ་འགག་ཆེ་བ་རྣམས་དང་། བརྒྱད་སྟོང་ཕྲེང་བ་ཅན་རྣམས་བཀླག་ལུང་དུ་གནང་ཞིང་མཐར་པོད་དབང་སོགས་ཡིད་ཀྱི་རེ་བ་ཡོངས་སུ་ཚིམ་པར་གནང་། བཀའ་འགྱུར་གྱི་ལྡུགས་ལུང་ཐོག་མའི་སྐབས་ཆོས་ཉན་གཟིམས་ཆུང་ཁྲ་མོར་མི་ཤོང་བ་ཙམ་བྱུང་ཡང་། མཇུག་ཏུ་བདག་ཅག་ལྔ་དྲུག་ལས་མ་བྱུང་བ་ནི་བླ་མས་ཆོས་འཆད་པ་ནུས་ཀྱང་སློབ་མས་ཉ་བ་ཉན་ནས་ཁ་རོག་པར་སྡོད་མི་ནུས་པ་དེང་སང་གི་སློབ་མའི་ཕྱུགས་གཤིས་དཀྱུས་གཅིག་པར་གདའ། དེ་ཚེ་ཕྱག་རྒྱ་ཆེན་པོ་ལྷན་ཅིག་སྐྱེས་སྦྱོར་གྱི་ཁྲིད་ཀྱང་གསུངས་པས། གདན་ས་ཆེན་པོར་ཟླ་བ་རིལ་པོ་ལྔ་གདན་ཕབ་པའི་རིང་ལ་དབང་ལུང་སློབ་སྦྱོང་སོགས་ཉིན་མོ་སྐད་ཅིག་ཀྱང་བཏང་སྙོམས་སུ་སྡོད་པའི་གོ་སྐབས་མེད་པར་བྱས། ཡ་མཚན་དུ་མ་དང་ལྡན་པའི་འཕན་ཞལ་ཆེན་མོ་སྐུའི་ལྷུ་སོ་སོར་མཆོད་ཁང་ཆེན་མོའི་ལྷོ་ལྡེབས་སུ་ལན་གཅིག་བཤམས། སླར་གདན་སའི་ཤར་ངོས་གྲོ་འཛོའི་སྤང་ལྡེབས་སུ་ལྷུ་བསྒྲིགས་ནས་ལན་གཅིག་བཤམས་པའི་ཚེ། རོང་ཆ་དཀར་སོགས་རྒྱང་རིང་ནས་མཐོང་བ་ཀུན་གྱིས་ད་ནངས་གྲོ་འཛོའི་སྤང་ལ་མེ་ཤོར་འདུག་ཟེར་བ་སོགས་བྱུང་ངོ་། །རྒྱལ་བ་གར་གྱི་དབང་པོའི་བཀའ་དྲིན་ལས། །བླ་མེད་ཆོས་ཀྱི་བདུད་རྩི་ངོམས་བཏུངས་པས། །གདམས་ཆུང་མན་ངག་ཚང་སྐྱུར་འབྱུང་མ་དགོས། །རྒྱལ་བའི་གསུང་རབ་དྲི་བྲལ་ལུང་མནོས་པས། །བསྟན་བཅོས་རང་བཟོའི་ལུང་རྒྱུན་སྙེགས་མ་དགོས། །ལྷན་ཅིག་སྐྱེས་སྦྱོར་ཉམས་ཁྲིད་བསྐྱངས་པའི་མཐུས། །ཁ་བཤད་ཚིག་ལ་ལྟ་སྒོམ་རེ་མ་དགོས། །མཁས་པའི་དྲུང་དུ་མཁས་པར་སྦྱངས་པའི་མཐུས། །རང་བཟོའི་མཁས་སྙོམ་ཀང་འདྲེན་བྱེད་མ་དགོས། །ཀ་ཀ།

དེ་ནས་སྐར་མ་རི་ཁྲི་ཤར་བའི་ཆབ་ཁྲུས་ལ་ཐག་མ་ལྷུང་གསེབ་ཏུ་ཕེབས་པའི་ཞབས་ཕྱིར་ཡང་ཕྱིན། དེ་དག་གི་གསེང་སྐབས་ནམ་བྱུང་ཕྱག་མཛོད་དཀོན་མཆོག་གིས་ཡི་གེ་འབྲུ་ཚ། ཆོས་

ཧེ་གླིང་པས་སྙེའུ་གདོང་འབྲུ་པར་ཀྱང་བསླབས། དེ་ནས་ཧེ་ཞྭ་དམར་བ་སོག་པོ་ཆོས་ཁུར་གྱིས་ཟུལ་ཕུ་དགོན་པར་སྤྱན་དྲངས་པའི་སར་ཕེབས། བདག་དེ་བར་དུ་བསམ་ཡས་ས་ཕུག་ཏུ་སྡར་བསླབས་པ་རྣམས་བསྐྱར་སྦྱངས་དང་སྦྲགས་མཚམས་མལ་དུ་སྡོད་ཅིག་པའི་བཀའ་ཕེབས་པ་ལྟར་ས་སྦུག་སྒྲུབ་སྡེར་མཚམས་བཅད་ནས་བསྡད་པའི་སྐབས། ཟབ་གཡང་མཐིལ་དུ་ཆོས་སྐྱོང་ཆེན་པོས་ཞོག་གསུངས་པར་ཕྱིན་པས་འབྲི་གུང་དགེ་བཤེས་ཁྱོད་ཞྭ་དམར་དགེ་བཤེས་ཀྱི་རྩར་རེ་ཞིག་བསྡད་ནས་ཤེས་བྱ་བསླབས་ན་བསམ་པ་ཡིན་ཡང་རང་ཡུལ་དུ་གོང་ཡལ་དོགས་འདུག་པས་ཅིས་ཀྱང་སྤྲེའུ་ལོར་རང་ཡུལ་དུ་སླེབ་པར་སོང་ཞིག་ཅེས་ནན་ཏན་དང་གཞན་ཡང་ཞལ་ཏ་སློབ་སྟོན་མང་དུ་གནང་བྱུང་། དེ་ནས་ཟླ་བ་གཅིག་ཙམ་སོང་ནས་ཧེ་ཞྭ་དམར་བ་གཞིས་ཀ་གོང་རི་དཀར་པོར་ཕྱག་ཕེབས་འཕྲལ་བདག་ཀྱང་ཞོག་གསུངས་འཕོད་མི་གནང་བྱུང་བ་ལྟར་ཕྱིན། ལམ་བར་དྲང་སྲོང་སྲིན་པོ་རིའི་འཁོར་ལོ་སྡོམ་པ་བྱིན་རླབས་ཅན་མཇལ་བའི་སྨན་སྐྱུ་མ་ཡིན་པར་སྡོམ་པ་དངོས་ཀྱི་གསུང་ཇམ་ཞིང་སྙན་པའི་གདངས་ཀྱིས་ཨོཾ་ཤྲཱི་ཧེ་རུ་ཀ་ས་པ་རི་ཝཱ་ར་ཨ་ཀཏྲ་ཡ་ཛྙཱ་ཧེ་ཤཀཱ་ཡ་ཤཱཀ་ཙིཏྟ་ཨ་བྷི་ཥེ་ཀ་ཏ་ས་མ་ཡ་ཤྲཱི་ཡེ་ཧཱུྃ་ཞེས་གསུངས།

དེ་ནས་གོང་དཀར་དུ་སྐུ་ཞབས་སུ་འཁྱོར་ཞིང་ཟླ་གཅིག་ཙམ་བསྡད་ནས་དབང་ལུང་འཁྲོ་མ་རྣམས་རྫོགས་པར་ཞུས། དེ་དག་གི་རིང་ཐམས་ཅད་དུ་ནངས་ནུབ་ཀྱི་གཟིམས་མལ་འཚོས་པ་སོགས་བྱས། ཧེ་ཉིད་ཀྱིས་སྐུ་རྟེད་ལྟ་བུར་ཁྱོད་ཆོས་ཕྱོགས་ནས་ངའི་སློབ་མ་ཡིན། འཇིག་རྟེན་ནས་ནུ་བོ་ཡིན་པས། ཟླ་བོ་མ་འདུས་དགུ་འདུས་རྣམས་ཀྱིས་ངའི་རོགས་བྱེད་པ་དང་མི་འདྲ་ཁྱོད་ཀྱིས་གྱིས་ཞེས་གསུངས་པ་ལ། བདག་གི་བསམ་པར་བཀའ་ལུང་འདི་འདྲ་ཆེས་མཆོག་ཏུ་བཀའ་དྲིན་བསྐྱངས་པར་འདུག་ག །རྒྱུ་མཚན་དེ་སྐད་དུ། གང་ཕྱིར་རྡོ་རྗེ་སློབ་དཔོན་མཆོག །དེ་ཉིད་མཉེས་པར་བྱས་པ་ན། །ལྷ་ཡི་རྒྱལ་པོའི་དངོས་གྲུབ་ཀྱང་། །བློ་ཆེན་དེས་ནི་དཀའ་བ་མིན། །ཞེས་དང་། འབྲོམ་སྟོན་གྱིས་ཇོ་བོ་ལ། ཁོ་བོ་ཁམས་སུ་བསྡད་པའི་ཚེ་ཆོས་བྱས་པ་རྣམས་ལམ་དུ་སོང་ངམ་ཞུས་པས་ཇོ་བོས། སེ་བཙུན་གྱི་ཇ་འཚོ་བ་དང་རང་འཐག་འཐག་པ་ཙུན་བྱས་པ་རྣམས་ལམ་དུ་སོང་གཞན་ཡི་མ་སོང་གསུང་བ་ཡིད་ལ་བརྟགས་པས་དེ་ལྟར་གསུངས་པའི་ལས་ཀ་རྣམས་ཇི་ལྟར་དགྱེས་དགྱེས་བཞིན་དུ་བྱས། གོང་དཀར་དུ་སླེབས་ནས་སླར་རྒྱལ་འཁྱོར་རྫོགས་ཕྲེང་འདེགས་མེད་དགོངས་རྒྱན་སོགས་ཀྱི་བཀླག་ལུང་ཆོས་དབང་ཕྲན་བུ་ཞུ་དགོས་པ་རྣམས་ཞུས། ཆོས་སྐྱོང་གི་གསུང་རིགས་རྣམས་ཞུས་ཤིང་རེ་ཞིག་རང་ཡུལ་དུ་ཆས་པའི་དགོངས་པ་ཞུས་པར།

རེ་ཞིག་འདི་མུས་སུ་བསྡད་ན་བསམས་ཀྱང་ཆོས་སྐྱོང་གི་ཟེར་རིགས་ཀྱིས་ཕྱིན་པ་ཡང་འགབ་ཅེས་དགོངས་པ་ཁྲོལ་ཞིང་། ཡོང་ཁར་ངེད་རང་སྐུ་མཆེད་སྔེ་གོག་གི་འཛིན་སྐྱོང་ལས་རྒྱལ་ཁམས་ཕྱོགས་མེད་འདི་ཀ་སྡིག་མི་གསོག་ཅིང་བསྟན་འགྲོར་སྨན་པ་ཡོང་ཚུལ་སོགས་བསླབ་བྱ་མཐར་ཕྱིན་པ་དང་ལུགས་ཟུང་གི་གནང་སྐྱོང་ཚད་མེད་པ་དང་བཅས་སྐར་ཆེན་གྱི་ཐབ་སྐྱོང་གིས་རྒྱང་ཙམ་བསྐྱལ།

དེ་ནས་ཆས་ཏེ་ཆོས་འཁོར་ལྷ་སར་སླེབས། གནས་ཞག་དལ་བ་ཞིག་བྱེད་རྩིས་ཡིན་ཡང་། གཙང་སྐུ་ཡར་རྒྱབ་པ་སོགས་སྔེ་ཚོགས་དང་རང་རེའི་ཞབས་དྲུང་ནཱ་རོ་པ་ཡང་ཕེབས་འདུག་པ་མཇལ་བས། འདིར་ནད་མུག་དང་མི་ཚོགས་ཆེ་འདུག་པས་ཡུན་རིང་བསྡད་པ་མི་འགབ་ཚུལ་ཕེབས་བྱུང་བས་ཇོ་ཤཱཀྱ་སོགས་ཤུར་ཙམ་མཇལ། འོད་ཟེར་འཕྲོས་པའི་ལྷ་རྣམས་འོད་ཟེར་འཕྲོ་བ་སོགས་ཉམས་སྣང་འགའ་ཞིག་བྱུང་། དེ་ནས་བཏེག་ཡེར་པར་སླེབས་ནས་ཕྱི་ནངས་གནས་མཇལ་རྣམས་བྱས་ཚེ་རྒྱལ་པོ་ཟས་གཙང་གི་སྐུ་ལ་བྱིན་རླབས་ཞུས་པའི་ཚེ་མགུལ་གྱི་ནོར་བུའི་དོ་ཤལ་ཁྲོད་ནས། ནོར་བུ་གཅིག་བྲུལ་ནས་བདག་གི་སྒལ་སྟེང་དུ་བབ་བྱུང་བ་རྟེན་འབྲེལ་ཡོང་བསམ་ཚགས་བྱས། ལྷ་རི་སྙིང་པོ་མཇལ་ཆེ་སྟོན་ཇོ་བོ་རིན་པོ་ཆེའི་སྤྱན་སྔར་ཁུ་ཇོག་འབྲིམ་སོགས་གདན་འཛོམས་པའི་ཚེ། རྩ་ཤེར་ལས། བདག་ལས་མ་ཡིན་གཞན་ལས་མིན། །གཉིས་ལས་མ་ཡིན་རྒྱུ་མེད་མིན། །དངོས་པོ་གང་དང་གང་ལ་ཡང་། །སྐྱེ་བ་ནམ་ཡང་ཡོད་མ་ཡིན། །ཞེས་པ་ལས་འཕྲོས་པའི་གསུང་གླེང་མང་པོ་བྱུང་བ་དྲན། དཔོན་ས་སྟག་ལུང་མས་བསྙེན་བཀུར་གྱི་ནོམ་པ་མཛད། འཕན་ཡུལ་རྒྱལ་ཆེན་རྩེར་འབྱོར། སྣ་མོའི་གནས་སོགས་མཇལ་ཚོགས་བདག་བི་ནཱ་ཡ་ཀས་བསུ་བའི་སྣང་བ་བྱུང་། འཕན་ཡུལ་བརྒྱུད་ཁྲ་ཕུ་དང་རི་ཆོས་ཀྱི་མགོན་པོ་ཛ་སྐུ་སོགས་མཇལ་བས། མགོན་པོའི་ཛ་སྐུ་ལ་ཞལ་བཞི་པ་དངོས་སུ་བཞུགས་པའི་མཚན་མ་མཐོང་། སྡིངས་སུ་ཕྱིན་ཞབས་ཏོག་བཟང་བར་བྱུང་། སྐར་ན་པོ་ལ་དང་ཁ་གསུམ་ལ་རྒྱུད་སྒོམ་ཤོངས་སུ་ཞག་སྡོད་བྱས། ཕྱི་ནངས་རིམ་པས་སྤྱིལ་བུ་སོགས་མཇལ། ར་འཛབ་མཇལ་བའི་ཚེ་སྟོན་ཆད་རྒྱ་གར་དུ་རང་ཉིད་ཀྱིས་བཞེངས་པའི་འཕགས་པ་བཅུ་གཅིག་ཞལ་ངོས་བཟུང་གཞན་ཡང་དགེ་གོང་གི་ཇོ་བོ་དར་འཛིན་མ་དང་། བརྒྱུད་ར་མི་གཡོ་བ་སོགས་ཀྱང་དེ་སྐབས་ཚུ་ཚུང་བ་དང་འགྲིགས་པས་མཇལ་ནས་རིམ་གྱིས་རྩེ་བ་སོགས་རྒྱུད། ཛོང་གསར་དུ་སླེབས་ནས་ཟླ་བོ་བཅུ་ལྷག་ཙམ་མ་གཏོགས་གཞན་རྣམས་གྱ་ཚང་སོགས་གང་བདེར་བཞག

དེ་ནས་མི་རིང་བར་ཆོས་སྐྱོང་གིས་ཟེར་བ་ལྟར་ཡུམ་སྐུ་ཟློ་ངན་ཞིང་སྐུ་ན་སྨིན་པའི་སྟབས་ཀྱིས་སྐུ་རླུང་ལ་བརྟེན་པའི་མཉེལ་གཞི་བྱུང་བར་དབང་འབུལ་བ་དང་སྟུང་གཡོག་སྐུ་བྱུག་སོགས་གང་བྱས་ཀྱང་མ་ཕན་པར་ས་སྤྲེལ་ཟླ་བ་ལྔ་པའི་ཉེར་དྲུག་ལ་སྐུ་གཤེགས། རྒྱང་ཙམ་གསང་ནས་སླར་གསང་བརྗོལ་དང་དགོངས་རྫོགས་རྣམས་རྗེ་ནཱ་རོ་པས་འགན་བཞེས་ཀྱིས་ལེགས་པར་གྲུབ། ཡང་རི་སྣར་པ་བླ་མ་སྡིང་པ་དང་བཅས་ཙྭོན་པ་བླ་མ་ལམ་དུ་འདས་ཤིང་སྣར་པ་ཡང་འབྱོར་མཚམས་གྲྭ་བརྗེ་ལེན་ཐོག་རྡོ་རྗེ་འཆང་མཁན་ཆེན་པས་ཚོགས་སུ་བླ་མ་ནོར་བུ་རྒྱ་མཚོའི་དབང་ལུང་བསྩལ་བ་བདག་གིས་ཀྱང་མནོས་ཤིང་བརྗེ་ལེན་མཇུགས་པར་མཛད། ཡང་རི་སྣར་གྱི་མགོ་འདྲེན་དུ་ཞབས་དྲུང་སྦྲོ་ལུང་གི་བདེ་བར་གཤེགས་པ་དེ་ཉིད་ཀྱིས་ཐུགས་ཁུར་བཞེས་ཏེ་མི་རིང་བར་ཀླུང་ཤོད་རྒྱུད་མདོ་ཁམས་སུ་བཏེག

དེ་ནས་སྐབས་ཤིག་བླ་མ་རིན་པོ་ཆེ་སངས་རྒྱས་རིན་ཆེན་རྫོང་གསར་དུ་སྤྱན་དྲངས། ཚེ་བདག་ལྕགས་སྡིག་གཉུབས་ལུགས་ཀྱི་ལྕགས་སྡིག་ཁམས་ལྔའི་འོད་མདངས་ལས་བྱུང་བ་དབང་ཆོག་མུ་ཏིག་ཕྲེང་བ་ཞུས་ཤིང་། དེ་འཕྲལ་གཉུབས་ལུགས་ལྕགས་སྡིག་ལ་ཕྱི་སྐོར་ལྕགས་འདྲ། ནང་སྐོར་ཐོག་འདྲ། གསང་བ་གནམ་ཐོག་མེའི་སྐོར་རྣམས་ཀྱི་བཀླག་ལུང་ཡོངས་སུ་རྫོགས་པ་དང་། གཞན་ཡང་དབང་ཆོས་མང་དུ་ཞུས་པ་ཐོབ་ཡིག་ཏུ་གསལ། དེ་རྗེས་རྗེ་ནཱ་རོ་པའི་དྲུང་དུ་གཤིན་རྗེ་ཡང་ཟློག་མེའི་སྤུ་གྲིའི་དབང་ལུང་ཡོངས་རྫོགས་མན་ངག་ལག་ལེན་དང་བཅས་པ་ཞུས་ཤིང་། མི་རིང་བར་ཟུར་འཁྱོང་ཤར་དུ་བདག་ཅག་བཅུ་དྲུག་གིས་སྒྲུབ་པ་ཆོས་གཅིག་ནས་བཙམས་ཏེ་ཉེར་དགུའི་བར་རྒྱལ་དབང་རཏྣ་ཡབ་སྲས་ཀྱི་ཕྱག་བཞེས་ཇི་ལྟ་བ་བགྲིས་པའི་ཚེ། གཤིན་རྗེ་ཚེ་བདག་ཞལ་མཇལ་ཐེངས་ལྔ་ཙམ་དང་། གཞན་ཡང་ལྷ་གྲུབ་པ་དང་ལས་སྦྱོར་ཚད་དུ་ཕྱིན་པའི་ལྟས་དང་། ལྷ་འདྲེའི་ཆོ་འཕྲུལ་སོགས་བསམ་གྱིས་མི་ཁྱབ་པ་བྱུང་ཞིང་། ཉེར་དགུ་དང་གནམ་སྟོང་ལ་ལས་མཇུག་སྲེག་འཕང་མནན་པ་ལ་སོགས་པ་ཐམས་ཅད་ཚང་བར་བགྱིས། སྒྲུབ་པ་འདིའི་དབུ་ཞབས་ཀུན་ཏུ་རྗེ་ནཱ་རོ་པའི་ཞལ་བཀོད་ཀྱིས་ཁྱབ་པར་གནང་བས་འདི་སྐོར་གྱི་ལག་ལེན་རབ་ཏུ་བྱུང་ཞིང་གཞན་དྲིང་སྤུ་ཙམ་འཛོག་མི་དགོས་པ་དུས་དེ་ཉིད་ནས་བྱུང་། ཡང་སྐབས་ཤིག་རྫོང་གི་ཟུར་འཁྱོང་ཤར་དུ་བཀའ་སྲུང་གསུམ་གྱི་ལས་སྦྱོར་གྱི་སྒྲུབ་པ་ཞིག་བདག་ཅག་དགུས་ཆོས་གཅིག་ནས་གནམ་སྟོང་གི་བར་དུ་བགྱིས་པའི་གཏོར་མ་གསུམ་སོ་སོར་ཞལ་ཟམ་འདོན་པའི་ཕྱག་ལེན་ཡོད་པ་ལྟར་བགྱིས་པའི་ཚེ། བཀའ་སྲུང་གི་རྟགས་མཚན་ཞལ་སྟོན་དངོས་ཉམས་སྣང་ལམ་དུ་ཡང་ཡང་

བྱུང་ལ། སྒྲུབ་རོགས་ཐམས་ཅད་མཐོང་བར་མ་མོའི་གཏོར་ཞལ་ནས་རཀྟའི་རྒྱུན་འཛག་པ་དང་། དྲང་སྲོང་གི་གཏོར་མར་མེ་སྟག་དང་དུ་བ་འཕྲོ་ཞིང་སྦྲང་བུ་བབ་པ་ཐམས་ཅད་སྐད་ཅིག་ལ་འཆི་བ་དང་དམ་ཅན་པའི་གཏོར་མའི་ཚོམས་མཆེ་བ་རྣམས་གཏོར་མ་འཚོས་པའི་དུས་ལས་སོར་དོ་རེ་ཙམ་གྱིས་རིང་དུ་སོང་བ་དང་། སྒྲུབ་ཁང་དུ་མེ་དང་དུ་བ་འཁྲིགས་པ་སོགས་དང་། སྡེ་བརྒྱད་ཀྱི་ཆོ་འཕྲུལ་སྡིག་ཚོམ་གཟུགས་མེད་པའི་སྐད་འབྱིན་པ་སོགས་ཡ་ང་བའི་རྣམ་པ་མང་དུ་བྱུང་ཞིང་། ལྷག་པར་འབོད་ཐད་བསད་མནན་གྱི་རྟགས་རྣམས་བརྟན་པོ་མཐོང་བས་དགུ་སྟོང་ལ་ལས་ཀྱི་མཐའ་སྡུད་སྲེག་འཕང་མནན་པའི་སྦྱོར་བ་རྫོགས་པར་བྱས་པའི་ཚེ། ཆོས་གཅིག་ནས་གཞན་སུ་ལ་ཡང་མེད་པར་བདག་ཅག་སྒྲུབ་པ་པོ་རྣམས་ལ་དལ་ཡམས་བབས་ལྡི་བ་རང་མིན་པ་ཞིག་བྱུང་བ་རྡོ་རྗེ་འཆང་མཁན་ཆེན་པར་ཞུས་པས། བཀའ་སྲུང་སྒྲུབ་ཡུན་ཐུང་ཟད་རིང་བ་ཐལ་བའི་རྣམ་པ་ཡིན་འདུག་ཀྱང་། ལྷ་རྟགས་ཡིན་པས་ཉེར་འཚེ་ཆེ་བ་མི་ཡོང་གང་ལྟར་བདག་གིས་ཐབས་བྱའོ་གསུངས། རྩ་གསུམ་ལས་བྱང་དང་བཀའ་སྲུང་ལ་མཆོད་གཏོར་ཚོགས་མཆོད་རྒྱས་པ་ཞིག་གནང་སོང་བས་བདག་ཚོ་ཕྱི་ནངས་ནས་ནད་གཞི་མེད་དུ་སངས་འདུག

ཡང་དུས་ཤིག་གི་ཚེ་བདག་གཅིག་པུས་རྫོང་གི་རབ་གསལ་དུ་གཟའ་དུག་གི་སྨུ་གྲིའི་སྒྲུབ་པ་ཡུན་རིང་བ་ཞིག་བྱེད་སྐབས་དངོས་ཉམས་སུ་དྲང་སྲོང་འཁོར་བཅས་འདུ་བ་དང་། སྟུགས་པ་ཐོད་ཞྭ་ནག་པོ་གྱོན་པ་གཟི་བརྗིད་ཅན་གྱིས་ཐུན་གཏོར་དངོས་སུ་ལེན་པ་སོགས་རྟགས་མཚན་མང་དུ་བྱུང་ཞིང་སྒྲུབ་མཇུག་ཀྱང་རྫོགས་པར་བྱས། ཡང་དུས་རེ་ཞིག་བདག་ཟླ་གྲོགས་བཞི་དང་བཅས་པས་དགོངས་པ་ཡང་ཟབ་ཀྱི་གཟའི་གསང་སྒྲུབ་དུག་གི་འཁོར་ལོ་ཉིན་ཞག་ཕྱུགས་གཅིག་རྫོང་གི་རབ་གསལ་དུ་བསྒྲིས་པའི་ཚེ། ནུབ་མོ་ཕྱི་འཁྲུམས་སུ་རྒྱུ་འགྲུལ་བྱེད་པ་རྣམས་ཟླ་བོ་དང་སྡེབས་པ་མ་གཏོགས་གཅིག་པུར་འགྲོ་མི་ནུས་པའི་འཇིགས་ཛམ་དང་། ཐམས་ཅད་ཀྱིས་ཆོར་བར་སྡིག་ཚོམས་དང་ཀུ་སྒྲ་དང་བསོ་སྒྲ་སྒྲོག་པ་དང་། མེ་འོད་འཁྲུགས་པ་སོགས་བྱུང་འདུག །སྒྲུབ་ཁང་དུ་མེ་གཡོ་བ་དང་དུ་བ་འཁྲིགས་པ་དང་གཞུང་དུ་བཤད་པའི་རྟགས་རྣམས་རྫོགས་པར་བྱུང་བས། ཉི་མ་ནུབ་ལ་བབ་དུས་ལས་སྦྱོར་རྫོགས་པར་བྱས། ཡང་རྗེ་ནཱ་རོ་པའི་དྲུང་དུ་བསྙེན་སྲུང་ཨ་ཕྱིའི་སྐོར་གྱི་དབང་ལུང་རྣམས་རྫོགས་པར་ཞུས་འཕྲལ་དེ་ཉིད་ཀྱི་བསྙེན་སྒྲུབ་རྒྱལ་དབང་རྟ་ཞུས་མཛད་པའི་སྒྲུབ་ཐབས་སྙིང་པོ་གསལ་བ་ལྟར་བསྒྲིས་པའི་ཚེ། བདུན་ཕྲག་གསུམ་པའི་ཉི་ཤར་གྱི་ཐུན་ལ་སྐད་མེད་ཀྱང་སྣང་བ་བདེ་བ་ཞིག་བྱུང་བས་བསྟོད་པ་ཀ་མ་ལོ་འདབ་མར་གདངས་བྱས

པའི་ཚེ། རབ་གསལ་གྱི་འཕྲོང་ཁའི་བར་སྣང་དུ་བསྟན་སྲུང་མ་གཙོ་འཁོར་ལྷ་ཞབས་ཐང་མཛད་ནས་བསྐོད་པའི་གདངས་དང་བསྟུན་པའི་གར་འཆམ་ཡིད་འཕྲོག་པ་ཞིག་མཛད་བྱུང་བར། སྐུ་རྗེ་བཙོན་འགྲུས་ལངས་ནས་ཕྱག་གད་རྒྱག་འདུག་པ་ཕྱི་ལྟས་བྱས་ནས་ཅི་རེད་ནག་ཡུད་ཡུད་ཟེར་འདུག་པས་ཐུན་གྲུབ་ནས་བདག་གི་བསམ་པར། ནག་ཡུད་མ་རེད་དཀར་ཡུད་རེད། །དཀར་ཡུད་ཐན་མོའི་བཅོས་གོག་རེད། །སྐད་མེད་སྣང་བདེ་བསྐོད་དབྱངས་ལེན། །ཐན་མོ་དགའ་ནས་གར་འཆམ་བྱས། །ཟེར་བ་ཞིག་སེམ་ཏར་ལག་དལ་དུ་བྲིས་ནས་བཞག

དེ་རྗེས་རྗེ་ནཱ་རོ་པས་ཤྲུ་ཏ་ཆོས་དབང་གི་ཀླུ་བརྒྱད་ལྟོ་བའི་ཟབ་གཏེར་སྔགས་སྡེབས་སྙིང་གཟེར་ནག་པོ་གཞུང་འགྲེལ་གྱི་ལུང་དང་། སྡེབས་དང་གཤེད་ཀྱི་འཁོར་ལོའི་ལག་ལེན་སོགས་དཔྱིས་ཕྱིན་པ་གནང་ཞིང་བྱང་ཆུབ་པར་བྱས། རྗེས་སུ་དྲག་སྔགས་འཁོར་ལོ་གསང་སྡེབས་ཀྱི་རྒྱུད་འགྲེལ་པ་དང་བཅས་པ་དང་། གསང་སྔགས་སྔགས་ལྷ་འཕྲུལ་འཁོར་རྒྱ་སྡེབས་པའི་རྒྱུད་སོགས་ལ་རྟོག་པ་ཞིབ་ཏུ་བཙུག་པས་སྙིང་གཟེར་ལ་དགོས་ཤིང་དེར་མེད་པའི་ཟབ་གནད་མང་དུ་རྙེད་ཅིང་བློར་ཚུད། གཞན་ཡང་དྲག་པོ་རྒྱ་སྡེབས་སྙིང་གི་མེ་ལོང་། དྲག་སྔགས་ཀྱི་ས་སྡེབས། ཐུགས་གསང་བ་རིན་པོ་ཆེ་དཔལ་གྱི་བེའུ། སྡེབས་ཀྱི་རྒྱུད་ཐོད་པ་ནག་པོ་སོགས་སྔགས་སྡེབས་ཀྱི་སྐོར་མང་རབས་ལའང་བྱང་བར་བགྱིས། སྐབས་ཤིག་བན་གྲོང་ཤོད་པའི་སྤྱི་བོ་རྣམ་སྲས་ལས་ནག་རྩིས་ཀྱི་སྐོར་རྣམས་བྱང་བར་བྱས་ཤིང་། དེར་མ་འཐུས་པ་རྣམས་ལས་ཏུ་མཁན་ཆེན་པའི་དཔོན་པོར་ཕྲུང་ནག་སྣང་དྲིལ་དང་། རྒྱ་རྩོལ་གྱི་རིགས་མི་འདྲ་བ་དྲུག་བདུན་ཙམ་སོགས་རྒྱ་ཆེ་ཞིང་ལག་ལེན་གནད་དྲིལ་དུ་བསླབས་ཤིང་། རྩ་རྒྱུད་རིན་པོ་ཆེ་ཀུན་འདུས། ཟངས་ཁྲམས་ཁྲི་མོ་འགྲོས། སྟོན་ཆུང་ཨ་བོའི་ཟངས་ཁྲམས། གཤིན་བཤད་ཞིབ་མོ་བརྒྱ་ཡི་དར་ཚགས། ཐེམས་ཡིག་བེའུ་བརྒྱད་ཙུ་པ། ཟངས་ཁྲམས་འཕར་བ་གོང་རྒྱུག །དྲང་སྲོང་དགོ་བ་སྤྱུ་ཅན་དང་སྤྱུ་གྲི་གཡུལ་རྒྱལ་སྐོར། ཁྱིམ་ཤང་ཞགས་པ་ནག་པོ། ཁྱིམ་ཤང་གཙུ་མགོ་ནག །གཤིན་བབས་གསལ་བའི་མེ་ལོང་། དམག་རྩིས་ཤེལ་མེ་ཏུ་དར་སོགས་ནག་རྩིས་ཀྱི་གཞུང་ལུགས་ཆེན་པོ་རྣམས་ཀྱང་བྱང་བར་བྱས་མོད། དེང་སང་གི་རྩིས་མཁན་གསོན་རྩིས་བྲེ་གང་རྗེལ་དྲུག །བག་རྩིས་ཁྲ་མོ་དགུ་སྐོར། གཤིན་རྩིས་རྡོ་དོན་བཅུ་གསུམ་པ་སོགས་ཙམ་བྱང་བས་ནག་རྩིས་ང་མཁས་ཟེར་བའི་ཐད་ཁམས་ནི་ཝུ་རང་གིས་མ་ཐོན་ཨང་ལགས།

ཡང་སྐབས་ཤིག་རྗེ་ནཱ་རོ་པའི་དྲུང་དུ་ཁམས་གསུམ་འབྲུག་བྱེད་ལས་ཀྱི་ལྷུང་དམར་ཆོས་

རྒྱལ་དྲི་མེད་ལྷུན་པོ་ཞེས་སམ་མཚན་གཞན་ཨོ་རྒྱན་མཁའ་སྤྱོད་གླིང་པས་ཀོང་པོ་བུ་ཆུ་མཚོད་རྟེན་ནས་སྤྱན་དྲངས་པའི་ལུང་ཡོངས་སུ་རྫོགས་པ་དང་། དེ་དག་གི་ལག་ལེན་རྒྱལ་དབང་རྔའི་ཕྱག་བཞེས་ཇི་ལྟ་བའི་བཀའ་དྲིན་བསྐྱལ་ཏེ། མི་འགྱུར་བར་གཞན་ཕྱོགས་འགའ་ཞིག་ལག་ཐྲིལ་གྱིས་རང་སྲིད་ལ་འཚེ་བའི་སྐད་ཆ་བྱུང་བར་རྗེ་ན་རོ་པས་ཇི་ལྟར་འགབ་གསུངས་པར་རླུང་དམར་ཞིག་བརྩམ་ན་ཞུས་པས། དེ་རང་བགྱིས་གསུང་བ་ལྟར་རླུང་དམར་གྱི་འཁོར་ལོ་ཆེན་མོ་བརྩམས་ཏེ་རྩེ་བའི་མདུན་པ་ཚང་དུ་བདག་གྲོགས་གསུམ་དང་བཅས་ཞག་ཤས་སྒྲུབ་པའི་ཚེ། འགག་ཏུ་སྡོད་མི་རྣམས་ཀྱི་ཉམས་དང་རྨི་ལམ་དུ་མི་སྔོན་པོ་ལག་ཏུ་བ་དན་ཐོགས་པ་ཤ་བ་ལ་ཞོན་པ་དང་། མི་ལུས་བྱ་མཆུ་ཅན་མང་པོ་དང་། མིའི་ལུས་ལ་མགོ་བརྙན་སྣ་ཚོགས་ཡོད་པ་དང་། སྦ་བ་ལ་སྤྲེའུ་ཞོན་པ་དང་། ཝུག་པ་ལ་བྱ་རོག་ཞོན་པ་སོགས་ཇི་སྙེད་པ་སྒྲུབ་ཁང་དུ་འདུ་ཚོགས་བྱེད་པ་བྱུང་འདུག །ནང་དུ་ཡང་ནང་རྟགས་རྫོགས་པར་མཐོང་བས་རྫོང་གསར་གྱི་སྨད་ཆུ་མཁར་ལྡོག་གི་སྟེང་དུ་བསྐོར་བས་ཟླ་བ་བདུན་བརྒྱད་ནས་ཕྱི་རྟགས་ཀྱང་ལེགས་པར་བྱུང་སོང་། ཡང་སྐབས་ཤིག་རྗེ་ན་རོ་པས་མགོན་པོ་ཕྱག་བཞི་པའི་དམག་ཟློག་དགྲ་ཚོས་རྒྱས་པ་དཔལ་ཐ་ལོའི་ཕྱག་ལེན་དཔྱིས་ཕྱིན་པ་རྒྱལ་དབང་རྔུས་མདོ་ཁམས་སུ་གསན་པ་མགོན་པོ་ཁམས་ཕྱོན་དུ་གྲགས་པའི་ཁྲོད་དུ་བཞུགས་པ་དེ་ཉིད་ཕྱག་ལེན་དུ་བསྐྱལ་ཅིང་། གཏོར་ཆེན་ལ་ཁྲོ་ཞལ་དབྱུང་བ་སོགས་མན་ངག་གཅེས་དགུ་དུ་མས་བརྒྱན་པ་ཞིག་གནང་བའི་ཕྱག་གཡོག་བདག་ཅག་མང་པོས་ཞུས་ནས་གཏོར་མ་འཕངས་པའི་ནུབ་བདག་གི་རྨི་ལམ་དུ། འབྲི་གུང་ལུང་པ་ཐམས་ཅད་བྱ་རོག་རི་དེའུ་ཙམ་པ་ཁ་དང་གཤོག་རྩེ་ནས་མེ་འོད་འཕྲོ་བ་བགྲང་ལས་འདས་པ་ཕྱོགས་རྣམས་སུ་རྒྱུ་བ་རྨིས་པ་ནི་ཡུལ་དུ་བྱུང་བའི་མཚན་མར་འདུག །གཞན་ཡང་གནས་སྐབས་དེ་རྣམས་སུ་རང་སྲིད་ཉམས་དམའ་ཞིང་སོག་པོ་ཁ་དན་སོགས་བོད་སོག་ཀུན་ཟ་རྒྱུ་འབྲི་གུང་པར་བྱེད་པ་ཞིག་ཡོད་པས་ཟླ་བ་ངོ་རེ་བཞིན་ཡང་འབྱེད་དཀྲུག་བསྐྲད་མནན་དྲག་པོ་མངོན་སྤྱོད་ཀྱི་ལས་སྦྱོར་ཁོ་ནར་རྒྱུན་འཚོལ་དགོས་པ་ཞིག་ཡོད་པས་དེ་དག་གནང་བ་ཐམས་ཅད་ཀྱི་ཕྱག་གཡོག་བདག་རང་གིས་སྒྲུབ་ཐུབ་པར་ཞུས།

སྐབས་ཤིག་ཟུར་འཇོག་ནུབ་ཀྱི་གཟིམས་ཆུང་ཆུང་ངུ་དེར་རྗེ་ན་རོ་པའི་ཕྱག་ཕྱི་ཚོས་སྒོ་བ་སྐུ་མདུན་ངག་དབང་གིས་མཛད་ནས། ལོག་ཏྲི་པྲ་ལའི་སྲུང་ཟློག་བསད་མནན་གྱི་སྒྲུབ་པ་འབྱུང་བཞིའི་ལས་སྦྱོར་སོགས་ཤིན་ཏུ་ཚང་རྒྱས་ཤིག་ཡུན་རིང་པོར་གནང་བའི་མཆོད་གཡོག་བདག

གིས་ཞུས་པས། ལོ་ཀ་ཏྲིའི་ལག་ལེན་སྐོར་ཡང་མ་ཚང་བ་མེད་པ་ཞིབ་ཆ་ཐོན་པའི་བཀའ་དྲིན་ཚད་ལས་འདས་པ་བྱུང་།

དེ་ཚེ་སྐབས་ཤིག་མལ་གྲོ་གུང་དཀར་གྱ་ཚང་མཛད་རྒྱུ་མང་བའི་རྒྱུར་བརྟེན་ལྷ་ས་སོགས་སུ་དུས་འཁྲུག་སྔ་ཕྱིར་བྱུང་བའི་དུས་ཤིག །གོང་པོ་དཀར་སྲིད་ཀྱི་དམག་རྣམས་མལ་གྲོ་བརྒྱུད་པའི་སྟེ་ལེན་ལ་རྫི་ནྭ་རོ་པ་ཆ་དཀར་དུ་ཡེབས་པའི་ཚེ། རྡོ་རྗེ་འཆང་མཁན་ཆེན་པ་རྫོང་དུ་སྤྱན་དྲངས། ཀ་བརྒྱད་དུ་དཔོན་སློབ་ཕྱོགས་མཐུན་ཚོས་ཞུ་བ་ལྔ་དྲུག་དང་སྦྲགས་མཚམས་བཅད། ཤ་བ་རི་ནས་བརྒྱུད་པའི་རྩ་འདབ་སྔོན་བརྒྱད་ཉམས་ཁྲིད་དུ་ཞུས། དེ་དག་གི་རྒྱབ་རླུང་རླུང་འཚོའི་སྐབས་ཁ་ཟས་རགས་པ་བསྲུང་དགོས་པ་དང་སྦྲགས་གྲུབ་པའི་དབང་ཕྱུག་ཛ་ཧར་པེར་ནས་བརྒྱུད་པའི་རླུང་ཁྲིད་ཀུང་བདུན་གཅིག་བཏང་། སློགས་མ་འཇོངས་ནས་རྒྱབ་ཐུར་དང་། དེ་རྗེས་མདུན་ཐུར་རྡོ་རྗེ་ཆུ་འཐུང་གི་རིམ་པ་ཐབས་ལྡན་གཉིས་དང་བཅས་པའི་འཁྲུལ་འཁོར་ལག་ལེན་རྣམས་རྩ་བ་སོགས་ཤིང་ཟུར་ཐོན་པ་མན་ངག་ཁ་བཤད་དང་དཔེ་ཆར་མ་ལུས་པ་ལག་མཐིལ་དུ་ཟན་རྫོག་ཕྱིན་པ་ལྟར་དམ་པ་དེ་ཉིད་དངོས་ཀྱིས་ཐུས་ཚོད་པར་བསྟུལ་ཅིང་། སྲུང་བའི་གྲོགས་གསོལ་དཔོན་འགོམ་ཐུན་ཚོགས་ཀྱིས་མཛད། དེ་དག་གི་ཐུན་མཚམས་རྣམས་སུ་འབེབས་མཆིད་མང་པོ་ཐབས་མཁས་ཀྱིས་ཞུས་པར་རྗེ་མཁན་ཆེན་པ་ཉིད་དགེ་བའི་བཤེས་གཉེན་རམ་སྡིང་མ་བ་འབྱུང་གནས་རྡོ་རྗེར་སྐུ་སྐྱེ་བ་བཞེས་པ་དང་། གཞན་མཉམ་མེད་ཚོས་ཀྱི་རྒྱལ་པོ་ཟ་ཧོར་རྒྱལ་པོར་སྐུ་འཁྲུངས་པའི་ཚེ་མདུན་ན་འདོན་དུ་སྐུ་འཁྲུངས་པ་སོགས་སྔོན་གནས་མང་པོ་དང་། ལུས་འདི་པོར་ནས་མཉམ་མེད་པའི་དྲུང་དུ་འགྲོ་བ་མ་གཏོགས་སླར་སྐྱེ་བ་འཛིན་པ་སོགས་མི་བྱེད་ཐག་ཚོད་ཡིན་ཚུལ་བློའི་ཡུལ་ལས་འདས་པ་མང་དག་གསུངས་ཀྱང་བློ་ཆུང་རྣམས་ད་ལས་ཤེ་དོགས་ནས་མ་བྲིས་པ་ཡིན། ཉམས་ཁྲིད་དེ་གྲོལ་ནས་ཀྱང་རྩ་རླུང་གི་རྫོགས་རིམ་སྐོར་འདི་བསྐྱེད་རྫོགས་གཞན་ལས་ལག་ལེན་དཀའ་ཞིང་ཁེ་ཉེན་ཆེ་བ་ཞིག་འདུག་པས། ལོ་ངོ་གསུམ་ཙམ་དུ་ཉིན་མོ་འཁྲུལ་འཁོར་དང་མཚན་མོ་དམིགས་པ་རླུང་ཐུན་མ་ཆག་པར་སྐྱོངས་པས་ད་ལྟའི་བར་དུ་མི་བརྗེད་པ་འདི་བྱུང་བ་ཡིན། ད་ལྟའི་ལ་ལ་བ་དག་སྟོར་བདག་གིས་ཁྲུ་མ་ཁྲུ་ཅིག་བསླབས། ཡེ་མ་ཡེ་ཅིག་སྦྱངས། གཅིག་ག་མ་གཅིག་ཉམས་སུ་བླངས་པ་ཡིན་ཏེ་དེང་སང་བརྗེད་ནས་ཐོན་པ་མི་འདུག་ཟེར་བ་ལ་བལྟས་ན། ཉམ་ཆུང་བདག་འདྲ་བས་དེང་སང་བརྗེད་ངས་ལ་ཤོར་ན་བརྗེད་གསོས་ཀྱི་དོགས་གཅོད་སུ་ལ་བྱེད་ཨང་། གཞན་ཡང་དམ་པ་དེ་ཉིད་ཀྱི་དྲུང་དུ་སྒྲུབ་ཐབས་རྒྱ་མཚོ་ཞེས་སམ་སྒྲུབ་

ཐབས་ཀུན་ལས་བཏུས་པའི་དབང་ལུང་སོགས་མང་དུ་ཐོབ་པ་ནི་ཐོབ་ཡིག་ཏུ་གསལ།

དེ་ནས་སྐབས་ཤིག་བླ་མ་རིན་པོ་ཆེ་སངས་རྒྱས་རིན་ཆེན་བན་གྲོང་རྫོང་དུ་སྐུ་གཤེགས་པའི་གདུང་མཇལ་ལ་ཕྱིན། བླ་མ་དེ་བདག་ལ་ཤིན་ཏུ་ཐུགས་བརྩེ་ཞིང་བཀའ་དྲིན་ཆེ་བ་ཞིག་ཡིན་པས་ཕ་ཤི་བའི་དྭ་ཕྲུག་ལྟར་སྨྲ་ངན་གྱི་ཁང་བུར་ཞུགས་ཀྱང་གསོལ་འདེབས་སྨོན་ལམ་ལས་གཞན་པའི་བྱ་ཐབས་མ་འཚལ། ཡོངས་འཛིན་སངས་རྒྱས་མཚན་ཅན་དེས། །སྙིང་སེམས་དྭངས་མའི་ཡེ་ཤེས་ཀྱིས། །བཏང་བའི་ཟ་མ་ཏོག་དེའི་དྲུང་། །ཕྱག་དང་སྨོན་ལམ་ཚིམ་པར་བཏབ། །དེ་བས་ན་རྗེ་ཞྭ་དམར་བའི་ཞབས་དྲུང་ནས་རང་ཡུལ་དུ་སླེབས་ནས་བཟུང་ཡང་རི་སྨར་གྱི་བླ་མ་མ་བྱས་པའི་བར་དུ་དམ་པའི་ཆོས་ཀྱི་བདུད་རྩིའི་བགོ་སྐལ་དང་། ཕྱིན་ལས་རྣམ་པ་བཞིའི་ལག་ཁྲིད་ལ་སོགས་པའི་བཀའ་དྲིན་གྱི་ཕ་འབབ་ཆེས་ཆེ་བ་རྣམས་ནི་རྗེ་ནཱ་རོ་པ་དང་རྡོ་རྗེ་འཆང་མཁན་ཆེན་པ་དང་བླ་མ་རིན་པོ་ཆེ་སངས་རྒྱས་རིན་ཆེན་པ་དང་རྣམ་པ་གསུམ་ཡིན་ནོ། །བླ་མ་ཉུང་ཡང་གདམས་པ་མང་། །འཁོས་ཁྱེར་ཆུང་ཡང་བློ་གྲོས་ལྡན། །འུད་གོག་མེད་ཀྱང་དོན་མང་རྟོགས། །ལང་ཚོ་ངན་ཡང་རིག་རྩལ་ཆེ། །དེ་ནས་སྦྲོ་ལུང་དུ་གསོལ་ཐབ་སྒྲིལ་ཞིང་བླ་མ་བ་ལོག་པ་སོགས་ལ་རྩ་འདབ་སྐན་བརྒྱུད་ཀྱི་ཁྲིད་དང་རྒྱབ་ཐུར་གྱི་ཐུར་མའི་ལག་ལེན་སོགས་རྒྱས་པར་བྱས། ཞབས་དྲུང་སྦྲོ་ལུང་གི་བདེ་གཤེགས་དེ་ཉིད་མདོ་ཁམས་ནས་ཡར་ཕེབས་པའི་སྐབས་པ་བྱུང་བས་རྗེ་ནཱ་རོ་པ་མཚོའུ་ཁར་ཕེབས་པའི་ཞབས་ཕྱིར་བདག་གིས་ཀྱང་ཕྱིན། རྗེ་ནཱ་རོ་པས་དབུ་མཛད་མཐིལ་གྱི་མཁན་སློབ་ཆོས་གསུམ་དཔོན་རིགས་སོགས་རང་རེའི་ཆེ་དགུ་གྲངས་ལས་འདས་པའི་རྟ་བསུ་དང་སྦྲགས་ཡང་རི་སྨར་པ་དཔོན་སློབ་མཚོའུ་ཁའི་ཐང་དུ་སྨར་བཏབ། རྗེ་འཇིག་རྟེན་གསུམ་གྱི་མགོན་པོ་ནས་གདུལ་བྱ་རིགས་ཅན་གསུམ་ལ་ཕྱོགས་དང་རིས་སུ་མ་ཆད་པའི་ཆོས་ཀྱི་འཁོར་ལོ་བསྐོར་བའི་སེང་གེའི་ཁྲི་ཆེན་པོར་རྗེ་ནཱ་རོ་པ་ཉིད་ཀྱི་ཞབས་ཟུང་བཀྲ་ཤིས་ཀྱི་འཁོར་ལོ་རྩེབས་སྟོང་བཀྲ་བ་ལྷ་མིའི་གཙུག་གི་ནོར་བུར་བཀུར་བ་དག་བཀོད་པའི་དྲུང་དུ། བདག་ཅག་འདུས་པ་རྒྱ་མཚོ་རྣམས་དང་སྐྱེ་བོའི་ཚོགས་གྲངས་ལས་འདས་པས་ཡོངས་སུ་བསྐོར་བའི་སྤྲིན་ཕུར། ཡང་རི་སྨར་པ་དཔོན་སློབ་ཀྱིས་ཟང་ཟིང་གི་དངོས་པོ་རྣམ་ཐོས་ཀྱི་བུ་ཡང་བག་འཁྱུམ་པར་བགྱིད་པ་ཕུལ། བདག་སོགས་རྣམས་ལ་ཡང་སོ་སོར་གང་འོས་འཁོས་སུ་ཕེབས་པའི་སྐྱེས་ཀྱིས་ཚིམ་པར་མཛད། མི་རིང་བར་དཔོན་སློབ་ཐམས་ཅད་ལྷན་ཅིག་ཕོ་བྲང་བཀྲ་ཤིས་ཚུགས་སུ་ཕེབས་སོ། །

དེ་ནས་མི་རིང་བར་སྦྲོ་ལུང་གི་བདེ་བར་གཤེགས་པ་དེ་ཉིད་ཀྱིས་ཡང་རི་སྨར་གྱི་གདན་

སར་འཛོམ་པའི་ཐུགས་འདུན་གཏད་པའི་ཚེ། ཛེ་ཏཱ་རི་པས་རྡོ་རྗེ་འཆང་མཁན་ཆེན་པ་བརྒྱུད་དེ་བདག་ལ་ཡང་རི་སྐར་བླ་བྱེད་དགོས་ཚུལ་གསུངས་པས། བདག་འདྲ་བ་ལུགས་གཉིས་ཀྱི་ཐོས་སྒྱོང་གིས་དབེན་ཅིང་ལྷག་པར་ལུས་རྟེན་ཀྱང་དགེ་ཚུལ་ཡིན་པས་མི་འཐད་ཚུལ་ཞུས་ཀྱང་བཀའ་ནན་གསེར་གྱི་གཉའ་ཤིང་ལྟར་ལྗི་བའི་སྟེང་། རྡོ་རྗེ་འཆང་མཁན་ཆེན་པས་ཀྱང་ཛེ་ཏཱ་རི་པའི་བཀའ་དང་དུ་བླང་བ་ཕོ་ན་འགབ་ཚུལ་གསུངས་པར། ཛེ་ཏཱ་རི་པཎ་ཆེན་དང་མར་མི་སོགས་ཀྱིས་བླ་མའི་བཀའ་བསྒྲུབ་པའི་སྐད་དུ་ལུས་སྲོག་ཐེད་ལ་བོར་བ་དེ་འདྲ་བ་ལ་བསམ་ན། ངོས་ཅག་གིས་ཀྱང་དམ་པ་བཀའ་དྲིན་ཅན་དེ་གཉིས་ཀྱི་དགོངས་པ་ལ་འགལ་བ་ལས་ཤི་བར་ཡང་དགའ་བའི་གོ་ཆ་གྱོན་ཏེ་ཁས་ལེན་ཞུས། ཡན་ལག་ལྔའི་འབྲས་བུ་དགེ་བ་ལ་བབ་པའི་ཚེ་འདུས་པ་རྒྱ་མཚོའི་གྲལ་གཙོར་ཕྱིན། ཛེ་ཏཱ་རི་པས་བསྐོར་ཧའི་གནང་སྦྱིན། རྡོ་རྗེ་འཆང་མཁན་ཆེན་པས་དབུ་མཛད་འདུས་པ་རྒྱ་མཚོས་ཤིས་བརྗོད་ཀྱི་སྨྲ་དབྱངས་མེ་ཏོག་གི་ཆར་འབེབས་པ་སོགས་མཛད་པས་གཅིག་ཏུ་ཚུལ་དེ་ལྟ་བུ་ལ་སེམས་དགའ་བ། གཉིས་སུ་རང་ཅག་ལ་ཐོས་སྒྱོང་མེད་པས་མ་བྱུང་གི་དོགས་པ། གསུམ་དུ་ཁམས་སོགས་ས་ཐག་རིང་པོ་བསྐོར་དགོས་པས་ངལ་དུབ་ཀྱི་བསམ་པ་སོགས་སྣ་ཚོགས་ཤར།

དེ་ནས་ཛེ་ཏཱ་རི་པ་གསོལ་ཐབ་རྩེ་བར་བསྐྲིལ། ངེད་རྣམས་རྫོང་དུ་བསྡད་པའི་རིང་ཐབ་ཆེན་མ་བཞུགས་པས་ཤིང་རྒྱུགས་མེད་པ་ནས་མེ་ཤིང་ཆད་ཉག་བྱུང་བའི་ཚེ། གྲུང་པའི་ལྷ་ཁ། དུམ་བུ་སླང་ཐང་གདོང་། ལ་དུན་པའི་སེ་རི་སོགས་བྲེག་སོང་བར། དགེ་འདུན་པའི་མིང་གིས་མ་ཕྱིན་ལེན་ལ་འུར་རྒྱུག་བྱེད་པ་ཚུལ་དང་མཐུན་པ་མི་སེམས་པས་དེང་སང་ལྟར་གང་འདོད་རང་དུ་མ་བཞག་པར་སྡོམ་གཅོད་རེ་ཡང་བྱས། དེ་སྐབས་སྡེ་པ་གཞུང་ལ་ཕྱུག་ནས་སོགས་གང་ཡང་ཁྲོལ་ཆེར་མེད་པ་ང་རང་རྒྱུས་ཡོད་པས་ཕོགས་དུས་མཆོད་སོགས་ལ་ཐུགས་སུན་གཏན་ནས་མ་ཞུས་པར། གད་ལྷ་འོར་དུ་མགོན་པོ་དང་གཤིན་རྗེའི་གཏོར་ཟློག་དང་སྦྱིན་སྲེག་སོགས་བྱས་པའི་ཡོན་ནས་ཁལ་བརྒྱ་ཕུལ་བ་དང་། མཆད་འུ་འཕགས་ཡངས་ལ་སྦྱིན་བདག་བསྐུལ་བས་ཟླ་ཕོགས་གཅིག་བྱུང་བ་སོགས་ཕུལ་བས་གཞི་བསླངས། གཞན་ཡང་ཕྱུག་པོ་རྣམས་ལ་ཡོན་བདག་བསྐུལ་བས་རྒྱ་ཆེ་བ་མ་བྱུང་ཡང་ཟླ་བ་རེར་ནས་བྲེ་བཅུ་རེ་ཙམ་མ་ཆད་པ་བྱུང་། དེ་སྐབས་ཡང་རི་སྐར་པར་ཆང་གི་ལོངས་སྤྱོད་བྱེད་སྲོལ་མེད་པས་མང་ཇ་བཞི་དང་འཛམ་དུས་གཉིས་མ་ཆད་པ་ཞེ་ཡོང་བལྟས། དེ་ནས་མི་རིང་བར་འཕན་ཡུལ་དུ་བཏེགས། མཁར་རྩེའི་རི་དམར་སྒྲུར་དུ་སྐར་

བཏབ། རྗེ་ནཱ་རོ་པ་ཡང་མཁར་རྩེར་རྫོང་དུ་བཞུགས། ཁང་ཞེར་མཚམས་གྲྭ་བཞེ་ལེན་དང་། ལྷག་པར་རྗེ་ནཱ་རོ་པའི་ཐུགས་དམ་ཧཙུ་སྒྲུབ་སྡེ་གསང་སྔགས་མཆོག་གྲུབ་གླིང་གི་མཚམས་གྲྭ་རྫོངས་པའི་ཐོག་མ་ཡིན་པས་གྲྭ་པ་ཁ་ཡོད་ལག་ཡོད་ལྔ་བཅུ་ལྷག་ཙམ་བཏང་། དེ་ནས་མི་རིང་བར་མཁར་རྩེའི་བཀའ་བློན་པ་རྣམས་བློ་གྲོས་ཞེས་པས་དཔོན་ས་མཁར་རྩེ་མའི་ཕྱག་མཛོད་གུ་རུ་རྡོ་རྗེ་ཕ་བུ་གཉིས་རྐྱེན་ངན་པའི་ལམ་དུ་བཏང་། རྒྱ་མཁར་འཚོར་བའི་རྒྱུ་རྐྱེན་ཐོག་མའི་དབུ་འདི་དུས་ཚུགས་པ་ཡིན། ཁོ་པའི་ནང་ཚང་བྱིངས་དང་དངོས་པོ་བཟང་བ་རྣམས་སྔར་པར་སྐྱབས་བཅོལ། དེ་ལ་ལབ་བརྗོད་སྣ་ཚོགས་གཏོང་མཁན་འདུག་ཀྱང་། སེམས་ཅན་སྡུག་བསྔལ་བའི་སྐྱབས་དཀོན་མཆོག་གསུམ་ལ་འཚོལ་བ་བབས་ཐོབ་ཡིན་བསམ། ཅི་བྱུང་ཡང་དེ་རྣམས་བློས་མ་བཏང་བར་སྐྱབས་གནས་ངེས་པར་བྱས། དེང་སང་གི་དགེ་འདུན་གྱིས་སེམས་ཅན་གཞན་ལ་སྐྱབས་བྱེད་པ་ལྟ་ཞོག་ཕལ་པས་བྱས་པ་ལས་ཀྱང་སྡུག་པོ་སྟེར་བར་དགེ་འདུན་ལ་ལ་ཕོ་རྒོད་པ་འདུག་གོ་ཨོཾ་མ་ཎི་པདྨེ་ཧཱུྃ་ཧྲཱིཿ

དེ་ནས་བླ་མ་དང་མཁའ་འགྲོས་སྐྱོད་ལུང་ཁ་རག་མཇལ་བར་བསྐུལ་བས། ཁ་རག་ཏུ་ཕྱིན་ཏེ་དེ་ནུབ་ཁ་རག་ཏུ་བསྡད། དཔོན་ས་ཨ་རིལ་ཡུམ་སྲས་ཕེབས་པས་བསྙེན་བཀུར་ཀྱི་ནོམ་པ་བྱུང་ཞིང་། དེ་ནུབ་བདེ་ཆེན་པའི་སྡེ་པ་གོ་བྲིའི་རིགས་ཀྱི་གཅུ་བསྟན་འཛིན་རྣམ་རྒྱལ་དང་ངེད་ཅག་ཞང་དཔོན་གནས་ཁང་གཅིག་ཏུ་གནས་པའི་ནུབ་ཀྱི་ལམ་དུ་སློབ་དཔོན་ཆེན་པོ་དྲང་སྲོང་དྲི་མེད་ཀྱི་ཞལ་ལུགས་སུ་མཇལ་ནས། དགྱེས་བཞིན་དུ་བདག་ལ་གནས་ཀྱི་སྒོ་དབྱེ་བར་ལུང་བསྟན་པ་ལྟར་ཚེ་རྒུ་ཕྱུག་དང་། ཚེ་རྒྱ། ཚེ་དཔག་མེད་པའི་སྐུ་དང་གཤིན་རྗེ་ཆེ་བདག་གི་སྐུ་སོགས་གསར་དུ་སྒོ་ཕྱེ། གནས་དེའི་ཕྱུག་པ་རྣམས་སུ་ཡང་མཐོང་སྣང་དང་རྐང་ལག་གི་རྗེས་ལ་སོགས་པ་མང་དུ་བྱུང་བ་དང་། གུ་རུའི་རྡོ་སྐུ་སོགས་ང་རང་གི་དབང་སྐལ་འགའ་ཞིག་ཀྱང་ཡོངས་སྤྱད། འདིའི་ཞབ་ཆ་ཁ་རག་བདེ་ཆེན་ཐར་པ་གླིང་གི་གནས་བསྐོར་དང་ལྡན་སྙིང་ལ་དགའ་སྟེར་ཀུ་སུ་ཏའི་ཕྲེང་བར་ཡོད་པ་ལྟར་ཡིན། འདིར་ཡི་གེས་ངལ་བས་བཟླས་ནས་མ་བྲིས། དེ་ནས་རྒྱལ་སྐྱོད་དུ་ཐོད་ལེ་མགོན་ཁང་མཇལ་བའི་ཚེ་མགོན་ཁང་དེ་ཏ་ཅང་གཟི་བརྗིད་ཆེ་བ་རང་མི་འདུག་ཅིང་སྐུ་བརྟན་དེ་ཡང་ཐལ་བ་སྐྱ་ཤུད་དེ་བ་ཞིག་འདུག་པས། འདི་བྱིན་རླབས་ཅན་ཞིག་རང་ཅི་འདྲ་ཡིན་ནམ་སྙམ་སྣར་རང་གི་སྣར་ཁྲིད་དུ་སླེབས་མ་ཐག །སེར་བ་དང་འབྲུག་སྒྲ་སོགས་འཇིགས་པ་ཞིག་བྱུང་བས་མགོན་པོ་དེ་ལ་ཡེ་ཤེས་པ་བཞུགས་ངེས་སུ་ཡིད་ཆེས་པ་བྱུང་། ཟ་དམ་ཨོ་ཏཀྐ་ཕུ་རིའི་གཙུག

ལག་ཁང་མཇལ་དུ་ཕྱིན། ཐོག་སྟེང་དུ་ལྷུད་མོ་ལ་ཆས་པའི་ཆེ་ཕྱོགས་ཤིག་ཏུ་འབྲུག་སྒྲོག་ཐོག་གི་ཆོ་འཕྲུལ་མང་དུ་སྟོན་པ་ཞིག་མཐོང་བས་ཕྱོགས་ཕ་གི་གང་ཡིན་དྲིས་པས། རྗེ་བཙུན་ས་སྐྱ་པའི་ཞལ་ངོ་མང་པོས་མགོན་པོ་ཞལ་མཇལ་བའི་སྐྱབ་གནས་དགོན་པ་དཔལ་ལྡན་རྩེ་ཞེས་པ་གཉན་པོ་ཡིན་ཟེར། འོ་ན་བདག་ཀྱང་མཇལ་དུ་འགྲོ་སྙམ་པས། ས་འབྲི་སྤར་ལྷ་འགྲུས་ཆེ་བས་ཕྲག་དོག་ཡོང་མི་འགག་ཟེར་བར། ལྷ་འགྲུས་ཡོང་དོན་མེད་རྒྱལ་བའི་བསྟན་སྲུང་ཚད་ལྡན་ཞིག་ཡིན་ན་ནི་ཆོས་བྱེད་ལ་དངོས་གྲུབ་སྟེར་བ་ཡིན། འཇིག་རྟེན་དྲེགས་པ་ཅན་ཡིན་ན་ནི་བདག་འཛིགས་རྒྱུ་མེད་ཟེར་བས། ཡིད་ཡུལ་དུ་མགོན་པོ་ཀུར་ནི་མགོན་པོ་དངོས་གྲུབ་འབྱུང་བར་གཉེར་འཛིན་པའི་མགོན་པོ་ཞེས་ཕྱག་བཞི་པའི་འཁོར་དུ་གཏོགས་པ་དེ་ཀ་ཡིན། ཞལ་བཞི་པ་ནི་རང་གི་སྐྱེ་བ་སྟོན་མའི་ཆོས་སྐྱོང་ཡིན། དཀར་བདུད་སོགས་ནི་རྡོ་རྗེ་ཕུར་པའི་སྲུང་མ་ཡིན། ཕུ་ཏྲ་ལྕམ་དྲལ་སོགས་ཀྱང་རྙིང་མའི་སྲུང་མ་ཡིན་པས་ང་ལ་འཁྲུ་ལྡོག་ཅི་ལ་ཡོང་སྙམ། མཇལ་དུ་ཕྱིན་པས་ཐོག་མར་མགོན་པོ་ཞལ་བཞི་མི་སྣང་བ་མགོན་པོ་བརྒྱད་དངོས་སུ་བཞུགས་པ་མཇལ་ཞིང་འཕྲུལ་དང་ཡུན་གྱི་བསླབ་བྱ་ལུང་བསྟན་མང་པོ་དང་། གཙོ་བོར་མགོན་པོ་བརྒྱད་ཞལ་མཐོང་བ་ཇི་ལྟ་བའི་སྒྲུབ་སྐོར་སྨིན་གྲོལ་ལས་ཚོགས་དང་བཅས་པ་གྱིས་ཤིག་བསྟན་འགྲོར་སྨན་པ་རྒྱ་ཆེན་པོ་འབྱུང་བར་འགྱུར་རོ་སོགས་ཀྱི་གནང་བ་བྱིན་པ་བྱུང་། ཐོག་སྟེང་དུ་ཕྱིན་སྐབས་མཇལ་བས་མགོན་ཁང་དཀྱུས་མའི་ཚུལ་ལྟར་མཐོང་། འདི་སྐོར་ཞིབ་ཆ་མགོན་པོ་བརྒྱད་ཀྱི་ལོ་རྒྱུས་བྲིས་པ་ལྟར་ཡིན། སྐབས་དུ་སླེབས་ནས་མགོན་བརྒྱད་ཀྱི་ཕྲིན་ལས་སྤུ་མ་དེ་སོགས་འགའ་ཞིག་བརྩམས། ཕྱག་རྗེ་སྤྲུལ་སྐུ་བསོད་ནམས་འོད་ཟེར་གྱིས་མགོན་བརྒྱད་ཀྱི་སྐུ་ཐང་བྲིས། ཞར་ལ་ལཱུ་རིགས་ལྔ་དང་ཞཀྲུ་རིགས་ལྔ་སོགས་ཡི་གེའི་གཟུགས་ཀྱང་འགའ་ཞིག་བྱང་བར་བསླབས།

དེ་ནས་སྐར་བརྟེགས་དུར་ཁྲོད་སློ་མོས་རྒྱལ་དུ་སྐར་ཕབ། བདག་གིས་གྲུབ་ཐོབ་དབུས་སྨྱོན་པའི་གཟིམས་སྤྱིལ་དུ་མཚམས་བཅད་ནས་མགོན་པོ་བརྒྱད་ཀྱི་བསྙེན་སྒྲུབ་བགྱིས་པའི་ཚེ། ཞག་བདུན་ཕྲག་གཅིག་གི་ཁོངས་སུ་བསྙེན་སྒྲུབ་ཀྱི་རྟགས་ཚང་བར་རྫོགས་ཤིང་ཡེ་ཤེས་མགོན་པོ་བརྒྱད་འཁོར་དང་བཅས་པའི་ཞལ་མཐོང་། ཞག་བདུན་པའི་ཕྱིས་ནུབ་སྲོད་ཐུན་བཏང་ཟིན་ནས་དར་ཅིག་སོང་བ་ན། ཕྱི་རོལ་ཏུ་ཆར་སྨུག་རབ་ཏུ་འཁྲིགས་ནས་འདུག་པའི་ཁྲོད་དུ་ཧེ་རུ་ཀ་སྟོན་པོ་དུར་ཁྲོད་ཀྱི་ཆས་བརྒྱད་གྱོན་པ་བརྒྱད་འདུག་པའི་ནང་ནས་བོངས་ཆེ་བ་ཞིག་འདུག་པ་དེ་བདག་གི་བྱུག་སྒོ་འགག་ཏུ་སླེབས་ནས་བདག་ལ། ཀྱེ་ཀྱེ། སྟོན་དཔལ་ཆེན་ཧེ་རུ་ཀས་མ་ཧཱ་རུ་ཏྲ་བསྒྲལ

བ་དང་། ཟས་གཙང་སྲས་ཀྱིས་བདུད་ཀྱི་དཔུང་འཛོམས་པ་ལྟར་དོ་ནུབ་ཨཚོ་ནི་ཀའི་རྫོའི་སྟེང་དུ་མགྱོགས་པར་སོང་ལ་དོན་སྒྲུབས། སྐྱ་རེངས་འཆར་བའི་ཚེ་སྒྲུབ་ཁང་དུ་སླེབ་པར་ཕྱོས་ཤིག་ཟེར་བས། བུག་སྒོ་འགག་ཏུ་དགེ་སློང་བ་ཐེལ་སོགས་ཟླ་བོ་གཉིས་ཡོད་པར་སྐད་བཏང་། མཚམས་སྒོ་བཤིགས་ནས་དུར་ཁྲོད་དེའི་ནུབ་ཕྱོགས་སུ་གྲོག་རོང་ཞིག་ཏུ་ཨཚོ་ནི་ཀའི་རྫོ་ཡིན་ཟེར་བའི་ཕ་བོང་དཀར་པོ་ལེབ་ཆགས་པ་ཞིག་ཡོད་པ་དེར་འགྲོ་བར་ཆས་པའི་ཚེ། ཆར་སྨུན་ཆེར་འཁྲིགས་པས་བདག་ཅག་གསུམ་ག་རྐང་ལག་བཞི་ག་སར་བཙུགས་ནས་ཕྱིན་གློག་འགྱུ་བའི་ཚེ་ལམ་གང་དུ་འདུག་དམིགས་བཅར། རེས་འགའ་གཡང་ལ་ལྟུང་གིས་དོགས་སྒོ་ཤུགས་བྱས་ཏེ་ངལ་བ་ལྟར་ཕྱིན་པས། རྫོ་ལེབ་སྟེང་དུ་སླེབས་ཐུས་དང་སྟུན་ནི་མེད། ཕ་བོང་གི་སྟེང་ཆར་ཆུས་ཁྱབ་པའི་ཁྲོད་དུ་བསྡད་ཅིང་རིམ་གཉིས་ལ་གནས། ཟླ་གྲོགས་གཉིས་ཕར་རྒྱང་ཙམ་གྱི་སར་འདུག་པའི་ཚེ། ནམ་གུང་དུས་མགོན་པོ་བརྒྱད་ཇོ་ཀི་སྦོ་སངས་བརྒྱད་དུ་བྱས་འཁོར་མང་པོ་ཁྲིད་ནས་པི་ཆེན་སོགས་ཚོགས་མང་པོ་ཁྱེར་ནས་བདག་གི་སར་བྱུང་། མགོན་པོ་བརྒྱད་ཀྱི་ལས་བྱང་སྔ་མ་དེ་ངེད་ཅག་ལྷན་ཅིག་ཏུ་བཏོན། ཚོགས་འཁོར་རྒྱས་པར་བྱས་ཤིང་ཇོ་ཀི་བརྒྱད་པོ་དགའ་བའི་རྣམ་འགྱུར་མང་དུ་མཛད་རྗེས། བདུན་པོ་གཅིག་ལ་ཐིམ་གཅིག་པོ་དེས་བསླབ་བྱ་ལུང་བསྟན་མགོན་པོ་བརྒྱད་ཀྱི་རྒྱུད་དབང་ཁྲིད་ལས་ཚོགས་རྣམས་འདི་ལྟར་རྫོམས་ཤིག་པར་སྤྲད་རྗེས་ཇོ་ཤཱཀ་མཇལ་བར་སོང་གསུང་བ་སོགས་ལུང་བསྟན་མང་དུ་མཛད་ནས་མི་སྣང་བར་གྱུར། སླར་ངེད་ཅག་གསུམ་ལམ་བགྲོད་པར་དགའ་བཞིན་དུ་སྔ་མ་ལྟར་དུད་འགྲོའི་འགྲོས་ལྟ་བུས་སྤྱིལ་པོར་སླེབས། ཞག་ཤས་སོང་ནས་ལྷ་སར་གྲྭ་རྒྱང་གི་རྫུ་བག་གིས་མཆེད་གྲོགས་བཅུ་གཉིས་དང་སྒྲགས་ཕྱིན། ཇོ་ཤཱཀ་མཇལ་ཞིང་རང་གཞན་གྱི་དོན་འགྲུབ་པའི་སྨོན་ལམ་བཏབ་ཅིང་། བདག་གིས་ཤཱཀྱ་མུ་ནིའི་ཐུགས་ཀར་ཡན་ལག་མཆོག་གིས་གཏུགས་པའི་ཚེ། ཤཱཀྱ་མུ་ནིས་བཞད་པའི་རྣམ་འགྱུར་མཛད་པ་གློག་ཟུར་རང་འདོད་མ་ཡིན་པར་ཟླ་གྲོགས་བཅུ་གཅིག་པོ་ཀུན་གྱིས་མཐོང་འདུག །བཅུ་གཅིག་ཞལ་ལ་སྨོན་ལམ་བཏབ་པའི་ཚེ་སྟོན་གནས་མང་པོ་དྲན། ཡི་གེར་འབྲི་ཉན་ཡོད་མེད་སྣ་ཚོགས་འདུག་པས་མ་བྲིས།

དེ་ནས་ཡར་ལོག་རྗེ་ནཱ་རོ་པར་བདག་བསྙེན་རྫོགས་བསྒྲུབ་དགོས་པར་གསོལ་བས། དགྱེས་བཞིན་པར་དེ་རང་འགབ། མཁན་པོ་ཡང་སྔར་རྒྱུན་ཡིན་པས་ཆོས་ལུང་ཚོགས་པའི་མཁན་པོ་སྤྱན་འདྲེན་གསུངས་པ་ཕེབས། སླར་སྐར་བརྟེག་འབྲི་གུང་དུ་སླེབས། ཆོས་ལུང་མཁན་ཆེན་པ

ལྷུན་རབ་ཆོས་མཛད་དུ་གྲགས་པ། འདུལ་མདོན་སོགས་གསུང་རབ་རྒྱ་མཚོ་ལ་དབང་ཕྱུག་པ་རྗོ་གདན་ཐེིད་གྲྭའི་མཁན་པོ་བཞག་ནས། ཆོས་ལུང་དང་སྡོམ་ཁང་གི་གཞི་བའི་མཁན་པོར་བཞུགས་པ་བྱམས་པ་ཆོས་ཀྱི་རྒྱ་མཚོ་ཞེས་གྲགས་པ་དེ་ཉིད་སྤྱན་དྲངས། རང་ལོ་བཅོ་བརྒྱད་པ་མངལ་དང་བཤོལ་བཅེས་པས་ཉེ་ཤུར་ཚང་བའི་སྐབས་པོ་བྲང་བཀྲ་ཤིས་ཚུགས་སུ་མཁན་པོ་དེ་ཉིད་དང་། ལས་ཀྱི་སློབ་དཔོན་རབ་འབྱམས་སྨྲ་བ་ལུང་རིགས་རྒྱ་མཚོ་སོགས་དད་པའི་དགེ་འདུན་བཅུ་ཕྲག་གྲངས་ཚང་གི་དྲུང་དུ་བདག་ཅག་མཆེད་གྲོགས་གསུམ་བསྙེན་པར་རྫོགས། དེ་ཉིན་དཀར་པོའི་གྲལ་ཆེས་བཙོ་ལྔ་ཡིན་པས་དེ་ཉུབ་ནམ་མཁའི་རྣ་བ་དང་སྲིད་གསུམ་རྣམ་རྒྱལ་ལྷན་ཅིག་འཛོམས་པས། སྲས་སྒྲ་གཅན་འཛིན་བལྟམས་པ་སོགས་ཀྱང་ཟླ་བ་སྒྲ་གཅན་ཞུགས་པ་དང་དུས་མཚུངས་པ་སོགས་གསུང་རབ་ཀྱི་གླིང་གཞི་དང་དུས་མཚུངས་པས་རྟེན་འབྲེལ་ཤིན་ཏུ་ལེགས་པར་མཐོང་། དེ་ནས་མཁན་ཆེན་དམ་པ་དེ་ཉིད་ཀྱི་དྲུང་དུ། ཕུར་པ་ས་ལུགས་ཀྱི་དབང་རྫས་དཀྱིལ་འཁོར། དགྱེས་རྡོར་མན་ངག་ལུགས་རས་བྲིས། ཚེ་དཔག་མེད་ལྷ་དགུ་སློབ་དཔོན་ཇོ་ཏ་རི་དགྲ་ལས་རྣམ་པར་རྒྱལ་བའི་ལུགས་རྟལ་ཚོན་ལ་བརྟེན་པ། གཞན་ཡང་གུར་ཞལ་གྱི་རྗེས་གནང་རིགས་མང་བ། རྣམ་སྲས་དཀར་པོ། དམར་པོ་སྐོར་གསུམ། དུར་ཁྲོད་བདག་པོ་སོགས་མང་བ་དང་། མདོ་རྒྱ། བུ་ཆོག །པཎ་ཆེན་ཤཱཀྱ་མཆོག་གི་བཀའ་འབུམ་སྟེང་ནས་མདོ་རྒྱའི་དཀའ་འགྲེལ་ཉི་མའི་ཤིང་རྟ། ལས་བརྒྱའི་དཀའ་འགྲེལ་བ་དན་དཀར་པོ། བསླབ་བྱ་དཔག་བསམ་འདོད་འཇོ། གཞི་གསུམ་གྱི་ཆོ་ག་བདུད་རྩིའི་རོལ་མཚོ། དབུ་མའི་སྟོང་ཐུན། ལུགས་གཉིས་རྣམ་འབྱེད། ཚད་མ་དང་། ཕར་ཕྱིན་གྱི་སྤྱི་དོན། ལེགས་བཤད་གསེར་ཐུར། ཁྲི་ཕུ་ལོ་ཙྪ་བའི་མན་ངག་བརྒྱ་རྩ་སོགས་མང་དུ་ཐོབ་པ་ནི་ཐོབ་ཡིག་ནང་དུ་གསལ། ཕར་ལ་དགོངས་པ་ཡང་ཟབ་ཀྱི་དབང་ལུང་། གཤིན་རྗེ་ཆེ་བདག་གི་དབང་ཆོག་མུ་ཏིག་ཕྲེང་བ། པད་གླིང་པའི་དྲག་པོ་དམར་ཆེན་ཐེམས་མེད་ཀྱི་ལྷ་དབང་ཆེན་མོ་སོགས་ཐུགས་བཞེད་དང་བསྟུན་པ་ཕུལ།

དེ་ནས་མཁན་ཆེན་པ་དེ་ཉིད་གཙང་ཕྱོགས་ལ་ཐེབས། ཆོས་སྐྱོང་ཞལ་ཕྱག་གཉིས་པ་སྲིར་ཡེ་ཤེས་པར་སོང་བ་དང་སྡོམས་སུ་རང་གི་སྐྱེ་བ་སྔ་མའི་ལྟར་སོང་བས་ཕྲག་དོག་མི་ཡོང་ཡང་གཞན་དོན་སྙིང་རྩུ་བསྐྱེ་བ་སོགས་ལེགས་པར་བགྱིས། དེ་ལྟར་གྱི་ཚེ་རྗེ་ཞྭ་དམར་བའི་དྲུང་ནས་ཚུར་འཁོར་བ་ནས་བཟུང་ཡང་རི་སྐར་པའི་སྒྲུང་གཡོག་བྱས་ནས་ཁམས་སུ་ཆས་པའི་བར་རྣམས་སུ་འདུལ་བ་མདོ་རྩ། པཎ་ཆེན་ཤཱཀྱ་མཆོག་པའི་འདུལ་འགྲེལ་ཉི་མའི་ཤིང་རྟ། བ་དན་དཀར་པོ།

བསླབ་བྱ་ཆེན་མོ། དབུ་མའི་སྟོང་ཐུན། ལུགས་གཉིས་རྣམ་འབྱེད་སོགས་ལ་ཡང་གང་གྲུབ་སྦྱངས། ངེད་རང་འཛིན་ཤེས་འབྲིང་ཙམ་ལ་གོ་བ་ཆེ་རྒྱུ་རང་མེད་པ་ཞིག་ཡོད་པ་ལ་བསམས། རྗེ་བཙུན་འཇམ་དབྱངས་དཀར་པོ་ཤེས་རབ་འཕེལ་བའི་སྒྲུབ་ཐབས་སློབ་དཔོན་སྙིག་པའི་རྡོ་རྗེའི་ལུགས་ཀྱི་བསྙེན་པ་གྲངས་ཚད་རྫོགས་པ་ཐེངས་བདུན་གྲུབ་རྗེས་ཉི་ཟླ་གཟའ་འཛིན་དང་འཕྲད་པའི་མ་ཁའི་ལས་སྦྱོར་རྫོགས་པ་ཐེངས་ཉི་ཤུ་ཙམ་བྱས་པ་ཐམས་ཅད་ལ་མྱུ་གུ་རིང་བ་སོར་གསུམ་ཙམ་དང་ཐུང་བ་ནས་རེ་རེའི་བར་ཙམ་མ་སྐྱེས་པ་ཡེ་མ་བྱུང་། རང་རེའི་མཁན་ཆེན་པ་དེ་ཉིད་དབྱངས་ཅན་མ་དཀར་མོ་དངོས་སུ་གྲུབ་པའི་གྲགས་པ་དེ་ཉིད་དོན་ལ་ཡང་གནས་པ་འདུག་པས་དབྱངས་ཅན་མ་དཀར་མོའི་རྗེས་གནང་བརྒྱ་ཕྲག་གཅིག་ལྷག་པ་ཐེངས་གསུམ་ཞུས་ཤིང་། བསྙེན་པ་ཡང་མང་ཙམ་བགྱིས། དེང་དུས་ཀྱི་བན་ཕྲུགས་རྣམས་ཀྱི་བཟེ་གཟོང་དང་རྙེད་འཚོལ་ཁེ་བུན་འབད་རྩོལ་བྱེད་པ་ལས་ཀྱང་མོད་མི་དམན་པའི་ཤེས་རབ་དང་བློ་གྲོས་ལ་རྩལ་འདོན་བྱས་པ་དེ་ཚུན་ཆད་ནས། དེང་སང་ཕན་ཆད་འཛིན་པ་རང་ཧ་ཅང་ཆེར་མ་སོང་ཡང་། བཟུང་བ་རྣམས་བརྗོད་དཀའ་བ་མདོ་རྒྱུད་བསྟན་བཅོས་ཀྱི་གོ་དཀའི་གནས་གང་འདྲ་ཞིག་ཀྱང་ཐེངས་གསུམ་རྟོག་པ་ཞིབ་འཇུག་བྱས་ན་མི་གོ་བ་མི་སྲིད་ངེས་པ་འདི་བྱུང་བ་ཡིན། དེ་ནས་གྲྭ་ཚང་གི་སྒྲང་གཡོག་ཏུ་སོང་བས་རང་ཡུལ་དུ་སྡོད་པ་ལ་ནི་སྐྱིལ་ཀྱང་འཚོ་བས་བཤིགས་ནས། ཀང་འགྲོ་ལག་རྐྱང་གི་བརྟུལ་ཞུགས་མིང་སྣན་ལ་བསོད་སྙོམས་དང་གཏུལ་བྱ། མིང་ངན་ལ་ཕྱོགས་མེད་དུ་སྒྲང་བའི་ཕྱིར་ཀླུང་ཤོད་བརྒྱུད་སྐར་བཏེག་ཡར་ལམ་བྱང་རྭ་སྒྲེང་གི་གནས་མཇལ། རྗོ་བོ་འཇམ་དཔལ་རྡོ་རྗེའི་རལ་གྲི་ལ་ཐམས་ཅད་ཀྱིས་ལྕེས་འཇོག་པའི་ལུགས་འདུག་པས། བདག་གིས་ཀྱང་ལྕེས་ལྟ་ཐུག་ཙམ་འཇོགས་པའི་ཐ་མའི་ཚེ་ལྕེ་ལ་རྨ་མེད་པར་ཁྲག་མང་དུ་ཟག་བྱུང་བས། དེའི་གོང་དུ་ཆོས་དང་གཏམ་གང་ཡང་སྨྲ་བའི་ཚེ་ཙུང་ཟད་མི་བདེ་ཞིང་མགྱོགས་དིག་འདྲ་ཞིག་ཡོད་པ་དེ་རྨང་ནས་མེད་པར། ཁ་ལྕེ་ལྷོག་རྐན་མ་ལས་བདེ་བ་ཞིག་བྱུང་།

དེ་ནས་ཐོག་མར་བྱང་བརྒྱུད་རྒྱལ་པོ་འབྲི་གུང་པའི་སྐུ་ཚ་གདོང་དམར་དཔོན་ཀ་རྨ་གཡུལ་རྒྱལ་གྱི་ནུ་བ་དང་ལྷན་ཅིག་འཛོམས་ཤིང་གོ་བསུ་སོགས་ལྷ་མིན་གྱི་རྒྱལ་པོའི་དཔུང་ལས་ཀྱང་ཆེས་བརྗིད་པའི་བསུ་བ་དང་བཅས་ཉ་ཚུ་སླང་དེ་ལ་སར་སྐར་ཕབ། ཧོར་སྟོད་པའི་དཔོན་ཨ་བསོད་ཀྱིས་འབྲི་གུང་སྡེ་དགོན་གྱི་སྒྲ་ཁ་འགག་ཞིག་ཕྱུགས་པའི་གཤོར་བསླངས། བྱང་གནམ་མཚོ་དོའི་གནས་མཇལ་ལ་ཕྱིན། བཀྲ་ཤིས་དོ་པོ་ཆེའི་སྟེང་དུ་དཔོན་ཀ་རྨ་གཡུལ་རྒྱལ་དང་ཚ་ཞང་ལྷན་ཅིག

གསོལ་མཆོད་བསང་གི་ཚོ་ག་རྒྱས་པར་བྱས། དེར་ནམ་མཁའ་ནས་མེ་ཏོག་གི་ཆར་པ་དང་འཇའ་སྤྲིན་དང་མཚོའི་ཁ་དོག་མཐུད་བཞུས་པ་ལྟ་བུའི་དབུས་སུ་སློབ་དཔོན་ཆེན་པོ་པདྨའི་ཕྱག་གི་རྗེས་འོ་མའི་མདོག་ལྟར་ཕྱག་ངར་དང་བཅས་པའི་རྗེས་ཀུན་གྱིས་མཇལ། ཧོར་རྗེ་རྒྱལ་པོས་ཧ་དཀར་པོ་གྱི་ལིང་གི་གར་མཚན་རྫོགས་པའི་སྣ་ཐག་བཀྲ་ཤིས་ཁ་བཏགས་ཡུག་གིས་བྱས་པའི་སྣེ་མོ་བདག་གི་ལག་པར་བཞག་ནས་སྲིར་རྒྱལ་ཁམས་སྐོས་འབྲི་ཧོར་རྣམས་ལ་ཉེར་འཚེ་མེད་པ་དང་། ཡང་སྐོས་ལ་རྐང་ཐྲན་ཡེ་མེད་པས་རྐང་ཐྲན་གཅིག་གཉིས་ཙམ་འབྱུང་བ་ཞིག་མཛད་དགོས་ཞེས་ནན་གྱིས་གསུངས་པར་དེ་ལྟར་འགྲུབ་པར་ཁས་བླངས། དེ་ནུབ་ཀ་ལོ་ཕུག་ཏུ་གནས་ཞག་བགྱིས་པའི་ཚེ། སློབ་དཔོན་ཆེན་པོས་སྒྲ་མི་སྙན་པའི་ཚེ་སྒྲུབ་སློབ་དཔོན་དྷ་ན་ཤྲཱིས་གནང་བ་ལས་ཙུང་ཟད་རྒྱས་པའི་སྒྲུབ་ཐབས་དབང་བསྐུར་ལུང་བསྟན་སོགས་བསྩལ་བར་རྨིས་པ་ནི་ལོ་རྒྱུས་ལོགས་སུ་བྲིས་པ་ལྟར་ཡིན། ནམ་ལངས་པའི་ཚེ་གཉན་ཆེན་པོ་ཐང་ལྷ་འཁོར་དཔག་ཏུ་མེད་པས་ཕྱག་དང་བསུ་བ་བྱེད་པ་མཐོང་། ཉི་མ་ཤར་ནས་བཀྲ་ཤིས་དོ་པོ་ཆེའི་རྩེར་འཁོད་པའི་ཚེ་མཚོ་ནང་དུ་གནམ་མཚོ་ཕྱུག་མོ་ལྷའི་ལུས་ལྟར་མཛེས་པ་རིན་པོ་ཆེ་དུ་མའི་རྒྱན་གྱིས་སྤུད་པ་ལག་གཡོན་རིན་པོ་ཆེའི་གཞོང་པ་རིན་པོ་ཆེས་བཀང་བ་ཞིག་ཐོགས། གཡས་པས་གསེར་གྱི་ཉ་ཆེན་པོ་རི་དེའུ་ཙམ་ལ་རིན་པོ་ཆེའི་སྣ་སྲབ་ཀྱིས་བརྒྱན་པའི་སྣ་གོང་དུ་རིན་པོ་ཆེ་མདོག་སྣ་ཚོགས་པའི་འོད་འཕྲོ་བ་རྒྱ་ཛ་ཙམ་ཞིག་བཀལ་བའི་ཉའི་སྣ་ཐག་གོས་ཡུག་དཀར་པོས་བྱས་པའི་སྣེ་མོ་བདག་ལ་གཏད་པ་དེར་འཁོད་ཧོར་བོད་སྐྱ་སེར་ཐམས་ཅད་ཀྱིས་མཐོང་། མཚོའི་ནང་ནས་རི་དེའུ་ཙམ་ཞིག་བཀྲ་ཤིས་དོ་པོ་ཆེའི་ངོས་སུ་ནག་ཕྲུར་ཕྲུར་འོང་བ་མཐོང་བས། མཚོ་ནང་གི་མ་ག་ར་སོགས་སྲོག་ཆགས་མ་རུངས་པ་ཞིག་འཛིགས་པ་བྱེད་དུ་འོང་ངམ་སྙམ་ནས་བྲེད་དངངས་དང་ཙ་ཅོ་འབྱིན་པར་འདུག །རྒྱང་ནས་སེ་མོ་དོ་མཐོང་བས་སྟོན་སྤྱན་སྤྱ་ཤེར་འབྱུང་དུ་གྱུར་དུས་དོ་དེར་རང་གཞན་གྱི་དོན་མང་པོ་བསྒྲུབས་པའི་ས་བོན་བཏབ་པ་གསལ་བར་དྲན། སྐར་ཉ་ཆུར་སླེབས་ནས་སྐར་བཏེག་ལམ་དུ་བྱུང་འབབ་རོམ་བྲག་མཇལ། ཛ་དེ་ལ་དུ་ཧོར་དཔོན་དང་ལྷན་ཅིག་གནས་ཞག་བགྱིས་ཏེ་ཕུག་པའི་ནང་དུ་བདག་གིས་ཉལ། སྐོ་འགག་ཏུ་ཧོར་དཔོན་གཟིམས། དེ་ནུབ་ཉམས་སྣང་མང་བར་བྱུང་ཞིང་། ལྷག་པར་ཐོ་རངས་གནོད་སྦྱིན་གང་བཟང་ཆས་གོས་དཀར་པོ་ཅན་བྱུང་ནས་བདག་ལ་གུས་གུས་ལྟར་བྱས། བསྙེན་གནས་ཡན་ལག་བརྒྱད་པ་འདུལ་བའི་ལུགས་ལྟར་བྱིན། ཕྱི་ནངས་ཧོར་དཔོན་གྱིས་མདང་བྲག་ཕུག་སྐོ་འདིར་ལབ་སྒྲ་རྡོག་སྒྲ་ཡེ་ནས་མང་པོ་བྱུང་། ཕུག་

པའི་ནང་དུ་ཡང་ལབ་ལོབ་མང་པོ་བྱེད་གྲགས་པ་དེ་ཅི་ཡིན་ནམ་གསུངས་པས་ཟུར་ཙམ་ལས་མ་ཞུས། ལར་ཉ་ཆུ་འབབ་རོམ་གནམ་མཚོ་སོགས་སུ་ཉམས་ རྒྱི་ལམ་དངོས་སུམ་མཐའ་ཡས་པ་ཞིག་བྱུང་བ་དང་། དེ་མིན་གྱི་རྣམ་ཐར་འདིར་འབྲི་འོས་དཔྱད་པའི་བར་དུ་མང་བ་རང་ཞིག་འདུག་ཀྱང་ཆེ་ལོང་ས་བཅད་ཙམ་མ་གཏོགས། ད་ནི་ན་ཚོད་ཀྱིས་གཏུགས་ཤིང་མིག་མི་བཀྲ། ལག་པ་འཁོབ། སོས་དལ་ལ་དགའ་བས་ཡིག་ཚོགས་མང་པོ་འབྲི་བར་ཤིན་ཏུ་འཚེར་བ་ཞིག་འདུག་པས་ས་བཅད་ཙམ་མ་གཏོགས་འདི་ཕྱིན་འབྲི་མ་ལྟོགས་པ་ཡིན། དེ་ནས་འདམ་གྱི་གད་སྐྱ་ཕྱོག་ཏུ་ཊ་ སྐར་ལྷན་ཅིག་ཏུ་ཕབ། མཆོད་རྟེན་ནག་འབལ་སྤོ་འབལ་སེར་འབལ་སོགས་མཇལ། ལྷག་པར་མཆོད་རྟེན་ནག་འབལ་གྱི་འོག་ནས་དཔལ་ལྡན་འབྲུག་པའི་རྟོགས་ལྡན་འགའ་ཟུང་གིས་གཉན་སྲིན་གྱི་ནད་བདག་མོ་གཏེར་དུ་བཞེས་པའི་ཤུལ་དེ་ཡང་མཐོང་བས། སློབ་དཔོན་པདྨ་དུས་གསུམ་ས་ལེར་མཁྱེན་པའི་གསུང་གིས་གཏེར་ནས་ཁྱི་རོ་མིན་ཤོས་གང་ཡང་འབྱུང་ཞེས་གསུངས་པ་ཐུགས་མད། དཔལ་ལྡན་འབྲུག་པའི་རྟོགས་ལྡན་རྣམས་ཉམས་རྟོགས་བཟང་ཞིང་རྒྱལ་ཁམས་འགྲིམ་སེམས་ཅན་ཐམས་ཅད་ལ་འབྲེལ་བ་སྣ་ཚོགས་པ་འཛོག་པས་དེ་འདྲའི་ཟབ་གཏེར་འདོན་པ་ཡང་སྟེར་མ་བྱུང་ཕྱིས་མི་འབྱུང་བའི་གནས་སུ་འདུག་པས་ངོ་མཚར་དང་ཡ་མཚན་ཆེ་བ་ཨ་ལ་ལ། ཚོད་དུས་ཀྱི་འགྲོ་བ་རྣམས་མཆོད་གནས་གཏེར་སྟོན་དེ་འདྲ་འདུག་པས་སྐལ་བ་བཟང་། སྐུ་བསོད་ཆེ། སྐུ་ཚོགས་མཐར་ཕྱིན་པ་འདུག་གོ། །ཨོཾ་ཏྲ་ལུ་ཏྲ་ལུ་མ་ཧཱ་པདྨེ་ཧཱུྃ་དང་ཧཱུྃ།

དེ་ནས་མཚེར་དེར་དཔོན་ཚང་གི་སྒྲ་ནག་ལན་རྩའི་རྒྱ་མཚོ་མེར་བ་ལྷ་བུའི་ནང་དུ་ཧོར་རྒྱལ་པོ་ཀཪྨ་གཡུལ་རྒྱལ་ནི་གདེངས་ཅན་དབང་པོ་ལྟར་ལྷུན་ཆགས་པར་བཞུགས། དེའི་མི་བཟང་འཇིག་རྟེན་གྱི་ཆོས་ཚུལ་མཐའ་དག་ཆུབ་པ་རྣམས་ཀྱིས་ནམ་མཁའི་རྣ་བ་ལ་རྒྱུ་སྐར་གྱི་ཚོགས་ཀྱིས་བསྐོར་བ་ལྟར་བག་ཐྲོ་བའི་ཁྲིད་དུ། བདག་ཅག་རྣམས་ཀྱིས་དཔལ་ཡེ་ཤེས་ཀྱི་མགོན་པོ་ཕྱག་བཞི་པ་བྲ་རོག་མཚན་ཅན་གྱི་སྒོ་ནས་གཏོར་མས་སྲུང་ཟློག་ལས་སྒྲུབ་པ་སློབ་དཔོན་ཆེན་པོ་ནག་པོའི་ཞབས་དང་དྲིལ་བུ་པ་ཛ་མི་སངས་རྒྱས་གྲགས་པའི་ལུགས། དཔལ་ཀ་ལོ་ཚྭ་བ་གཞོན་ནུ་དཔལ་གྱིས་བོད་དུ་བསྒྲུམས་པ་ཁམས་པ་ཨ་སེང་དང་བདེ་གཤེགས་ཕག་གྲུའི་ཕྱག་བཞེས། རྒྱལ་དབང་རཏྣའི་མཚན་ཅན་གྱིས་མདོ་ཁམས་ནས་སྤྱན་དྲངས་ཤིང་ཕྲིན་ལས་ཀྱི་གཞུང་བསྟན་སྲུང་མཚོན་ཆ་ཞེས་པ་རྗེ་བཙུན་རཏྣའི་གསུང་རྩོམ་ལྟར་གཏོར་ཟློག་བྲ་མགོ་མ་བཅའ་གཞི་འབྲིང་པོ་ལ་མན་ངག་ལག་ལེན་གྱི་ཕྱག་བཞེས་ཙུང་ཟད་ཡོད་པས་བརྒྱན་པ་ལྟར་བཅས། དེའི་ཚེ་ཧོར་

དཔོན་གྱིས་འཆམ་སོགས་འབྲི་གུང་སོས་གཏེར་ཆེན་མོ་ཅི་འདྲ་བར་གྱིས་གསུངས་པར། ཞག་བདུན་ཕྲག་གཅིག་ལྷག་པར་བསླབས་ནས་ནང་རྟགས་རྫོགས་པའི་ཚེ་ཉེར་དགུའི་སྤུ་དྲོ་ཛ་འཆམ་སྒྲུབ་འཆམ་བདག་རང་གིས་གཙོས་ཟོར་འཆམ་དང་སྒོ་དབྱེ་སོགས་རྒྱས་པར་བྱས་པའི་དགོང་མོ་གཏེར་ཆེན་ཡང་དེང་སང་གི་བན་སྟོགས་ཕལ་གྱི་ཕྱག་ལེན་གཏེར་མ་ཁྲི་རོ་ལྟར་ལམ་དབྲག་ཏུ་སོར་བ་མ་ཡིན་པར། སྡེ་བརྒྱུད་སྒྲི་དང་བྱེ་བྲག་གི་ཐེབས་ཟློག་འཛམ་གསུམ་གྱི་གནད་དག་བསྟུན་ནས་གཏེར་མ་འཕང་བ་སོགས་གནད་ཐེབས་དང་ལྡན་པར་བྱས་ཐུབ། ཧོར་དཔོན་རྒྱལ་པོས་ལག་རྗེའུ་སོན་པ་ན་གཅིག་པ་ཤེལ་ཐིག་ཅེས་པ་རྟ་མཆོག་གི་མཚན་ཉིད་ཕལ་ཆེར་ངེས་པར་ཚང་བ་དེ་སྲབ་མདའ་བཀྲ་ཤིས་པའི་དར་གྱིས་བྱས་པ་བདག་གི་ལག་ཏུ་གཏད། རྟ་འདིས་མདོ་ཁམས་ལན་གཉིས་བསྐོར་ཕྱིས་རྫོང་དུ་ན་ཚོད་ཀྱི་ཁུར་མ་ཐེག་པས་ལྟ་པར་ཐལ་བའི་ཚེ་དཔྲལ་བར་ལྷ་སྐུ་དང་རུས་བུ་ལ་རིང་བསྲེལ་མང་བར་བྱུང་འདུག །ང་རང་ཤི་དུས་རིང་བསྲེལ་མི་འབྱུང་བ་རྟའི་རིང་བསྲེལ་དེ་ཡང་ཨ་ལ་ལ། དེའི་ཚེ་བདག་གིས་ཧོར་དཔོན་ལ་སྲས་གཉིས་འབྱུང་བའི་དང་པོ་ལ་ང་རང་གི་མིང་ལས་གྲུས་པ་ཐོགས་ཞུས་པས། ཕྱིས་བདག་མདོ་ཁམས་སུ་ཡོད་ཐོག་ཨ་ཉོག་སྤུ་མ་རིགས་རྩལ་དང་ལྡན་པ་དཔའ་ཞིང་བརྟུལ་ཕོད་པ་རྣམ་པར་གནོན་པའི་དཔལ་དུ་མ་དང་ལྡན་པ་དེ་ངེད་རང་གི་ཨ་ཅེ་དཔོན་ས་མགོ་མགོ་བྱ་བ་ལ་མཆེར་མལ་དེ་ཉིད་དུ་དཔོན་ཚང་གི་སྲ་ཕྲུབ་པ་ཞིག་གི་དུས་སྐབ་ལོར་བཅས་འདུག་པ། ཕྱིས་ཐར་འདོད་ཀྱི་ཚེ་ཞབས་དྲུང་སྤྲོ་ལུང་གི་བདེ་གཤེགས་དེ་ཕེབས་འདུག་པར་ཡང་། ཨ་ཉོག་གི་མཚན་ངེད་རང་གི་ངག་བསྒོས་པ་ལྟར་དགོན་ཚོག་ཅེས་པར་བཏགས་འདུག

དེ་ནས་རིམ་གྱིས་བཏེག་ཅིང་ཧོར་རྒྱལ་པོ་དང་ཨ་ཅེ་མི་བཟང་མང་པོ་དང་ལྷན་ཅིག་རྫོང་ཁ་བར་དུ་སྐྱེལ་མ་དང་ཐུགས་འཕྲེང་བའི་རྣམ་པ་མཛད། བདག་ཀྱང་ཐག་རིང་དུ་འགྲོ་དགོས་པར་ཧེ་ལྟར་ཡོང་སྙམ་སེམས་འཕྲེང་བ་བྱུང་ཡང་། སླར་བསམ་པར་རང་ཉིད་ཡར་མ་འཁོར་བར་ཞང་མཚན་མཆོད་ཡོན་གང་ལ་ཡང་ཉེས་སྐྱོན་མེད་པ་ཤེས་པས་བག་ཕྲོ། དེར་རྫོང་པ་དང་ནག་ཤོད་གཉིས་ཀ་ནས་ཇ་འདྲེན་དང་འབོད་མི་བྱུང་ཡང་། ད་རེས་རྫོང་དུ་འགྲོ་བར་ཤར། ཨ་ལ་རོང་རྒྱུད་ཕྱིན་པའི་དབུ་རུ་དམར་ནེལ་དུ་བསྟད་ཐུབ་རྫོང་ལུང་པའི་གཞི་བདག་གིས་བསུ་བ་དང་ཐོ་རངས་མཉམ་མེད་ཆོས་ཀྱི་རྒྱལ་པོ་མཇལ་ཞིང་དུས་གསུམ་གྱི་འགྱུར་ཚུལ་མཐའ་ཡས་པ་གསུངས། རིམ་གྱིས་བགྲོད་ནས་མདོར་སླེབས། ཡ་ངན་སྲིབས་པའི་རྟ་བསུ་སོགས་དཔག་ཏུ་མེད་པ་དང་བཅས་

རྒྱལ་ བྲག་ རྩར་ སྣར་ བཏབ། མདོ་ ང་ དགོན་ རྙིང་ རྫོག་ དགོན་ པར་ གསར་ སྤོས་ བྱས་ པའི་ བླ་ མ་ སྤང་ མདའ་ བ་ བཀྲ་ཤིས་ དར་ རྒྱས་ ཡིན་ པས་ དེར་ ཕྱིན། གྲྭ་ པ་ རྣམས་ ཀྱིས་ བསུ་ བ་ སེར་ སྤྲེངས་ དང་ བཅས་ བསྙེན་ བཀུར་ ཚད་ མེད་ པ་ བཤམས། བླ་ བྲང་ དུ་ བསྟན་ སྲུང་ ཨ་ ཕྱིའི་ རྟེན་ འཛུགས་ པ་ སོགས་ བགྱིས། སྔར་ སྣར་ དུ་ སླེབས་ ནས་ རྫོད་ སྨད་ པ་ རྣམས་ ནས་ ནན་ གྱིས་ བསྐུལ་ བའི་ ངོར་ གཟའ་ སྐར་ དུས་ སྦྱོར་ བཟང་ པོར་ བཀའ་ བརྒྱད་ བདེ་ གཤེགས་ འདུས་ པའི་ དཀྱིལ་ འཁོར་ ཆེན་ པོ་ རྟུལ་ ཚོན་ ལ་ བཞེངས་ ཏེ་ གོང་ མའི་ ཕྱག་ བཞེས་ ཇི་ ལྟ་ བ་ མི་ བར་ ཁྱིས་ མ་ ཚོད་ པའི་ ལུགས་ ཀྱི་ སྒྲུབ་ དབང་ ཕྱག་ ལེན་ རྒྱས་ པའི་ ལུགས་ ལྟར་ བགྱིས་ པའི་ ཚེ། ཉིན་ རེ་ བཞིན་ འཇའ་ འོད་ མེ་ ཏོག་ གི་ ཆར་ དང་། དཀྱིལ་ འཁོར་ ཆེན་ པོར་ ལུས་ མེད་ པའི་ ཕྱག་ དང་ སྐོར་ བ་ བྱེད་ མཁན་ མང་ པོའི་ འཛབ་ སྒྲ་ སྒྲོག་ པ་ སོགས་ ངོ་ མཚར་ གྱི་ ལྟས་ བགྲང་ ལས་ འདས་ པ་ བྱུང་ མོད། དེ་ དག་ རང་ ཉིད་ ཀྱི་ ཡོན་ ཏན་ ཡིན་ པའི་ མངོན་ པའི་ ང་ རྒྱལ་ བ་ ག་ ལ་ རིགས། རྡོ་ རྗེ་ ཐེག་ པའི་ སྨིན་ གྲོལ་ ལག་ ལེན་ གནད་ མ་ འཆུག་ ཅིང་ སློབ་ དཔོན་ དང་ སློབ་ མ་ སོགས་ ཕྱུན་ སུམ་ ཚོགས་ པ་ ལྔ་ ཚོགས་ ཀྱི་ རྟེན་ ཅིང་ འབྲེལ་ བར་ འབྱུང་ བ་ ལས་ བྱུང་ བ་ ཡིན་ པར་ སེམས་ ལ་ ཤར། བདག་ གིས་ དཀྱིལ་ འཁོར་ ཆེན་ པོར་ དབང་ བསྐུར་ བ་ གྲུབ་ནས་ འདུས་ པ་ རྣམས་ གྲོལ་ ཞིང་། བདག་ དང་ བླ་ མ་ རྫོགས་ ལྡན་ པེ་ རི་ བ། བླ་ མ་ སྤངས་ མདའ་ བ། མཆོད་ གཡོག་ དགེ་ སློང་ ཕྱུན་ ཚོགས་ ཚེ་ རིང་ སོགས་ བདག་ ཟླ་ གྲོགས་ འགའ་ ཞིག་ བཅས་ དཀྱིལ་ འཁོར་ བསྐོར་ ཞིང་ ཤར་ ངོས་ ནས་ བདག་ གིས་ མཛུབ་ མོ་ གཏད་ དེ། དེ་ རིང་ དབང་ བསྐུར་ བའི་ དཀྱིལ་ འཁོར་ དེ་ འདི་ ཡིན་ ཨང་ ཞེས་ སྨྲས་ པའི་ ཚེ། དཀྱིལ་ འཁོར་ ཆེན་ པོའི་ ཤར་ ན་ ཡང་ དག་ གི་ བུམ་ པའི་ སྟེང་ དུ་ ཐོད་ པ་ སྒྲུབ་ རྟེན་ དང་ བཅས་ བཞིན་ པ་ སྟེང་ གི་ ནམ་ མཁའ་ ལ་ ཁྲུ་ གང་ ཙམ་ འཕགས་ ནས་ མ་ ཎི་ ཕྲེང་ སྐོར་ གཅིག་ ཙམ་ བགྲང་ བའི་ ཡུན་ དུ་ བྲེ་ ལྡིང་ བ་ ལྟར་ བསྡད། སླར་ མ་ འཁྲུགས་ པར་ མཆོའི་ སྟེང་ དུ་ བབ་ སོང་ བས། དེའི་ རིང་ དེར་ འཁོད་ ཐམས་ ཅད་ ཀྱིས་ རིག་ པས་ ཧ་ ལས་ པ་ ལྟར་ མིག་ ཏད་ དེ་ བལྟས་ ནས་ བསྡད། སླར་ དེ་ རིང་ དེ་ འདྲའི་ ཡ་ མཚན་ མཐོང་ བ་ ཞེས་ ཐམས་ ཅད་ དགའ་ ཞིང་ ཚིམ་ པའི་ རྣམ་ པས་ སེམས་ རངས་ པར་ བྱེད་ འདུག ཚུལ་ དེ་ ལྟ་ བུ་ ནི་ འཕགས་ ཡུལ་ དུ་ ཡང་ དག་ གི་ བཀའ་ བབ་ སློབ་ དཔོན་ ཧཱུྃ་ ཀ་ ར། བོད་ དུ་ ཡང་ དག་ གི་ བཀའ་ བབ་ སློབ་ དཔོན་ ནམ་ མཁའི་ སྙིང་ པོ་ ཡིན་ པས་ དེའི་ རྟེན་ འབྲེལ་ ཡིན་ནམ་ སྙམ། དེའི་ ཚེ་ འཆམ་ སོགས་ གོང་ མའི་ ཕྱག་ ལེན་ ལྟར་ གྲུབ་ ནས་ རིམ་ གྱིས་ སྒྲུབ་ ཆེན་ གྲོལ། བདག་ གིས་ བཀའ་ བརྒྱད་ བདེ་ འདུས་ ཀྱི་ དབང་ སྒྲུབ་ བྱེད་ པའི་ ཐོག་ མ་ འདི་ ཡིན། གཞན་ ཡང་ སྐྱ་ སེར་ ཐམས་ ཅད་ ལ་ རང་ རང་ གང་ འདོད་ པའི་ ཐེག་ པ་ གོང་ འོག་ གི་ ཆོས་ ཀྱིས་

ཚིམས་པར་བྱས། ཟང་ཟིང་གི་འབུལ་ནོད་ཀྱང་ཀྱི་ནོམ་པ་བླངས་ཤིང་ཐེག་པ་ཆེན་པོའི་བསྔོ་བས་རྒྱས་བཏབ། སླར་བཏེགས་ཏེ་ཇོད་གངས་ཤོད་དུ་སྐར་བཏབ། ཇོད་སྟོད་པ་རྣམས་ཀྱི་འདོད་པ་ལྟར་རིག་འཛིན་པདྨ་གླིང་པས་ལྷོ་བྲག་སྨན་མདོའི་བྲག་ནས་ཟབ་གཏེར་དུ་བཞེས་པ་བླ་མ་ནོར་བུ་རྒྱ་མཚོའི་དབང་སྨྲུབ་དབུ་བཙུགས། རྩ་བའི་དབང་བསྐུར་ཇོགས་ཆེན་དབང་གི་ཕྲེང་བ་རྟུལ་ཚོན་དུ་བཞེངས་ཤིང་། བླ་མེད་ཀྱི་དཀྱིལ་འཁོར་གཞན་བཅུ་གསུམ་པོ་རྩ་བའི་དཀྱིལ་འཁོར་ཉིད་ལྟེ་བ་བསྒྱུར་བ་གོང་མའི་ཕྱག་བཞེས་ཡིན་པ་ལྟར་བསྒྲུབས། དམ་པར་རློམ་པ་ལ་ལ་དག་གིས་ཐོས་གྲོལ་སོགས་ལ་སྐྱེ་བདུན་སྲུར་ནས་སྒྲུབ་པའི་ཕྱག་ལེན་ཀྱུ་མ་དོ་མཐོང་ཡང་། དེ་ལྟ་མ་ཡིན་པར་ཟབ་ཆོས་འདི་ཉིད་རང་དུ་སྐྱེ་བདུན་སྒྲུབ་པ་གསུངས་པ་ལྟར་ཐེས་དང་ཡོ་བྱད་ཕབ་རྒྱུན་སོགས་མཚན་ཉིད་ཚང་བ་འདུ་བྱས་ཏེ་དགེ་སློང་ཟག་པ་བྲལ་བ་བཅུ་ཕྲག་ཙམ་གྱིས་རིལ་བུ་བསྒྲིལ། ཁ་དོག་བསྒྱུར། ལེགས་པར་སྐམས་པ་དྲིལ་བུར་གཞལ་བ་ཁལ་གཉིས་དང་བྲེ་བཅོ་བརྒྱད་བྱུང་བར་བུམ་པར་བཀང་ཞིང་རྒྱ་དང་བཅས་དཀྱིལ་འཁོར་ཆེན་པོའི་དབུས་སུ་བཀོད་ནས། ཕྱུགས་རྗེ་ཆེན་པོའི་བསྐྱེད་སྒོམ་དང་ཧྲཱིཿཧ་ར་པཉྩའི་འཛབ་ཀྱི་སྒྲ་ཉིན་མཚན་ཀུན་ཏུ་མ་ཆད་པར་དུས་དྲུག་ཏུ་ཁྲུས་གསོལ་དང་བྱིན་འབེབས་སོགས་ལུགས་འདི་ཉིད་རང་ལ་དགོས་ངེས་རྣམས་ཆད་པའི་སྐྱོན་དང་། མི་དགོས་པ་འཐད་ལེགས་དང་ཆོས་བརྒྱད་ཀྱི་ཁ་འགེངས་བྱེད་པ་ལྷག་པའི་སྐྱོན་གཉིས་ཀ་སྤངས་པས་ཞག་བདུན་ཕྲག་ནས་གྲུབ་པའི་རྟགས་གཞུང་ལྟར་དུ་མཐོང་། ལ་ལས་ཉེ་གནས་ཀྱིས་མཚན་མོ་རིལ་བུ་སྒྲུབ་ཁང་སྟེང་ཤོད་དང་རྒྱ་འགྲམ་དུ་གཏོར་ནས་ཕྱིས་རིལ་བུ་འཕྱུར་འདུག་ཟེར་བ་སོགས་ཀྱང་བདག་གིས་ནི་མི་ཤེས། གང་ལྟར་ཡང་བུམ་པ་ཞལ་ཕྱེས་ཤིང་ཀུན་གྱིས་མཐོང་བར་སྔར་དྲིལ་བུ་ལ་གཞལ་བས་ཁལ་གསུམ་དང་བྲེ་བཅོ་བརྒྱད་དུ་འཕེལ་བ་རྣམས་དེར་ཚོགས་ཀྱི་འདུས་པ་ཆེས་མང་བ་ལ་བཀྱེས། དེ་ལྟར་དབང་བསྐུར་གྲོལ་ནས། ཇོད་ལུང་པར་སྤྱོན་དྲང་པ་པདྨ་བརྫའི་ཕྱག་བཞེས་བཟང་པོར་ཡུལ་དེའི་རི་ཀླུང་གི་རྒྱ་སོགས་གང་ཅིའི་འགན་དགོན་པ་བཅུ་གསུམ་གྱིས་མཛད་པ་ཞིག་ཡོད་འདུག་ཀྱང་། ཕྱིས་སེམས་ཅན་རྣམས་བསོད་ནམས་མོད་དམན་ཅིང་། དགོན་པ་རྣམས་ཀྱང་ཐོས་བསམ་སྒོམ་པ་ཁོ་བས་ངལ་ལྷག་སྒམ་པ་ཡར་ལྟའི་འགྲན་སེམས་ནི་མེད། རང་རང་གི་གྲུབ་མཐའ་སོགས་བརྟད་པས་ནང་མི་མཐུན་པ་སེལ་བུར་སོང་འདུག་པས་འབད་བརྩོན་རྣམ་གྲངས་དུ་མའི་ངོས་ནས་དངོས་པོ་གཏོང་བ་རྣམས་ཡང་རི་སྐོར་འདུས་པ་རང་གི་དགེ་འདུན་འདུ་བའི་སྒོ་རྣམས་ཀྱིས་བཏང་སྟེ། དཔེ་མདོ་རི་ཁྲོད་ཀྱིས་གཙོས་

དགོན་པ་ཁག་བཅུ་གསུམ་གྱི་འདུས་པ་རྣམས་སྤྱན་དྲངས། ལྷན་ཅིག་ཏུ་ཚོགས་པའི་ཞལ་གྲངས་ཁྲི་ལས་མི་དམན་ངེས་ཚོགས་པ་ཞག་གསུམ་གྱི་བར་དུ་ཁ་ན་མ་ཐོ་བ་སྤངས་པའི་བཟའ་བཅའ་བཏུང་བ་དགེ་འདུན་ལ་འོས་པ་དག་ལེགས་པར་བསྟབས་ཤིང་བསྙེན་བཀུར། དེ་དག་གི་ཚེ་སྟོང་གཉེན་སྡེའི་བཅའ་ཡིག་དྲུང་ཤཱཀྱ་བཛྲ་ཀྱིས་བསྒྲུལ་བ་ཉིད་སོར་བཞག་པའི་བཅའ་ཡིག་གསར་དུ་ཁ་གསལ་བར་བྲིས་པ་ཉིད་རེ་བཞིན་ཚོགས་སུ་ཡང་རི་སྐོར་གྱི་མཛེས་ཆོས་པས་བསྒྲགས་པ་དང་། བདག་རང་གིས་ཆོས་དང་མཐུན་པའི་ཚོགས་གཏམ་མཉེས་གཤིན་པ་བསྐུར་ནན་ཕོ་ནས་ཕུལ། གྲོལ་བའི་ཉིན་མོ་དགོན་རང་སོ་སོའི་ཆོས་སྐྱོང་རྣམས་ཀྱི་གཏོར་མ་སོ་སོར་བཤམས་ནས་བསྐྱེད་བསྟིམ་མཆོད་བསྟོད་འཇབ་བཟླས་མངའ་གསོལ་གྱིས་མཉེས་པར་བྱས་པ་རྣམས་དབང་དུ་བཙུགས་ནས། དགེ་འདུན་འདུས་པ་དང་ཡུལ་མི་བསམ་ཡོད་ཐམས་ཅད་དམ་ལ་བཞག་ཅིང་བཀར་ནས་སྔོན་གྱི་ལུགས་བཟང་པོ་རི་མོ་གསེར་གསོས་ལེགས་པར་བགྱིས་པས། སྡེ་དགོན་ཐམས་ཅད་ཀྱིས་ཡི་རངས་དང་ལེགས་སོའི་སྒྲ་དབྱངས་ཀྱིས་དབྱར་རྔའི་ང་རོ་བག་འཕྱུམས་པ་ཙམ་དུ་བགྱིས། དེའི་སྐབས་ཤིག་ཡེར་སྒོམ་དགོན་དུ་ཕྱིན། འདོད་ཆོས་འགའ་ཡར་དང་བླ་བྲང་དུ་བསྟན་སྲུང་ཆོས་ཀྱི་སྒྲོལ་མའི་རྟེན་འཛུགས་བགྱིས། སླར་སྐར་པ་བདེ་ག །རྫོང་རྣམ་རྒྱལ་དགོན་དུ་སྐར་ཕབ། འདུ་ཁང་དུ་གཞི་བྱེས་ཐམས་ཅད་ལ་ཀུན་རིག་གི་དབང་བསྐུར་རྡུལ་ཚོན་ལ་བརྟེན་པ་དང་གཞན་ཡང་འདོད་ཆོས་མང་དུ་ཕྱིན། དེའི་སྐབས་གཞི་བདག་ཤ་བ་ར་མགོས་དམ་མནོས་ཤིང་སྐྱབས་འགྲོའི་སྡོམ་པ་བླངས།

དེ་ནས་དགུན་དུས་སུ་སོང་བ་ཁ་བ་ཆེར་བབ་ཅིང་གྲང་རེག་ཀྱང་ཤིན་ཏུ་ཆེ་བ་བྱུང་བས་སྐར་དུ་མ་བསྡད་པར་ཞུགས་འགྲམ་བརྟེན་པའི་ཕྱིར་རྣམ་རྒྱལ་དགོན་གྱི་བླ་བྲང་དུ་བསྡད། བླ་མ་པེ་རི་བཀྲ་ཤིས་བསོད་ནམས་ཡེ་སྒོམ་དང་རྣམ་རྒྱལ་དགོན་གཉིས་ཀའི་ཁྲུར་བཞེས་ཡིན་པས་ཞུགས་འགྲམ་དུ་དད་གཏམ་བགྱིས་པར། བདག་གིས་རྒྱལ་བྲག་རྩར་བཀའ་བརྒྱད་དབང་སྒྲུབ་བགྱིས་པའི་ཉེར་བདུན་གྱི་ནུབ་འཁྲུལ་སྣང་བྱུང་ཚུལ་འཕྲོས་ཤིག་བཏང་བས་ཅིས་ཀྱང་ཡི་གེར་འབྲི་དགོས་ཞེས་ནན་གྱིས་གསུངས་པར། རྒྱལ་བྲག་རྩར་ཉེར་བདུན་གྱི་ཐོར་ཐུན་ལ་བབ་དུས་རྨི་ལམ་དུ། ང་རང་གི་སྲིང་མོ་དཔོན་ས་དཀོན་མཆོག་དཔལ་མོ་ཟེར་བ་འོད་ཀྱི་ལམ་དཀར་པོ་ཞིག་ལས་བྱུང་ནས། ངོ་ནུབ་ཀུན་ཏུ་བཟང་པོའི་ཕོ་བྲང་དུ་མཉམ་མེད་ཆོས་ཀྱི་རྒྱལ་པོ་འཁོར་རིག་འཛིན་རྒྱ་མཚོའི་དབུས་སུ་བཀའ་བརྒྱད་བདེ་གཤེགས་འདུས་པའི་དབང་སྐུལ་བར་མཆིས་

ཀྱི་འགྲོ་ཐེར། བདག་འགྲོ་རྩིས་བྱས་པས་ཐག་རིང་པོ་ཞིག་ཏུ་ཡུལ་ལྗོངས་སྤྲོ་འདྲིགས་སྣ་ཚོགས་དང་ལྡན་པའི་དབུས་སུ་རྡོ་རྗེའི་བྲག་དམར་སྨུག་ཚོས་འབྱུང་ཁོ་ན་བརྩེགས་པ་འདྲ་བའི་སྟེང་དུ་གཞལ་མེད་ཁང་ཁོ་ལག་ཚད་མེད་པ་ཞིག་འདུག་པའི་སྣོར་འོད་ལམ་དེ་ཡར་ཟུག་འདུག་པར་བདག་གཉིས་བགྲོད་པས། གཞལ་ཡས་ཁང་དེའི་ནང་དུ་སླེབས་པའི་ཚེ་ཡོལ་བ་དང་བླ་བྲེ་སོགས་ཚད་མེད་པའི་གུང་དུ་གདན་སེང་གེའི་ཁྲི་ཆེན་པོར་མཉམ་མེད་ཆོས་ཀྱི་རྒྱལ་པོ་ཡིན་རྒྱུ་བ་བདེ་གཤེགས་འབྲིང་པོའི་ཆ་ལུགས་སུ་བཞུགས། དེའི་གཡས་སུ་བཀའ་བརྒྱུད་ཀྱི་དཀྱིལ་འཁོར་བཅོས་མའི་དཀྱིལ་འཁོར་མིན་པར་འོད་ཕུང་སྣ་ཚོགས་འབར་འཕྲོ་འཁྲུགས་པའི་དབུས་སུ་ཞི་ཁྲོ་བདུན་བརྒྱ་ཉེར་ལྔ་གསལ་ལ་རྫོགས་པ་སྐུ་གར་སྟབས། གསུང་སྔགས་སྒྲ། ཐུགས་ཏིང་ངེ་འཛིན་ལས་མི་གཡོ་བར་བཀྲ་ལམ་མེར་བཞུགས་འདུག །དེ་དག་གི་གཡས་གཡོན་རྣམས་སུ་འབོལ་སྟན་མང་པོ་བཤམས་འདུག་པར་རིག་འཛིན་བགྲེས་པོ་དང་དར་མ་དང་གཞོན་པའི་རྣམ་པ་ལ་ལ་ནི་དགེ་སློང་། ལ་ལ་ནི་སྔགས་པ། ལ་ལ་ནི་རྒྱལ་པོའི་ཆ་ལུགས་གྲངས་ལས་འདས་པ་ཞལ་ནས་དྲག་སྔགས་སོ་བདུན་མ་དབྱངས་སུ་སྒྲོག་ཅིང་། བདག་ལ་དགྱེས་པའི་རྣམ་འགྱུར་མང་པོ་མཛད་ཀྱི་འདུག །བདག་གིས་ཕྱག་ཕུལ་བས་མཉམ་མེད་ཆོས་ཀྱི་རྒྱལ་པོ་ཧེ་རུ་ཀའི་ཆ་ལུགས་སུ་བསྒྱིངས་པ་དེ་སྐུ་གར་སྟབས་ཤིགས་ཤིགས་གསུང་གདངས་ཆེན་པོས་ཧ་ཧ་ཨ་ལ་ལ་ཧོཿ ཨེ་མ་ཨ་ཧོཿ ཞེས་གསུངས། ཡར་འགྱུ་བའི་དབུས་དེར་འབོལ་གདན་ཞིག་འདུག་པ་བདག་རང་གི་ཡིན་རྒྱུ་བ་བྱས་འཛིགས་ནས་བསྡད་པས་དཔོན་སློབ་ཀུན་དགྱེས་པའི་རྣམ་གྲངས་མཛད་འདུག །དེ་མ་ཐག་འདུས་པ་རྒྱ་མཚོས་ཕྱག་དང་མཇལ་ཕྱུལ་ནས་གསོལ་བ་བཏབ་པས། ཧེ་རུ་ཀ་དེས་དཀྱིལ་འཁོར་ཕྱི་ནང་གི་འཇུག་པ་ནས་བཟུམས། ཕྱི་ནང་གི་རྗེས་དབང་བརྒྱ་རྩ་བརྒྱད། ལྷ་དབང་མཆོག་དབང་གོང་མ་གསུམ། རྡོ་རྗེ་རྒྱལ་པོའི་བཀའ་རབ་འབྱམས་ཀྱི་དབང་རྣམས་གཏེར་སྟོན་དང་ཁྱད་མེད་པར་མཛད་འདུག་པར། དབང་རྗེས་རྣམས་ནི་འཇའ་ཚོན་ལས་གྲུབ་པ་སྣང་ལ་རང་བཞིན་མེད་པར་ཤ་སྟག་འདུག །དབང་གྲུབ་ནས་ཚོགས་ཀྱི་འཁོར་ལོ་ལྷག་གཏོར་དང་བཅས་པ་ད་ལྟའི་བཀའ་བརྒྱུད་ལས་བྱུང་ཤྲཱི་ལ་ཀ་རས་མཛད་པ་འདི་ཉིད་རང་གསུང་གི་འདུག་པས་ཕྱིས་ལས་བྱུང་འདི་ལ་ཡང་ཡིད་ཆེས་ཐོབ་པ་བྱུང་། དེ་ལྟར་གྲུབ་ནས་རིག་འཛིན་རྣམས་ཕྱིར་གྲོལ། དཀྱིལ་འཁོར་སོགས་མི་སྣང་བར་མཉམ་མེད་ཆོས་ཀྱི་རྒྱལ་པོ་སྔར་ཞལ་བཞུགས་པའི་དུས་ཁོ་ན་ལྟར་བཞུགས་འདུག་པར། བདག་གིས་བདག་ས་ཐག་རིང་པོར་འགྲོ་དགོས་པས་ཐུགས་རྗེས་བཟུང་ཞིང་བཀའ་

བསྐུལ་ཀྱང་གནང་བ་གསོལ་བ་བཏབ་པས། གཙོ་བོར་ལམ་ཟབ་མོ་བསྐྱེད་རྫོགས་ཉམས་སུ་བླང་ལུགས། གཞན་ཡང་ཐལ་དང་ཡུན་གྱི་བསླབ་བྱ་མང་བར་གནང་། ཕྱག་ཞབས་བཞི་ཀ་བདག་གི་སྤྱི་བོར་བཀོད་དེ་བདེ་གཤེགས་འདུས་པའི་གཙོ་བོ་ཐམས་ཅད་ཀྱི་ཐུགས་མཐར་ཀཱ་ཡ་ཝཱ་ཀ་ཙིཏྟ་སརྦ་སིདྡྷི་ཕ་ལ་ཧཱུྃ་ཞེས་གསུངས་ཤིང་བྱིན་རླབས་བཀའ་གཏད་རྩལ་སྤྱུགས་སུ་གནང་བའི་མོད། སྟར་གྱི་བུ་མོ་དེས་ཁྲིད་དེ་འོད་ལམ་དུ་འོང་བས་རང་གི་མལ་སར་སླེབས། གཉིད་སད་པའི་ཚེ་སྣང་བ་ལ་ཞོགས་པ་བཀའ་བརྒྱུད་བདེ་གཤེགས་འདུས་པའི་སྒྲུབ་ཆེན་གྱི་ལས་གཞུང་ལ་འཇུག་རན་པར་བབ་འདུག །འདི་ཡང་བླ་མ་བེ་རི་བ་ལ་བྲིས་པ་དེར་འདི་ལས་ཚིག་སྣ་རིང་བ་ཞིག་ཡོད་ཀྱང་འདིར་བསྡུས་ནས་བྲིས་པ་ཡིན། འདི་སྐབས་བླ་མ་བེ་རི་བའི་གན་དུ་གོང་པོ་འཚོ་བྱེད་རྒྱལ་མཚན་དོན་གྲུབ་ཟེར་བ་ཕ་ཕྱོགས་ནས་བླ་མ་བེ་རི་བ་དང་། མ་ཕྱོགས་ནས་འབྲུག་པ་ཐམས་ཅད་མཁྱེན་པ་པདྨ་དཀར་པོའི་སྐུ་ཉེར་འགྲོ་བ་སྨན་པ་མཁས་ངེས་ཤིག་འདུག་པ་བདག་གི་ཟླར་འབྲངས། སྐྲ་བཅད་པའི་མིང་ལ་དཀོན་མཆོག་རྒྱལ་མཚན་དུ་བཏགས། ཕྱིས་བདག་རང་གི་གསོ་དཔྱད་ཀྱི་སློབ་དཔོན་བཀའ་དྲིན་ཅན་དུ་གྱུར་པ་དེ་ཡིན་ནོ། །ཀྱེ་མ། མཉམ་མེད་ཆོས་ཀྱི་རྒྱལ་པོའི་དྲུང་། །དངོས་དང་རྨི་ལམ་ལན་གཉིས་སུ། །བདེ་གཤེགས་འདུས་པའི་དབང་སྒྲུབ་བསྐུལ། །རང་སེམས་གདོད་མའི་ཆེ་མཆོག་ཏུ། །ངོས་སྤྲད་གསང་མིང་བཏགས་པ་ནི། །ཆེ་མཆོག་ལས་འབྲེལ་རྩལ་ཞེས་གནང་། །ང་འདྲ་ཉམ་ཆུང་གྱི་ནས་ཀྱང་། །སྐལ་བཟང་བདུད་རྩི་དེ་ལྟར་ཐོབ། །དེ་ལྟར་རྣམ་རྒྱལ་དགོན་དུ་བསྡད་པའི་ཉུབ་ཅིག་ལྕགས་ཀྱི་ཨ་ཙ་ར་སྔོ་སངས་མི་རྐང་གི་གླིང་བུ་ཐོགས་པ་ཞིག་བྱུང་། ཁྱོད་སུ་ཡིན་གང་ནས་འོང་ཅི་འདོད་དྲིས་པས་ང་མ་ཧཱ་ཀཱ་ལཱ་ཙ་ཏུརྨུ་ཁ་ཡིན། ཁའུ་བྲག་རྫོང་ནས་འོངས་གཏོར་མ་བྱིན་ཟེར། ཁྱོད་ལ་སྟོན་ཆད་འདྲིས་ཞེན་ཆེ་བ་མེད་པར་གཏོར་མ་སློང་བ་ཅི་ཡིན་སྙམ་པས། ཏ་ཏ་མཚར་ཆེ་ཁྱོད་རྒྱ་གར་སི་ཏའི་ཡུལ་མུན་ཆེན་དུར་ཁྲོད་དུ་གཏུམ་སྲུང་རྣལ་འབྱོར་དུ་གྱུར་པའི་ཚེ་དང་། ཡང་བླ་མ་གཞན་གྱི་སློབ་མར་གྱུར་པའི་ཚེ་སོགས་བདག་ལུས་གྲིབ་ལྟར་འགྲོགས་པ་དེ་ཡིན་ཟེར་བས་གཏོར་མ་ཕུལ། སྒྲུབ་ལུགས་སོགས་དྲིས་པས་ཞིབ་ཏུ་སྨྲས་བྱུང་བ་དང་སྔ་རབས་པའི་ཡིག་ཆ་ལ་ཁྱད་མི་འདུག་པས་ཡིད་ཆེས་པ་བྱུང་།

དེ་ནས་ཟླ་དགོན་པའི་འབོད་མི་བྱུང་བས་སྐར་བཏེག་སྟེ་ཤར་གོང་ལ་བརྒྱུད་ཟླ་དགོན་དང་ཉེ་བར་ཟླ་དགོན་སྤྱན་སྔ་བཟོད་པ་ཕུན་ཚོགས་ཀྱིས་གཙོས་པའི་རྟ་བསུ་དང་། འདུས་པའི་ཚོགས་ཀྱིས་སེར་སྦྲེང་སོགས་བསུ་བའི་བཀོད་པ་རྒྱ་ཆེན་པོས་ལེགས་པར་བསུས་ཏེ་དགོན་ཐང་དུ་སྐར་

བདབ། གྲྭ་ནང་སོ་སོས་སྡེ་ལེན་ཚད་མེད་པ་མཛད། འདུ་ཁང་ཆེན་མོར་རིག་འཛིན་པདྨ་གླིང་པས་སྐམ་པོ་དར་གྱི་རི་ནས་སྤྱན་དྲངས་པའི་ཟབ་ཆོས་ཞི་ཁྲོ་དགོངས་པ་རང་གྲོལ་གྱི་དབང་བཞི་འཕྲོད་ཚད་རང་གྲོལ་རྡུལ་ཚོན་གྱི་དཀྱིལ་འཁོར་སྟེང་ནས་བསྐུར། སྐར་གཞི་བྱེས་ཀྱི་གཞི་ཁྲིད་མ་ཐོབ་པ་བརྒྱ་ཕྲག་ཙམ་འདུག་པར་ཟབ་ལམ་ནཱ་རོ་ཆོས་དྲུག་གི་ཉམས་ཁྲིད་འཁྲུལ་འཁོར་སོགས་ལག་ལེན་ཞིབ་པར་བྱས་ཤིང་། སྟོད་ཡུལ་མགོན་པོ་ཕྱག་བཞི་པའི་མགོན་ཁང་དུ་བྱས་སྐབས་རྗེ་ལམ་དུ་བྱུད་མེད་སྔོ་སངས་སྐྲ་དང་སྨིན་མ་དམར་སེར་དུ་ཡོད་པ་ཞིག་གིས་དོ་ཤུབ་དུར་ཁྲོད་བསིལ་བའི་ཚལ་དུ་དཔལ་ཆེན་ནཱ་རོ་པས་ཁྱོད་ཤོག་གསུངས་པས་ཁྱོད་འབོད་དུ་འོང་བ་ཡིན་ཟེར། དེའི་ཟླར་ཕྱིན་པས་ས་ཐག་རིང་པོ་ཞིག་ན་དུར་ཁྲོད་ཆེན་པོ་ཤིན་ཏུ་འཇིགས་སུ་རུང་བ་ཞིག་ཏུ་ཁྲོམ་ཆེན་པོའི་དབུས་སུ་ཕ་བོང་དཀར་པོ་སེང་གེ་བསྙོལ་བ་ལྟ་བུའི་སྟེང་དུ་མི་ལྤགས་བཀབ་པའི་གདན་ལ་ཧེ་རུ་ཀ་སྨུག་ནག་ཤིན་ཏུ་འཇིགས་པ་ཞིག་བཞུགས་འདུག་པས་བདག་ལ་དགྱེས་པའི་རྣམ་འགྱུར་མང་པོ་མཛད་པའི་རྗེས་སུ་ཆོས་དྲུག་བསྡུས་པ་ཚིགས་སུ་བཅད་པ་དེ་གསུངས་ཤིང་། གཞན་གསང་སྔགས་ཀྱི་རྒྱུད་སྡེ་མང་པོའི་གནད་འགག་དང་གཏུམ་མོའི་འོག་སྒོའི་སྒོར་སོགས་ཞལ་གདམས་བསླབ་བྱ་རྒྱས་པར་བསྩལ་ཅིང་ཞབས་སྤྱི་བོར་བཀོད་ནས། བདེ་དགྱེས་གསང་གདན་སྒྲུ་ཐོད་སོགས་ཀྱི་སྔགས་མང་པོ་གསུངས་ཤིང་ལྷུགས་ཚབ་གནང་ནས་ད་སོང་ཞིག་གསུངས་པས་བྱུད་མེད་དེ་དང་བསྡེབས་ནས་འོང་བའི་སྣང་བ་ལ་གཉིད་སད་པས་ཐོར་ཕྲུན་ལ་འཇུག་རན་པར་འདུག

ཡང་དེ་སྐབས་ཟུར་རེ་བ་ཡིན་པའི་གྲྭ་པ་ཞིག་ཕྲུན་ཚོད་པ་ཡིན་པ་དེས་འཁར་ཛ་བཅག །གནས་དབྱུང་བྱས་པས་ཟུར་རེ་བའི་གྲྭ་པ་ཞིག་གིས་ཁོ་བསད་པ་རེད་ཟེར་བའི་གཏམ་ངན་བསྒྲགས། གྲྭ་པ་གཞན་འགས་ཀྱང་དེ་རྗེས་འབྲངས་པས་ཡིད་ཕྱུང་། ཡང་རི་སྐར་པ་རང་གང་བདེར་བཞུད། ང་རང་རེ་ཞིག་ཟླ་དགོན་དུ་བསྡད། དེ་ནས་གང་དུ་འགྲོ་བལྟ་རྒྱུ་བྱེད་པར་ཐག་བཅད་པའི་ཚེ། ཟླ་དགོན་བླ་མ་དང་བན་བོན་རྣམས་དང་། སྐར་རང་གི་བན་མང་ཐམས་ཅད་ཀྱིས་དེ་ལྟར་བྱས་ན་མི་འཐུས་ཤིང་གཏེ་པོ་རྣམས་གནས་དབྱུང་བྱེད་ཟེར་བར་སྐར་བསམ་པ་ཟློས། གཏེ་པོ་རྣམས་ཀྱིས་ཀྱང་ཚད་སྒྲུབ་ཙམ་བྱས་པས་བཟོད་པར་བགྱིས་ནས་རེ་ཞིག་བསྡད། ཕྱིས་ཟླ་དགོན་དུ་ལོག་པའི་ཁས་ལེན་དང་དགོན་པ་ནས་ཀྱང་སྤྱིལ་བུ་བཟོ་ཟེར་བའི་བཀོད་པ་བྱས། བདེ་སྟེང་ནས་རྒྱ་སྟོན་སྡེ་པའི་འབོད་མི་ཇ་འདྲེན་བྱུང་བ་ལྟར་སྐར་བཏེག །ཉེ་བར་ཕྱིན་ཚེ་ཐབ་བསུ་དང་། རྟ་བསུ་སེར་སྦྲེངས་སོགས་རྒྱ་ཆེ་བར་བྱུང་། དགོན་དང་ཉེ་བར་སྐར་བཏབ། ངལ་གསོས་

ནས་རྒྱ་སྟོན་ཆོས་རྗེས་དབུ་བྱས་གཞི་བྱེས་ཀྱི་འདུས་པ་ལྔ་བརྒྱ་ལྷག་ཙམ་ལ་རྡོ་རྗེ་རྣལ་འབྱོར་མས་སློབ་དཔོན་ཆེན་པོ་འཇིགས་མེད་འབྱུང་གནས་སྦས་པ་ལ་དངོས་སུ་བསྩལ་བའི་རྡོ་རྗེ་ཕྲེང་བའི་རྩ་བའི་དཀྱིལ་འཁོར་ཞེར་བདུན་རས་བྲིས་དང་། དུས་ཀྱི་འཁོར་ལོ་རྟུལ་ཚོན་གྱི་དཀྱིལ་འཁོར་བསྒྲུབས་ནས་དབང་བསྐུར། གཞན་ཡང་དབང་ལུང་ཁྲིད་མང་དུ་བགྱིས། སྐར་སྐར་བཏེག །རིམ་པས་ལམ་གྱི་མི་སེར་དང་དགོན་པ་ཁག་ཏུ་བ་ལ་སོགས་པར་སོ་སོར་ཆིམ་པའི་འདོད་ཆོས་བྱས། བ་ཐང་དུ་སྐར་ཕབ་ནས་གོང་སྨན་ཆེན་པོ་དཀོན་མཆོག་རྒྱལ་མཚན་པར་དངུལ་ཆུ་གཙོ་བཀྲུས་ཆེན་མོ་རྗེ་ཟུར་མཁར་བ་མཉམ་ཉིད་རྡོ་རྗེའི་ཡིག་ཆ་ཇི་ལྟ་བའི་ལག་ལེན་དང་། གྲུབ་ཐོབ་ཨུ་རྒྱན་པའི་དངུལ་འབུམ་གྱི་དངུལ་སྐམ་དང་། དངུལ་ཆུ་ཤ་ལྟར་བཟའ་བ་སྐོམ་ལྟར་བཏུང་བ། རྐོང་འདུལ་དང་གཡུང་འདུལ་ལ་སོགས་པ་རྣམས་དང་། སྨན་གཞུང་གི་དགོངས་པ་གསེར་དངུལ་ཟངས་ལྕགས་བཞི་སྲེག་འདུལ་དང་། མན་ངག་རིན་ཆེན་ཐལ་སྦྱོར་གྱི་དགོངས་པ་གསེར་དངུལ་ཝེ་ཐྲུམས་སུ་སྲེག་པའི་ལག་ལེན་སྣན་བརྒྱུད་ཞལ་རྒྱུན་ཡི་གེ་མེད་པའི་སྐོར་རྣམས་དང་། ཨ་ཥྚ་ཧ་རི་ནག་པོའི་འདུལ་སྦྱོང་ནས་བཟུང་རིན་ཆེན་རིལ་བུ་གྲང་སྦྱོར་ཆེ་འབྲིང་ཆུང་གསུམ་དང་དེ་དག་གི་རྗེས་འབྲང་མཐུན་བྱེད་རིལ་བུ་དང་། གཞན་ཡང་སྨན་དཔྱད་ཡན་ལག་བརྒྱད་པའི་སྙིང་པོ་བསྡུས་པ་དང་དེའི་འགྲེལ་པ་ཟླ་ཟེར། ཀླུ་སྒྲུབ་ཀྱི་སྦྱོར་བ་བརྒྱ་པ། དཔལ་ལྡན་རྒྱུད་བཞི། བྱེ་བ་རིང་བསྲེལ། གྲངས་ཅན་མ་བུ། གྲངས་མེད་སྐོར། ཟིན་ཐིག །ཡང་ཐིག །སོ་མ་ར་ཛ་ལ་སོགས་པ་རྣམས་ཀྱི་ལག་ལེན་དཀའ་གནད་ཀྱི་དོགས་གཅོད་སོགས་དཔྱིས་ཕྱིན་པ་སྦྱངས་ཤིང་། དེ་ཡང་འཚོ་བྱེད་དེ་ཉིད་བཤད་པ་དང་ལག་ལེན་གཉིས་ཀ་ལ་བྱང་བ་དང་། ངེད་ཅག་ས་གཅིག་ཏུ་མི་འདུག་པར་རི་གླིང་ཀུན་ལ་རྒྱུ་བའི་སྐབས་ཀྱིས་སྔོ་སྨན་གྱི་སྔེ་ཚན་སོ་སོའི་སྐྱེ་ས་ཡུལ་གྱི་ཁྱད་པར། ཕོ་མོ་རྐོད་གཡུང་སོགས་སྔོ་སྨན་ཕལ་ཆེར་རིགས་གསུམ་གསུམ་དུ་དབྱེ་བ་དང་། རྡོ་སྨན་རྣམས་ཀྱང་དེང་སང་གི་སྨན་པ་ཕལ་ཀྱིས་ལག་ཏུ་བླང་བ་ལྟ་ཞོག །མིང་ཙམ་ཡང་མ་ཐོས་པ་མང་པོ་དང་། ཤིང་གི་རིགས་སྙེར་མིང་སྤྱི་ལ་བཏགས་པ་ཐང་ཤིང་ལྟ་བུ་ལ་མཚོན་ན། ཐང་དཀར། ཐང་ནག །ཐང་སྨྲོན། ཐང་མ། གོར་ཙན། ཐང་ཤུག་གམ་མདུང་ཤིང་ནགས་མ་སོགས་དབྱེ་བ། ཤུག་པ་ལ་རྒྱ་ཤུག །བོད་ཤུག །སྟག་ཤུག །ཤུག་པ་ཙནྡན། ཤུག་ཚེར་སོགས་དེས་མཚོན་པའི་དབྱེ་བ། གཞན་ཡང་འཚོ་མཛད་དེ་ཉིད་དཔྱད་དོན་ལ་ཡང་མཁས་པར་འདུག་པས་སྨན་ལ་མགོ་བའི་རིན་པོ་ཆེའི་རིགས་ཀྱང་། ཇི་སྐད་དུ་ལྡོན་ཤིང་ལས། བརྟན་གཡོ་ཞུ་དང་མི་ཞུ་བའི། །ཁམས་ལས་གྲུབ་པའི་

རིན་ཆེན་རྣམས། །ཞེས་གསུངས་པ་ལྟར། བརྟན་གཡོ་ཞུ་བའི་ཁམས་ལས་གྲུབ་པ་གསེར་དངུལ་ཟངས་ལྕགས་ཚོན་མོ་སྙིང་སོགས་ཀྱི་གསེར་ལ་དབྱེ་ན། ཡུ་གྲུར་གྱི་གསེར། སྟག་ལག་གི་གསེར། གྱུ་ལང་གི་གསེར། བོད་གསེར་དམར་པོ། གསེར་ནག་པོ། དངུལ་ལ། སོག་དངུལ། རྗེ་དངུལ། གྱིང་ཤ་ར་དངུལ། ལུག་དངུལ། ཧ་ཡང་ཧོ་སོགས། ཟངས་ལ་སྡོད་ཟངས། སྨད་ཟངས། ལྷོན་དམར། ལྷོན་སྐྱ། རང་བྱུང་གི་ཟངས་སོགས། ལྕགས་ལ་རྡོང་ལྕགས། ཐག་ལྕགས་རྩ་ལྕགས་སོགས། དེ་བཞིན་དུ་བརྟག་དཀའ་བ་ཤེལ་རིགས་རྣམས་དང་། རྡོ་རིགས་ལ་བྱུ་རུ་དཀར་དམར། མུ་མེན་ལ། གསེར་མུ་མེན། རྡོ་མུ་མེན། མུ་མེན་ཕལ་པ། སྲོག་ཆགས་ལས་བྱུང་བ། མུ་ཏིག་དཀར་པོ། དམར་པོ། ནག་པོ། གཙྭ་མུ་ཏིག །ཧ་ཧོར་མུ་ཏིག་ལ་སོགས་པ་མཐའ་ཡས་པ་སོ་སོའི་མཚན་ཉིད་དང་དབྱེ་བ་བྱེད་ལས་རྣམས་བྱང་བར་མཁྱེན་ལ། གཞན་ཡང་གསུང་རབ་མདོ་སྔགས་ཀྱི་ཕྱོགས་ལ་ཡང་གོ་བབས་ལེགས་པ། རིག་གནས་ལ་སྐན་དག་ནི་ཤིན་ཏུ་བྱང་བ། བཟོ་པ་ཉའི་ལག་ལེན་ཡང་འགའ་ཞིག་མཁྱེན་པ་སོགས་ཏེ། མདོར་ན་བློ་ལྡན་མཁྱེན་པའི་ནོར་གྱིས་ཕྱུག་པ་དེ་ཉིད་ཀྱི་བཅུ་ཆ་ཙམ་ཡང་བདག་ལྟ་བུའི་གང་ཟག་གཞན་དབང་ཅན་གྱིས་ཤེས་པ་ག་ལ་སྲིད། འོན་ཀྱང་ཇི་སྐད་དུ། རི་རབ་གསེར་གྱི་ངོས་ལ་གནས་པ་ཡི། །བྱ་ཡི་རང་བཞིན་རྣམས་ཀྱང་གསེར་དུ་སྣང་། །ཞེས་གསུངས་པ་ལྟར། མཁས་པ་བསྟེན་ན་མཁས་པར་འགྱུར་ཞིང་། བླུན་པོ་བསྟེན་ན་བླུན་པོར་འགྱུར་བ་ཡང་ཆོས་ཉིད་དུ་སྣང་བའི་ཕྱིར། མཁས་པ་དེའི་དྲིན་ལས་བདག་གིས་ཀྱང་སྔགས་གཅིག་གི་བརྟུལ་ཞུགས་འཛིན་མ་དགོས་ཙམ་བསླབས་པ་ཡིན་ནོ། །

དེང་སང་དཔེ་ཆ་རྐང་གང་རེ་སྣམ་ཐྲག་ཏུ་བཅུག་ནས་ངའི་ཟབ་ཁྲིད་ངའི་ཁྲིད་ཆོས་ཞེས་མགོ་བོ་གྱེན་དུ་འདེགས། སྔོ་སྨན་སོགས་སྣ་རེའི་བཙོས་ལ་སྦྲ་གསང་དང་ཕྲག་དོག་ཕོར་ཡུག་ཏུ་བྱེད། མཁས་པ་དང་ཕྲད་ན་ཁྲིད་དུ་གསོད་ཅིང་བག་འཁུམས་པས་ལེགས་བཤད་བརྟར་ཤ་གཅོད་པའི་གླིང་མོ་བགྲེས་ན་ཁ་སྐམ། དཔྲལ་བ་རྟུལ། འདུག་མི་བཟོད། བླུན་པོ་ཚོགས་པའི་དབུས་སུ་བསྒྲིངས་སྟབས་ཀྱིས་རང་བསྟོད་གཞན་སྨོད་ང་ཆེ་ང་གཉན་ང་བདེན་གྱིས་ལུང་པ་འགེངས། ནད་པ་ཤི་ན་སྔོན་ལས་དང་ནད་ལྷག་གདོན་རྐྱེན་ལ་ཁག་འདོགས། ནད་པ་སོས་ན་ཨ་ཕོ་ངས་བྱས། སྔོ་སྨན་འདིས་གསོས། ཁྲིད་ཆོས་འདིས་འཚེངས། རྟ་ཁྱིར་ཤོག །མཛོ་ཁྱེར་ཤོག་སོགས་ཟ་འདོད་ངོ་ཚ་མེད་ཀྱིས་ལུང་པ་འགེངས་པའི་སྨན་པ་རྣམས་དང་འོ་ཅག་ནི་རིགས་མི་མཐུན་པ་སྣང་སྟེ། སློབ་དཔོན་ཆེན་པོ་པདྨས། བུར་སློག་ཤ་ཆང་དྲི་མ་མི་གཅིག་པར། །སོ་སོར་འབྱུང་ལྟར་ཞེས་སོགས་

གསུངས་པ་དང་། ཡང་མི་རེའི་ལག་ན་རྟེན་གྱི་ཤོག་ཁྲ་རེ། །རྫོངས་ཁྱུ་ཚོགས་ནས་མཁས་པ་སྐྱུར་ལ་འདོན། །ཞེས་གསུངས་པ་སོགས་དང་རྩལ་འདྲ་བར་སྣང་མོད་ཀྱི། འོན་ཀྱང་དྲང་ཞིང་གསོང་པོར་སྨྲ་བ་གཤིན་རྗེ་ཆོས་ཀྱི་རྒྱལ་པོ་བཞུགས་མཆིས་པས་ཨ་ལ་ལ་ཧོཿ དེ་ནས་དེར་འཁོར་གྱི་སྡེ་དགོན་རྣམས་དང་། གཞན་ཡང་གླིང་རྫོང་དང་ཚ་འབོམས་དགོན་སོགས་ནས་གྲྭ་པར་བྱེད་མི་ཡང་ཤིན་ཏུ་མང་ཞིང་། སོ་སོར་འདོད་པ་ཚིམ་པའི་རྣམ་དཀར་གྱི་འབྲེལ་བ་བཞག །བྱང་ཧ་རྣར་འགྱོར་པའི་ཚེ་གླིང་གི་དཔའ་བརྟུལ་སུམ་ཅུ་གླིང་རྗེ་གེ་སར་དང་བཅས་པས་བཞེངས་པའི་འབུམ་མཇལ་བ་ན། གེ་སར་གྱིས་བཞེངས་པའི་འབུམ་གྱི་ཁ་བྱང་དུ། གེ་སར་ཁྲི་སྲོང་ལྡེའུ་བཙན་ཡིན། །མཆོད་གནས་སློབ་དཔོན་པདྨ་ཡིན། །འབྲུག་མོ་ཡེ་ཤེས་མཚོ་རྒྱལ་ཡིན། །ཞེས་སོགས་འདུག་པས་གེ་སར་འདི་རྒྱལ་པོ་ཁྲི་སྲོང་གི་རྗེས་སུ་བྱུང་བར་འདུག །ཤར་ཡུལ་ཕྱུག་ཏུ་ཕྱིན། དེར་བཞུགས་པའི་སངས་རྒྱས་ཡེལ་པའི་སྐུ་ལ་ཕྱིན་ཆ྄བས་ཞུས་པས་སྐུ་བརྙན་གྱིས་བཤད་པ་སོགས་བྱུང་། མཉམ་མེད་དྭགས་པོའི་སྨན་སྒྲོ་བཞུགས་པའི་མཆོད་རྟེན་ལ་སྐོར་ཕྱག་བྱས་པའི་ཚེ་སྨན་གྱི་དྲིས་ཀུན་ལ་ཁྱབ་པ་བྱུང་། མཆོད་ཁང་གོག་པོ་ཞིག་འདུག་མཆོད་རྟེན་སྒྲིལ་ཤོག་མར་གྲགས་པ་དཔལ་ཕག་མོ་གྲུ་པ་སྒྲིའུ་གཡུའི་སྨིན་མ་ཅན་དུ་སྐྱེ་བ་བཞེས་པའི་གདུང་བཞུགས་པ་ཞིག་འདུག་པ་ཡང་མཇལ། སྔར་བྱང་བདག་བཀྲ་ཤིས་སྟོབས་རྒྱལ་བའི་ཕྱག་ཏུ་སྒྲིའུ་གཡུའི་སྨིན་མ་ཅན་གྱི་དབུ་ཐོད་སྐུ་དང་ཡིག་འབྲུ་དུ་མ་རང་བྱོན་དུ་ཕེབས་ཤིང་། སྒྲིའུའི་ཐོད་པ་དཀྱུས་མ་བས་ཆེ་ཙམ་ཞིག་བཞུགས་འདུག་པ་བདག་གིས་ཀྱང་མཇལ། དེའི་གྲྭ་པ་རྣམས་ཀྱིས་བདག་དཔོན་སློབ་མདོ་ཁམས་སུ་བྱོན་དུས་ཤར་ཡེལ་ཕྱུག་གི་མཆོད་རྟེན་སྒྲིལ་ཤོག་མ་ནས་བྱུང་བདག་རིན་པོ་ཆེས་རྫུ་འཕྲུལ་གྱིས་པདྨ་དང་བུམ་པའི་མཚམས་ནས་ཕྱག་གིས་བཏེགས་ཏེ་སྒྲིའུའི་ཐོད་པ་ཞུས་པ་ཡིན་ཞེས་གྲགས་གྲགས་མོར་མཛད་ཀྱི་འདུག །ཕྱིས་བདག་རང་ཡེལ་ཕྱུག་ཏུ་སླེབས་མཆོད་རྟེན་སྒྲིལ་ཤོག་མར་བསྐོར་བ་བྱས་པའི་ཚེ་མཆོད་རྟེན་དེའི་རྒྱབ་ལོགས་བུམ་པའི་སྟོད་ཙམ་ན་བྲེའི་ཁ་རྒྱ་ཙམ་གྱི་བུག་པ་ཞིག་འདུག །མཆོད་རྟེན་དེ་གྲང་གསེར་གྱིས་གར་བུས་བྱུགས་པར། བུག་པ་དེ་གནས་དེ་ཀའི་འཛིམ་པ་ཕལ་པ་ཞིག་གིས་བཀག་འདུག་པས། ཕལ་ཆེར་སྒྲིལ་ཐོད་བུག་པ་དེ་ནས་རྫུ་འཕྲུལ་གྱིས་ཞུས་པ་འདྲ་འདུག་གོ། །གཞན་ཡང་ཆམ་ལ་ཁར་འགྱོར་དུས་གསལ་སྟོང་སྒོམ་ཤིའི་སྒྲུབ་གནས་མི་གཡེལ་ཕུག་མཇལ་བར་ཕྱིན་དུས་དེར་སྒོམ་ཤི་དང་དགེ་མ་ར་དགེ་ལུག་དགེ་གཉིས་དང་བཅས་བཞུགས་པ་དང་། ཆམ་སྟོད་སྨད་ཀྱི་འཁྲུག་པ་བསྡུམས་པ་སོགས་སྟོན་གནས་མང་པོ་དྲན། ཡང་ཁམས་པ

རྣམས་དེང་སང་མཛོད་ཅེས་ཟེར། གཞན་ཁམས་ཀྱི་སླ་བ་རྐང་གཅིག་ཏུ་ཐེའུ་རང་ཐམས་ཅད་དམ་ལ་བཏགས་ཟེར་བ་དེ་ཡིན་པ་འདུག་པས་མཇལ་དུ་ཕྱིན། གནས་དེ་གངས་ཀྱིས་ལམ་ཆོད་པས་བགྲོད་དཀའ་བ་འདུག་ཀྱང་འབད་པས་ཕྱིན། ད་ལྟ་གནས་སྒོ་མ་ཕྱེ་བ་ཞིག་ཡིན་འདུག་པས་ལོ་རྒྱུས་ནི་འཆད་མཁན་མི་འདུག །མཇལ་བས་ཁ་བའི་ཁྲོད་ཀྱི་བྲག་ལོགས་ཤིན་ཏུ་ཆེ་བ་ཀྱང་ལྷ་བུའི་ངོས་སུ་གོ་སྨུས་བྱེད་ཀྱི་རྣམ་པ་སྔོའི་ཊ་བཞི་ལ་པདྨ་མཆོད་ཚགས་སོགས་ཤིང་ལ་བཅོས་པ་ལྟ་བུ་ཁ་དོག་ནག་པོ་ལ་སྔོའི་མེ་ལོང་གཉིས་དམར་སྨུག་དང་བཅས་པ་ཞིང་ཁྲུ་ཉི་ཤུ་ཙམ་དང་དཔངས་ཐོག་སོ་བཅོ་ལྔ་ཙམ་ཡོད་པ་ངོ་མཚར་ཆེ་བ་ཞིག་དང་། དེའི་གཡོན་དུ་མི་རིང་བར་བྲག་གི་ཙ་བར་མཆོད་རྟེན་རྙིང་པ་མི་ཚད་ཙམ་ངོ་མཚར་ཅན་འདུག་པ་མཇལ་ཞིང་དོན་གཉིས་འགྲུབ་པའི་སྨོན་ལམ་བཏབ། གནས་དེ་མ་འོངས་པའི་དུས་སུ་བདག་རང་གི་སྐྱེ་བ་ཞིག་གིས་སྒོ་འབྱེད་པའི་མཚན་མ་ཞིག་ཀྱང་མཐོང་། དེའི་བྲག་ལྡེབས་གཡས་སུ་ལག་པ་གཉིས་ཀའི་རྗེས་ཀྱང་གསལ་བར་ཡོད། གཡང་ཆེན་པོ་བྲང་དུ་དཔོན་སློབ་མགར་གྱི་དགོན་པར་ཕེབས། ཞག་ཤས་བསྡད་ཅིང་གདུགས་ཚོད་བསྙེན་བཀུར་གྱི་དགའ་སྟོན་རྒྱ་ཆེར་མཛད་ཅིང་དཔོན་སློབ་མགར་དེ་ཡང་སྟོན་བླ་མ་གཙང་ཆུང་ཡིན་པས་སྨོན་ལམ་གྱི་འབྲེལ་བས་བདག་ལ་ཤིན་ཏུ་དགྱེས་པ་ཞིག་ཡོད་པས་རི་བོ་ཆེ་བར་བདག་གི་ཟླར་ཕེབས་པ་ཡིན། ནང་ཆེན་སྐར་དུ་བོས་ནས་འབུལ་ནོད་དང་བསྙེན་བཀུར་གྱི་ནོམ་པ་མཛད། རྫ་མོ་ཤུག་ཏུ་སྐྱོ་བྲག་ཏིང་འཛིན་བཟང་པོས་བོས། གདུགས་ཚོད་དུས་སུ་ཊུང་བའི་སྐལ་གྱིས་བསྙེན་བཀུར། ནང་ཆེན་གྲྭ་ནང་ཡོན་མཆོད་ཐམས་ཅད་ལ་སོ་སོར་འདོད་ཆོས་ཀྱི་བདུད་རྩིའི་རོས་ཚིམ་པར་བྱས། རྫ་ཤིང་ཁང་དམར་མདོར་རྒྱལ་བའི་དབང་པོ་ཆོས་དབྱིངས་རྡོ་རྗེ་ཡང་ལྷུགས་ཀྱི་ཕོ་རོག་ཤ་ཁྱེར་བྱས་པ་ཡང་མཇལ། རྗེ་དེ་སྐུ་ན་ཕྲ་བ་རང་ཡིན་ཡང་ཐུགས་སྐྱོང་ཞིང་དཀྱིལ་ཆེ་བ་ཞིག་འདུག་པས་བདག་ལ་ཡང་ཤིན་ཏུ་དགྱེས་པར་མཛད། དེར་ཀརྨ་པ་གཞུང་བཞུགས་ཀྱི་ཇ་གྲལ་ལ་ཡང་རི་ཤྲུང་པ་ཤ་རོག་པས་དབུས་གཙང་དུ་ཡབ་སྲས་ཀྱི་མཇལ་འཛོམས་དང་། གཙང་ཡར་གྱི་སྡེ་གཟར་སོགས་ཕྱུགས་ལ་བརྟག་པའི་གྲོ་མ་དང་གྲོ་མཆོན་གྱི་དཔེའི་གསུང་སྒྲོས་མཐའ་དྲུག་ཚུལ་བཞིའི་སྒོ་ནས་མང་དུ་མཛད་བྱུང་། ཆམ་ལ་ཁར་རིན་ཆེན་ཚ་གྲང་གཉིས་ཀའི་སྦྱོར་བ་རྒྱས་པ་ཐོན་ཆེ་བར་ཡང་བྱས།

དེ་ནས་རིམ་གྱིས་སྐར་བརྟེགས་ཏེ་པར་ཐང་དང་ཁྲ་བོ་ལ་བརྒྱུད་འདན་ལུང་པར་སླེབས་པའི་ཚེ་བྲག་རི་ཆེན་པོ་ཞིག་གི་ཞོལ་དུ་ཆུའི་འཁྲིས་ཐང་ཆུང་ངེ་བ་ཞིག་ཏུ་ངེད་རང་ཧ་རགས་

རྣམས་ཀྱིས་བབ་ནས་ཇ་སྙོལ་བའི་ཚེ། བྲག་ལོགས་ནས་ཛ་ཞིག་ཧྲུང་བྱུང་བས་ཟླ་བོ་རྣམས་ཇ་
སྙོལ་བའི་རིང་། དགེ་སློང་ཕུན་ཚོགས་ཚེ་རིང་དང་། དགེ་བཤེས་བ་ཐེལ་ངེད་གསུམ་བྲག་ལོགས་
ཛ་ཧྲུང་ས་དེར་ཕྱིན་པས། བྲག་ཕུག་གཏིང་རིང་པོ་ཞིག་ཏུ་སྡུགས་པ་རྐན་དར་ཞིག་འདུག །དེ་
དང་སྐད་ཆ་བྱས་པས་ད་ལན་ཁྲ་བོ་ལར་མི་ཁལ་མང་པོ་འགྲིམས་བྱུང་བ་སོག་པོ་མིན་ནམ་སྙམ་
འདུག་པ་ལ་སུ་ཡིན་ཞེས་དྲིས་བྱུང་བས། འབྲི་གུང་ཡང་རི་སྒར་པ་ཡིན། ང་ཡང་འདི་ལྟར་ཡིན་
ཞེས་བཤད་པས། འོ་ན་ང་ཡང་སྐྱུ་ར་ཡིན་སྐྱབས་སུ་མཆི་ཟེར། སྐྱུ་ར་ཤ་ཉེ་འགྲིགས། ཕུག་པ་དེ་ཇི་
ལྟར་ཡིན་དྲིས་པས། བསྟན་སྲུང་ཆོས་ཀྱི་སྒྲོལ་མ་མིའི་ཟོལ་ལ་བརྟེན་ནས་རིགས་སྲས་བཞི་བསྐྱུན་
པའི་མཐར་ཕུག་པ་དེའི་ནང་དུ་ཐེབས། རྒྱ་གར་གྱི་དུར་ཁྲོད་ནས་བམ་གླངས་ཚོགས་ཀྱི་འཁོར་ལོ་
མཛད་ཅིང་རྗེས་འཇུག་རྣམས་ལ་བསླབ་བྱ་ལུང་བསྟན་མཐར་ཕྱིན་པ་མཛད་ནས་སྐུ་ལུས་དེ་ཉིད་
ཀྱིས་མཁའ་སྤྱོད་དུ་གཤེགས་པ་ཡིན། ཕུག་པ་འདི་ལ་ཕུག་པ་གཏིང་རིང་ཟེར། ཞེས་སོགས་རྒྱལ་
དབང་རཏྣ་ཨ་ཕྱིའི་རྣམ་ཐར་ལྷུགས་བསྒྲིགས་མཛད་པ་དང་ཚིག་སྣ་རིང་ཐུང་ཙམ་མ་གཏོགས་
དོན་ལ་ཁྱད་པར་སྤུ་ཙམ་མེད་པ་བཤད་བྱུང་བས་ཡིད་ཆེས་པ་བྱུང་། འདན་སྟོད་བྲག་རྩ་ཞེས་པར་
སླེབས། དེ་ནི་འགྱུ་མི་འགྱུར་ཐར་པའི་གནས་བརྒྱད་ལས། འདན་སྟོད་བྲག་རྩ་སྐྱུ་རས་བཟུང་། །སྐྱུ་
ར་མི་འགྱུར་འགྱུ་གཅིག་ཡིན། །བྲག་རྩ་མི་འགྱུར་གནས་གཅིག་ཡིན། །ཞེས་པ་དེ་ཡིན་འདུག །བྲག་
ལྡེབས་ཐལ་ཐོག་ལྷ་བཅུ་ལྷག་ངེས་ཙམ་གྱི་སར་ཤུག་ཕུང་ཞིག་འདུག་པ་སྟེར་ལྷ་ཁང་ཁྲ་མོའི་
གསེར་འཕྲུ་དང་མཉམ་ཟེར། བྲག་ལོགས་དེར་ཡིག་འབྲུའི་རིགས་རྗེ་དཀར་གྱི་སྐྱོ་མས་བྲིས་པ་
འདྲ་བ་བགྲང་ལས་འདས་པ་འདུག །དེ་སྐབས་སྣ་འདན་སྐྱུར་གསུམ་གྱི་ལུང་པར་སོག་དོགས་ཆེ་
བར་འདུག་པས། ས་ལུགས་ཀྱི་དགོན་པ་བཅས་སྐྱ་མགོ་ཟེར་བ་ཞིག་ཏུ་ངེད་ཚོས་ཀྱང་བཙན་ས་
འཚོས་པ་སོགས་དགོན་པ་དང་འདོད་མཉམ་བྱེད་རྩིས་ཡོད་པར། འབྲོག་པ་རྟ་མི་རལ་པ་ཅན་སུམ་
ཅུ་ཙམ་ཞིག་སླེབས་བྱུང་བས་ངེད་རྣམས་སྐྱུ་ར་ཡིན་འབྲི་གུང་ཆོས་རྗེ་བསུ་བར་ཡོང་ཟེར་བས། དེ་
རྣམས་དང་བསྡོངས་ཏེ་དེ་ནུབ་རྩིབས་ལྷུང་མོ་ཆེ་དང་ཉེ་བར་སྒར་ཕབ། བདག་ཟླ་བོ་གསུམ་དང་
བཅས་རྩིབས་ལྷུང་མོ་ཆེའི་སྐྱོབ་པའི་གཟིམས་ཕུག་ཏུ་གནས་ཞག་བགྱིས་པའི་ཚེ། ཉམས་རྩིས་
ཤིན་ཏུ་མང་བ་བྱུང་ཞིང་ཕུག་པའི་བྲག་མཐིལ་འབུར་མོ་ཞིག་གི་མགོར་སྐྱོབ་པ་རིན་པོ་ཆེའི་
ཞབས་རྗེས་ཆེ་ཆུང་སོགས་རྡོ་རྗེ་གསང་ལམ་མ་དང་ཁྱད་མེད་པ་ངོ་མཚར་ཤིན་ཏུ་ཆེ་བ་སྟེར་སུས་
ཀྱང་མ་རྙེད་པ་ཞིག་ཕྱི་ནངས་རྙེད་པས་ཐམས་ཅད་ཡིད་ཆེས་པར་འདུག །ཕྱི་ནངས་སྒར་བཏེག

པའི་ལམ་བར་དུ། གྲོང་ཁྱེར་རྫོང་དུ་འདུག་པ་ད་ལྟ་ནི་རེ་རྒྱལ་ཆུ་ཆེ་བ་འདུག

དེ་ནས་མདའ་རྒྱུད་གང་ཙམ་དུ་ཕྱིན་པར་རི་དེའུ་འབུར་ཙམ་ཞིག་འདུག་པའི་རྩེར་ཕ་བོང་ཞིག་འདུག་པར། རྗེ་འཇིག་རྟེན་གསུམ་གྱི་མགོན་པོའི་ཡུམ་གྱིས་སྐུ་རྒྱབ་གཏད་ནས་འཁྲུངས་པའི་ཚེ་དེ་ཀའི་མདུན་དུ་སྐྱིབ་པ་རིན་པོ་ཆེ་སྐུ་བཙས་མ་ཐག་པའི་ཞབས་རྗེས་དང་། དེའུ་དེའི་ཞོལ་དུ་ཆུ་ཕྲན་ཆུང་དུ་རྒྱུན་འབབ་པ་ཞིག་འདུག་པའི་འགྲམ་དུ་སྐྱིབ་པ་ཉིད་བྱིས་པའི་རྩལ་མཛད་ཚེའི་ཞབས་རྗེས་ཤིན་ཏུ་མང་བ་འདུག །དེ་ནས་བཏེག་པའི་བར་སྣ་སྟོད་ལྟ་སྒྲ་ཞེས་པ་སྤྱན་སྔ་འབྲི་གུང་གླིང་པ་འཁྲུངས་པའི་གྲོང་དེ་དང་ཉེ་བར་སྣར་བཏབ། དེར་པཎྜི་ཏ་སྨྲི་ཏི་ཛྙཱ་ནས་ཡུམ་གྱི་དོན་དུ་ར་ཛྱེ་མཛད། རའི་གྲངས་དང་མཉམ་པའི་རྡེའུ་བསགས་ནས་ཉིན་རེ་རྡེའུ་རྣམས་བགྲམ་པའི་དུས་སུ་ར་ཕྱུགས་རྣམས་གཟས་ལ་བགྲམ། རྡེའུ་རྣམས་བསྡུས་པའི་ཚེ་ཕྱུགས་རྣམས་ནང་དུ་འདུ་བའི་རྫུ་འཕྲུལ་དང་བཅས་ཡུན་རིང་མཛད་པའི་མཐར། ཛྱེ་བོ་ཐོན་པའི་གླ་རྔན་ལེན་པའི་ཚེ་ཁོ་བོ་ལ་གླ་རྔན་གཞན་མི་འཚལ། གནས་ཚང་གི་སྙིང་རྫོ་འདི་དགོས་གསུངས། ཕྱུལ་བ་བཅག་པས་སྙིང་རྡོའི་ནང་དུ་ཡུམ་སྡིག་པའི་ལུས་བླངས་པ་ཕྱུང་ནས་གནས་སྤར་ཞིང་རོ་བསྲེགས་པའི་ཐལ་སོལ་དང་། ར་ཕྱུགས་ཀྱི་གྲངས་མཉམ་རྡེའུ་རྣམས་ལྷན་ཅིག་བཞུགས་པའི་མཆོད་རྟེན་འདུག་པ་སོགས་མཇལ་བའི་ཚེ་གྲུབ་ཐོབ་བརྒྱད་ཅུའི་གཙོ་བོ་ས་ར་ཧས་མཛད་པ་ཞལ་མཇལ།

དེ་ནས་རིམ་གྱིས་གླང་ཆེན་དགོན་དུ་སྣར་ཕབ། གཞི་བདག་ཀླུ་བདུད་ཤིན་ཏུ་མ་རུངས་པ་ཞིག་འདུག་པར་དགེ་བསྙེན་གྱི་སྡོམ་པ་ཕོག །དགོན་དེ་ས་ལུགས་ཡིན་ཡང་རང་རེའི་གྲྭ་རིགས་བླ་མ་རིན་རྒྱལ་བ་ཟེར་བ་ཞིག་གིས་མ་བསྐྱོས་བླ་མ་མཛད་འདུག་པ་ཁོང་གྲྭ་ནང་གིས་ཤིན་ཏུ་གུས་ཤིང་། དེར་སྣར་ཞག་བཅོ་ལྔ་ཙམ་བསྡད། དེ་ཚོར་དགུན་དུས་ཁྱིར་གྲང་བ་དང་ལྷག་པར་ལུང་པ་བྱང་ཁར་སོང་བས་ས་ཡུལ་གྲང་བའི་དཔེ་བྱེད་ས། ཤ་ཚག་ལུག་འཁྱགས་པ་རྣམས་སྣ་རེ་སོགས་ལར་མི་འགྲོ་བ་ཐོ་བ་དང་པང་རྗོག་གིས་གསེ་དགོས་ཀྱི་འདུག་པར། བདག་གིས་ཀྱང་བརྟུལ་ཞུགས་འདྲ་བ་ཞིག་ཡིན་པས་ནུབ་མོ་ཐམས་ཅད་དུ་ཀླུང་དམིགས་འཁྲུལ་འཁོར་ཅི་ཡང་མི་དགོས་པར་གཏུམ་མོ་ཡིད་ལ་དྲན་ཙམ་གྱིས་བདེ་དྲོད་འབར་བ་ཞིག་ཡོད། ལར་དེང་སང་གི་གྲུབ་ཐོབ་རྣམས་ཀྱིས་རས་གོས་བཞེས་པ་ཙམ་ལ་མི་ཐམས་ཅད་ཧ་ལས་པ་རྫོ་རྗེ་འཆང་བྱོན་པ་ཙམ་བྱེད་འདུག་ཀྱང་། གཏུམ་མོའི་གཞུང་དུ་ཐུན་མོང་གི་བོགས་འདོན་དང་ཐུན་མོང་མ་ཡིན་པའི་བོགས་འདོན་གསུངས་པར་དྲོད་དང་བདེ་བ་ནི་ཐུན་མོང་ལྟར་སྣང་བ་དང་། མི་རྟོག་པ་ནི་ཐུན་མོང་མ་

ཡིན་པ་དོན་དམ་པའི་ཡོན་ཏན་དུ་གསུངས་འདུག་པས། བདག་ལ་དེ་འདྲའི་ཁམས་ཆེན་གྱི་རེ་བ་ཅི་ལ་ཡོད། འོན་ཀྱང་འཇིག་རྟེན་ཁ་གཏམ་དུ་བཙག་འགྲོགས་དང་རམས་འགྲོགས་ཟེར་བ་བདེན་འདུག་པས། རྡོ་རྗེ་འཆང་མཁན་ཆེན་པ་དེའི་བཀའ་དྲིན་གྱིས་དུས་ནམ་ཡང་གཏུམ་མོ་ཡིད་ལ་བྱས་པ་ཙམ་གྱིས་དྲོད་འབར་བ་དྲོད་ཀྱི་རང་བཞིན་བདེ་ཉམས་ཀྱིས་གང་བ། བདེ་དྲོད་གཉིས་ཀའི་ངོ་བོ་མི་རྟོག་པར་ལྷན་ཅིག་སྐྱེས་པའི་ཡེ་ཤེས་སུ་ཆམ་ཆམ་འགྲོ་བ་ཤ་སྟག་བྱུང་། དེ་ཡང་རང་བློ་མ་དག་པའི་བསམ་ཚོད་ལ། གཏུམ་མོ་བདེ་དྲོད་མི་རྟོག་པ་ཡན་ལག་བདུན་ལྡན་གྱི་ངོ་བོར་གྲོལ་བ་ཞིག་མ་བྱུང་ན། གོས་གྱོན་མི་དགོས་པ་ནི་དུད་འགྲོ་ཕལ་ཆེར་ལ་འདུག་ཅིང་། དགུན་དུས་ཆུ་རས་བྱས་པ་ལ་ཡ་མཚན་བྱེད་པ་ཡང་ལྷན་སྐྱེས་ཀྱི་ཡེ་ཤེས་མ་སྐྱེས་ན། དགུན་དུས་རས་ཆུས་སྦགས་པ་དྲོས་པ་ཙམ་ལས་ཉ་སྦལ་སོགས་དགུན་དུས་ཆུ་ནང་དུ་གནས་པ་ཁམས་ཆེ་བ་འདྲ་བསམ་མ་ཎི་པདྨེ་ཧཱུྃ་ཧྲཱིཿ དེའི་ཚེ་ཡོན་མཆོད་ཐམས་ཅད་ཀྱིས་འབུལ་ནོད་དང་། གསེར་ཁ་དང་ཐག་ཉེ་བས་གསེར་མང་དུ་བྱུང་བ་ཡང་དགེ་སློང་གི་བླང་བྱར་བཀག་ཀྱང་དམིགས་བསལ་དུ་སུམ་བརྒྱ་པར་གོས་དང་རྒྱུགས་ཆོས་ལྡན་གྱི་ཕྱིར་བླང་བར་གསུངས་པས་ཆོས་ལྡན་གྱི་ཕྱིར་ཡིན་ན་ཁམས་ཆེ། གོས་དང་རྒྱུགས་ཕྱིར་རང་ཡིན་ན་དེང་སང་འཇིག་རྟེན་པ་རྣམས་ཀྱང་འཐབ་རྩོད་སྡེ་གཟར་སོགས་བྱེད་པ་ཡང་ཙ་བ་ཟས་གོས་ལ་ཐུག་པ་ཡིན་མོད། འོན་ཀྱང་ཏུང་བ་གསུམ་གྱིས་བླང་བ་འདུལ་བ་མདོ་ནས་གསུངས་པ་ལྟར་མ་བརྗེད་ཙམ་བྱས་ནས་བླངས། སོ་སོར་ཡོན་ཆུད་མི་འཛའ་བའི་བསྔོ་སྨོན་གྱིས་རྒྱས་བཏབ། སྐར་འདུན་དང་སྐུ་ར་སོགས་སུ་ཕྱིན། ཁམས་སྐྱོ་ཆེ་ཚང་གི་ཉིན་རྫོང་མགོའི་ཞོལ་དུ་སྐར་བཏབ། ཉིན་རྫོང་དུ་བོས་འབུལ་ནོད་མང་དུ་བྱས། བླ་མ་ནམ་མཁའ་རིན་ཆེན་པ། དཔོན་པོ་དཀོན་མཆོག་གྲགས་པ། དཔོན་པོ་དཀོན་མཆོག་བཟང་པོ་རྣམས་ཀྱང་སྐར་དུ་ཕྱིན། སྐར་ཁམས་སྐྱོ་ཚུང་ཚང་གི་ལྷ་ཁང་གཞོགས་སུ་སྐར་ཕབ། འབུལ་ནོད་རྒྱ་ཆེ་བ་དང་དཔོན་པོ་དཀོན་མཆོག་ཆོས་སྐྱོང་བ་སྐར་དུ་ཕྱིན། དེར་ལུང་པ་ཞིག་གི་གཤམ་ཆུ་འགྲམ་དུ་ཕ་བོང་ཆེན་པོ་སྔོ་སང་ངེ་བ་ལེབ་མོ་ཞིག་ལ། སྐྱོབ་པ་རིན་པོ་ཆེའི་སྐུ་ན་ཕྲ་བའི་ཚུལ་བསྟན་ནས་གཞན་གྱི་གསུང་རབ་སྒྲོག་པའི་ཚེ་ཡོན་ལ་ར་ཆེན་པོ་ཞིག་ཕུལ་བ་བྲིད་ནས་ཡུམ་གྱི་སར་ཕེབས་པའི་ལམ་དུ། བྱིས་པ་ཚུང་བས་ར་མ་ཐུབ་པར་ཕ་བོང་དེ་ལ་ཞབས་གཏད་མཛད་པའི་ཕ་བོང་གི་སྟེང་དང་ལོགས་ཐམས་ཅད་དུ་བྱིས་པའི་ཞབས་རྗེས་དང་རའི་རྗེས་འདྲེས་པ་ཞིག་འདུག་པ་མཇལ། དྲན་ཐང་ཆུ་འགྲམ་ཞིག་ཏུ་དཔལ་ཕག་མོ་གྲུ་པའི་འཁྲུངས་ཡུལ་ད་ལྟ་ཚ་ཁང་ཞིག་འདུག་པ་ཡང་

མཇལ། གཞན་ཡང་ལུང་པ་དེ་རྣམས་སུ་རང་རེའི་གནས་དགེའུ་དགོན་སོགས་མང་དུ་འདུག་པ་རྣམས་ཀྱིས་སོ་སོར་བོས་ཤིང་བསྙེན་བཀུར་བསྐྱབས། སྐྱོ་རོངས་དཔོན་པོ་སོགས་གྲྭ་རྒྱུན་ཡང་མང་བ་བྱུང་། གཞན་ཡང་ཟིལ་འཁོར་ལོ་མདོ་ཞེས་པར་བོན་པོ་ཨ་ཁྱུང་བླ་མ་ཞེས་པའི་སྲས་ལ་རྒྱ་ནག་འཛིག་པའི་ལྗེ་མདུང་དང་སེར་འབེབས་ཟབ་མོའི་རིགས་འགའ་ཞིག་ཞུས། རྙིང་ལུང་ཞེས་པར། བོན་པོ་མཁས་པ་ཞིག་ལ་དབང་ཕྱུག་གི་གཏད་ཁྲམ་དང་སེར་འབེབས་སོགས་ཞུས། རྣ་ཚ་གྲོང་མོ་ཆེ་ཞེས་པའི་སྡེས་སྐར་པ་ལ་མི་འཚམས་པའི་ལས་བྱས་པར་ཆུ་འཁྱག་དྲག་པོ་ཕབ་ནས་ཚར་བཅད་ཕྱིས་ཀྱི་བན་སྔགས་ཡོངས་ཀྱི་བསྟན་པ་ལ་ཕན་པར་བྱས། རི་བོ་ཆེར་སླེབས་སྐབས་ཐང་དུ་སྐར་བཏབ། ཆོས་རྗེ་སྐུ་སྐྱེ་དང་ཁྲི་ཐོག་པ་གཉིས་ཀ་དང་མཇལ་འཕྲད་ལུགས་ལེགས་བྱས། ཁྱད་པར་ཆོས་རྗེ་ཁྲི་ཐོག་པ་དང་ནང་གཙང་བ་བྱུང་ཞིང་། དེ་བཞིན་གཤེགས་པའི་ཚེམས་སོགས་ནང་རྟེན་རྣམས་ཞིབ་པར་མཇལ། མཆོད་ཁང་ཆེན་མོར་དགྲེས་རྗེར་གྲྭ་ཚང་བ་རྣམས་ལ་དྲག་པོ་པད་གླིང་པའི་དབང་སོགས་བགྱིས། རི་བོ་ཆེའི་སྡེ་པས་ཤིན་ཏུ་མོས་ཤིང་ཧོར་དྲིལ་ཁྱད་ཅན་དང་ཧོར་གྱི་ཏིང་ཤགས་སོགས་ཕྱིན། ཕུར་པ་སངས་རྒྱས་གླིང་པའི་གཏེར་མའི་དབང་སོགས་ཕུལ། གཞན་རི་བོ་ཆེ་པ་གྲྭ་ནང་ཐམས་ཅད་ཀྱིས་དད་འདུན་ཤིན་ཏུ་ཆེ་བ་བྱས། དེར་རིན་ཆེན་གྲང་སྒྲོར་རྒྱས་པ་ཞིག་སྒྱུར་དེ་ནས་རིམ་པར་བརྟེགས་ཏེ་འབའ་ཕྱོགས་སུ་འབྱོར་དུས་ཁྲ་མ་མགོར་སྐར་བཏབ། དཔོན་ཕུན་ཚོགས་གཡུལ་རྒྱལ་ཤིན་ཏུ་འབྲི་གུང་པར་གུས་ཞེན་ཆེ་ཡང་དེ་སྐབས་སུ་དཔོན་ཚང་ཡས་མས་ཐུག་པ་སོགས་ཀྱིས་ལོངས་སྤྱོད་ཆེར་མི་འདུག་ཀྱང་འབའ་པ་དཔོན་གཡོག་ཐམས་ཅད་ཀྱིས་བསྙེན་བཀུར་ཚད་མེད་པ་བསྐྱབས། འཇང་གི་ར་སྟག་མོའུ་ཁས་འབོད་མི་བྱུང་བས་སྐར་མང་སྟོང་གཞུང་དུ་བཞག །ངེད་རགས་བསྡུས་ཀྱིས་ཕྱིན་ར་སྟག་ཇོང་དུ་བསྡད། ར་སྟག་དཔོན་དེ་གསང་སྔགས་སྔ་འགྱུར་ལ་དད་གུས་ཤིན་ཏུ་ཆེ་བར་འདུག་པས་རྙིང་མའི་དབང་ལུང་ཁ་ཤས་དང་། གཏོར་ཟློག་འཆམ་སོགས་རྙིང་མའི་ལུགས་མང་དུ་བྱས། ར་སྟག་དཔོན་གྱི་སྐུ་ཉེ་ཀ་ཐོག་ཏུ་གཤེས་དགོན་གྱི་བླ་མ་དཔོན་པོ་དཀོན་མཆོག་རྩེ་མོ་སྐར་དུ་བྱོན། དེ་རེས་ཁྲིན་ཇོང་མོའུ་ཁ་དང་རྒྱབ་ཇ་དགོན་པ་རྣམས་ཀྱི་འབོད་མི་བྱུང་ཡང་སྐར་མང་སྟོང་གཞུང་དུ་བཞག་པས་མ་ཕྱིན། ཇ་དང་ཨ་ཐོ་དགོན་སོགས་སུ་རང་རེའི་གྲྭ་རིགས་རོང་མི་བླ་མ་རྣམས་ཕྱིན་ལས་རྒྱས་པར་བཞུགས་འདུག་པས་ཐམས་ཅད་ཀྱིས་དངུལ་ལ་སོགས་པའི་རྟེད་པ་མཐའ་ཡས་པ་བསྐྱབས། སོ་སོར་གང་འདོད་ཀྱི་དམ་པའི་ཆོས་ཀྱི་བདུད་རྩིས་ངོམས་པར་བྱས། གཞན་ཕ་ཤུལ་འབྲོང་པ་ལྷ་ཐོག་ལ་སོགས་པའི་སྡེ་ཁྲོད་

རྣམས་ནས་ཀྱང་འབུལ་ཞབས་མང་ཞིང་དད་གུས་ཆེ་བར་བྱས། ཕ་ཤུལ་ཁྲིད་ནས་ཤིག་བརྗེ་སོགས་གྲྭ་རྒྱུན་ཁ་ཤས་ཀྱང་བྱུང་། ལི་ཐང་དུ་སླེབས་སྐབས་ཞག་ཤས་བསྡད། རིན་ཆེན་རི་ལ་བུ་ཞིག་ཀྱང་སྤྲུར། ལི་ཐང་ཆོས་མཛོད་སོགས་ཐམས་ཅད་ཀྱི་མོས་འདུན་དང་འབུལ་ཞབས་ཆེར་བྱས། ལི་ཐང་ཆོས་མཛོད་ཀྱིས་བདག་ན་སོ་རྒས་པས་ཚེ་ཕྱི་མ་ཐུགས་རྗེས་ཟུངས་ཞེར་བར་དེ་འདྲ་མི་དགོས་ད་དུང་འཕྲད་ཡོང་ཞེར་བ་བྱས་མར་བབ། མར་ལམ་འགོར་ཐོགས་ཀྱང་ཆེ་ཞིང་ཀམ་པོ་གནས་སུ་མ་སླེབ་བར་གྱི་ལོ་རྒྱུས་བྲིས་པ་ནི་མེད་པས། ད་ལམ་འབྲི་བ་ཤར་ཚེ་བརྗེད་ངས་ལ་སོང་བས་དྲན་ཏ་ལམ་ལས་སྨྲོས་པ་ཞིབ་ཆ་འབྲི་ཐབས་མ་བྱུང་། འཇང་ས་དམ་མཐིལ་སོགས་སུ་སྐར་ཆེན་གྱི་དྲུང་དུ་འཁོར་ལག་དོ་སོགས་ཙུང་ཟད་དུས་ངན་གྱིས་ཉམས་བརྡོ་བ་འགའ་དང་། ཟུར་རི་དྲུང་པ་སོགས་ཀྱི་མཛད་སྤྱོད་ལ་བརྟེན་ནས། རྗེ་ཞྭ་དམར་བ་དྲུག་པ་དེ་ཉིད་ཐུགས་སྤྲུང་བའི་ཚུལ་བསྟན། ཀུན་སྤྱངས་ཀྱི་ཐྲོལ་གྱིས་དཔོན་སློབ་ཉུང་བསྡུས་ཀམ་པོ་གནས་ནང་དུ་དབེན་པར་བཞུགས། གྲྭ་ཚང་རྣམས་ཡོན་བདག་སོ་སོའི་སར་གྲམ། སྐར་གཞུང་ཀམ་པོ་གནས་མདོ་སྟག་ལྷགས་ཐང་དུ་བཞུགས་འདུག་པས། རྒྱལ་བ་དེ་མཇལ་དུ་ཕྱིན་པས་ཀམ་པོ་གནས་ཀྱི་རྐེད་པ་ཙམ་དུ་སྒོན་དཀར་ཟེར་བ་ས་ལུགས་ཀྱི་སྡེ་གོག་ཅིག་གི་མཆོད་ཁང་ཞིག་གསོ་གནང་བའི་སར་མཇལ། རི་ལྡེབས་སུ་བྲག་ཕུག་ཅིག་ཏུ་བཞུགས་ཡུལ་འདུག་པར་ཞག་ཤས་བདག་ཀྱང་ཕུག་པ་དེར་སྐྱུ་དྲུང་དུ་ཉལ། དབུ་སེམས་སོ་སོའི་སེམས་བསྐྱེད་ཀྱི་སྡོམ་པ་ཞུས་དཔོན་སློབ་རྣམས་ལྷན་ཅིག་སྤྱ་མགོ་ལྷོར་གནང་དགོས་པའི་ཞུ་འབུལ་ནན་བསྐྱེད་ཞུས་པས་དོན་འགྲུབ་པའི་ཞལ་བཞེས་བྱུང་། སྐར་དཔོན་སློབ་ཆབས་ཅིག་གནས་ཕུའི་འཕགས་ཡུལ་གོང་དུ་ཕེབས། དཔལ་རྒྱ་ལོའི་གཟིམས་ཕུག་ཏུ་ཞག་ཤས་བཞུགས། ཚོགས་ཀྱི་འཁོར་ལོའི་དགའ་སྟོན་སོགས་ཡི་རངས་པའི་བྱམས་བརྩེས་བསྐྱངས། ཁྱོད་དེང་སང་ཡོན་ཏན་གང་འདྲ་སློབ་ཀྱི་ཡོད་གསུངས་པར། ད་ལྟ་དཔེ་ཆ་འདྲ་ནི་ཉིན་མཚན་ཀུན་ཏུ་ལྟ་བའི་ཁུལ་བྱས། སྒྲ་རིས་ཤིག་སློབ་འདོད་ཀྱང་སློབ་དཔོན་མ་རྙེད་ཞུས་པས། འོ་ན་སློབ་དཔོན་ཡང་འདི་ནས་གཏོང་ཆོག །འགྲེལ་པ་རིགས་འགའི་དཔེ་ཆ་ཡོད་པ་ཡང་ཁུར་གསུངས། དགེ་སློང་ལོ་ཙཱ་བ་བློ་གྲོས་བརྟན་པ་སློབ་དཔོན་དུ་གནང་། ལོ་ཙཱ་བ་ཐུགས་རྗེ་དཔལ་གྱི་སྒྲ་འགྲེལ་དང་། ས་བཟང་མ་ཏི་པཎ་ཆེན་གྱི་སྒྲ་འགྲེལ་ལེགས་བཤད་རབ་གསལ་སྣང་བའི་གླེགས་བམ་ཡང་གནང་བྱུང་བ་ཁུར། ཀམ་པོ་གནས་ནས་བཏེག་རང་རེའི་སྐར་དུ་སླེབ་འཕྲལ་ནས་འགོ་བཙུགས་སྒྲ་མདོ་ཀ་ལཱ་པའི་འགྲེལ་པ་ས་བཟང་པཎ་ཆེན་གྱིས་མཛད་པའི་སྟེང་ནས་ཁྲིད། རིམ་གྱིས་ཕྱིན་པའི་རབ་སྟོང་ཚར་

སྒང་དུ་སླེབས། གསེར་ཕྱེ་ཐང་ཞེས་པར་སྣར་པ་གཞི་ཕབ། ངེད་རགས་བསྡུས་ཀྱིས་པགས་ཡུལ་ཟེར་བར་སྣར་པ་དང་རྩེ་མདོར་སྔོད་རིང་གི་ཆས་ཐེབས་སྒྲུབ་པར་ཨ་ཧྲི་ཀའི་ཚོང་ཟྲོག་ཁྲིར་ནས་ཕྱིན་པས། འབྲུ་ནས་ལ་སོགས་པ་གྲུ་ནོམ་པ་རྙེད་ཀྱང་། སྣར་གཞིས་སུ་འབྲུམ་བུའི་འཚེ་བ་བྱུང་ངེད་རྣམས་ཀྱང་སྣར་ཁྲོད་དུ་སླེབས། སྡེ་པ་མཁར་རྩེ་བ་སོགས་གྲྭ་པ་མི་འདྲ་བ་དང་། དྲིན་ཆེན་གོང་སྨན་ཆེན་པོ་སོགས་འབྲུམ་པས་ཐེབས་པས་ལུང་སྟོང་རྣམས་སུ་ཕྱིན། གསེར་ཕྱེ་ཐང་དུ་གཤིན་རྗེ་ཡང་ཟློག་གི་སྒྲུབ་པ་ཞིག་བགྱིས་པའི་ཚེ། ཉུབ་གཅིག་རྨི་ལམ་དུ་བདག་རི་འབུར་ཞིག་གི་རྩེར་བསྡད། མདུན་དུ་སྣར་པ་རྣམས་ཁྲ་ཐིང་ངེར་འདུག་པའི་སར། བདག་རང་ལ་ཆུང་དུས་མཉམ་མེད་ཆོས་ཀྱི་རྒྱལ་པོ་འཕན་ཡུལ་མཁར་རྩེར་ཕེབས་པ་ཞིག་གི་སྐབས་སྲུང་བར་ཚེ་བདག་གི་སྐུ་ཐང་མེ་ཐུབ་དེ་གནང་བ་ནས་བཟུང་ད་ལྟའི་བར་ཚེ་བདག་གི་ལྷ་རྟགས་ལ་གོང་པོ་རྫོ་ཤེས་ཤིག་རྟག་ཏུ་ཡོང་མཁན་ཡོད་པ་དེ་ཡང་གཞོགས་དེར་བྱུང་བར། བདག་གིས་ད་ལོ་ངེད་རང་སྣར་པར་འབྲུམ་ནད་ཡོང་བ་འདི་རྒྱུ་རྐྱེན་ཅིས་ལན་དྲིས་པར། འབྲུམ་ནད་ཡོང་བའི་རྒྱུ་འགྲུ་ཟེ་དགོན་པར་གྲྭ་པས་བླ་མ་བསད་ཤུལ་གྱི་མཆོད་ཁང་དུ་སྣར་པ་རྣམས་ཕྱིན་པས་ལན། ད་ཆ་ཕོང་ཚོའི་སྡུག་རི་ལ་དེ་ཆག་སོང་བས་སྐྱོན་མེད་ཟེར། འགྲུ་ཟེའི་དགོན་པ་དེ་ཆོས་ལུགས་ས་སྐྱ་པ་ཡིན། གྲྭ་པ་རྣམས་ཀྱིས་བླ་མ་བསད་པའི་ཤུལ་མཆོད་ཁང་དུ་ངེད་རྣམས་གདུགས་ཚོད་ལ་བོས་པ་དེ་ཡིན་འདུག །དེ་ནས་སྲུང་བའི་དུས་རྨི་ལམ་དུ། ངེད་ཅག་སྣར་པ་རྣམས་ལ་དགྲ་དོགས་ཤིག་ཡོད་པའི་ཁུལ་གྱིས་འཁྲིམ་པའི་ཚེ། གོང་པོ་རྫོ་ཤེས་དེ་ཡང་འདུག་པར་དྲིས་པས། གངས་རི་ཆེན་པོ་ཞིག་འདུག་པ་དེ་ལ་མཛུབ་མོ་གཏད་ནས། ཡ་གི་གངས་རི་ཧི་སེ་ཡིན། ཡ་གིའི་རྩེར་སྣར་ཕོབ་ཟེར། དེར་ཐར་རམ་དྲིས་པས་ལམ་སྣ་བདག་གིས་བྱས་ན་མི་ཐར་བ་གང་དུ་ཡང་མེད་ཟེར། ཕོང་གིས་སྣ་ཁྲིད་གངས་རི་དེའི་རྩེར་ཕྱིན་པས་མཐའ་ཐམས་ཅད་གངས་ཀྱི་ར་བས་བསྐོར་བ། དབུས་ཀྱང་གངས་རང་ལ་བྱས་པའི་ཐང་བདེ་བ་ལ་རྩྭ་ཆུ་ཤིང་གསུམ་ཡང་འཛོམས་པ་ཞིག་འདུག་པར་སྣར་བཏབ་པ་རྨིས་པ་ནི་སྲུང་རྟགས་མཐར་ཕྱིན་པར་འདུག །ཡར་ན་ཁ་བ་ཞེས་པ་ནམ་མཁའ་ནས་བབ་པའི་མིང་དང་། གངས་ཞེས་པ་འཁྱག་པ་ལྟ་བུ་ས་ནས་སྐྱེས་པ་ལ་ཟེར། ཁམས་ཀྱི་གངས་རྙིང་སྐྱེ་འབྲི་བྱེད་པ་ཀུན་གྱིས་མཐོང་བ་ཡིན། དབུས་གཙང་པ་རྣམས་ལ་དེ་འདྲའི་རྣམ་དབྱེ་མི་གདའ། སྒྲུབ་པའི་ཟློག་པའི་སྐབས་ཐོར་བྲུན་ལ་བབ་ཚེ། བུད་མེད་ལུས་ཐམས་ཅད་ར་ལྤགས་ལྟར་སྤྱུ་ཞོལ་ཆེ་བ། སྐེ་ཡན་ཆད་ལྷུང་བཟེད་རྩེ་ལེགས་པ་ལྟར་ནག་ཅིང་འོད་འཕྲོ་བ་ཞིག་བདག་དང་གཏོར་

མའི་མདུན་དུ་ཕྱུས་བཙུགས་བྱས་བྱུང་བ་ཁྱོད་སུ་ཡིན་དྲིས་པས། ང་ཐོར་པའི་ནད་བདག་ཡིན་ཟེར། ཅི་བྱེད་བསྒྲལ་དགོས་པ་མིན་ནམ་བྱས་པས། དེ་འདྲ་མི་དགོས་ཡོས་ལོ་པ་འདི་བདག་ལ་བྱིན། གཞན་དཔོན་སློབ་ཐམས་ཅད་ལ་ད་ཆ་འབྲུམ་བུའི་འཚེ་བ་མི་འབྱུང་བར་དམ་བཅའོ་ཟེར། བདག་གིས་ཀྱང་དེ་ཁས་ཆོག་སྨྲས། བཞག་བྲའི་གནས་ལ་བལྟ་བར་ཕྱིན་སྐུ་མཁར་གྱི་གནས་རི་དངོས་གཞི་ལ་གནས་ཀྱི་ལྷགས་རིས་བསྐོར་བའི་དབུས་སུ་མཚོ་མང་པོས་གང་འདུག་པའི་ཞོལ་དུ་ཧ་བཞག །ཀྲང་གིས་འཛེགས་པས་བྲག་དང་གནས་འདྲེས་ཤིང་ཤིན་ཏུ་གཟར་བས་ཉེན་ཆེ་བར་འདུག་ཀྱང་ལྷགས་རིའི་རྩེར་སླེབས་ནས་བསང་མཆོད་སོགས་བྱས། རབ་སྣང་པའི་རྒན་རབས་རྣམས་སྤྱར་བཞག་བྲའི་ལྷགས་རིའི་རྩེར་ལོ་ཆེན་བཻ་རོ་ཙ་ནས་བྱོན་ཟེར་བའི་རྣ་གཏམ་ཙམ་ཡོད། གཞན་དངོས་སུ་བགྲོད་པ་འབྲི་གུང་ཆོས་རྗེ་མིན་པ་ཡོད་མ་མྱོང་ཟེར་ཧ་ལས་པ་བྱེད་འདུག འཇིག་རྟེན་པ་རྣམས་ཅལ་སྒྲོག་མ་གཏོགས་རི་རྩེར་སླེབ་པ་རང་ངོ་མཚར་ཆེ་རྒྱུ་ཅི་ལ་ཡོད།

དེ་ནས་རིམ་གྱིས་དར་རྩེ་མདོ་པ་རྣམས་ཀྱིས་ཧ་འདྲེན་དང་འབོད་མི་བྱུང་བར་ཕྱིན་པས། དགའ་ལྡན་ཐང་ཤིང་དུ་མདོ་པ་རྣམས་ཀྱིས་ཧ་བསུ་གཟབ་རྒྱས་ཚད་ལས་འདས་པས་བསུས་ཏེ། མི་ཆེན་ཧྭ་རར་སྐར་ཕབ་ནས་ཞག་ཤས་སོང་བའི་ཚེ། ཡུལ་ཕྱི་ནས་ཡིན་པའི་གྲྭ་པ་དྲིལ་མགོ་ཟེར་བ་ཞིག་འབྲུམ་པ་ན་ལོགས་སུ་བཀར་བས་ཤི། ལོ་སྙིང་ཡོས་ལོ་པ་ཡིན་པས་སྤྱར་གསེར་ཕྱི་ཐང་དུ་ནད་བདག་མོས་དགོས་ཟེར་བ་དེ་ག་ཡིན་འདུག །མི་ཆེན་ཧྭ་རར་དགུན་དུས་ཡིན་ཅིང་དེར་ཟླ་བ་གསུམ་བསྡད་པར་འབྲུམ་ནད་པའི་བསྐྱོ་བྱུང་གི་རྟེན་དང་། གྲྭ་པ་རྣམས་མདོའི་གྲོང་ཁྲོད་དུ་ཕྱིན་པ་སོགས་འབྲུམ་པ་ལ་འཛེམ་ཆ་ཅི་ཡང་མ་བྱས་ཀྱང་ཉེར་འཚེ་གཏན་ནས་མེད་པ་ནད་བདག་གིས་ཁས་བླངས་པ་ཚད་བཙན་པ་ཉིད་དུ་བྱུང་། དེར་བསྡད་པའི་རིང་ཡིད་སྤྲོ་བ་གནས་པོ་ཆེ་ཆུང་སོགས་ཐམས་ཅད་ཀྱང་དད་གུས་ཆེ་བར་འདུག །དེར་རྒྱ་ནག་གི་རྒྱལ་ཕྲན་ལིའུ་རྗོང་པི་ཞེས་རྒྱ་ནག་རྒྱལ་པོའི་དམག་དཔོན་གྱི་ལས་ཀ་ཡོད་པ་ཞིག་གི་མི་སྣ་མང་པོ་འདུག་པ་བདག་གི་སར་བྱུང་། དྲི་བ་མང་དུ་བྱས་པའི་མཐར་དེད་ཀྱི་རྒྱལ་པོ་ལ་བཙུན་མོ་ལྔ་བཅུ་ཡོད་པར་གསུམ་སྨྲས་པས་དེ་རྣམས་ལ་སྲས་ཕོ་མོ་གང་འབྱུང་ཟེར་བར། རྒན་པ་དང་གཞོན་པ་གཉིས་ལ་སྲས་པོ་རེ། འབྲིང་པོ་ལ་སྲས་མོ་འབྱུང་། ཆུང་བ་དེས་རྒྱལ་ས་འཛིན་པ་འདུག་བྱས་པས། ཕྱིས་དར་རྩེ་མདོ་པའི་རྒྱུ་འགྲུལ་བྱུང་བའི་སྐད་ཆ་ལ་དེ་ག་ལྟར་བྱུང་བས་ཡིད་ཆེས་བྱེད་འདུག་ཟེར། ལིའུ་རྗོང་པི་ཟེར་བ་དེ་ད་ལྟ་ཧ་པ་རྣམས་ཀྱི་མིང་འཚོལ་ནས་ལུག་རྗེ་ཟེར་བ་དེ་ཡིན་འདུག །དར་རྩེ་མདོར་ཧི་

ཙམ་སྤྱོད་པའི་རིང་གནས་ཆེན་རྣམས་ཀྱིས་ཉེན་རེ་བཞིན་མང་ཧ་དང་འཁྲིད་རྙེད་པ་བསྐྱབས་པ་སོགས་དང་། ཧྲ་འབྱུལ་སྡེ་པ་རང་འདི་སྐབས་དར་རྩེ་མདོར་མི་འདུག །འགག་ཚུ་ནས་མང་འཁྲིད་ཧ་གོས་དར་སྨན་སྤོས་ལ་སོགས་པ་གྲུ་ནོམ་པའི་རྙེད་པ་བསྐྱབས། དེར་གནས་ཀྱི་ཡོན་བདག་ཆེ་ཕྲ་ཐམས་ཅད་ལ་སོ་སོར་ལུགས་གཉིས་ཀྱི་འབྱོར་པས་རེ་བ་ཡོངས་སུ་བསྐངས་པར་བྱས། སྣེ་ལོ་མགོ་ནས་གནས་པོ་པདྨ་གཟུངས་ཀྱི་བུ་ནམ་མཁའ་གཟུངས་ཟེར་བ་ཞིག་སྤྱར་གྱི་བདག་མོ་གསེར་ཁང་མའི་སྐྱེ་བར་འདུག་པས་བདག་ལ་བྱིན། དེ་ནས་མདོ་ནས་རྙེད་པ་ཡང་ལེགས་པར་ཐོབ་པར་བྱས་ཏེ་ཡར་རིམ་གྱིས་བཏེག །དགའ་ལྡན་ཐང་ཤིང་བར་གནས་ཆེན་རྣམས་ཀྱིས་སྐྱེལ་མ་སོགས་ཡོན་མཆོད་ལེགས་པའི་ལམ་སྲོལ་ལ་གནས་པ་བྱས། རབ་སྣང་སོགས་བརྒྱུད་འབྲི་གུང་དུ་མཚམས་གྲྭ་བཙེ་ལེན་རན་པ་བྱུང་བ་དང་། རང་རེ་ཡང་རྐང་འགྲོ་ལག་རྐྱོང་གི་བརྟུལ་ཞུགས་ཁོ་ན་ལོ་ལྔ་ཙམ་སོང་བས་དུབ་སྡོ། ཡར་ལམ་འགོར་ཐོགས་མེད་པར་གང་མགྱོགས་བྱེད་རྩིས་ལ་དམིགས་རྩེ་གཏད་ཀྱང་། སྐར་པ་ཡང་སྤྲང་པོ་གཞི་ཆེན་དུ་སོང་བ་དང་ལམ་བར་ཡོན་བདག་ཀྱང་དད་འདུན་ཆེ་བས་ཅུང་ཟད་འགོར། འཇང་རྒྱལ་ཧ་དགོན་དུ་རྗེ་ཞྭ་དམར་བ་དཔོན་སློབ་ཀྱང་བཞུགས་སྐར་གྲྭ་སྒྲིག་སྤྱ་ལོར་བདག་རང་གིས་ཞུས་པ་དོན་ལྡན་དཔོན་སློབ་ཐམས་ཅད་སྤྱར་ལས་ཀྱང་གཟི་བརྗིད་ཆེ་བར་བཞུགས་འདུག་པས་ཕྱག་འབུལ་ལ་བདག་བློ་བོ་རགས་བསྡུས་ཀྱིས་ཕྱིན། སྐར་མང་སྤྱང་གཞུང་དུ་བཞག །རྗེ་ཞྭ་དམར་བའི་དྲུང་དུ་ཞག་ཤས་བསྡད་ཅིང་དར་རྩེ་མདོ་ནས་ཀ་ལྷ་པའི་རི་མོ་ཡང་མ་ལུས་པ་གྲུབ་ཞུས་པས་ཐུགས་དགྱེས་པར་གནང་། ཐུགས་རྗེ་དཔལ་གྱི་སྒྲ་འགྲེལ་ཕྱག་རང་དུ་ཕུལ། ས་བཟང་པའི་ཊཱི་ཀ་དང་སློབ་དཔོན་དགེ་སློང་བསྟན་པ་ཡང་ཁྱེར། ཕྲིན་རྫོང་སྨྱུ་ཁ་སོགས་ཀྱི་འབོད་མི་བྱུང་ཡང་མ་ཕྱིན། རྒྱལ་ཧ་ནས་བཏེག་རིམ་གྱིས་བརྒྱུད། མགུ་ལོག་རྫི་ལམ་སྐང་དུ་དྲུང་འཚོ་གཙྪ་བཟོད་པ་སོགས་དོན་གཉེར་འཁར་རིན་ཆེན་གྲང་སྦྱོར་གྱི་ལག་ལེན་སློབ་པ་དང་སྤྲགས་ཐོན་ཆུང་ངེ་བ་ཞིག་སྦྱར། དེར་ཡོད་ཐོག་ལི་ཐང་ཆོས་མཛད་བསྟུན་ནས་འབོད་མི་ཚ་འགྲུལ་བྱུང་བས་སྐར་མང་རྗེས་ལ་བཞག །ཧྲ་ཧྲགས་ཀྱིས་མཚན་རྒྱབ་ནས་ཕྱིན་པས་ལི་ཐང་དུ་སླེབས། ཆོས་མཛད་ནད་བདུན་ཕྲུག་ནས་འདུག་པས་བདག་དང་འཕྲད་མ་ཐག །བདག་ལ་གསོན་པོའི་རེ་བ་མེད་ཀྱང་ཞབས་དྲུང་ནས་སྐར་འཕྲད་ཡོང་གསུངས་པས་ཕེབས་སྒུག་ཞུས་བསྡད་པ་ཡིན་ཟེར་བ་སོགས་ཐག་ཆོད་པའི་ལབ་མང་དུ་མཛད། ཕྱི་ཉིན་གྲོངས་སོང་བར་ལི་ཐང་དཔོན་ལྷུན་པོ་སོགས་ལྷོས་བཅས་དེ་ཐམས་ཅད་ཀྱིས། ངེད་ལི་ཐང་བར་རྒྱལ་ཧ་བའི་མཐུ་ཁ་ཡོད་པས་ད་ལམ་ཁྲིད་ཀྱིས་

རྗེས་བྱས་ནས་ཤི་སྐབ་ཆོད་པ་དང་། མཐུ་བཟློག་དགོས་ཟེར་བ་དང་། དེ་ཚོ་ཡོན་བདག་དྲིན་ཆེན་ཡིན་པས་རྗེས་རྒྱས་པར་བྱས། ཕྱོགས་སྐྱོང་ལ་རྟེན་ལི་མ་དང་རྒྱ་ནག་མ་འབའ་ཞིག་དང་རྒྱ་ནག་ཏུ་བཞེངས་པའི་གསུང་རབ་ཁྱད་ཅན་དང་གོ་ཁྲབ་རྙིང་མའི་རིགས་སོགས་ཡ་མཚན་ཅན་མང་དུ་གཏད། རྗེས་གྲུབ་ནས་ཕྱོགས་སྐྱོང་རྣམས་ཕར་གཏད་པས་ཅིས་ཀྱང་ཕྱིར་ཞེས་ནན་ཤིན་ཏུ་ཆེ་བ་བྱས་བྱུང་ཡང་། སྔགས་པས་ཡས་ཟ་བ་བབས་ཐོབ་འདུག་ཀྱང་ངེད་རང་མི་ངན་མིང་ཆེན་དུ་འདུག་པ་དང་གྲྭ་ཚང་གི་བླ་མ་འདྲ་ཞིག་བྱས་ནས་ཟ་རྒྱུ་གཙོ་བོར་སྟོན་ངོ་ཚ་མེད་བྱས་ན་མི་འགབ་པ་འདྲ་བསམ་པ་སེམས་ལ་བཞགས། ཁ་ནས་ཅི་ཡང་མི་དགོས་ཞེས་འདོད་ཆུང་ཚོག་ཤེས་ཡོད་པའི་ཁུལ་བྱས། དེང་སང་གི་བླ་མ་དང་བན་སྔགས་ཀྱི་མཛད་ལུགས་ལྟར་བྱས་ན། ཕྱོགས་སྐྱོང་དེ་རྣམས་འོས་རིགས་པར་ཕྱིར་འོང་ན་བྱེས་ཐེབས་དེའི་རིང་གི་རྙེད་པ་དང་མཉམ་ལ་ཁད་འདུག་ཀྱང་མ་ཕྱིར།

དེ་ནས་སྐར་མང་ཡང་སླེབས། ཚོ་ག་ཞག་བདུན་ཕྲག་གཅིག་བྱས་པ་སོགས་ཀྱི་ཡོན་འབུལ་ལ་རྒྱ་དཀར་ནག་གི་སྐུ་རྟེན་གྱི་རིགས་རྒྱ་ནག་རྙིང་དུས་ཀྱི་དགང་བླུགས་གསེར་ཚགས་འཕྱུལ་མ་རྒྱ་ཤུབས་དང་བཅས་པ་དགང་བླུགས་ཀྱི་ལས་ཀ་ཤེས་མཁན་ལ་ཁྱད་ཟོག་ཡོང་བ། འབྲས་ཤེལ་གྱི་ཀྱིན་བུ། མེ་ཤེལ་ཤིན་ཏུ་ཆེ་བ་སོགས་ཤེལ་སྒྲུད་དུ་མ་དང་། གོས་དར་རྙིང་མའི་རིགས་གོ་ཁྲབ་ཁྱད་ཅན་ཧ་ཏྲེའུ་མཛོ་ལ་སོགས་པ་དང་། ནས་ཁལ་བརྒྱ་ཕྲག་སོགས་གྱ་ནོམ་པ་ཕུལ། སྐར་ཡང་བདག་གི་མཐུ་ལམ་གཅོད་པའི་ཕྱིར་ཚེ་བདག་གི་སྒོ་ནས་སོ་མཚམས་གཅོད་པ་དང་གསང་ལམ་འགོག་པ་དང་། ཟུག་པ་དབྱུང་བ་སོགས་གཞུང་ལྟར་བྱས་ཤིང་། ལོ་བཅུ་གཉིས་ཀྱི་བར་ཤི་ཆད་དང་བྱད་ཁ་མི་འབྱུང་བའི་ཁག་ཁུར་བྱས། ཕྱིས་ལི་ཐང་གི་གནས་སྐོར་བ་འདྲ་ལ་དྲིས་པས་ལོ་ཉི་ཤུ་རྩ་གཅིག་གི་བར་ཤི་ཆད་ཉེས་སྐྱོན་ཅི་ཡང་མ་བྱུང་འདུག །མཁས་པའི་དྲུང་དུ་མཁས་པར་བསླབས། །མཁས་པར་སྦྱངས་པ་མཁས་པས་ཤེས། །མཁས་པས་མཁས་པའི་བྱ་བ་བྱེད། །མཁས་པའི་ལག་རྗེས་དེ་འདྲ་ཡིན། །ཏ་ཏ་རུ་ལུ་རུ་ལུ་ཕཊ། །དེ་ནས་ཡར་བརྟེགས་ཏེ་བ་ཚ་གླིང་གསུམ། ནགས་ཤོད། ལྷ་དགོན། རྣམ་རྒྱལ་དགོན། ཡེ་ཤེམ་དགོན། ལྡིང་བ་དགོན་སོགས་ནས་གྲྭ་རྒྱུན་ཡོང་མི་ཡང་ཤིན་ཏུ་མང་བར་བྱུང་། རྫོར་དཀྱིལ་བར་དུ་འགོར་གཞི་གང་ཆུང་གིས་ཚུགས་ཞག་ཁོ་ན་དང་རེས་འགའ་མལ་གསོ་བའི་བཅགས་མ་ཙམ་མ་གཏོགས་གོམ་པ་གང་ཡང་བྱས། ཞར་ལ་གདུལ་བྱ་བྱུང་བ་ཚོ་དར་རྩེ་མདོ་ནས་ལག་ལོངས་པས་མི་འདོད་པའི་ཚུལ་ཙམ་བྲང་བའི་དོན་དང་། ངེས་པའི་དོན་དུ་འཁྱེར་རྒྱུ་

ཉེད་ཚད་ཚུད་ཐོས་མེད་པར་ཁྱེར་ནས་འོངས། ཐོག་མེད་རྒྱ་ཡུལ་བགྲོད་ན་ཡང་། །སྔོང་ལོག་ཡིན་པའི་ཚུལ་བསམས་ནས། །ཁང་ཉེད་གང་ཐུབ་བྱས་ནས་ཁྱེར། །མ་ཉེད་པ་ལ་ཐབས་ཅི་ཡོད། །གཞན་ཡང་མཚམས་གཞུང་དུ་རྒྱ་མོ་བཟའི་ཕྱག་བྲིས་ཡིག་དྲུག་འདུག་པ་མཇལ། དེ་དང་མི་རིང་བར་སྤང་གི་ལོགས་ལ་ཉམས་མཚར་དུ་ལཱུའི་ཡི་གེ་ཧཱུྃ་གི་ཀླད་ཀོར་ནང་དུ་ཡང་མི་ཧ་མང་དུ་ཤོང་བ་ཞིག་བཀོས་པའི་ཚེ་རྡོའི་དུང་དཀར་གཡས་འཁྱིལ་ཤོང་སྤོང་སྒྲོས་ཤིན་ཏུ་གཙང་བ་མི་རྒྱུགས་པས་པང་ཐེག་པ་ཞིག་ཐོན་པ་ཀླད་ཀོར་གྱི་དབུས་དེར་བཞག །དེ་ལ་སོགས་པ་དང་གཞན་ཡང་ར་ལའི་རྣམ་སྣང་དང་། འོར་དུའི་བྱམས་མདུན་དང་། གླིང་ཐང་སྒྲོལ་མའི་ལྷ་ཁང་སོགས་མཇལ། བདག་ཆོས་རྗེ་ཞྭ་དམར་བ་རྒྱབ་ཧར་མཇལ་དུས་རྗེའི་སྐུ་གཞོགས་སུ་རྒྱ་གར་ཤར་ཕྱོགས་པའི་པཎྜི་ཏ་དགེ་སློང་མཚན་དངོས་ཤ་ཅི་ཏྲ་ནཀྵ་ཟེར་བ་ཕྱིས་པཎྜི་ཏར་གྱུར་ནས་ཤྲཱི་ཙ་པྲ་ཧྲི་ཞེས་བོད་སྐད་དུ་སྨྲ་བའི་བདག་པོར་བཏགས་པ། གཞུང་ལུགས་ཀྱི་རྒྱ་དཔེ་པོ་ཏི་ཚད་ལོངས་བདུན་ཅུ་དོན་གསུམ་རྗེའི་སྐུ་གཞོགས་སུ་གཤར་རྒྱུགས་ཕུལ་བ་ཞིག །ཁོང་རྒྱ་གར་དུ་མཁན་པོ་དང་གནས་ཀྱི་བླ་མ་གཞི་མཐུན་པ་ཞིག་ཡོད་འདུག་པ་སྐུ་གཤེགས་པའི་གདུང་གི་མདུན་དུ་ཁོང་རང་གི་སྤྱི་བོའི་ཐོད་པ་མཐེབ་ལོང་ཆེ་བ་ཙམ་ཞིག་ཁོལ་བུར་བྱུང་བས་ཀོང་བུ་བྱས་ནས་མར་མེ་ཕུལ། ཁོང་རང་ཡིད་བྱུང་བས་རྒྱ་ནག་གི་ཡུལ་སོགས་གནས་རི་དང་རྒྱལ་ཁམས་ཀུན་ཏུ་ངེས་མེད་དུ་འགྱུ་ཞིང་ཕྱིན་པ་འཛངས་དམ་བརྒྱུད་རྗེའི་སྐུ་ཞབས་སུ་འབྱོར་འདུག་པ་དེ་ཕྱིས་བདག་ཚོ་ཡར་ལམ་མཚམས་དེ་ལ་དུ་སླེབས་ཐོག །ཁོང་རྒྱ་གར་དུ་འབྱོན་པར་ནམ་དུས་ཀྱིས་ལ་ཁ་བས་ཆོད་དོགས་དང་། རྗེ་རེ་ཞིག་དབུས་གཙང་དུ་མི་ཕེབས་པ་ཤེས་ནས། ཁོང་དབུས་གཙང་དུ་ཕྱོན་ལ་འབྱོན་པའི་ཞུ་འབུལ་མཛད་འདུག་པར་ཀུན་ཤེས་སྐམ་པོ་ཟེར་བའི་དྲུང་འཁོར་རྒན་པོ་ཞིག་ཁོང་བསྐྱེལ་མ་དང་བཅས། བདག་ལ་བཀའ་ཤོག་ཏུ་པཎྜི་ཏ་འདི་རྟེན་དགེ་སློང་གཙང་མ་སྦྱངས་པའི་ཡོན་ཏན་སོགས་ཐུགས་ལ་མངའ་བ་ལྟར་ཡིན། འདི་ཁྲལ་དུ་ཐུགས་གཏུམ་པའི་ཚུལ་ཙམ་འདུག་ཀྱང་དེ་འཕྲལ་སོས་འགྲོ་བ་འཛིན་པ་མེད་པ་བྱང་ཆུབ་སེམས་དཔའི་ཡོན་ཏན་ཡང་ཅུང་ཟད་མངའ་བ་ཞིག་ཡོད་པ་རྒྱ་གར་དུ་འབྱོན་པར་རིངས་པས་འབྲི་གུང་བར་ཕྱག་ཕྱིར་འཁྲིད་པ་དང་། ཁོང་རང་གི་འདོད་པ་ལ་གང་ཡོད་གནང་བ་སོགས་གང་ལེགས་མཛད་དགོས། འདི་ལ་ཡག་པོ་མཛད་ན་བདག་ལ་མཛད་པ་དང་ཁྱད་མེད། འབྲི་གུང་ནས་གཙང་བར་སྐྱེལ་གྲོགས་དང་གཙང་སྟེ་སྲིད་ལའང་ངེད་རང་གི་ཡི་གེ་བྱས་ཡོད་གསུངས་འདུག་པ་ལྟར་པཎྜི་ཏ་སྔར་དུ་ཕྱིན་ཀུན་ཤེས་ཕྱིར་སློག །འབྲི་གུང་དུ་མ་སླེབ་

བར་གྱི་རིང་སྒྲ་ཀ་ལཱ་པའི་དོགས་གཅོད་དང་། མིང་གཞི་རྐྱེན་དང་རྣམ་དབྱེ་ཕྲད་ལ་སོགས་པ་གལ་ཆེ་བའི་གནད་རྣམས་ཀྱི་དོགས་གཅོད་དང་། གཞི་སློབ་སོགས་ལ་ཤིན་ཏུ་ཕན་ཞིང་བློ་བསྐྱེད་ཚད་མེད་པ་ཐོན་པ་བྱུང་། གཞན་སུ་ལ་ཡང་མེད་པའི་ཁོང་པར་རྩིས་ཀྱི་རི་མོ་སོགས་གང་ལའང་བརྟེན་མི་དགོས་པར་པཉྫི་ཀ་དེ་རིང་གཟའ་སྐར་སོགས་ཅི་ཡོད་དྲིས་ན། ཕྱག་མཛུབ་ལ་རྩིས་བགྲངས་ཙམ་མཛད་ཐོག་ཉི་མ་གཅིག་པོ་དེའི་གཟའ་ཚེས་སྐར་སྦྱོར་བྱེད་པ་ལྔ་པོ་ངེད་རང་གི་ཚེས་རྩིས་ལ་ཤར་བ་དང་ཁྱད་མེད་པ། ཚེས་རྩིས་ལ་ནོར་འཁྲུལ་བྱུང་ཡང་ཁོང་གིས་ཞུས་དག་ཞེར་བ་ཡོད། རྒྱུན་གྱི་ཡི་དམ་དགྱེས་རྡོར་དང་ཆོས་སྐྱོང་ཕྱག་བཞི་དང་ཕྱག་དྲུག་ལ་མཛད་པ་བདག་མ་གཏོགས་ཐམས་ཅད་ལ་གསང་། མི་ཀུན་གྱི་ཐོས་སར་བཟང་སྤྱོད་སྨོན་ལམ་ལེགས་སྦྱར་གྱི་སྐད་དུ་གསུང་བ་ཞིག་ཡོད།

དེ་ནས་རིམ་གྱིས་ཡར་བགྲོད་ནས། བྱང་གི་ཡ་རོག་ཐང་དཀར་མ་ཞེས་བྱ་བ་དེ་དང་ཉེ་བར་སླེབས། ཐང་ལྗོངས་ཆེན་པོ་དེ་ནི་ཇི་ལྟར་ན་མཚུལ་ལྟར་ཕོད་སྙོམས་ཤིང་འབར་འབུར་དང་རང་རོང་གཅོང་རོང་ཚ་སྒོ་ལ་སོགས་པ་མེད་པ། ཤིན་ཏུ་ཕོད་སྙོམས་ཤིང་བདེ་བ་ལག་མཐིལ་ལྟར་འཇམ་པ། བཻ་ཌཱུརྻ་གསར་པའི་ཁྲ་བས་སྤྲགས་པ་ལྟར་སྔོ་ཞིང་མདངས་ལེགས་པ། འབབ་ཆུའི་རྒྱུན་རྣམས་དབུ་བའི་ཕྲེང་བའི་རྒྱན་དུ་མ་དང་བཅས་གནོད་པ་མེད་པ་ཕྱོགས་ཀུན་ཏུ་འབབ་པ། རི་ཐམས་ཅད་ཀླུམ་ཞིང་འཇམ་ལ་མཆོད་ལྷ་བུའི་མདོག་མངའ་བ། ནམ་མཁའ་མཐིང་ཤུན་གསར་པའི་ལང་ཚོ་ལས་ཀྱང་ཆེས་ཡིད་དུ་འོང་བའི་དབུས་སུ་རྟ་བདུན་གྱི་དབང་པོ་མཚམས་སྦྲིན་གསར་པའི་ཁ་དོག་ལ་འཁྲུ་ཞིང་། འོད་ཟེར་གྱི་ཕྲེང་བ་མཐའ་ཡས་པ་སྤྲོ་བས་སྐྱེ་དགུ་ཐམས་ཅད་ལ་འཇམ་ཞིང་དྲོ་བའི་བདེ་བ་འབད་མེད་དུ་སྩོལ་བ། དེ་ལྟ་བུའི་ལྗོངས་སུ་ཧོར་སེར་པོའི་རུ་བ་རྣམས་ཀྱིས་ས་གཞི་ཁེངས་ཤིང་བརྗིད་ཆགས་པའི་དབུས་སུ། ཧོར་ཀུན་ལས་རྒྱལ་གྱི་རིགས་ལས་འཁྲུངས་པ་རྣམ་པར་གནོན་པ་དང་དཔའ་ཞིང་བརྟུལ་ཕོད་པ་སོགས་རྒྱལ་རིགས་ཀྱི་ཡོན་ཏན་བགྲང་གིས་མི་ལང་བ་དང་ལྡན་པ་དཔོན་གཙྪ་གཡུལ་རྒྱལ་གྱི་སྦྲ་ནག་ཇི་ལྟར་ན། དུག་ཅན་གྱི་འཛིང་ལྟར་འཁྱིལ་ཞིང་ཁོ་ལག་ཡངས་ཤིང་ཚད་ལས་འདས་པ་ལེགས་པར་ཕུབ། དེ་དང་མི་རིང་བའི་སར་རྒྱ་གར་གྱི་གྲུབ་ཆེན་ནཱ་རོ་ཏ་པ་སྤྲུལ་སྐུའི་སྣང་བརྙན་དུ་མཛད་པ་ཛེ་མཏྟ་ལ་སམྦྷུ་ཀཱིརྟི་ཧྲ་ཛ་ཤྲཱི་བྷ་དྲའི་བཞུགས་སྒར་ཆེན་པོ་ལྷའི་ལྟ་ལམ་དུ་རྒྱ་སྐར་གྱི་ཕྲེང་བ་འཕྲིགས་པ་ལྟ་བུའི་དབུས་སུ་རྗེའི་གཟིམས་གུར་རི་བོང་འཛིན་པའི་ལང་ཚོ་ཉ་གང་བ་ལྟར་མཐོང་བ་ཙམ་གྱིས་ཡིད་

ཀྱི་དགའ་མ་ཆིམ་པར་མཛད་པ་བཅས་འདུ་མཛད་པའི་ཉེ་བའི་གནའ་དུ་ཕྱིན་པའི་ཚེ། རྗེ་མནྡའི་མཚན་ཅན་དྭང་འཁོར་བརྒྱ་ཕྲག་གིས་བསྐོར་བའི་ཚིབས་རགས་དང་། བྱང་བརྒྱུད་རྒྱལ་པོ་ཀརྨ་གཡུལ་རྒྱལ་ལ་མི་བཟང་བརྒྱ་ཕྲག་གིས་ཡོངས་སུ་བསྐོར་བ་ཇི་ལྟར་ན་བདེ་སོགས་ཀྱི་བདག་པོ་ལ་ལྷའི་ཚོགས་ཀྱིས་བསྐོར་བ་ལྟ་བུ་དང་བཅས་པའི་བསུ་བའི་བཀོད་པ་མཐའ་ཡས་པས་ལེགས་པར་བསུས་ཏེ། བདག་ཅག་རྣམས་ཀྱི་སྣང་པ་ཡང་དེ་དང་མི་རིང་བའི་སར་ཕབ། རྗེ་ནཱ་རོ་པའི་སྐུ་གཞོགས་ནས་གསོལ་རས་སྣེ་ལེན་གྱི་ཕ་འབབ་བཟང་ཞིང་གྱ་ནོམ་པ་དང་། ཧོར་དཔོན་ཚང་གིས་ཀྱང་སྟོན་མོ་བཟང་ཉོམས་ཀྱིས་ཆིམ་པར་མཛད། ཧོར་དཔོན་སྲས་ཡུམ་དང་བཅས་པ་སོ་སོར་དབང་ཕྲན་བུ་ཕུལ། རྗེ་ནཱ་རོ་པའི་བཞུགས་སྣང་ཞག་ཤས་རྗེས་ལ་བཞུགས། བདག་རྣམས་སྣང་བཏེགས་ནས་གཞུ་རོང་བརྒྱུད་མཐིལ་དུ་སླེབས། འབྲི་གུང་མཐིལ་གྱི་གནས་མཇལ་དང་མཆོད་ཁང་སོ་སོར་མཆོད་རྫས་ཀྱི་བྱེ་བྲག་འདུས་པའི་ཚོགས་རྒྱ་ཆེན་པོ་བླ་གཡེལ་ཐང་དུ་ཚོགས་པར་མང་ཇ་དང་ཇ་དར་གྱི་འགྱེད་ཆས་ལེགས་པར་ཕུལ། སྣང་བཏེགས་ཏེ་རྫོང་གསར་བཀྲ་ཤིས་ཚུགས་ཀྱི་ཤར་ཕྱོགས་ར་སོག་ཐང་སྟོད་དུ་སྣང་ཕབ། ཞབས་དྲུང་སྤྲོ་ལུང་དུ་གཤེགས་པ་དང་། གདུང་བརྒྱུད་པ་སོགས་རྫོང་དུ་མཇལ། སླར་རྗེ་ནཱ་རོ་པ་ཕེབས་གྲུབ་བྱུང་བར་རྫོང་གི་ལྷུང་རའི་ནང་དུ་བཞུགས་ཁྲི་བརྩིགས་པའི་ཁར་སྤྱན་དྲངས། བདག་སྣང་པ་གཞུང་གྲྭ་པ་སོ་སོ་དང་བཅས་པས་འབུལ་ཆས་སྤུམ་བསྟོད་ནས་ཕུལ་བས། རྗེ་ནཱ་རོ་པ་འཁོར་དང་བཅས་པས་ཡང་རི་སྣང་པའི་འབུལ་བ་ད་ལམ་ལས་བཟང་བ་མ་བྱུང་ཞེས་ཐུགས་མཉེས་པར་མཛད། མི་འགྱུར་བར་མཚམས་གྲྭ་རྣམས་འཛོམས་བྱུང་བར། ངེད་ཅག་ཁམས་ནས་འཁོར་བའི་གྲྭ་པ་གྲལ་བཞུགས་རང་ལ་བརྒྱད་བརྒྱ་ལྷག་ངེས་དང་མཚམས་གྲྭ་རྣམས་བསྡོམས་པར་སྟོང་ལྷག་ངེས་བྱུང་བར་བདག་རང་གིས་དབུ་སེམས་ཀྱི་སེམས་བསྐྱེད་ལུགས་སོ་སོ་དང་དབང་ཆོས་མང་པོ་བགྱིས། རྗེ་ནཱ་རོ་པས་ལྷུང་ར་ནང་དུ་བཞུགས་སྣང་བཏབ། ཧོར་དཔོན་སྲས་ཡུམ་གཟབ་རྒྱས་ཀྱིས་ཕེབས་པ་ར་སོག་གི་དུར་ཁྲོད་སྒྲུར་དུ་སྣང་ཕབ་ནས། སྐྱ་སེར་འདུས་པའི་ཚོགས་མཐའ་ཡས་པ་ལ་རྗེ་ནཱ་རོ་པས་རྡོ་རྗེ་ཕྲེང་བའི་དབང་བསྐུར། ངོར་ལུགས་མངའ་རིས་པ་ཚུལ་ཁྲིམས་འོད་ཟེར་བས་བསྒྲིགས་པ་དཀྱིལ་འཁོར་ཞེ་ལྔའི་དབང་དང་། མཐའ་རྟེན་བདེ་ལེགས་སུ་བྱེད་པའི་དཀྱིལ་འཁོར་གསུམ་དང་བཅས་པ་རྫོགས་པར་བསྩལ། མཚམས་གྲྭ་ཁག་རྣམས་སོ་སོར་བཟུངས། བདག་ཀྱང་ཁམས་ནས་འོངས་པས་ངལ་བར་སོང་ནས་རྗེ་ནཱ་རོ་པའི་དྲུང་དུ་སྣང་གྱི་བླ་མ་འཛིན་ཚུལ་དགོངས་པ་ནན་ཞུས་བྱས་པས་ལེགས་

པར་གནང་། བླ་མ་སྤྱངས་མདའ་བ་བཀྲ་ཤིས་དར་རྒྱས་པ་བསྐོ་བཞག་དང་། སྣར་ཕྱི་ནང་གི་རྩིས་སྲོད་སོགས་སྤྱི་གོང་རིམ་པར་སྤྲོད་པ་རྣམས་ལས་མི་དམན་ཞིང་རྒྱ་དཔངས་གང་ས་ནས་མཐོ་བར་ཕྱུལ། རྫོང་གསར་སོགས་སུ་བསྟོད་ཀྱང་བློས་མི་བདེ་བ་ལས་མི་ཡོང་བསམ་མེ་སྤྲུལ་ཧོར་ཟླ་བཅུ་གཉིས་པའི་ཚེས་བཅོ་བརྒྱད་ལ་ངེད་རང་ཞུང་བསྐྱུས་ཀྱིས་བཏེག །རྩེ་བར་སླེབས་པས་སྤྱར་རྗེ་གོང་མ་བཞུགས་དུས་ལུགས་གཉིས་ཀ་ནས་འགྲན་ཟླ་དང་བྲལ་བ་དེ་འདྲ་བ་ད་ལྟ་རྗེ་བཙུན་མི་ལའི་ཕ་ཡུལ་ལྟར་ཐག་ཉེ་བ་མཐོང་བའི་ཡིད་ཤོང་དུ་ཆུད་པ་བྱུང་། ཡར་ལམ་གཙང་པོ་ལ་དར་ཟམ་འདུག་པས་དཔོན་མ་གཅིག་མགོན་གྲིས་བོས། ལུང་ཆུང་དུ་བསྟོད་ཉུབ་སྲོད་ལ་གྲོང་ལེབ་རྒྱལ་པོའི་འཚུབ་ཆ་ཤིན་ཏུ་ཆེ་བ་བྱུང་། ཉིང་དེ་འཛིན་དང་སྟགས་རྒྱས་གཟིར་བས་ནམ་གྲུང་ནས་གཟུགས་ཞི་བར་བསྐྱན། ང་རང་གིས་སྲུང་འཁོར་བྱས་པ་ཐམས་ཅད་ལ་མི་གནོད་པ་དང་ཁྱད་པར་མ་གཅིག་མགོན་ཁྱིམ་ཚང་ལ་ལོ་ཤས་མི་གནོད་པའི་དམ་བླངས། ཐོ་རངས་མཁར་རྩེ་ཡིན་རྒྱུ་བའི་གཞལ་མེད་ཁང་རྣམ་པར་རྒྱལ་བའི་ཁང་བཟང་ལས་ལྷག་པའི་དབུས་སུ་གདན་ཁྲི་མཐའ་ཡས་པའི་སྟེང་དུ་མཉམ་མེད་ཆོས་ཀྱི་རྒྱལ་པོ་ཁྲག་འཐུང་རོལ་པའི་ཆ་ལུགས་ཅན་གྱི་སྐུ་གཡས་སུ། རྗེ་འཇིག་རྟེན་གསུམ་གྱི་མགོན་པོ་རྒྱལ་བ་ཤཱཀྱ་ཐུབ་པའི་ཆ་ལུགས་དང་། གཡོན་དུ་དྲིན་ཆེན་གྱི་མ་དེ་སྔར་གྱི་ཆ་ལུགས་སུ་བཞུགས། གདན་ཁྲིའི་མདུན་དུ་འཇམ་དཔལ་གཤིན་རྗེ་ཆེ་བདག །ཡོ་ཀ་ཧི། མ་ཧཱ་ཀཱ་ལཱ་ཙ་ཏུརྨུཛ། ཀྵ་ཏྲ་རེ་སོགས་ཁྲོམ་ཚོགས་པ་ལྟར་ཐམས་ཅད་བདག་ལ་དགྱེས་འཛུམ་དུ་བཞུགས་འདུག་པ་མཇལ་ཞིང་། བདག་གིས་ཡུས་ཆེན་པོས་མཉམ་མེད་ཆོས་ཀྱི་རྒྱལ་པོ་ཡབ་ཡུམ་ལ་ཞུ་བ་མང་དུ་ཕུལ་བས་ལུགས་གཉིས་ཀའི་བསླབ་བྱ་འཕྲུལ་ཕྱུགས་དུ་མའི་སྒོ་མཐའ་ཡས་པས་རངས་པར་མཛད། ལྷག་པར་ལུག་ལོ་ཧ་ཟླའི་ཚེས་བཅུ་ལ་ཧེ་སྒྲོའི་ཚོགས་ཁང་སྟེང་ནས་གཏེར་ཆོས་མང་བ་ཞིག་འབྱིན་དགོས་པ་སོགས་ལུང་བསྟན་མང་རབས་གནང་བའི་རྗེས། ཡབ་སྲས་རྗེ་འཇིག་རྟེན་གསུམ་གྱི་མགོན་པོ་དང་གསུམ་ག་རེས་ཞི་བ་རེས་ཁྲོ་བོ་རེས་ས་ཆུ་མེ་རླུང་གི་གཟུགས་རེས་ཉི་མ་ཟླ་བ། རེས་ཅི་ཡང་མེད་པའི་རྣམ་པ་སོགས་རྫུ་འཕྲུལ་གྱི་ཆོ་འཕྲུལ་མཐའ་ཡས་པ་འདུ་མཛད་པའི་མཐར་གསུམ་ག་སྤྱན་བར་སྣང་ལ་ཧྲིག་ཧྲིག་ཕྲུག་སེ་གོལ་ཧོག་ཧོག་མཛད་ཅིང་། ཀྱཻ་ཡེ་བུ་མཐོང་ངམ་གོའམ་གསུངས་པས། མཐོང་ཞིང་འཁོར་འདས་གཉིས་བསྡུས་ཀྱི་ཆོས་ཐམས་ཅད་མེད་བཞིན་དུ་སྣང་བ་ཅི་ཡང་མ་ཡིན་ཅིར་ཡང་སྣང་བ་སྣང་སྟོང་དབྱེར་མེད་སྤྲོས་པའི་མཚན་མ་ཐམས་ཅད་ཀྱིས་སྟོང་པར། རང་སེམས་རོལ་པ་ལས་གཞན་གང་དུའང་མ་གྲུབ་ལ་རང་སེམས་ཀྱང་

སྐྱོན་པའི་མཐའ་ཐམས་ཅད་ལས་འདས་པ་ཀུན་ཁྱབ་ཀུན་གསལ་ཆེན་པོར་གོ་ལགས་ཞེས་ཞུས་པས་དེ་ཡིན་གསུངས་ཤིང་འོད་ཀྱི་རང་བཞིན་དུ་གཤེགས།

དེ་ནས་གད་ལ་འོར་དུ་སོས། གྲུང་ཚོགས་བཟང་བར་བྱས་ནས། དབེན་གནས་ཐ་བ་ཁ་བདེ་ཆེན་སྙིང་དུ་རེ་ཞིག་གནས་མལ་བགྱིས་ཤིང་། དེ་དག་གི་ཚེ་གཞན་པའི་ལུགས་གཉིས་ཀྱི་བྱ་གཞག་ཁམས་ཆེ་བ་བྱས་པ་ནི་མེད་ཐབ་བུ་ནི་བརྗེད་འདུག་ཀྱང་། རང་གིས་མདོ་ཁམས་སུ་དགོར་ཟས་ཕུལ་ཆེས་པའི་སྒྲིབ་སྦྱོང་འདྲ་ཨེ་ཡོང་གི་རེ་བས་ཀུན་རིག་གི་བསྙེན་པ་གྲངས་ཚད་ཐེམས་ངེས་བྱས་པའི་མཐར་ཞི་བའི་སྦྱིན་སྲེག་འབུམ་ཕྲག་གཅིག་རྫོགས་པར་བྱས། དེ་སྐབས་ནས་རྗེ་ན་རོ་པ་ལྷ་སྡེ་གཞུང་གི་ཐུགས་ཁུར་ཞབས་དྲུང་སྒོ་ལུང་གི་བདེ་གཤེགས་ལ་ཕུལ་ནས་ཀུན་སྤངས་གནང་སྐབས་ཡིན་པས། རྗེ་ན་རོ་པ་བདེ་ཆེན་སྙིང་དུ་ཕེབས། ཞག་ཤས་བཞུགས་པར་ཚེ་བདག་གི་རྗེས་གནང་རྫོན་པོ་ནང་གཏོད་ཞུས། རྗེ་དེའི་བཀས་གཤིན་རྗེ་ཡང་ཟློག་གི་ལས་སྦྱོར་གྱི་སྒྲུབ་པ་རྒྱས་པ་ཞིག་བྱེད་དགོས་པའི་བཀའ་བསྐུལ་དང་དུ་བླངས། ངེད་ཅག་རྣམས་རྫོང་གསར་དུ་ཕྱིན། གཞི་མ་བདེ་ཆེན་སྙིང་དུ་བཞག །རྫོང་དུ་སྒྲུབ་པའི་གཙོ་བོར་རྗེ་ན་རོ་པ་དང་ཞབས་དྲུང་གདུང་བརྒྱུད་ཀྱང་བཞུགས། བདག་ཅག་དཔོན་སློབ་ཉི་ཤུ་རྩ་གཅིག་གིས་ཚེས་གཅིག་ནས་ཉེར་དགུའི་བར་སྒྲུབ་པ་མཛད་པར། འདམ་དུ་དཔོན་གཡུལ་རྒྱལ་སྟོང་དྲག་པོས་ཕེབས་པས་རྗེ་ན་རོ་པ་སྤྱན་འདྲེན་ཤིན་ཏུ་ནན་ཆེ་བ་སྤྲ་ཕྱི་མང་པོར་བྱུང་བས་མི་ཕེབས་ཀ་མེད་བྱུང་ཡང་། བདག་ཅག་རྣམས་ཀྱིས་སྒྲུབ་པ་འཕྲོ་མཐུད་པས་རྗེ་དེའི་ཐུགས་རྗེས་སྒྲུབ་པ་ཞུད་པ་སོགས་ཀྱི་ཉེས་སྐྱོན་ཅི་ཡང་མེད་པའི་སྙིང་ནང་རྟགས་རྫོགས་པར་བྱུང་བས་ཉེར་དགུ་ལས་ཀྱི་མཇུག་སྡུད་རྣམས་བགྱིས་པས། ཕྱི་རྟགས་ཀྱང་ཟླ་བ་ཕྱེད་ཙམ་ནས་ཀུན་གྱིས་མཐོང་བའི་མངོན་གྱུར་དུ་བྱུང་།

དེ་ནས་བདག་ཀྱང་བདེ་ཆེན་སྙིང་དུ་ལོག་ནས་བསྡད་སྐབས་ཧོར་དཔོན་བསྟུངས་པ་ཇེ་ལོད་ལས་མ་བྱུང་བས་བདག་ཀྱང་ཤད་རྩོལ་གྱིས་ཕྱིན་འདམ་དུ་འགྲོར། ཧོར་དཔོན་ལ་དབང་སོགས་ཐུགས་དང་བསྟུན་པ་བྱས་ཀྱང་མི་རིང་བར་འདས། དེ་དག་གི་ཡར་འདྲེན་སོགས་སྐབས་སྦྱར་བྱས་ནས་ཚུར་ལོག་བདེ་ཆེན་སྙིང་དུ་བསྡད། སླར་སྐབས་ཤིག་སྟོད་ཡུལ་སྒོ་ལུང་དུ་འདོད་པ་འདྲ་ཞིག་བྱུང་བས། སྒོ་ལུང་དུ་བསྒྲིལ་ནས་བསྡད། སྐབས་ཤིག་མཁར་རྩེ་ནས་དཔོན་སའི་ཐུགས་ཕྱིར་འཚུས་པས་བརྒྱ་མཁར་གཙང་ནས་བཞེས་འདུག་པར། ཐབས་གཞན་ནི་མ་རྙེད་དཀོན་མཆོག་ལ་གསོལ་འདེབས་སོགས་བྱས། རྗེ་ན་རོ་པ་འབྲོང་རྩར་དུ་བཞུགས་པ་མཇལ་བ་དང་སྒྲགས། ཟླ་བ་ལྔ་

པའི་ཡར་ངོར་གཏེར་སྒྲོམ་དུ་ཕྱིན། རྗེ་ནཱ་རོ་པ་མཇལ། གནས་ཕྲན་བསྐོར་ཞིང་ཕྱིན་པའི་ལམ་དུ་བསམ་ཡས་ཆོས་སྐྱོང་གི་ཡི་གེར། ད་ལམ་ལྷ་མཆོད་འདིའི་སྟེང་དུ་ལྷ་མི་སྔོན་ནས་དམ་ཚིག་གཅིག་པའི་རྟེན་འབྲེལ་སྒྲིག་དགོས་ཡོད་པས་ཆོས་བཅུ་གསུམ་ལ་ཕོ་བྲང་གོང་དུ་འགྱོར་བ་ཤོག །དེ་ལ་མ་བྱུང་ན་ལྷ་མིའི་དམ་ཚིག་ལ་ཁྱོད་རང་གིས་འདས་པ་ཡིན་ནོ་ཟེར་བ་འདུག་པས་རྗེ་ནཱ་རོ་པར་ཇི་ལྟར་དྲག་ཞུས་པས། ཅིས་ཀྱང་ཕྱིན་པ་འགབ་པས་དེ་རིང་རང་སྒྲོ་ལུང་དུ་སླེབ་པ་གྱིས་གསུངས་པས་ཕྱིན། སྒྲོ་ལུང་ནས་འཕྲལ་དུ་བཏེག །རྒྱ་མའི་ལ་བརྒྱུད་ནས་ཕྱིན་པས་ཕོ་བྲང་གོང་དུ་ཆོས་བཅུ་བཞི་ཉིན་འགྱོར། ཆོས་བཅོ་ལྔར་མདོ་སྡེའི་དེབ་ལ་ལྟ་བ་དང་ཆོས་སྐྱོང་མཇལ། གསུང་གླེང་ཞིབ་པ་ནི་ཕོང་རང་མཛད་ལོང་མི་འདུག །ཆོས་བཅུ་དྲུག་ལ་ངལ་གསོས། བཅུ་བདུན་ལ་མདོ་སྡེ་དངོས་གཞི་མཛད་སྐབས་ཆོས་སྐྱོང་གིས་སང་གནངས་བསམ་ཡས་ཀྱི་གནས་གཟིགས་མཛོད། ཆོས་ཉི་ཤུ་ལ་ལྷ་མི་འཛོམས་པའི་ཞིབ་རྒྱུས་དགོས་པ་ཡོད་དོ་གསུངས་པ་ལྟར་ཆོས་བཅོ་བརྒྱད་དང་བཅུ་དགུ་ལ་བསམ་ཡས་མཐིལ་མཆིམས་ཕུ་ཧས་པོ་རི་དང་བཅས་པ་མཇལ། ཆོས་ཉི་ཤུ་སྔ་དྲོ་ནས་ལྷོག་ཏུ་སྐུ་ཕེབས་ནས་ཤོག་གསུངས་པར་ཕྱིན་པས། གསུང་གླེང་མང་པོའི་མཐར། སྔོན་བསེ་འབག་སྨུག་གུ་འདི་ཐྭ་ཏ་ཧོར་གྱི་སྒོམ་གྲྭ་ནས་ནམ་མཁའ་ལ་འཕུར་ནས་ཟན་གཡང་རྡོ་རྗེ་གདན་འདིར་སླེབ་དུས་ཀྱི་དམ་ཚིག་དེ་ཚོ་ད་ལྟ་དགེ་བཤེས་ཀྱིས་ཨེ་དྲན་གསུངས་པར། དྲན་ཚུལ་ཞུས་པས། དེ་ཡིན་གསུང་དགྱེས་དགྱེས་ལྟར་མཛད། སྐར་ལྷོག་གི་ནང་དུ་བོས། རྒྱལ་པོ་ཡབ་ཡུམ་གྱི་སྐུ་གསོལ་དང་། བསེ་འབག་ཤེལ་གྱི་འཁོར་རྟེན་སོགས་ཞིབ་པར་བདག་ལ་བསྟན། སྔོན་བར་ཁང་གཡུ་ཞལ་དུ་སློབ་དཔོན་པདྨ་རྒྱལ་པོ་ཡབ་སྲས་དང་བདག་ཅག་ལྷ་མི་དམ་ལ་བཞག་ཅིང་དམ་བསྒྲིས་པའི་སྐབས་ཀྱི་བརྗོད་བྱ་རྗོད་བྱེད་འདི་ལྟ་བུ་གསུང་བའི་གླེང་འགྲོས་ཞིབ་པར་མཛད་པའི་རྗེས་ལ་འཕྲལ་དང་ཡུན་གྱི་བསླབ་བྱ་མང་དུ་མཛད། སྐར་རྒྱ་མ་བརྒྱུད་སྒྲོ་ལུང་དུ་འགྱོར།

དེ་ནས་སྐབས་ཤིག་དང་འདུས་སྐུ་སེར་ཁ་ཡར་ལ། བཀའ་བརྒྱུད་བདེ་གཤེགས་འདུས་པའི་དབང་སྒྲུབ་རྒྱས་པ་རས་བྲིས་ལ་བརྟེན་པ་དང་སྨན་སྒྲུབ་ཀྱང་བྱས་པ་གཞུང་ནས་ཇི་ལྟར་གསུངས་པ་ལྟར་རྟགས་དང་ལྡན་པ་བྱུང་། རིན་ཆེན་རིལ་བུ་གྲང་སྦྱོར་ཤིན་ཏུ་ཡོན་ཆེ་བ་ཞིག་ཕྱིའི་ཕ་བོང་ཚག་རའི་སྟེང་དུ་སྤྱུར། སྐབས་ཤིག་བླ་མ་སངས་པ་ཉི་མ་འོད་ཟེར་ལ་དགོངས་འདུས་ཀྱི་དབང་ལུང་ཐོག་མཐའ་བར་གསུམ་ཞུས། སྐར་རྗེ་ནཱ་རོ་པས་དབུ་མཛད་ཡང་རི་སྣར་པའི་ཚོགས་པ་དང་སྐུ་སེར་མང་བ་ལ་རྫོང་གི་ཀ་བརྒྱད་དུ་བླ་མ་དགོངས་འདུས་དབང་སྒྲུབ་རྒྱས་པ་རྟུལ་ཆོན་

ཀྱི་དཀྱིལ་འཁོར་ལ་བརྟེན་པ་དང་། ཞབས་དྲུང་སྒྲོ་ལུང་གི་བདེ་གཤེགས་དང་ཞབས་དྲུང་གདུང་བརྒྱུད་པ་ཡང་རི་སྣར་པ་དང་བཅས་པར་བཀའ་འགྱུར་རོ་འཚལ་གྱི་ལུང་ཡང་ཕུལ། དེ་རྗེས་རྗེ་ཞྭ་དམར་བ་དྲུག་པ་འབྲི་གུང་དུ་ཕེབས་ཤིང་ར་སོག་ཐང་དུ་བཞུགས་སྒར་བཏབ། བདག་ཀྱང་སྒྲོ་ལུང་ནས་མཇལ་དུ་འོངས། དེའི་སྐབས་ནས་རྗེ་ནཱ་རོ་པ་དང་ཞབས་དྲུང་སྒྲོ་ལུང་གི་བདེ་གཤེགས་སྐུ་མཆེད་དང་ཞབས་དྲུང་གདུང་བརྒྱུད་དཔོན་ས་ཕུན་ཚོགས་རྣམས་ཕྱག་གཡོག་གི་རྐྱེན་དང་འབྲི་བསྟན་གྱི་སྐུ་ཚབ་འགོ་ཚུགས་པའི་ཉམས་ཀྱིས་ཁ་དོག་སོ་སོ་ནས་མགོ་མཛོན་ཙམ་འདུག་པ་མཐོང་བས། བདག་ཀྱང་འབྲི་གུང་དུ་བསྡད་ཆེ་ཕྱོགས་སུ་ལྷུང་བའི་ཁག་ངན་འཁྲི་བ་ཞིག་འོང་། དེ་བས་སྟར་ཀླ་དགོན་དུ་ལོག་ཆད་དང་ཁང་པ་གསར་འཚོས་བྱས་པ་སོགས་ལ་སྣད་བཏགས་གཟུར་པ་ལ་ལབ་རྒྱུ་ཞིང་བསམ་པ་ཡིད་ལ་བཅངས། རྗེ་ཞྭ་དམར་བ་དྲུག་པ་དང་རྗེ་ནཱ་རོ་པ་སྐུ་མཆེད་ལ་དེ་འདྲའི་དགེ་སྐྱོན་ནི་མ་ཞུས། ཀླ་དགོན་དུ་ལོག་ཆད་བྱས་པ་རྫུན་དུ་མི་འགྲོ་བའི་ཕྱིར་འགྲོ་ཚུལ་ཞུས་པས་དགོངས་ཁྲོལ་དཀའ་བ་ཙམ་བྱུང་། ལྷག་པར་རྗེ་ཞྭ་དམར་བས་ཁྱོད་དེ་ལྟར་ནན་བསྐྱེད་ཀྱིས་འགྲོ་བ་ཇི་ལྟར་ཡིན་ཞེས་ནན་གྱིས་དྲི་བ་གནང་བྱུང་བས་རྒྱུ་མཚན་དེ་རྣམས་ཞུས་པས་དགོངས་པ་གནང་། རྗེ་ཞྭ་དམར་བ་བཞུགས་ཐོག་དེ་རང་དུ་བདག་རྣམས་རྫོང་ནས་བཏེག །ཨ་ལ་རོང་དང་ནུབ་གོང་ལ་བརྒྱུད། ཐོག་མར་རྫོད་སྨད་གཙང་ཡུལ་ཚལ་དུ་སྒར་བཏབ། རྫོད་སྨད་སྡེ་དགོན་རྣམས་ཀྱིས་བསུ་བ་སོགས་བྱས། ལྡོང་བ་དགོན་གསར་དུ་བླ་མ་དྲ་སྐྱིད་ཀྱིས་ཐོས་བསྙེན་བཀུར་བཟང་དུ་བྱས། ཁོང་པས་བསྐུལ་ནས་གཙང་ཡུལ་ཚལ་དུ་སྐྱ་སེར་ཤིན་ཏུ་མང་བ་ལ་བདེ་མཆོག་མཁའ་འགྲོ་རྒྱ་མཚོའི་དབང་རྒྱས་པ་སོགས་འདོད་ཆོས་མང་དུ་བྱས། དེར་ནུབ་ཅིག་རྨི་ལམ་དུ་རྒྱ་གར་རྡོ་རྗེ་གདན་ཡིན་རྒྱུ་བར་རྡོའི་ཁྲི་མང་པོ་འདུག་པར་ཁྲི་གོང་མ་བརྒྱད་ལ་ཕྱག་འཚལ། ཁྲི་དགུ་པའི་སྟེང་དུ་རྩྭ་བཏིང་བའི་གདན་ལ་རྡོ་རྗེ་སྐྱིལ་ཀྲུང་ལག་པ་གཉིས་མཉམ་བཞག་བཅས་བྱང་ཆུབ་ཀྱི་ཤིང་ལ་རྒྱབ་གཏད་ནས་སངས་རྒྱས་དགུ་པ་མི་ཏོག་ཏུ་སངས་རྒྱས་པ་ཞིག་རྨིས། སྒར་བཏེགས་ནས་རྫོད་སྟོད་གངས་ཤོད་དུ་སྒར་ཕབ། དེར་ཡང་དབང་ཆོས་མང་དུ་བྱས། ཡེ་སྦྱོམ་དགོན་དུ་བླ་མ་བེ་རི་རྟོགས་ལྡན་གྱིས་གདུགས་ཚོད་བཟང་དུ་དྲངས། སླར་རྣམ་རྒྱལ་དགོན་དུ་སྒར་ཕབ། དེར་ཡང་དབང་ཆོས་ཁ་ཡར་བྱས་ནས་བཀྲ་ཤིས་གངས་རའི་ཕུར་རྒྱང་མེ་ཞེས་པའི་གནས་མཇལ་དུ་ཕྱིན། དེའི་གཡུ་མཚོ་ཁར་ཕ་བོང་གཉིས་མཚོའི་ནང་འགྲོ་སྡོད་བྱེད་པ་སོགས་ཡ་མཚན་གྱི་ལྟས་མང་དུ་མཐོང་བ་ནི་རྒྱང་མེའི་གནས་ཡིག་རྡོ་རྗེ་འཛིན་པའི་ཞལ་ལུང་དུ་

བྲིས་པ་ལྟར་ཡིན། རང་ཕྱོགས་ཡ་ངན་སྲིབས་པ་སྟེ་དགོན་ལ་ཤིན་ཏུ་འཚེ་བའི་སྟེ་དགོན་འགའ་བྱུང་ལ་ཕྱུག་ཡུལ་མཚོ་ནག་མོར་ལས་སྐྱོར་ཞིག་བྱས་པས་རང་ལུས་ཆུ་བུར་གྱི་ཁེངས་པ་སོགས་ས་ནད་རྗེས་མཐུན་ཡིན་ངེས་བཙན་ཐབས་སུ་བྱུང་བར་དེ་ནུབ་ལྷུང་རྩོལ་འབྲུལ་འཁོར་ལ་འབད་པས་ཕྱི་ནངས་རྨ་ཤུའི་རྗེས་ཙམ་མ་གཏོགས་གཙང་མར་དྭག །གཞན་ཕྱོགས་དམིགས་བྱ་གང་ཡིན་ལོ་གསུམ་ཙམ་གྱི་ཁོངས་སུ་ཁ་དག་པ་བྱུང་འདུག

དེ་ནས་ཤར་གོང་ལ་བརྒྱུད་ཟླ་དགོན་པའི་བསུ་བ་སེར་སྦྲེངས་རྒྱས་པ་དང་བཅས་སྤྱིལ་བུ་གསར་པ་དཔལ་རྣམ་གཉོན་རྩལ་ཁྲིམས་སུ་གཞི་ཕབ། དེའི་ལོར་འདུ་ཁང་ཆེན་མོར་བླ་མ་དགོངས་འདུས་ཀྱི་སྒྲུབ་དབང་རྒྱས་པ་རྟུལ་ཚོན་གྱི་དཀྱིལ་འཁོར་ལ་བརྟེན་པ་བྱས་པའི་ཚེ་སྐྱ་སེར་ཆེ་དགུ་འདུས་པ་ཁྲི་ཕྲག་ལྷག་པ་ལ་རྡོ་རྗེ་ཐེག་པའི་ལམ་གྱི་སྒོ་བསྟན། སྤྱིལ་བུའི་ཞལ་བསྒོར་གཟིམས་ཚུང་ཆོས་འཁོར་བདེ་ཡངས་སུ་གཞི་བྱེས་ཀྱི་འདུས་པ་གྲངས་མང་བ་ལ་མགོན་པོ་འབྲི་གུང་པའི་ཐུགས་བསྐྱེད་ཆེན་མོ་བྱས། དེར་རྒྱང་ཙམ་བསྡད། སླར་དབྲ་ཡུལ་གཡུར་རོང་སོགས་སུ་སྐར་སྐོར་ལ་ཕྱིན། རྣམ་དཀར་གྱི་འབྲེལ་བ་མོད་མི་དམའ་བ་བགྱིས། ནགས་ཤོད་པའི་འབོད་མི་བྱུང་བས་ཕྱིན། གཉན་སྟེ་མི་སྟེས་བསུ་བའི་བཀོད་པ་རྒྱ་ཆེན་པོ་དང་བཅས་དགོན་པ་ཆོས་འཁོར་བྱམས་པ་གླིང་དུ་སྐར་བཏབ། དེར་ཡང་ངེད་ཡང་རི་བླ་མ་བྱས་ནས་ཕྱིན་དུས་བླ་མ་ཤཱཀྱ་རིན་ཆེན་པ་རི་བོ་ཆེ་བར་བདག་གི་ཟླར་ཕྱིན། ནགས་ཤོད་བ་ལག་དགོན་ད་ལྟའི་དགོན་གསར་གྱི་མལ་བཀག་པོ་སྣང་ཟེར་བ་ཞིག་ཡོད་པར་སྤྱོས་ན་རུང་ངམ་མི་རུང་གསུངས་པར། ཤིན་ཏུ་ལེགས་པར་འོང་གནས་དེའི་མིང་བཀག་པོ་སྣང་ཟེར་བ་མི་ལེགས་པས་ཆོས་འཁོར་བྱམས་པ་གླིང་ཐོགས་ཟེར་བ་བྱས་པ་དེ་ཡིན། དེར་འདུས་པ་གཞི་བྱེས་མང་བ་ལ་དགོན་ཁྲིད་ཀྱི་བླ་གཡེལ་དུ་རྡོ་རྗེ་ཕྲེང་བ་རྩ་བའི་དཀྱིལ་འཁོར་ཉེར་བརྒྱད་རྫོགས་པའི་དབང་དང་། འདུ་ཁང་དུ་འདུས་པའི་ཚོགས་ལ་ཀུན་རིག་སོགས་དབང་ལུང་མང་རབས་བྱས། དེ་ལོ་བདག་གི་ལོ་ཉེར་ལྔའི་སྐག་ཐོག་ཡིན་པས་མེ་མོ་རག་ཐོམ་གྱི་གནས་མཇལ་དུ་ཕྱིན། གནས་དང་ཁད་ཉེ་བར་ཁོར་ཚ་སྨད་ཐའི་རྒྱལ་པོ་དཔོན་དབང་ལུའི་རུ་བར་ཐོས། ཞག་ཤས་ངལ་གསོ་དང་སྨྲུག་བསྡད། དབང་ཆོས་གང་འདོད་ཀྱི་འབྲེལ་བ་བཞག །སླར་ནགས་ཤོད་ཆོས་འཁོར་བྱམས་པ་གླིང་དུ་འཁོར་བའི་སྐབས། གནས་སྐོར་བ་འགའ་བྱུང་བའི་སྐད་ཆར་འབྲི་གུང་དུ་ཞབས་དྲུང་སྐུ་མཆེད་ཐུགས་སྣང་མ་དག །དགེ་སློང་ཨ་ཐ་ལྷ་པར་ཐལ། ཡང་རི་སྐར་པས་བཀྲས་ལྡོངས་ལ་མེ་རྒྱབ་པ་སོགས་ལུགས་གཉིས་ཀའི་སྤྱོལ་ལས་ཉམས

ཤིང་། འབྲི་གུང་པ་ཞེས་གངས་ཅན་གྱི་ལྗོངས་སུ་ལུགས་གཉིས་ཀ་ཡར་དཔེར་འཛོག་ས་ཞིག་ཡོད་པ་དེ། དུས་དེ་ནས་མར་གྱི་དཔེར་འཛོག་ས་ཞིག་བྱུང་། དེའི་ཚེ་ལུགས་མ་ལེགས་པ་དེ་ཐོས་པས་སེམས་ལས་ཀྱང་ཆེ་བ་ལ། དེ་འདྲ་བའི་སྐབས་བདག་མ་ཐེ་བས་མཚོངས་ཨང་སྨྲམ་པ་ཡང་བྱུང་།

དེ་ནས་འབི་འགོམ་གྱི་ས་མཚམས་དར་ཡུག་ཐང་དུ་སྣར་བཏབ། འབི་འགོམ་གཉིས་ཀའི་གཉེན་སྡེ་དང་རྒན་པོ་རྣམས་བསྡུས་ནས་ཟང་ཟིང་གི་ནོར་རྫས་དུ་མ་བྱིན་ཏེ་འཁྲུག་པ་འདུམ་པ་བྱས། སླར་དགོན་གསར་དུ་ཞག་འགའ་བསྡད་ནས་ཀ་རོང་བརྒྱུད་ཟླ་དགོན་དུ་འབྱོར། དེའི་ཚེ་རྗེ་ནཱ་རོ་པ་ཡང་སྤྲོ་ལུང་དུ་ཟུར་བཞུགས་གནང་། ཉང་པོ་དང་ཞོ་ཁ་བྲག་གསུམ་ཕྱོགས་སུ་ཕེབས་པའི་གཏམ་ཐོས་པ་དང་བཅས། ཞབས་དྲུང་སྐུ་མཆེད་ནང་འདུམ་ཙམ་ཨེ་ཡོང་བསམ་བྱང་ལམ་བརྒྱུད་ཧོར་ཁྲིད་ནས་ཨ་ཅེ་མགོ་མགོ་ཡང་བྱོན། ངེད་ལྷམ་སྲིང་གིས་མཐིལ་དུ་ཞབས་དྲུང་སྐུ་མཆེད་ལ་ཞུ་འབུལ་འདྲ་བྱས་པས་ཁོང་རང་སྐུ་མཆེད་ཞལ་འཆམས་ཀྱང་། ཞབས་དྲུང་གདུང་བརྒྱུད་པ་དང་དཔོན་ས་ཕུན་ཚོགས་ལྷམ་སྲིང་གསན་དུ་མ་འདོད་པས་ཐབས་མ་རྙེད། རྫོང་དུ་བསྐོར་ཙམ་ཕྱིན་ཟླ་བ་གཉིས་གསུམ་ཙམ་བསྡད། དཔོན་སློབ་སྣང་གསལ་བར་གཤིན་རྗེ་ཁྲོ་རྒྱ་དང་ཀུན་བཟང་དགོངས་འདུས། མཁའ་འགྲོ་སྙིང་ཐིག །མགོན་པོ་མ་ནིང་། བཀའ་ཐང་སྡེ་ལྔ་སོགས་དབང་ལུང་མང་བར་ཞུས། བྱང་བདག་པོའི་སྲས་ཞབས་དྲུང་ཟླ་མ་ཕེབས་བྱུང་བར། རྗེ་ནཱ་རོ་པའི་ཞབས་ཕྱིར་བདག་གིས་ཀྱང་བྱང་གཏེར་ཐུགས་སྒྲུབ་འབྲིང་པོ་ཐུགས་རྗེ་ཆེན་པོ་རིག་འཛིན་གདུང་སྒྲུབ་དང་། བཀའ་བརྒྱད་དྲག་པོ་རང་བྱུང་རང་ཤར་སོགས་མང་བར་ཞུས། ཞབས་དྲུང་གདུང་བརྒྱུད་ལྷམ་སྲིང་ནས་བདག་ལ་ཡང་གཟིགས་ཕྱོགས་ཤིག་འདུག་པས། དེར་བསྡད་ཀྱང་རང་སྡུག་ཅིང་ཁོང་རང་ལྷམ་སྲིང་ཐུགས་འཚོགས་པ་ལས་མི་འདུག་སྙམ་ནས་བཏེག །ཁ་ཞུ་རོང་བརྒྱུད་བྲག་དཀར་ལྷ་ཚུར་ཚེ་སྒྲུབ་མཚམས་ལམ་བགྱིས་པའི་ཚེ་འཁྲུལ་སྣང་དང་ལུང་བསྟན་བྱུང་ཚུལ་ཟུར་དུ་བྲིས་པ་ལྟར་ཡིན། དེའི་ཚེ་ཞབས་དྲུང་ནཱ་རོ་པ་ཡང་ཉང་པོ་བར་ཕེབས། འབྲས་སུ་བསྡད་ཐོག་རྗེ་ནཱ་རོ་པར་ཀུན་བཟང་དགོངས་འདུས་དང་གཤིན་རྗེ་ཁྲོ་རྒྱའི་དབང་ལུང་ཕུལ། རྗེ་ནཱ་རོ་པ་རེ་ཞིག་ཉང་པོ་ཕྱོགས་རང་དུ་བཞུགས། བདག་གིས་ཟླ་དགོན་དུ་ཕྱིན་པ་ཡིན། ཕ་ཡུལ་བཀྲ་ཤིས་རྫོང་གསར་ནི། །སྤང་བྱེད་ཉེ་བར་བརྟུས་པ་འགའི། །སྲིན་ཙམ་གྱི་དགའ་སྟོན་མ་ཐོབ་ཀྱང་། །མདོ་ཁམས་ཀྱི་ལོངས་སྤྱོད་དགའ་བདེར་སྤྱད། །ཨ་ལ་ལ་ཧུ་ལུ་ཧུ་ལུ་ཧཱུྃ་ཕཊ། །

དེ་ནས་ཟླ་དགོན་དུ་ཡོད་སྐབས་མི་འགྱུར་བར་གཙང་སྡེ་སྲིད་ནས་རྗེ་ནཱ་རོ་པ་འབྲི་གུང་གི་

ལུགས་གཉིས་ཀྱི་ཆབ་སྲིད་ལ་དབང་བསྒྱུར་བའི་གཏམ་བཟང་པོ་ཡང་ཐོས། དུས་དེར་ཟླ་དགོན་དུ
བདག་རང་གི་སྤྲུལ་བུའི་ཤར་དུ་ས་ཤོད་སྡེ་པའི་གཟིམས་སྤྱིལ་ཕོ་ལག་ཡངས་ཤིང་འཕོ་འཇུག་བདེ་
བ་ཞིག་ཡོད་པར་ཟླ་དགོན་བླ་མ་བཟོད་པ་དང་གོང་པོ་ཚོང་དཔོན་མང་བས་གཞི་བཟུང་ནས། བླ་
མ་དགོངས་འདུས་ཀྱི་སྒྲུབ་དབང་ཟུང་འབྲེལ་རྒྱས་པ་སྨན་སྒྲུབ་དང་བཅས་པ་རྟུལ་ཚོན་གྱི་དཀྱིལ་
འཁོར་ལ་བརྟེན་པ་དང་། མཇུག་ཏུ་གཤིན་རྗེ་འཆར་ཀའི་ཐོར་ལས་གནམ་ལྕགས་ཐོག་མདའ་ཡང་
གྲུབ་པར་བགྱིས་པའི་རྟགས་ཚད་རྣམས། ཡིན་རློམ་ལ་རེ་མ་དགོས་པ་གཞུང་དུ་གསུངས་པ་ཇི་ལྟ་
བས་དེར་འདུས་ཐམས་ཅད་གསང་སྔགས་སྙིང་མ་ལ་ངེས་པ་སྙེད་པ་བྱུང་། དེ་དག་གི་ཚེ་ནང་ཆེན་
སྡེ་དགོན་དང་སྡོ་བོ་སྡེ་དགོན་གཉིས་ཀས་འབོད་མི་བྱུང་བར། རེ་ཞིག་སྡོ་བོར་འགྲོ་བར་ཤར། ཨོ་
རྒྱན་རི་ཁྲོད་དུ་སླེབས་སྐབས་སྤྱང་ཀི་ལ་འགགས་འདུག་པར་གཞི་བདག་ལ་གཏོར་མ་བྱིན་ཅིང་
བཀའ་བསྒོས་པས་ཞག་གཉིས་ནས་ལ་ཤིན་ཏུ་བདེ་བ་བྱུང་བས། ཐོག་མར་རྒྱུད་སྒོ་རྗེ་ཁར་སྐར་
བཏབ། སྐུ་སེར་མང་བ་ལ་ཆོས་ཀྱི་འབྲེལ་བ་ཞག་ཁ་ཡར་བྱས། སླར་བརྟེག་དཔྱལ་ལུང་དུ་སྐར་
བཏབ། གནས་པོ་ཁག་རྣམས་དང་། བ་གད་རི་གོང་ཁ་སོགས་སྒེ་བོའི་སྙིང་མ་བའི་བླ་མ་ཁག་མང་
བ་དང་། རོང་མའི་བླ་མ་སོགས་མང་བས་བསྐུལ་ངོར་བཀའ་བརྒྱད་བདེ་གཤེགས་འདུས་པའི་
དབང་སྒྲུབ་རྒྱས་པ་རྟུལ་ཚོན་ལ་བརྟེན་པ་དང་ཇ་འཆམ་བྲུབ་འཆམ་སོགས་རྒྱས་པར་བྱས། སླར་
རེ་ཞིག་དབེན་པར་འདོད་པས་དཔྱལ་ལུང་རྗེ་ཁའི་ཕུའི་ནགས་གསེབ་ཏུ་བླ་མ་རོང་མི་བསྟན་པ་
རྒྱལ་མཚན་པའི་སྤྱིལ་བུ་འདུག་པར་གནས་མལ་བཅས། སྐར་མང་ནགས་ཁྲོད་དུ་གང་བདེར་
འཁོད། དེར་བླ་མ་ཨོ་རྒྱན་བསྟན་འཛིན་དང་ཐ་ཁ་སྤྲུལ་སྐུ་སོགས་ལ་འདུལ་བ་མདོ་རྩ་པཎ་ཆེན་
ཤཱཀྱ་མཆོག་ལྡན་གྱིས་མཛད་པའི་མདོ་འགྲེལ་སྣང་བྱེད་ཉི་མའི་ཤིང་རྟ་བ་དན་དཀར་པོ། བསླབ་
བྱ་ཆེན་མོ་སོགས་ལུང་མང་དུ་བགྱིས། དེའི་འོག་ཙམ་དུ་ཕ་བོང་ཁ་ཞེས་པའི་སྤྱིལ་བུ་ཞིག་ཏུ་བླ་མ་
ཨོ་རྒྱན་བསྟན་འཛིན་པའི་བཞུགས་ཡུལ་ཡིན་ཞིང་། ཕོང་པ་རྩ་མི་གྲྭ་པ་ཐང་འབྲོག་པ་ཡིན་པས་
དགོངས་འདུས་ལ་འདྲིས་པོ་ཡོད་ཟེར་བས། མཚན་མོ་ལན་གྲངས་མང་བར་ཕོང་ཅན་དུ་དགོངས་
འདུས་ཞུར་ཕྱིན་པས། བདག་གི་ཟླ་བོ་དཔོན་པོ་ར་སྟག་པ་དང་དགེ་སློང་འཕྲང་ཁ་བ་གཉིས་ལས་
མ་ཁྲིད་ཅིང་། རི་གཟར་བ་དང་ནགས་མཐུག་ཅིང་ཆར་ཞོད་ཆེ་བས་ནགས་ཁྲོད་དུ་འདམ་རྫབ་ཆེ་
ཞིང་སྨུན་པ་ནག་པ་སོགས་ནས། ཐག་རིང་གང་དུ་ཕྱིན་པ་ལས་ཀྱང་དཀའ་ཚེགས་དང་ངལ་དུབ་
ཆེ་བ་བྱུང་ཡང་ཆོས་ཀྱི་འདོད་པས་སྒྲོ་དགའ་མིན་པ་སེམས་ངལ་བ་མ་བྱུང་། སླར་དཔྱལ་ལུང་

མདོར་བྱིན། ཞག་ཤས་སོང་ནས་མ་སྐྱུང་ལུང་ཟེར་བའི་གནས་རྒྱ་ཆེ་ཞིང་ངོ་མཚར་དུ་མ་དང་ལྡན་པ་ཞིག་ཡོད་པའི་གྲགས་པ་ཐོས་པས་མཇལ་དུ་བྱིན། གནས་དེ་སྔོ་དོག་ཅིང་ནགས་དང་ཆུ་འཕྲང་དམ་པས་ཉེན་ཤིན་ཏུ་ཆེ་བ་ལ། གནས་ཁོངས་སུ་འཁྱོར་ནས་ལུང་པ་རྒྱ་ཆེ་ཞིང་འཇམ་ལ་ནགས་དང་འབབ་ཆུ་ནི་མིའི་ལྗོངས་སོགས་ཤིན་ཏུ་དྭངས་སྤྲོ་བ་འདུག་པའི་གནས་ཀྱི་སྣང་ཚུལ་དུ་བླ་མ་ཨོ་རྒྱན་བསྟན་འཛིན་གྱི་སྤྲུལ་བུ་འདུག་པའི་སར་ཅོག་བུའི་གནས་མལ་བཏབ། ཁོང་གིས་ཞབས་ཏོག་བཟང་བར་བྱས། གནས་དེར་ཁོང་བསྙེན་པར་རྫོགས་པ་ཆིག་རྫོགས་སུ་བསྒྲུབས།

དེ་ནས་རིམ་གྱིས་གནས་མཇལ་བར་ཆེ་མཆོག་གི་བླ་མཚོ་གཡུང་དྲུང་འཁྱིལ་མཚོ་སོགས་བཀའ་བརྒྱད་ཀའི་ཕོ་བྲང་ཡ་མཚན་ཆེ་ཞིང་མཚོའི་ཁ་དོག་ཀྱང་ལྷ་རང་རང་གི་མདོག་དང་མཐུན་པ། ཁྱད་པར་ཕུར་པའི་བླ་མཚོའི་དབུས་སུ་བྲག་དེའུ་གྲུ་གསུམ་གྱི་སྟེང་དུ་རྡོ་ཆུང་དུ་ཕུར་པའི་དབྱིབས་ཡོ་ན་སྦྱུངས་པ་ཞིག་འདུག་པ་མཚོ་དབུས་སུ་སོང་བའི་ཕྱི་ནས་མཐོང་བ་མ་གཏོགས་ལག་ཏུ་ལེན་རྒྱུ་ནི་མི་འདུག །མཚོ་བྲན་གུ་རུ་དྲག་པོ་དང་ཚེ་དཔག་མེད་སོགས་ཀྱི་བླ་མཚོ་ངོ་མཚར་ཅན་མང་པོ་དང་། མཁའ་འགྲོ་མའི་ཁྲུས་ཀྱི་རྫིང་བུ་མཚོ་མ་མ་ཧིང་ཧིང་ཟེར་བ་ཁང་པ་ཀ་བ་བཅུ་དྲུག་ཙམ་གྱི་མལ་ལ་འགྲམ་གྱི་རྒྱ་ཤིང་ལས་མཚོའི་ཁ་ཆང་གང་ཙམ་གྱིས་མཐོ་བ་ཕྱིར་མི་འཕོ་བ་སོགས་ཡ་མཚན་ཚད་ལས་འདས་པ་འདུག །དེའི་ཕུར་ནགས་གསེབ་ཏུ་ཞི་བ་རིགས་བརྒྱའི་ཕོ་བྲང་གཡུ་མཚོར་གྲགས་པ་ཁ་དོག་གཡུ་དྲུག་དཀར་ཡོ་ན་ལྷ་བུ་ཞིག་འདུག་པའི་འགྲམ་དུ་ཀུ་ཅོ་དང་མི་འབུད་པ་སོགས་ཅི་ཡང་བྱས་མི་ཆོག་པའི་བཀའ་ཤིན་ཏུ་གཉན་པ་འདུག །དེ་ལ་སོགས་པའི་གནས་དེར་ཡ་མཚན་དུ་མ་དང་ལྷག་པར་ཉིན་རེ་བཞིན་ནམ་མཁར་འཇའ་སྤྲིན་དང་མེ་ཏོག་གི་ཆར་དང་རོལ་མོའི་སྒྲ་དང་སྤོས་ཀྱི་དྲི་ངད་ལྡང་བ། བདག་ཀྱང་ལན་མང་དུ་ཚོགས་ཀྱི་འཁོར་ལོ་བསྒྲིགས་པའི་མ་དད་ན་བཏུང་ངམ་སྙམ་པའི་ར་རོ་བ་ཡང་ལན་འགའ་ཡར་དང་། ཤིང་སྡོང་གི་ལྷགས་པའི་འོག་གདུང་ཤ་རི་རམ་དངོས་སུ་ཞུས་ཆོག་པ་བདག་གིས་ཀྱང་འགའ་ཟུང་ཁྱེར་བ་སོགས། མདོར་ན་གནས་དེའི་ཡ་མཚན་བག་ཛྲོ་ཞིང་བྱིན་ཆགས་པ་སོགས་ནི་ཙྪ་རི་ལ་ཡང་མེད་པ་ཙམ་དུ་འདུག

དེ་ནས་བཏེག་སྐར་མང་སྐྱུང་གི་ལ་བརྒྱུད་ཟླ་དགོན་དུ་བཏང་། བདག་རགས་བསྡུས་ཀྱིས་མར་ཁུ་ཐང་དང་ཕེ་ཕེ་ཐང་ཚལ་རག་ཐང་སྟོད་སོགས་བརྒྱུད་སྤྱི་བོ་ཀ་ནམ་རྫོང་དུ་སླེབས། ཀ་ནམ་སྡེ་པ་དཔོན་ཆེ་དབང་ནོར་བཟང་སོགས་ལ་རྡོ་རྗེ་ཕུར་པའི་དབང་བསྐུར་བྱས། སྐར་ནགས་

འབུར་མགོར་ངལ་གསོ་ཞིང་དབྱར་གྱི་རིང་བསྡད། ཀ་ནམ་སྡེ་པ་ནོར་བུ་བཟང་པོ་སོགས་སྐུ་སེར་མང་རབས་ལ་དགྱེས་རྫོར་གྱི་དབང་དང་ན་རོ་ཆོས་དྲུག་གི་ཉམས་ཁྲིད་འཁྲུལ་འཁོར་དང་བཅས་པ་དང་། སྡེ་པ་ནོར་བཟང་སོགས་ལ་སྙན་ངག་མེ་ལོང་ཡོངས་སུ་རྫོགས་པའི་རྩོམ་རྒྱུག་སོགས་དྲང་ངེས་ཀྱི་ཆོས་མང་པོས་ཚིམ་པར་བྱས། དེ་ཚོར་འབྲུམ་པའི་འཆི་བ་ཞིག་བྱུང་བར་གཤིན་རྗེ་ཁྲོ་ཆུའི་ཟློག་པ་རྟགས་ལྡན་དུ་བྱས་པས་འབྲུམ་པའི་འཆི་བ་རྒྱུན་ཆད། སླར་ཀ་ནམ་སྡེ་པ་ནོར་བཟང་ཡང་བདག་གི་ཟླར་ཕེབས་པ་དང་སྨུག་སྤོ་བོ་གཞུང་བརྒྱུད་ཁྱུང་དོ་ལ་ནས་ཐོན་ཏེ་ཟླ་དགོན་དུ་སླེབས། མི་རིང་བར་སྡེ་པ་ནོར་བུ་བཟང་པོ་ཡང་བསླེབ་པར་རྫོགས་པ་བསྒྲུབས། ཁོང་པས་དབུ་མཛད་འདུས་པ་ཁ་ཤས་རྩ་འདབ་སྙན་བརྒྱུད་ཀྱི་ཟབ་ཁྲིད་འཁྲུལ་འཁོར་རྒྱབ་མདུན་གྱི་ཕྱུར་མའི་ལག་ལེན་ཡོངས་སུ་རྫོགས་པ་སྙིང་སྒོ་དང་འོག་སྒོའི་རྫོགས་རིམ་གང་ཉམས་སུ་ལེན་ཀྱང་གཞན་ཁྲིང་འཛོག་མི་དགོས་པའི་ཕ་འབབ་དང་། གཞན་ཡང་ཇ་ཧར་པེར་ནས་བརྒྱུད་པའི་རླུང་ཁྲིད་དང་། རྒྱལ་དབང་རཏྣའི་དག་སྣང་གི་ཟབ་ཆོས་ཡིད་བཞིན་ནོར་མཆོག་གི་ཁྲིད་ལུང་སོགས་ཟབ་ཆོས་མཐའ་ཡས་པས་ཚིམ་པར་བགྱིས་ནས་སོས་དལ་དུ་གནས་པའི་སྐབས་ཤིག །བདག་ལུང་པ་ཆེན་པོ་ཞིག་ཏུ་སླེབས་འདུག་པར་དགྲ་རྒྱུག་པའི་འུར་ཞོགས་ཆེར་བྱུང་བས་བདག་ཀྱང་དོགས་ཟོན་དང་བཅས་ཕྱིན་པས། དགྲ་ནི་མི་འདུག་དཀྱིལ་འཁོར་གྱི་སྙེགས་བུ་ཆེན་པོ་ཞིག་འདུག་པའི་སྙིང་གི་རྟུལ་ཚོན་རྣམས་འཕྱུགས། དབང་རྫས་གཞན་ཅི་ཡང་མེད་པར་དབུས་དེར་གསེར་གྱི་རྡོ་རྗེ་ཞིག་བཞག་འདུག་པ་རྨིས་པ། ཕྱིས་བརྟགས་པས་དགྲ་བརྒྱུགས་པ་དང་དཀྱིལ་འཁོར་འཕྱུགས་པ་སོགས་ནི། འབྲི་གུང་དུ་སོག་པོ་མཐུ་མེད་བརྒྱུགས་པ་དང་། རྗེ་ན་རོ་པ་སོག་ཡུལ་དུ་སྤྱན་འདྲེན་པའི་ལྟས་དང་། གསེར་གྱི་རྡོ་རྗེ་དབུས་སུ་བཞག་པ་ནི། བདག་རང་ཕྱིས་འབྲི་གུང་དུ་གནས་ཆགས་པའི་ལྟས་སུ་འདུག །དེ་ལྟར་ཟླ་དགོན་དུ་བག་ཕེབས་པར་བསྡད་ཅིང་སྙེ་བོ་རི་གོང་ཁའི་ སྤྱགས་འཆང་དཀོན་མཆོག་སྐྱབས་སྤྱན་དྲངས། དབུས་གཙང་གི་དྲིགས་པ་ཉི་ཤུའི་འཁོར་ལོ་འདི་བས་ཆེས་ཟབ་ཅིང་ཚད་དུ་བྱུང་བ། སུམ་པ་བྱང་ཆུབ་བློ་གྲོས་པའི་གཏེར་མ་ཞལ་སྐྱོར་དྲུག་སོགས་གནད་དུ་མ་དང་ལྡན་པ་ཡང་གདེང་འཁེལ་བར་སློབ་པའི་ཚེ། ཆུ་མོ་ཕག་ལོར་འབྲི་གུང་དུ་སོག་པོ་མཐུ་མེད་བརྒྱུགས། ས་རིགས་རྣམས་བགོ་བཤའ་བཏབ། རྗེ་ན་རོ་པ་ཡང་སོག་པོས་སྤྱན་དྲངས་འདུག་པར། ཕྱིས་གཙང་སྡེ་སྲིད་ནས་དཔུང་ཆེན་དབུས་སུ་བསྐྱོན་པས་སོག་པོ་རྣམས་བྱང་དུ་བྱེར། ས་རིགས་རྣམས་རང་མལ་བྱུང་འདུག་ཀྱང་། རབ་ཏུ་རྗེ་ན་རོ་པ་ཚུར་གདན་ཨེ་འདྲོང་། དེ་མིན་

ནའང་རང་དང་བརྗེ་འགྲུལ་ཙམ་ཨེ་འོང་། ཐ་ན་ཡང་མཇལ་ཙམ་ཐུབ་ཏུ་རེ་བས་ཀ་ནམ་སྡེ་པ་ཡང་
སྨྲོ་བོ་ཕུ་ལུང་རི་ཁྲོད་དུ་ཕེབས། བདག་ཚོའི་ཚེ་གཞིས་རླ་དགོན་དུ་བཞུག །ཤོད་རྫོང་ལ་གྱིས་འབྲི་
གུང་དུ་སླེབ་པར་བྱས་པས་རྗེ་བཙུན་མི་ལ་རས་པ་རང་ཡུལ་དུ་ཕེབས་པའི་སྐབས་སམ། རྒྱ་མཚོ་
ཆེན་པོ་ནས་ཡིད་བཞིན་གྱི་ནོར་བུ་གཞན་དུ་སོང་ན་ནོར་བུ་མཆིང་བུ་གཞན་རྣམས་ཡོད་ཀྱང་
དོན་མེད་པར་འགྱུར་བ་ཇི་ལྟ་བར། རྗེ་ནཱ་རོ་པ་ནི་བྱང་དུ་སྤྱན་དྲངས། ཚུར་ཕེབས་པ་དང་བདག
དང་བརྗེ་འགྲུལ་དང་ཞལ་མཇལ་སོགས་ཀྱི་སྐབས་ནི་ཇི་ལྟར་བྱས་ཀྱང་མ་བྱུང་བས་སྙིང་བརྟན་
པའི་རོ་ཁོག་ལྟར་རེ་ཞིག་སྨྲོ་ལུང་དུ་བསྡད། སྐབས་ཤིག་སྟག་ཤེར་གྱི་ཇག་པས་སྡེ་པ་གཞུང་གི་སྦྲ་
ཁ་འགའ་ཞིག་དང་། རྗེ་ནཱ་རོ་པའི་སྦྲ་ཁ་དང་། བདག་རང་གི་བྱེས་མཛོ་གང་ཡོད་འཕྲུགས། གཙང་
དུ་ཁྱུས་པའི་ཞལ་ངོ་འགྲུས་ཁྱུར་པ་ཅན་མི་སྣར་བྱུང་ཡང་མིང་དོན་མཚུངས་པའི་སྲོལ་འབྱེད་མ་
གཏོགས་དཔྱིས་ཕྱིན་པ་མ་བྱུང་བས། ལྷས་ངན་དམག་གི་རྒྱལ་མོ་དང་དྲེགས་པ་ཁམས་གྲོན་ཟབ་
ཁྱད་ཅན་སོགས་ལས་སྦྱོར་མང་དུ་བགྱིས་པས་དྲེགས་པའི་འཁོར་ལོའི་རྩར་ཉུབ་རེ་བཞིན་ཁྲག་
འཛགས་པ་སོགས་ཀུན་གྱིས་མཐོང་ཞིང་ཕྱིས་རྟགས་ཀྱང་མངོན་བྱུང་། དེའི་ཚེ་བྱི་བ་ལོར་ཞབས་
དྲུང་གདུང་བརྒྱུད་སྐུ་གཤེགས། མཚེའུ་ཁར་ཚོག་མང་གྲལ་གཙོར་སྟག་ལུང་ཞབས་དྲུང་ངག་
དབང་རྣམ་རྒྱལ་ཕེབས་པ་དང་ལྷན་ཅིག་མཇལ་གསུང་སྒྲོས་སོགས་ནི་ཅི་ཡང་མ་བྱུང་། གླང་ལོར་
བདག་ཐྭ་རི་མཇལ་སྐོར་དུ་འགྲོ་བར་བརྩམ་པར་ཕལ་ཆེ་བས་ཞབས་དྲུང་གདུང་བརྒྱུད་པ་ཡང་
ཐྭ་རིར་ཕེབས་པས་སྐུ་ཚེའི་བར་ཆད་བྱུང་བ་ཡིན། ཁྱོད་ཀྱང་ཕྱིན་པ་མི་འགབ་ཟེར་ཡང་། གཅིག་
ལ་ཅི་བྱུང་ཀུན་ལ་ཡོང་བའི་ངེས་པ་མེད་བསམ་ཐག་བཅད་ནས་ཕྱིན། འདི་སྐབས་ལས་ཚན་བཅུ་
གསུམ་གྱི་འབོད་མི་དང་དངོས་ཉམས་མང་པོར་ཞིང་སྐྱོང་སོགས་གནས་བདག་རྣམས་ཀྱི་འབོད་
མི་བྱུང་བས། ཉང་པོ་དང་འབའ་ཡས་སྣ་མས་སྣ་སོགས་བརྒྱུད་ནས་ཞུར་པོ་རོང་ལ་ཐོན་སྐམ་པོར་
ཕྱིན། རྗེ་ནོར་བུ་རྒྱན་པ་དང་མཇལ། ཞག་གསུམ་བསྡད་སྐམ་པོ་སྙན་བརྒྱུད་གཏེར་གསར་དེའི་
དབང་ལུང་ཡང་ཞུས། སླར་བཏེག་སྐུ་རབ་ཏུ་ཡང་རི་དྲུང་པ་སོགས་མཇལ། ཡང་རིའི་ཏ་བསུ་དང་
ཞབས་ཏོག་ཚད་མེད་པ་མཛད། ཚོས་ཟམ་དུ་སླེབས་ནས་རླ་བོ་ཐམས་ཅད་རྐང་ཐང་ཁྲིས་པོ་རྒྱབ་
ཁུར་བྱས། རིམ་གྱིས་གནས་ཆེན་མོའི་ནང་དུ་འཁྱོར་ནས་བསྐོར་བ་ལ་ཞག་བཅུ་ལྷག་ཅིག་འགོར་
བ་བྱས། གཡུ་མཚོ་ཁར་ཞག་ལྔ་བསྡད་པའི་རིང་ཉམས་སྣང་དཔག་ཏུ་མེད་པ་བྱུང་། གཞན་ཡང་
ཀཱ་ལ་དུང་མཚོ་དང་མེ་འབར་མཚོ་དང་མཚོ་གཉིས་ལ་སོགས་གནས་སྐོར་བ་ཕལ་ཆེར་གྱིས་མི་

མཇལ་བ་རྣམས་ཀྱང་མཇལ། ཡུལ་སྨད་དུ་སླེབས་པར་ཉེ་བ་ན་ཙྭ་རི་བ་རྣམས་ཀྱིས་བསུ་བ་སེར་ཕྲེངས་ཚད་མེད་པ་བྱས། དེར་གཞི་ཕེབ་པའི་སྐབས་སྐྱབ་རྗེ་དེའུ་ཡགས་སུ་ཕྱིན་ཚོགས་འཁོར་དང་འཁོར་ནས་བྱས། བྱ་ཁྱུང་ནས་དཔོན་སློབ་རྒྱལ་དབང་བསྟན་འཛིན་ཡང་གསང་ཐུགས་སྙིང་མའི་ཐུགས་ཞེན་གྱིས་བདག་དང་འཕྲད་པར་ཕེབས་འདུག་པ་མཇལ། བཞེད་དོན་ལྟར་དགོངས་པ་ཡང་ཟབ་ཀྱི་དབང་ལུང་ཆ་ཚང་བ་ཕུལ། བྱ་ཁྱུང་པ་འདི་རྗེ་སངས་རྒྱས་གླིང་པའི་ཆོས་བརྒྱུད་དགོངས་འདུས་རང་གི་ཆོས་བདག་ཡིན་འདུག་པས་དགོངས་འདུས་ཀྱི་དབང་ལུང་གསོལ་བ་ནན་གྱིས་བཏབ་པར། བདག་གོང་པོའི་བན་རྒན་ཁྲིམ་པ་ཞིག་གིས་དེ་འདྲ་བའི་གནས་ག་ལ་སྲིད་ཅེས་ཞལ་གྱིས་བཞེས་པ་མ་བྱུང་བས། ཡབ་སྲས་གསུམ་རང་ལ་བཀའ་སྲུང་གི་སྲོག་གཏད་དམ་བསྲེ་སྙིང་གི་ཁྲག་ཧྲིག་ཕུལ་བའི་ནུབ་གཏོར་མ་ཕྱག་ཏུ་འཛོག་པ་དང་དུས་མཚུངས་པར་དམ་ཚིག་ལ་བཀར་བའི་ཞུ་བ་ཕུལ་བས་ཞལ་གྱིས་བཞེས་ཤིང་། ཙྭ་རི་གནས་བཟང་བས་ཚེའི་རྟེན་འབྲེལ་གྱིས་དབང་ནི་དགོངས་འདུས་ཀྱི་གནས་སྐབས་བདུད་རྩིའི་སྒྲུབ་པ་དྲུག་གི་ཡ་གྱལ་ཚེ་སྒྲུབ་བདུད་རྩི་སྙིང་པོའི་དབང་དང་། བྱ་ཁྱུང་པ་གོང་མ་ངག་དབང་པདྨ་རྣམ་རྒྱལ་གྱི་ལྷུགས་བསྒྲིགས་དགོངས་འདུས་དཀྱིལ་ཆོག་དོན་གཉིས་ལྷུན་གྲུབ་དང་། བསྙེན་པ་ཚ་བ་དམར་ཐག་རྣམས་ཀྱི་ལྷུགས་ལུང་ཞུས། འབྲི་གུང་དུ་ཕེབས་དགོས་པའི་ཞུ་བ་གསོལ་བས་དགྱེས་བཞིན་དུ་གནང་བ་བསྩལ། ཡུལ་སྨད་དུ་ཞག་ཉི་ཤུ་རྩ་གཉིས་བསྡད་པུ་རི་རྒྱབ་སྐོར་བྱས་ཡུལ་སྟོད་དུ་ཕྱིན། སྨར་སྟར་གྱི་ལམ་བརྒྱུད་སྒམ་པོར་དཔེ་ཆ་ཁ་ཤས་རྩོལ་སྒྲུབ་བྱེད་རྩིས་ཡིན་ཡང་། ལམ་བར་དུ་སྟག་ཤེར་བས་བསྒྲུགས་པའི་སྐད་ཆ་ཁྱེངས་ཐུབ་སྟེ་ཕྱིར་བྱུང་བས་ཞེ་གོ་ར་ཆོས་རྫོང་དང་ལྷ་ཁོངས་ཐང་སོགས་བརྒྱུད། བསམ་ཡས་ཀྱི་གནས་མཇལ་ཤུད་ཙམ་བྱས་ཆོས་སྐྱོང་ནི་མ་བབ། རྒྱ་མའི་ལ་བརྒྱུད་ཡུལ་ཕྱི་ཤོངས་སུ་སླེབ་ཉིན། མོ་ཐལ་ཏུ་བར་སྟག་ཤེར་བརྒྱུགས་པར་མོ་ཐལ་གྱིས་ར་མདའ་བྱས་པས་སྟག་ཤེར་བ་ཉི་ཤུ་ཙམ་རྩེན་ལམ་དུ་བཏང་འདུག

དེ་ལྟར་བྱི་ལོ་ནས་སྟག་ལོའི་བར་སྟག་ཤེར་གྱི་ཧག་པ་ངོ་མ་བརྒྱད་ཅུ་ལྷག་ངེས་སྙེང་གདོན་དང་རིམས་ཀྱི་དབང་དུ་སོང་འདུག །དེ་སྐབས་སུ་སྤྲུལ་སྐུ་ཐ་བ་ཁ་པ་བྱམས་པ་ལྷས་སྦྱིན་གྱིས་བླ་མ་དགོངས་པ་འདུས་པའི་ཞལ་ཐང་གྲྭ་ཚར་དང་དབང་སྒྲུབ་ཀྱི་ཙག་ལི་ཆ་ཚང་དུ་བཞེངས། དེ་ནས་སྒྲོ་ལུང་དུ་བསྡད་སྐབས་ཞབས་དྲུང་སྒྲོ་ལུང་དུ་གཤེགས་པ་དེ་ཉིད་ཀྱི་བཀའ་དང་། རྗེ་ཞྭ་དམར་བ་དྲུག་པའི་བཀའ་ནན་དང་གཙང་སྡེ་སྲིད་ཀྱི་བཀས་འབྲི་གུང་གི་ལུགས་

གཉིས་ཀྱི་འགན་འཁུར་དགོས་ཚུལ་གནང་བྱུང་བར། དཔོན་པོའི་བཀའ་རང་ཇི་ལྟར་བྱས་ཀྱང་སླ་མོད་ཀྱང་། བླ་མའི་གསུང་བཅག་ན་རྡོ་རྗེ་ཐེག་པའི་དངོས་གྲུབ་ལྷ་ཞོག་རྡོ་རྗེ་དམྱལ་བ་ཉམས་སུ་མྱོང་དགོས་པར་འཇིགས་ནས། མེ་ཕོ་སྟག་ལོར་འབྲི་གུང་པའི་འགན་འཁུར་གཞན་དབང་གི་མངག་གཞུག་བྲན་པ་ལ་དཔོན་གྱི་མིང་སྙན་དང་། ཕལ་པོ་ལ་བླ་མའི་མིང་བཏགས་པ་འདི་མི་ཡོང་ཡང་ཨེ་ཡོང་ལྟ་བའི་ཁུལ་བྱས། ཚེ་འཕྲུལ་ཟླ་བར་ཟུར་འཛིན་ཞུབ་ཀྱི་གཟིམས་ཆུང་སྨུག་མར་གཤིན་རྗེ་ཚེ་བདག་དང་ཁྲོ་ཆུ་སྦྲགས་པའི་བསྙེན་སྒྲུབ་ཅིག་བགྱིས་པའི་ཚེས་བརྒྱད་ཀྱི་ཞོགས་པ་ཉི་ཤར་གྱི་ཐུན་བཏང་ནས་བསྙེན་པ་བགྱིས་པའི་འཁྲོར་གཉིད་ཟིམ་པ་འདྲ་བའི་ངང་ལ་མདུན་གྱི་སྒོ་ཆུང་ལ་ཉི་མ་ཕོག་པ་དེ་མཐོང་བ་འདྲ་ཞིག་གིས་རྐྱེན་བྱས་ནས། སྙིང་དུ་གཤིན་རྗེ་ཚེ་བདག་དང་། དེའི་འོག་ཏུ་ཁྲོ་ཆུ་གཉིས་སྐུ་མདོག་རྒྱན་ཆས་རྫོགས་ཤིང་གཟི་བརྗིད་ཚད་ལས་འདས་པ་ཞིག་ཡུན་ཤིན་ཏུ་རིང་བར་མཐོང་ཞིང་། དེའི་མོད་ལ་གཉིད་མཐུག་གི་འོད་གསལ་གྱི་ངང་ནས་རང་གཞན་ཐམས་ཅད་ཀྱི་སེམས་ཀྱི་རྟོག་པ་དང་བྱེད་སྤྱོད་གང་ཡང་གསལ་པོར་ཤེས་པ་ཞིག་བྱུང་། དེའི་དབྱར་སྟོད་ཟླ་ཁྲུང་པ་རྒྱལ་དབང་པདྨ་བསྟན་འཛིན་རྗོང་གསར་དུ་སྤྱན་དྲངས། བླ་མ་དགོངས་འདུས་ཀྱི་གནས་སྐབས་དང་མཐར་ཐུག་གི་དབང་བཅུ་གཅིག་རྫོགས་ཆེན་སྙིང་པོ་གསེར་ཞུན་ཉམས་ཁྲིད་ངོ་སྤྲོད་ལག་ལེན་རྫོགས་པར། ལམ་འབྲས་རྩ་རླུང་རྡོ་རྗེའི་དྲ་མིག་ཉམས་ཁྲིད་འཁྲུལ་འཁོར་ལག་ལེན་གདེང་ཁེལ་བ། ཕྱག་རྒྱ་ཆེན་པོ་དང་གཅོད་ཡུལ་ལུང་ཁྲིད། གཞན་རྣམས་བགླག་ལུང་། གཞན་ཡང་ཕུར་སྒྲུབ་ཐུགས་ཀྱི་ཉིང་ཁུའི་དབང་ལུང་། ཚེ་སྒྲུབ་ཉི་ཟླ་ཁ་སྦྱོར་གྱི་དབང་ལུང་། རྣམ་སྲས་གསེར་ཆེན་དང་དམར་པོའི་སྐོར། གཞན་ཡང་གཏད་ཁྲམ་རུས་སྦལ་ནག་པོ། རྒྱལ་སེལ་ལྷ་ཁང་མ་ལ་སོགས་གཏེར་ཁྲན་དུ་མ་དང་། ཕྱག་རྫོར་དྲེགས་འདུལ་པདྨ་ལས་འབྲེལ་རྩལ་གྱི་ཟབ་གཏེར་སོགས་དུ་མའི་དབང་ལུང་ལག་ཁྲིད་རྫོགས་པར་ཞུས། དམ་པ་དེ་ཉིད་མཉེས་པ་གསུམ་གྱིས་ཡང་དག་པར་མཆོད་ནས་གོང་ཕྱོགས་སུ་ཐེབས་པའི་ཞབས་ཕྱིར་དགེ་སློང་རིན་ཆེན་དབང་རྒྱལ་དཔེ་ཆ་ཁ་ཡར་འབྲི་བར་བཟུངས། དེའི་ཕྱི་ལོ་མེ་ཡོས་ལོའི་དབྱར་སྨད་ཟླ་བ་བདུན་པར་གཙང་ནས་ཞབས་དྲུང་ལྷུམ་དྲུང་སྤྱན་དྲངས་པའི་མོད། སེར་སྐྱ་ཀུན་ཞེན་འདོད་ཙམ་མ་གཏོགས་རྒྱལ་དབང་རཏྣའི་སྐབས་ཨ་སྟག་བླ་མ་ཀུན་དགའི་དྲིས་ལན་དང་། གཏེར་སྟོན་འཇའ་ཚོན་སྙིང་པོའི་གཏེར་ལུང་ཁ་ཤས་དང་། རང་གི་ཉམས་རྨིས་འགའ་ཞིག་ལ་དཔགས་ན་དོན་དེ་འབྲས་ལྡན་དུ་འབྱུང་བ་ནི་ཆུ་ཤིང་གི་སྙིང་པོ་དང་འདྲ་བ་ཉིད་དོ།།

དེ་ནས་རྫོང་དུ་ཆོ་འཕྲུལ་ཟླ་བའི་སྐབས་བླ་མ་དགོངས་འདུས་ཀྱི་དཀྱིལ་འཁོར་ཆེན་པོར་ཆོས་སྨན་བསྒྲུབས་པས་ཡ་མཚན་གྱི་རྟགས་མང་དུ་བྱུང་། གཞན་ཕྱོགས་ཀྱི་རྣམ་པར་འཚེ་བ་དགུ་ལ་གཏད་ཁྲམ་རུས་སྦལ་ནག་པོ་ལས་ལ་སྦྱར་བས་དགའ་སྟོན་དུ་བསྒྲིས། ཡང་དེ་ཕྱོགས་རླུང་དམར་དང་གཤིན་རྗེ་ཡང་ཟློག་ཀླུ་བདུད་དང་སྦྲེལ་བའི་སྒྲུབ་པ་དང་ལས་སྦྱོར་བསྒྲིས་པས། དེ་རྣམས་རྨིག་མེད་པར་ད་ལྷ་འཇིག་རྟེན་པའི་གནས་མལ་དུ་སོང་བ་ཐམས་ཅད་ཀྱི་མངོན་སུམ་དུ་གྱུར་པ་འདི་ཡིན། སྤྲུལ་ལོ་དེར་རྗེ་ཞྭ་དམར་བ་དྲུག་པ་ཟ་དམ་དུ་བཞུགས། རྒྱལ་བའི་དབང་པོ་ཆོས་དབྱིངས་རྡོ་རྗེ་མཐིལ་སོགས་མཇལ་བར་ཕེབས་པ་དང་སྒོ་ལུང་ཁང་གསར་རབ་གསལ་དུ་མཇལ། ཐུགས་ནང་ཤིན་ཏུ་དག་ཅིང་གསུང་གླེང་ཡང་མང་དུ་བྱུང་། དེ་ནས་མི་རིང་བར་ཞབས་དྲུང་ལྷུམ་དྲུང་གཙང་དུ་ཕེབས། བདག་རྫོང་དུ་ཡོད་ཐོག་འཕྱོང་རྒྱས་དཔལ་རི་གྲྭ་ཚང་བ་དཔོན་སློབ་རགས་བསྡུས་ཕེབས་བྱུང་བར་རྫོང་གསར་དུ་བླ་མ་དགོངས་འདུས་ཀྱི་དབང་རྒྱུད་སྒྲུབ་ཆེན་དང་སྦྲེལ་བ་དང་། སྔར་སྒོ་ལུང་དུ་ཕྱིན་ནས་རྫོགས་ཆེན་སྙིང་པོ་གསེར་ཞུན་གྱི་ཁྲིད་ངོ་སྤྲོད་དང་སྒྲུགས་པ་དང་། གཞན་རྣམས་ལུང་ཤར་རྫོགས་པར་བྱས། གཞན་ཕྱོགས་ཀྱི་འཚེ་བ་རྡོ་ལྟུམ་གྱི་འབྲུ་སྦྲུང་སོགས་གཙང་དུ་བྱེད་དགོས་བྱུང་བར་གཤིན་རྗེ་གིང་གང་ཆེ་བ་ཤོར་སང་ཉི་མ་ཁྲོས་པའི་ལས་སྦྱོར་གྱི་སྒྲུབ་པ་ཞིག་བྱས་པར་རྟགས་མངོན་སུམ་དུ་མཐོང་བར་བྱུང་། སོག་ཡུལ་ནས་ཕག་མོ་ཞབས་དྲུང་མི་ཕམ་རིན་ཆེན་པ་བྲོས་བྱུང་བའི་སྐད་ཆར། རྗེ་ནཱ་རོ་པ་ཟླ་བ་བདུན་པའི་ཡར་ཚེས་བཅུ་གསུམ་ལ་ཞི་བར་གཤེགས་པའི་གཏམ་ངན་ཐོས་པས། མྱ་ངན་གྱི་ཁང་བུར་ཞུགས་ཤིང་གཙང་དུ་སློབ་སྟོན་ཞུས་པས་ཡུན་རིང་ཙམ་སོང་འདུག་པས་སྐུ་ཚིགས་དང་སྲི་དགོན་རྣམས་འདུན་བྱེད་པ་སོགས་མི་འཐད། གཞན་པའི་དགོངས་རྫོགས་སྔར་རྒྱུན་ལྟར་འགབ་གསུངས་པས། ཚོག་མང་འབྲི་གུང་རང་གི་སྔར་རྒྱུན་ལྟར་འབྲི་གུང་མཐིལ་པས་དབུ་མཛད་དགོན་ཁག་ཐམས་ཅད་རྫོང་ཞོལ་དུ་ཚོགས་པ་འདུས་པ་ཤིན་ཏུ་གྲངས་མང་བ་བྱུང་། གྲལ་གཙོར་སྐམ་པོ་སྤྲུལ་སྐུ་རྗེ་དོན་རབ་རྒྱན་པ་སྤྱན་དྲངས། མཆོད་པའི་སྦྱིན་ཚོགས་ཀྱིས་ཡང་དག་པར་མཆོད། ཚོགས་མང་གྲོལ་ནས་རྗེ་སྐམ་པོ་པར་རྡོ་རྗེ་གཙུག་ལག་ཁྲིད་ལས་དྲག་པོ་མངོན་དུ་ཕྱུང་བའི་དབང་ལུང་ལག་ལེན། ཕུང་བཤིག་འཁོར་ལོ་ནག་པོ་བཀའ་མའི་ལུང་དང་ལག་ལེན། དྲག་གཏད་བམ་ནག་མ་སོགས། དྲག་པོ་མངོན་སྤྱོད་མང་རབས། སྨན་སྒྲུབ་ཡན་ལག་བརྒྱད་པའི་སྙིང་པོ་བསྡུས་པ། དེའི་འགྲེལ་པ་ཟླ་ཟེར། རྒྱུད་བཞི། བྱེ་བ་རིང་བསྲེལ། གཡུ་ཐོག་སྙིང་ཐིག་སོགས་གསོ་དཔྱད་སྐོར། སྦྲ་མདོ་ཀ་ལྦ་པ་དང་།

སྙན་ངག་མེ་ལོང་མ་དང་། སྡེབ་སྦྱོར་རིན་ཆེན་འབྱུང་གནས་སོགས་རིག་གནས་སྐོར། བྱམས་ཆོས་ལྔ། དབུ་མ་རྩ་འཇུག །མངོན་པ་མཛོད་སོགས་ཤིན་ཏུ་མང་བའི་ལུང་ཚུར་ཞུས། རྒྱལ་དབང་རྔའི་བཀའ་འབུམ། སྐྱབས་པ་རིན་པོ་ཆེའི་ཟབ་ཆོས་ཆ་ཚང་སོགས་མང་པོའི་ལུང་ཕར་ཡང་ཕུལ། དེ་ནས་མི་འགྱུར་བར་གཙང་ནས་ཞབས་དྲུང་ལྷུམ་ཡང་ཕྱིར་ཕེབས་ཤིང་། བྲེ་རི་སྟག་རྩེ་སོགས་བཞེས་སྐལ་དུ་བསྟམས་འདུག །དེའི་ཚེ་ཧོར་དཔོན་དཀོན་མཆོག་ཅེས་པ་སྐུ་ན་ཕྲ་ཡང་རྒྱལ་པོའི་མཚན་ཉིད་ཐམས་ཅད་རྫོགས་པ་རང་གི་ཚ་བོ་ཞིག་ཡོད་པ་རྒྱ་མར་ཕེབས་ལམ་དུ་ཆིབས་ཀྱིས་བརྡེབ་འཚོས་ནས་རྒྱ་མར་གྲོངས། བདག་ཤོག་ཟེར་བས་མཚན་བརྒྱབ་ཁྲི་ཁང་དུ་སྣེབས། སྲིབ་སྦྱོང་དང་སྐུ་གདུང་ཞི་ཁྲོ་རིགས་བསྡུས་ཀྱི་དཀྱིལ་འཁོར་ཆེན་པོར་སྲེག་སྦྱོང་སོགས་བདག་རང་གིས་བགྱིས། ཕྱུགས་ཁ་དོག་གསེར་ལྟ་བུ་ཨ་རུ་ར་ཙམ་ཤིན་ཏུ་དང་བ་འདྲེན་པ་ཞིག་བྱུང་བ་ནི་བླ་མ་ཆེན་པོ་འགྲོ་བའི་དོན་མཛད་པ་ཕལ་ཆེར་ལ་གྲོངས་རྟགས་མེད་པར་མི་ནག་གི་དཔོན་པོར་རྟགས་དེ་ལྟ་བུ་འབྱོན་པ་ནི་རྗེ་རྡོ་རྗེ་ཐེག་པའི་ཚོགས་འཁྲུལ་མེད་ཚད་ལྡན་བགྱིས་པའི་བྱིན་རླབས་ཀྱི་མཐུ་མངོན་སུམ་དུ་བསྟན་པར་སེམས་སོ། །

སླར་ཡང་འཁོར་ནས་མི་རིང་བར་ཧོར་དཔོན་དཀོན་མཆོག་གི་དགོངས་རྫོགས་ལ་བྱང་གི་ཁྲ་ཚང་རས་ཁར་ཧོར་དཔོན་ཚང་དུ་ཕྱིན། ཚོ་ག་དང་སྐུ་རིམ་གཏོར་ཟློག་སོགས་འདོད་མཐུན་བྱས། ཧོར་དཔོན་གྱི་དགོངས་རྫོགས་ལ་སྙམ་པོ་ནས་རྗེ་ནོར་བུ་རྒྱན་པ་ཡང་ཕེབས་འདུག་པ་དང་མཇལ། ཤིན་ཏུ་ཞིབ་པ་བྱུང་། བདག་འབྲི་གུང་དུ་འབྱོར་ཐོག་རྗེ་སྙམ་པོ་པ་ཡང་འབྲི་གུང་བརྒྱུད་རྫོང་གསར་དུ་ཕེབས་ཞག་ཁ་ཡར་བཞུགས། འདི་རེས་བཀའ་ཆོས་སོགས་ཚུར་ཞུ་ཕར་འབུལ་ཆེ་བ་མ་བྱུང་། ཁྱད་ཀྱིས་བྲེ་རི་སྟག་རྩེའི་མཁར་ལས་ཀྱང་ཚུགས་ཤིང་། རྫོང་གསར་དུ་བལ་པོ་རྣྷ་ན་དེ་ཝ་དང་གུ་ཎ་སོགས་ཁ་ཤས་ཀྱིས་རྗེ་ནཱ་རོ་པའི་དཔལ་གདུང་རྣམ་པར་རྒྱལ་བའི་མཆོད་རྟེན་བཞེངས། ཐིག་རྩ་སོགས་དྲི་མེད་མདོ་དང་། བུ་སྟོན་རིན་པོ་ཆེ། བྲག་ནག་པ་དཔལ་ལེགས་སོགས་ཀྱི་དགོངས་པ་འཁྲུལ་མེད་དུ་བདག་རང་གིས་བགྱིས། གཙུག་ཏོར་རྣམ་པར་རྒྱལ་མ་ལྷ་དགུ་བཞུགས། ནང་བཞུགས་སོགས་དཀར་ཆག་ལོགས་སུ་ཡོད་པ་ལྟར་རྫོང་གསར་གྱིས་ཟུར་འཛིན་ཐུབ་ཏུ་བཞུགས་པར་བདག་རང་གིས་བླ་གསང་ནག་པོའི་དཀྱིལ་འཁོར་དུ་རབ་གནས་ཞི་རྒྱས་ཀྱི་སྦྱིན་སྲེག་དང་བཅས་པ། སླར་འདུས་པ་དང་ལྷན་ཅིག་སྟོམ་པ་ཀ་ལོ་ལྷ་ལྡེའི་སྒོ་ནས་རབ་གནས་དང་། ཕྱིས་ཞབས་དྲུང་སྒྲོ་ལུང་གི་བདེ་གཤེགས་ཀྱིས་ཀྱང་རབ་གནས་གནང་། སྐབས་ཤིག་ཨོ་རྒྱན་

རིན་པོ་ཆེའི་སྐུ་གསེར་གར་བླུགས་ལས་གྲུབ་པ་སོགས་དང་། རྟེན་བཞེངས་ཕྲན་བུ་མང་དུ་བགྱིས།

དེ་ནས་སྐབས་ཤིག་རྫོང་གི་ལྷུང་ལོ་ཅན་དུ་ཟླ་གསང་གཞི་བསྙེན་ཨ་གྲོ་བཅུ་གཅིག་པ་གཏོང་བའི་མཚམས་བཅད་པའི་ཚེ་བསྙེན་པའི་སྐབས་སྡེ་བརྒྱད་ཀྱི་ཆོ་འཕྲུལ་མང་དུ་བྱུང་ཞིང་ལྷ་རྟགས་ཀྱང་ཐོ་རེ་བ་བྱུང་། ཉེ་བར་བསྙེན་པའི་རྨི་ལམ་དུ་ལྷའི་རྟགས་མཚན་མང་དུ་བྱུང་། སྒྲུབ་པའི་ཚེ་འཇམ་དཔལ་གཤིན་རྗེ་ཚེ་བདག་དངོས་སུ་ཞལ་མཇལ་བ་ནི་ལན་འགའ་བྱུང་ལ་གསུང་གི་གནང་བ་ནི་མ་བྱུང་། ནང་མཆོད་ཕོལ་བའི་ལྦུ་བ་ལ་འཁོར་ལོ་ལ་སོགས་པའི་ཕྱག་མཚན་དང་། ཨོཾ་ཨཱཿཧཱུྂ་ལ་སོགས་པའི་ཡིག་འབྲུའི་རྣམ་པ་འབྱུང་བ་སོགས་ནི་དུས་རྟག་ཏུ་བྱུང་། སྒྲུབ་པ་ཆེན་པོ་དངོས་གྲུབ་ཀྱི་སྒྲུབ་པའི་ཚེ་དངོས་གྲུབ་ཀྱི་རྫས་ཤེལ་སྡོད་དུ་བླུགས་པ་ཆིལ་སྦྲ་དང་བཅས་ཕོལ་བའི་ལྦུ་བར་ཕྱག་མཚན་དང་ཡིག་འབྲུ་མང་པོ་བྱུང་བ་ཤེལ་སྡོད་ཀྱི་ཕྱི་ནས་མཐོང་བ་དང་ལྷུད་ནས་ཕྱིར་ཞམ་པ་སོགས་བྱུང་། དངོས་གྲུབ་བླངས་ནས་ལྷ་སྒྲུབ་བདུད་སྒྲུབ་ཀྱི་སྐབས་སྡེ་བརྒྱད་དང་ལས་གཤིན་སོགས་ལས་ལ་ཚུད་པའི་མཚན་མ་ལན་འགའ་ཡར་མཐོང་བས་ཕྲིན་ལས་བཞིའི་སྦྱིན་སྲེག་རྫོགས་པར་བྱས་ནས་ཁད་ཀྱིས་མཚམས་གྲོལ། རེབས་ཀྱི་ཆུ་ཚན་ལ་ཕྱིན་ཞིང་མཐིལ་ཞོལ་དུ་དབྱར་ཆོས་སྒར་ཡང་ཕབ་འདུག་པའི་སར་བོས་པས་ཕྱིན། དབྱར་ཆོས་ཀྱི་རིང་དེར་བསྟུད་ཅིང་ཚོགས་ཆེན་ལ་ཕྱག་རྒྱ་ཆེན་པོ་ལྷ་ལྷན་གྱི་ཁྲིད་རིམ་རྒྱས་པ་ཞིག་ཕུལ། དེ་ནས་ཕྱིར་ལོག་ནས་ཞབས་དྲུང་ལྷུམ་དྲུང་གི་ཐུགས་བཞེད་ལྟར་འཁོར་ལོ་སྡོམ་པའི་དབང་གིས་སྨིན་པར་བྱས་ནས་ལྷ་ལྷན་ཉམས་ཁྲིད་དུ་ཕུལ་བས་ཐུགས་ཉམས་རྟོགས་ཚད་མེད་པ་འཁྲུངས་ཤིང་། དེ་ནས་བཟུང་ཐུགས་དམ་དང་དགེ་བའི་ཕྱོགས་འབའ་ཞིག་ལ་ཐུགས་བརྩོན་པ་འདི་ཡང་བྱུང་བ་ཡིན།

དེ་ནས་ཁད་ཀྱིས་སྟག་རྩེའི་མཁར་ལས་ཀྱང་གྲུབ་པས་ལྷུམ་དྲུང་དཔོན་གཡོག་སྟག་རྩེར་ཕེབས། རྗེས་སུ་བདག་གིས་ཀྱང་ཕྱིན་པ་སོགས་རྫོང་གསར་དང་སྟག་རྩེའི་བར་དུ་དོན་མེད་ཀྱི་འགྲོ་འདུག་མང་དུ་བྱས་ཚུལ་ལ་དགོས་པའི་ཚོགས་མ་མཆིས་པས་མ་བྲིས། སྐབས་ཤིག་རྫོང་དུ་བསྡད་ཐོག་ལྕགས་མོ་ལུག་ལོ་རང་ལོ་སོ་བདུན་པའི་ཟླ་བ་ལྔ་པའི་ཉེར་བདུན་གྱི་ཉིན་དགེ་སློང་ལྷ་མོ་དང་བླ་སྒྲུབ་ཀྱི་འཕྲོས་ཤིག་བྱུང་བས་སེམས་ཁྲིད་པ་འདྲ་བས་དེ་ནུབ་ཐོ་རངས་ཁར་མཐིལ་གྱི་ཐོག་ཁ་གསེར་ཁང་དུ་བདག་སླེབས་ནས། གསེར་ཁང་ཆོས་རྗེར་ཕྱག་བྱས་པའི་ཚེ་གསེར་ཁང་ཆོས་རྗེས་བདག་ལ་ལམ་གཞན་བས་བླ་མ་སྒྲུབ་པ་ཟབ་ཚུལ་གསུངས་པར། བདག་གིས་རང་སེམས་དོན་དམ་པའི་བླ་མ་རྟོགས་ན་ལོགས་ནས་བསྒྲུབ་མི་འཚལ་ཡང་གཞན་དོན་དུ་འགྱུར་སྲིད་པས་བླ་

མ་སྒྲུབ་ཚུལ་ཞུས་པར། ལམ་ཟབ་བླ་སྒྲུབ་ཀྱི་སྨིན་ལམ་དབང་གི་ཆུ་བོ། ཕྱི་སྒྲུབ་བྱིན་རླབས་འབྱུང་གནས། ནང་སྒྲུབ་འཁོར་འདས་རང་གྲོལ། གསང་སྒྲུབ་ཡེ་ཤེས་རྒྱ་མཚོ། དེ་ཁོ་ན་ཉིད་སྤྲོས་བྲལ་མཐར་ཕྱིན། རྩ་རླུང་རྡོ་རྗེའི་ཕྲེང་བ། རྫོགས་རིམ་མཉམ་ཡང་མཐའ་བྲལ། གེགས་སེལ་བདེ་བའི་རྡོ་རྗེ། ཕྲིན་ལས་ཁ་བསྐུར་གཞན་ཕན་སྙིང་པོ་རྣམས་ཚིགས་བཅད་འབབ་ཞིག་ཏུ་གསུངས་ཤིང་། གཞན་ཡང་བསླབ་བྱ་ལུང་བསྟན་མང་དུ་གསུངས་པ་ལས། བླ་སྒྲུབ་རྣམས་ཡི་གེར་བྲིས་པ་ལོ་རྒྱུས་དང་བཅས་པ་ལོགས་སུ་ཡོད་པ་ལྟར་ཡིན། དེ་ལ་ཁ་སྐོང་རྒྱུན་འཁྱེར་ཆེ་ཆུང་གཉིས་སོགས་ཕྲན་བུ་ནི་བདག་རང་གིས་བྱས་ཤིང་དེ་འཕྲལ་སྐུ་སེར་ཁ་ཡར་ལ་དེ་ཁའི་དབང་ཁྲིད་འཁྲུལ་འཁོར་སོགས་རྫོགས་པར་བྱས། སྟག་རྩེར་བསྡད་པའི་སྐབས་ཤིག་བླ་མ་རིན་ཆེན་གྲགས་པ་བ་ལོག་པའི་གསུང་གིས་བསྐུལ་ནས། སྐུ་སེར་གྲངས་མང་བར་གཟིམས་ཆུང་ཁམས་གསུམ་དུ་གྲུབ་ཆེན་འཇིགས་མེད་འབྱུང་གནས་སྲས་པའི་ཞབས་ལ། རྡོ་རྗེ་རྣལ་འབྱོར་མས་དངོས་སུ་བསྟུལ་བ་ཕྲེང་བ་སྐོར་གསུམ་དུ་གྲགས་པ་ལ་སྒྲུབ་ཐབས་རྣལ་འབྱོར་རྫོགས་ཕྲེང་དང་དཀྱིལ་ཆོག་འཇིགས་མེད་དགོངས་རྒྱན་ཞེས། ཀརྨ་ཕྲིན་ལས་གཉིས་པ་འཇིགས་བྲལ་གསུང་རབ་གཏེར་མཛོད་སྲས་པའི་སྡེའི་ལྡེགས་སྒྲིག་གོ་དོན་དང་བཅས་པའི་ཡིག་ཆ་ཆེས་འཕགས་པ་དེའི་སྟེང་ནས། རྩ་བའི་དཀྱིལ་འཁོར་ཉེར་བརྒྱད་པོ་ཉིན་རེ་དཀྱིལ་འཁོར་གཉིས་རེའི་དབང་བསྐུར་སྣ་གོན་ཉིན་གཅིག་དངོས་གཞི་ཉི་མ་བཅུ་བཞི་བྱས་པར། སྣ་གོན་གྱི་ཀུན་སློང་འཚོས་པ་ནས་བཟུང་དངོས་གཞི་རྫོགས་པའི་གཏང་རག་ཡན་ཆད་ལ་གཞུང་ཚིག་འབྲུ་གཅིག་ཀྱང་མ་ལུས་པ་སོ་སོར་གོ་དོན་དང་དེའི་ལུང་རིགས་སོགས་རྒྱུད་དོན་དང་མ་འགལ་ངེས་ཀྱི་བཤད་པ་ཉི་མ་བཅུ་བཞི་པོ་ལ་ཚར་གཅིག་རྫོགས་པར་བྱས། དེའི་ཚེ་བུམ་ཆུ་དང་ནང་མཆོད་ལ་བྱིན་རླབས་གཞན་མ་འདྲེས་པར་རིལ་བུ་བྱས་པ་རྣམས་ཆུང་ངུ་སྲོ་མ་ཙམ་མང་དུ་འཕེལ་བ་དང་། རིལ་བུ་རྣམས་རིལ་ཆགས་བྱེད་པའི་སྣོད་དཀར་ཡོལ་སོགས་ཀྱི་ནང་དུ་ཆུ་ཚན་ལྟར་ཁོལ་བ་དང་། རི་ལྡེབས་ལ་ཧ་མི་རྒྱུག་པ་ལྟར་སྣོད་ཀྱི་ལྡེབས་སུ་རིལ་བུ་རྒྱུག་པ་སོགས་ངོ་མཚར་བའི་ལྟས་དང་ལྡན་པ་ནི་བཅས་པ་གྲུབ་ཆེན་མ་སོགས་དད་ལྡན་མང་པོ་རང་ལ་བྱུང་འདུག །དེ་གྲོལ་འཕྲལ་ཀླུ་སྡིངས་གསེར་མདོག་ལྷུན་པོར་ཞབས་དྲུང་ལྷམ་དྲུང་ལ་ཡང་རྩ་དཀྱིལ་ཉེར་བརྒྱད་པོ་སྣ་གོན་ཉིན་གཅིག་དངོས་གཞི་དཀྱིལ་འཁོར་བཞི་རེ་ལ་ཉིན་རེ་བྱས་པའི་ཉི་མ་བདུན་ལ་རྫོགས་པར་ཕུལ། ས་ཕོ་སྟག་ལོར་བཙུན་ཚལ་ཆོས་རྒྱལ་བས་མཐིལ་གྱི་གླིང་ལ་རབ་གནས་སྐྱོར་བ་དང་བསྟན་སྲུང་རྣམས་ལ་ཕྱག་མཚན་ཕུལ་གསུངས་པས། མཐིལ་ཞོལ་དུ་སྣར་

བཏབ། ཟླ་གསང་གི་རྒྱུད་ལྟར་རབ་གནས་རྒྱས་པ་དང་མ་མགོན་ལ་ཕྱག་མཚན་ཚང་བར་ཕུལ། ཡང་རྫོང་གསར་དུ་ས་མོ་ཡོས་ལོ་ཧོར་ཟླ་བཅུ་གཉིས་པའི་ཡར་ཚེས་བརྒྱད་ནས་བཟུང་འཇམ་དཔལ་གཤིན་རྗེ་ཚེ་བདག་གི་ལས་སྦྱོར་གྱི་སྒྲུབ་པ་ཞིག་བགྱིས་པའི་ཚེས་བརྒྱད་ཀྱི་ནུབ་རྨི་ལམ་དུ། ཁང་པ་རྙིང་པ་ཞིག་གི་ནང་དུ་བསུས་ཀློག་ཅིག་བྱེད་ཀྱི་འདུག་པའི་བསུས་མའི་ཚིག་རྣམས་དྭང་པ་ལྷང་ལྷིང་མོ་པ་ཡིན་རྒྱུ་བ་ཞིག་གིས་འཁྲབ་ཅིང་ཐོན་འདུག །དེའི་ལན་འདེབས་བཟོལ་མ་བྱེད་མཁན་ཁང་པ་དེའི་གྱང་ནས་ཟླ་མ་མཆོད་གནས་ག་འདོགས་མ་ཡིན་རྒྱུ་བ་གཟུགས་ཤིན་ཏུ་ཆེ་བ་མགོས་ལྕམ་ལ་བརྟེན་པ་ཞིག་བྱམས་བཞུགས་བྱས་ནས་ལན་འདེབས། དེ་དག་གི་བར་བར་དུ་བུ་མོ་རྒྱན་ཆས་སོགས་སྔར་མཐོང་མ་མྱོང་བ་མང་པོ་ས་ལ་བསྡད་ནས་གདངས་སྙན་པོ་ཞིག་འཐེན་གྱི་འདུག་པ་ཉན་པས། འཁོར་ལོ་རིན་ཆེན་བཀྲ་ཤིས་དོན་གྱི་ལྷ། །བཀྲ་ཤིས་དེས་ཀྱང་དེང་འདིར་བདེ་ལེགས་སྩོལ། །ཞེས་རྟགས་བརྒྱད་ཀུན་ལ་སྦྱར་བ་ཡིན་འདུག །ཁང་པའི་གྱང་ན་རྗེ་བཙུན་འཇམ་དབྱངས་ཀྱི་སྐུ་ཐང་ཞིག་བཤམས་འདུག་པའི་ཞལ་ནས། མཆེ་བ་གཙིགས་ཤིང་བསྒྲིམས་པ་ཡི། །འཛིགས་པའི་ཚུལ་གྱི་སྐུ་ཡིས་ནི། །ཞེས་སོགས་ཟླ་གསང་གི་རྒྱུད་ནས་གསུངས་པའི་བསྟོད་པ་དེ་གསུང་གི་འདུག་པའི་རྨུ་ལ་གཉིད་སད་པ་ཞིག་བྱུང་། ཚེས་བཅུ་གསུམ་གྱི་ནུབ་ས་གཞི་ངོ་མི་ཤེས་པ་ཞིག་ཏུ་བདག་སླེབས་འདུག་པར་ས་འོག་ནས་འོད་དམར་པོ་ཤིན་ཏུ་ཆེ་བ་ཉི་མ་སྟོང་ལས་ཀྱང་གཟི་འོད་འབར་བའི་དབུས་སུ་ཉི་མ་དམར་པོ་གཡོ་ཞིང་འཚེར་བ་ཞིག་ཡར་ཐོན། སྟེང་ནས་འོད་དཀར་པོ་ཕྱོགས་བཅུར་འབར་ཞིང་འཕྲོ་བའི་དབུས་སུ་ཟླ་བ་དཀར་པོ་འཚེར་ཞིང་འབར་བ་ཞིག་མར་བབ། དེ་གཉིས་ལྷན་ཅིག་བདག་གི་ལུས་ཀྱི་སྟེང་འོག་ཏུ་ཐིམ་པ་དང་སྦྲགས་དར་ཅིག་དྲན་མེད་དུ་སོང་། དྲན་མེད་དེ་སངས་ནས་སྔར་མེད་པའི་བདེ་སྟོང་ཟུང་འཇུག་གི་ཉམས་རྩོལ་བ་མི་དགོས་པ་ཞིག་སྐྱེས་པའི་འཕྲོར་གཉིད་སད་བྱུང་བ་ནི་རླུང་རྩོལ་འཁྲུལ་འཁོར་སོགས་སྐབས་དེར་མ་བྱས་ཀྱང་། སྔགས་བཟླས་པ་རྡོ་རྗེའི་བཟླས་པ་དང་ཡི་དམ་གྱི་ཐུགས་རྗེས་དྭངས་མ་དཀར་དམར་དབུ་མའི་ནང་དུ་འཕྲད་ཅིང་འདྲེས་པར་འདུག །ཚེས་བཅོ་ལྔའི་ཐོར་ཐུན་བཏང་ནས་སྔགས་བཟླ་བའི་ཚེ། ལྗང་ལོ་ཅན་གྱི་གནམ་ཡངས་ཀྱི་ནམ་མཁར་འོད་ལྔ་འཁྲུགས་ཤིང་འབར་བའི་དབུས་སུ་འཇམ་དཔལ་ཕྱག་རྒྱ་ཟིལ་གནོན་ཡབ་ཡུམ་སྲས་སྤྲུལ་འཁོར་དང་བཅས་པའི་སྐུ་གསལ་ལ་རྫོགས་པ་འོད་དུ་འབར་ཞིང་དགྱེས་པའི་ཉམས་དང་གད་མོས་སྟོང་གསུམ་གང་བར་སྒྲོག་པ་ཞིག་མཇལ་བའི་ཚེ། ཚད་མེད་པའི་དད་པ་བརྟན་པོས་མཆོད་ཅིང་བསྟོད་

ནས་སྨོན་ལམ་མང་དུ་བཏབ་པའི་མོད་ལ་འཇའ་ཚོན་ལྟར་ཡལ་སོང་བའི་ཚེ་ནམ་ལངས་ཀྱི་ངག་འདོན་ལ་འཇུག་རན་པར་འདུག །ཉེར་ལྔའི་ནམ་གུང་གི་ཐུན་བཏང་ནས་སྔགས་བཟླ་བའི་ཚེ་འཇམ་དཔལ་གཤིན་རྗེའི་གཤེད་ཀྱི་སྐུ་ཤིན་ཏུ་ཁྲོ་ཞིང་མི་སྡུག་པ་ཞིག་མཇལ་བས། དེའི་ཉིན་ཞག་གི་རིང་འདར་ཞིང་འཇིགས་སྣང་ཆེ་ཆེར་ལྟར་བྱུང་བའི་ཕྱིས་ནུབ་ཉེར་དྲུག་གི་སྲོད་ཐུན་བཏང་ནས་གཉིད་ལ་ཐུམ་ཙམ་སོང་བའི་ཚེ་རང་གི་ལྷོ་བ་ནས། སྔར་དམ་ཉམས་པའི་སློབ་མ་འགའ་ཞིག་ལུས་ཧམ་སྐྱ་ཐལ་མདོག་གོས་ཧྲུལ་གྱོན་པ་ལུས་པོངས་ཤིན་ཏུ་ཆུང་ཞིང་ཉམ་ཐག་པའི་རྣམ་པས་ཐོན་སོང་བ་ཞིག་བྱུང་བ་ནི། ཡི་དམ་གྱི་ཐུགས་རྗེས་དམ་སྲིའི་བར་གཅོད་འགའ་ཞིག་ཚར་བཅད་པར་ངེས་སོ། །ཉེར་བདུན་གྱི་སྲོད་ཐུན་བཏང་བའི་མོད་གཉིད་ལ་ཐུམ་ཙམ་སོང་བ་སྐད་ཅིག་ལ་འཇིགས་པའི་སྣང་བས་བསྐུལ་ཏེ་སད་བྱུང་བ་ན་ཡར་བལྟས་པས། ལྷུང་ལོ་ཅན་གྱི་གནམ་ཡངས་མཐོངས་སུ་འཇམ་དཔལ་ཕྱག་རྒྱ་ཟིལ་གནོན་ཕྱག་གཉིས་པ་རྒྱན་དང་མཚན་དཔེ་རྫོགས་པ་ལྟ་བས་ཆོག་མི་ཤེས་པ་མ་ཏེ་ཆུ་སྣང་པདྨ་ཟླ་ཉིའི་གདན་ལ་གར་དགུས་བསྒྱིངས་ཤིང་། ཞལ་ནས་ཨེ་ཨཱ་ར་ལི་ཡེཾ་ཡེཾ་ཕཊ་ཕཊ་གསུང་བ་ཞིག་ཡུན་རིང་དུ་མཇལ་བར་སེམས་མ་ཡེང་པར་དར་ཅིག་ལྟ་དེས་དམིགས་རྟེན་ལྟར་བྱས་ཏིང་ངེ་འཛིན་ལས་མི་གཡོ་བར་བཞག་འཕྲལ་སྣར་གཉིད་དུ་སོང་འདུག །དེའི་སང་ཉིན་ཕན་ཆད་མིག་བཙུམས་ནས་ཡི་དམ་གང་གསལ་བཏབ་པ་དེ་ཉིད་གསལ་བར་མཐོང་བ་ཞིག་ཡོད་པ་དེ། དེ་ནས་བཟུང་མིག་བཙུམས་ནས་ཡི་དམ་གསལ་འདེབས་མི་དགོས་པར་ཡིད་ལ་གང་བསམ་པ་དེ་སྐད་ཅིག་ལ་དངོས་འདྲ་བར་མཐོང་། དེ་གསལ་བཞིན་དུ་ཡི་དམ་གཞན་གང་འདོད་པ་ཞིག་ཡིད་ལ་བྱས་མ་ཐག་སྔ་མ་དེ་ཉིད་ཕྱི་མ་ཡིད་ལ་གང་བྱས་དེར་ལམ་ལམ་འགྲོ་བ་ཞིག་ཉིན་མཚན་ཀུན་ཏུ་ད་ལྟའི་བར་རྒྱུན་ཆད་མེད་པར་འདུག །སྒྲུབ་པ་དེའི་རིང་ལས་སྦྱོར་འགྲུབ་པའི་ལྟས་མང་དུ་བྱུང་བ་ནི་འདིར་མ་བྲིས།

དེ་ནས་ཉེར་དགུ་ལ་ལས་སྦྱོར་རྫོགས་པར་བྱས་ཏེ་མཚམས་ཀྱང་ཁད་ཀྱིས་གྲོལ། ལོ་རེའི་སོས་གཏོར་ཟླ་བ་གཉིས་པ་རང་ལ་གཏོང་རྩིས་དང་། སྐུ་སེར་མང་བར་ཆོས་དྲུག་གི་ཁྲིད་རྒྱུས་པ་ཞིག་ཀྱང་ཚུགས་པའི་གཏུམ་མོ་རྫོགས་མཚམས་ཙམ་དུ་རྒྱ་སྒོ་བར་དུ་ཨ་པོ་དོན་གྲུབ་རྒྱལ་པོ་འབྲུམ་ནག་གིས་གཙེས། དེ་ཉིད་གཞན་རྣམས་སུ་ཡང་མཆེད་པས་ཤིན་ཏུ་བྲེད་པ་དང་། དེ་སྐབས་ལྕམ་དྲུང་རྗོང་དུ་བཞུགས་སྐབས་ཡིན་པས་སྐུ་འབྲུམ་བྱུང་དོགས་ཀྱིས་བརྫངས་པར་སྙམ་ཡང་། ཕྱག་ཕྱི་འགའ་ཞིག་དབང་ཡོད་ཁྲིལ་མེད་ཀྱིས་ཡ་ག་སྣ་ཚོགས་སྦྲོག་ཅིང་བྱེད་སྟངས་ལ་སེམས་

ཕམ་པ་ཞིག་བྱུང་བའི་ངང་ནས། ལྕམ་དྲུང་སྟག་རྩེར་ཕེབས། ཆོས་དྲུག་གི་ཁྲིད་འཕྲོ་ཡང་ལུས། སོས་གཏོར་ཡང་འགྱངས་པའི་ངང་ནས་ནད་དེ་ལ་དམིགས་པའི་དྲང་སྲོང་ལོག་ཏི་པྲ་ལའི་ལས་སྦྱོར་འབྱུང་བཞི་ཡོངས་རྫོགས་ཀྱི་སྒྲུབ་པ་ཞིག་བདག་རང་གིས་ལྕང་ལོ་ཅན་དུ་བགྱིས། བླ་མ་རྒྱལ་སྲས་མངའ་བདག་གིས་གཙོས་གྲུ་ཧུ་དྲག་པོ་པད་གླིང་ལུགས་དམར་ཆེན་གྱི་སྒྲུབ་པ་བཀའ་བློན་ཤག་ཏུ་བྱས་པའི་ཚེ། ཆོས་བཅུ་གསུམ་གྱི་ནུབ་རྨི་ལམ་དུ་སྟར་གཙང་གི་གནས་རྙིང་རྒྱལ་པོ་རྗེ་ནཱ་རོ་པར་བརྫུས་ནས་བྱུང་། བདག་གིས་ལོག་ཏིའི་དབང་བསྐུར་བྱས་པ་དེ་ཉིད། དེ་ནུབ་མི་དཀར་ཧ་དཀར་ཅན་ཞིག་ཏུ་བྱས་ནས་བྱུང་བ་ངོ་ཤེས་ཀྱང་། ཁྱོད་སུ་ཡིན་བྱས་པས། ང་གནས་རྙིང་རྒྱལ་པོ་ཡིན་ཟེར། ཅི་བྱེད་དུ་འོང་བྱས་པས། བདག་གིས་སྔར་ལོག་ཏིའི་དབང་ཞུས་པ་དེ་ཤིན་ཏུ་ལེགས་པ་བྱུང་བས་ད་ནུབ་ཀྱང་བདག་ལ་ལོག་ཏིའི་དབང་ཞིག་ཞུ་ཟེར། དེ་ལྟར་བྱས་པའི་འགྲོ་ཁར་བཀའ་དྲིན་ཆེ་བྱུང་ད་དུང་སྐབས་སུ་བབ་པ་ཞིག་གི་དུས་ལོག་ཏིའི་དབང་ཞིག་ཀྱང་ཞུ་བ་དང་སྐད་ཆ་གསར་པ་དེ་འདྲ་ཡང་ཁྱེར་ནས་འོང་ཟེར། དེ་ནུབ་དབང་ཡོན་ལ་མི་མགོ་གཡུ་པད་བཏགས་པ་ཞིག་དང་ལྕགས་ཀྱི་ཐོ་བ་ཞིག་ཕྱིན་ནས་བུད་སོང་། ཆོས་བཅོ་ལྔའི་ཐོར་ཐུན་བཏང་ནས་སྟགས་བཟླ་བའི་ཚེ་ལྕང་ལོ་ཅན་གྱི་གནམ་ཡངས་སུ་འོད་དཀར་པོ་ཁ་བ་ལྟ་བུའི་དབུས་སུ་དྲང་སྲོང་ཏྲི་མེད་ཤིན་ཏུ་མཛེས་ཤིང་གསལ་བ་ཞིག་མཇལ་བས་མཆོད་བསྟོད་སྨོན་ལམ་བགྱིས་པའི་ཚེ། དྲང་སྲོང་གི་ཞལ་ནས། ད་ལམ་འབྲུམ་བུའི་ནད་འདི་ལ་འཇིགས་མི་དགོས་མྱུར་དུ་ཆད་པར་འགྱུར། གཞན་ཡང་རིམས་ནད་འགའ་ཡར་འདུག་པ་ཆད་ནས་འགྲོ། བག་འཁྲུམ་པར་མི་འཚལ། དེ་ཙམ་དུ་མ་ཟད་ཁྱོད་རང་གི་ལུས་ཀྱང་འབྲུམ་བུའི་འཇིགས་པ་ལས་མྱུར་དུ་ཐར་བས་འཆི་བ་མི་འབྱུང་། ཞེས་གསུང་གིས་དབུགས་ཕྱུང་ནས་སླར་གསུང་གླིང་མང་པོའི་མཐར། སྔོན་ཁྱོད་རྒྱལ་པོ་ཀྲྀཥྞ་ཤ་ཤོ་ཀར་གྱུར་པའི་དུས་ས་གདོན་གྱིས་ཉེན་པ་ཡང་ཁོ་བོས་གྲོལ་བར་བྱས། དེ་ཕྱིན་སྐྱེ་བ་འགའ་ཡར་ལ་ཁོ་བོས་རྗེས་སུ་བཟུང་ཞིང་ད་ཡང་རྗེས་སུ་འཛིན་པར་འགྱུར། ཁྱོད་མ་འོངས་སྐྱེ་བ་བདུན་བརྒྱུད་ཙམ་དུ་ས་གདོན་གྱི་འཆི་བ་ཞིག་འབྱུང་བས། དེ་མི་འབྱུང་བ་དང་གཞན་རྣམས་ལའང་ཕན་པའི་སླད་དུ། རིག་པའི་རྒྱལ་པོ་ནཱ་ག་རཀྟའི་བསྙེན་སྒྲུབ་རྟགས་ལྡན་ཞིག་གྱིས་གསུངས་ནས་མི་སྣང་བར་གྱུར།

ཆོས་བཅུ་དྲུག་ནས་བཟུང་བཅོ་བརྒྱད་ཀྱི་བར་དུ་སྡེ་བརྒྱད་སྡེ་དང་བྱེ་བྲག་རྒྱལ་འགོང་གི་འཚུབ་ཤིན་ཏུ་ཆེ་བ་བྱུང་བ་རྣམས་དྲང་སྲོང་གི་དམོད་པས་ཚར་བཅད། ཆོས་བཅོ་བརྒྱད་ཀྱི་ཐོ་

རངས་རྨི་ཉམས་འདྲེས་པ་འདྲ་བ་ཞིག་ལ། ཤིང་གི་ཁྲི་ཆེན་པོའི་སྟེང་དུ་དྲང་པ་ལྷང་ལྷིང་མོ་པ་བསེ་ཐེབ་ཅིག་གྱོན་ནས་ཉལ་འདུག་པའི་གདོང་པ་ཐམས་ཅད་འབྲུམ་ནག་གིས་ཁྱབ་དེའི་ཟླ་བོ་འགའ་ཤས་ཀྱང་འབྲུམ་པ་ན་འདུག་པས། བདག་གིས་འདི་རྣམས་འབྲུམ་པའི་ནད་བདག་ཡིན་ངེས་སྙམ་དྲང་སྲོང་གི་དམོད་པ་དྲག་པོས་དེ་ཐམས་ཅད་ཚར་བཅད་ཅིང་བསྒྲལ་བ་ཞིག་བྱུང་བས། ནད་ཡམས་ཆད་པའི་མཚན་མར་མཐོང་ནས། ཆོས་བཅུ་དགུ་ལ་འབྱུང་བཞིའི་ལས་སྦྱོར་རྫོགས་པར་བྱས་ནས་ནང་མཚམས་ལྷོད་ཙམ་བྱས་ཏེ་ངལ་གསོས། སླར་དྲང་སྲོང་དྲི་མེད་ཀྱི་བཀའ་ཇི་ལྟ་བར་ཟླ་བ་དེ་ཀའི་ཉེར་དྲུག་ནས། རིག་པའི་རྒྱལ་པོའི་བསྙེན་སྒྲུབ་པད་ལུགས་ཀུ་སྨ་ལི་དཔའ་བོ་རྐྱང་སྒྲུབ་ཀྱི་ངག་མཚམས་ཤིན་ཏུ་དམ་པ་ཞིག་བགྱིས་པའི་ཉེར་དགུའི་ནུབ། རྨི་ལམ་དུ་ལུང་པ་ཇོ་མི་ཤེས་པ་ཞིག་ཏུ་བདག་སླེབས་འདུག་པར་བདག་ངོས་ཀྱི་ནམ་མཁར་སྤྲིན་དང་ན་བུན་ནག་པོ་འཁྲིགས་པའི་ཁྲོད་ནས་ཁ་ཆར་དྲག་པོ་བབ་བྱུང་བར། བདག་གིས་སྔགས་བཏབ་པས་ལྡེ་སྟེང་ནས་སྤྲུལ་ནག་འཛིགས་སུ་རུང་བ་ཞིག་ཐོན་ནས་ཁ་ཆར་སྤྲིན་ན་བུན་དང་བཅས་པ་ཐམས་ཅད་སྤྲུལ་དེས་ཧབ་ཀྱིས་ཟོས་སོང་བ་ཞིག་རྨིས། ཉེར་དགུ་ཕྱི་མའི་ནུབ་རྨི་ལམ་དུ་བདག་ཟླ་བོ་མང་པོ་དང་བཅས་གནས་ཁང་ཞིག་ཏུ་སྐུ་གསུང་ཐུགས་རྟེན་མང་པོ་ལ་འཁོར་ལོ་སྡོམ་པ་ལྷ་ལྔའི་དཀྱིལ་འཁོར་གྱིས་རབ་ཏུ་གནས་པ་ཞིག་བགྱི་འདུན་གྱིས་ཁྲུས་གསོལ་གདངས་བྱས་པས་མ་འགྲིམ་པར་ཆད་པའི་ཚེ། དཀྱིལ་འཁོར་རས་བྲིས་ཀྱི་གཙོ་བོ་འཁོར་ལོ་སྡོམ་པས། དེ་བཞིན་གཤེགས་པ་རྣམས་དང་དེ་སྲས་ལ་ཞེས་ཚིག་རྣམས་བསྐུལ་བྱུང་བ་ཞིག་རྨིས། གནམ་གང་གི་ཉིན་འབྲུ་བཞི་པ་གྲངས་ཚད་ཐེམས་ནས་འབྲུ་བཅུ་བཞི་པ་བསྙེན། དཔའ་བོ་རྐྱང་སྒྲུབ་ལ་སྒྲུབ་རྟེན་མི་དགོས་ཀྱང་བཅུ་བཞི་པའི་ཚེ་ཚོགས་སྒྲུབ་དང་སྦྲེལ་བས་སྒྲུབ་རྟེན་སེང་ལྡེང་ངམ་གྲ་མའི་ཕུར་བུ་དང་བཅས་སྒྲུབ་པའི་ཚེ། ཉིན་གུང་གི་ཐུན་ནས་བཟུང་སྲོད་ཐུན་མ་གྲུབ་བར་རཀྟ་གདོང་དྲུག་ཁོ་ནའི་བགྲང་ཕྲེང་ཞིག་ཡོད་པ་དེའི་ཕྲེང་ཐག་སྤྲུལ་ནག་པོ་འཛིགས་སུ་རུང་བ་ཞིག་ཁོ་ན་ཕྲེང་བའི་མིག་རྣམས་སུ་ཁྱུར་ཁྱུར་ཤིགས་ཤིགས་བྱེད་པ་ཤ་སྟག་མཐོང་། འདི་ངའི་མིག་འཁྲུལ་བ་ཡིན་ཕྲེང་ཐག་སྤྲུལ་ལ་འགྲོ་བ་མི་སྲིད་སྙམ་བལྟས་ཀྱང་དེ་ཁར་འདུག །མཉམ་བཞག་བྱས་ཀྱང་དེ་ཀར་འདུག །བསྐྱེད་རིམ་བྱས་ཀྱང་དེ་ཀ་ལྟར་འདུག་པས། ཕྲེང་ཐག་མི་དགོས་ང་རང་སྤྲུལ་དུ་སོང་ཡང་བཟོད་ཅི་ལྟར་སོང་བ་ལྟར་གྱིས་ཨང་སྙམ་ཐག་བཅད་ནས་ཉལ་བའི་རྨི་ལམ་དུ་ཕྱར་རབ་སྣང་དུ་དམ་ལ་བཞག་པའི་འབྲུམ་བུའི་ནད་བདག་གོ་ཞལ་མོ་སླེབས་བྱུང་བར་ཁྱོད་གང་ནས་འོང་དྲིས་པས་གཙང་ནས་

དབུས་ཆུ་གཞུང་བརྒྱུད་འོངས་ཟེར། ཁྱོད་ཁ་ཉིན་འབྲུམ་བུ་ལ་དམིགས་པའི་སྨྲུབ་པ་བྱས་སྐབས་མི་འོང་བ་ཅི་ཡིན་དྲིས་པས། ད་ལམ་འབྲུམ་པ་འདི་བདག་གིས་བཏང་བ་མིན་ཡང་ཁྱེད་ཀྱི་བསམ་པར་སྣང་རབ་སྐྱང་གསེར་ཕྱེ་ཐང་དུ་ཁས་བླངས་ཀྱང་དོན་ལ་མ་གནས་བསམ་བདག་གསོད་ཀྱིས་དོགས་ཡོང་མ་ནུས་ཟེར། འོ་ན་ད་ལམ་འབྲུམ་བུ་སུས་བཏང་དྲིས་པས། འཕན་ཡུལ་དུ་ཨ་བོ་ཨ་རྒྱལ་འབྲུམ་པ་ན་བའི་ཚེ་རྗེ་ལགས་ཟེར་སེམས་ཆགས་ནས་ཤི་བས་ཨ་བོ་དོན་གྲུབ་རྒྱལ་པོ་ན་བ་ཡིན་ཟེར། དོན་གྲུབ་རྒྱལ་པོ་ནད་བདག་ལ་སྐྱེས་པ་ཨ་ཡིན་བྱས་པས། ཕོ་ནད་བདག་ལ་སྐྱེས་པ་མིན་ནད་བདག་དངོས་ནི་རྒྱལ་འགོང་ཡིན་ཡང་རྐྱེན་དེས་བྱས་ཟེར། ད་ལམ་འོང་བ་ཅི་ཡིན་དྲིས་པས། ད་ལམ་འབྲུམ་པ་བདག་གིས་བཏང་ངམ་སྙམ་པའི་དོགས་པ་སེལ་དུ་འོངས་ཟེར། ད་གར་འགྲོ་དྲིས་པས། གར་འགྲོ་རང་ཆ་མེད་ཀྱང་ཕལ་ཆེར་དབུས་གཙང་གང་རུང་དུ་ཕྱིན་ན་ཐད་ཟེར་བྱུད་སོང་། གནམ་གང་གི་སྤྲོད་ཙམ་ནས་ལུས་ལ་ཟ་བ་དང་གཡའ་བ་དང་ཚ་ཕྲིག་དང་ཤ་འགྲུལ་དང་ཤ་རོ་སོགས་ལུས་ལ་ཕྱག་རྒྱ་ཐེབས་པའི་རྟགས་རྣམས་རྫོགས་པར་བྱུང་ཡང་། ཆོས་གཅིག་དང་གཉིས་ལ་སྣང་ཤོད་ཐེངས་གསུམ་གྱི་རྣམ་པ་ཙམ་བྱས་པས། ཆོས་གཉིས་ཀྱི་ཉིན་ཕུར་བུ་རྣམས་ལ་ང་བ་དང་མི་སྡུག་འཕྲོ་བ་ལན་མང་བར་བྱུང་། དེ་ནུབ་སྲོད་ཐུན་ཐོག་རིག་པའི་རྒྱལ་པོ་དཔའ་བོ་རྐྱང་སྒྲུབ་གསལ་ལ་མཇལ་བས་སེམས་ཙན་ཐམས་ཅད་ཀྱི་ས་གདོན་གྱི་ནད། བདག་གི་ལུས་ལ་ཕྱག་རྒྱ་ཐེབས་པ་འདིས་གོ་ཆོད་པར་གྱུར་ཅིག །ཁྱད་པར་བདག་གིས་སྲུང་བ་ཚད་ལྡན་བཏགས་པ་དང་སྲུང་འཁོར་དུ་བཙུག་པའི་མི་ལ་ས་བདག་ཀླུའི་གནོད་པ་རྒྱུན་ཆད་པ་སོགས་སྨོན་ལམ་དཕྱིས་ཕྱིན་པ་བཏབ་ནས་འཇའ་ལྟར་ཡལ་སོང་། ནམ་གྱུང་མི་སྔོན་པོ་ཞིག་བྱུང་བ་གང་ནས་འོང་དྲིས་པས། མལ་དྲོ་ནས་འོངས་ཟེར། སུ་ཡིན་དྲིས་པས། ཀླུའི་རྒྱལ་པོ་གཟི་ཆེན་བྱ་བ་དེ་ཡིན་ཟེར། ཅི་བྱེད་དུ་འོང་དྲིས་པས། གཏམ་ཟེར་དུ་འོངས་ཟེར། གཏམ་སྨོས་ཤིག་བྱས་པས། དབུ་རུ་ཀ་ཚལ་དུ་ངའི་འདྲ་འབག་ཡོད་པའི་སར་སྣར་ཤ་ཆང་སོགས་ཡེ་མི་ཁྱེར་བ་ཡིན་ཡང་། དུས་ཕྱིས་བག་མེད་རང་དུ་ཁྱེར་བས་ང་མ་བདེ། དེའི་རྐྱེན་གྱིས་མལ་གྲོར་ཀླུ་ནད་དང་གྲི་འཐབ་མང་དུ་སོང་བ་ཡིན། ད་ཁྱེད་ཀྱིས་ངའི་འདྲ་འབག་གི་སར་ཤ་ཆང་མི་ཁྱེར་བའི་བཀོད་པ་དང་། ངའི་འདྲ་འབག་ལ་ཁྲུས་དང་སྨན་མང་པོ་རིན་པོ་ཆེ་དར་ཟབ་འབྲུ་སྣ་ཚོགས་དང་བཅས་པས་གཏམས་ན་མལ་གྲོ་ཡོངས་དང་ཁྱད་པར་ཀ་ཚལ་དགོན་པ་ལ་ཕན། བདག་ཀྱང་དགའ་བ་ཡིན་ཟེར་ལངས་སོང་། ཕྱིས་སྟག་རྩེར་འགྲོ་བ་ཞིག་གི་ཝེར་ལ་ཀ་ཚལ་དུ་ཕྱིན་ནས་ཀླུའི་ངག་ལྟར་བྱས་ཡོད། ནམ་དེའི་གྱུང་ལ་སྔར་

སྲིད་ཀྱི་རྨི་ལམ་དེའི་རྐྱེན་གྱིས་སྟོན་ཆོས་རྒྱལ་ཁྲི་སྲོང་ལ་ཀླུ་མལ་གྲོའི་གནོད་པ་བྱུང་སྐབས་སློབ་དཔོན་ཆེན་པོ་པདྨ་ལ་གསོལ་བ་བཏབ་པའི་ཚེ། སློབ་དཔོན་ཆེན་པོས་སྟོན་འདས་པའི་ཚེ་རྒྱ་གར་གྱི་ཡུལ་ཧྣན་ལ་ཨ་སཾ་ཏ་ཞེས་བྱ་བར་རྒྱལ་པོ་རཏྣ་ཧྣ་ར་གཙུག་གི་ནོར་བུ་ཞེས་བྱ་བའི་སྲས་རྒྱལ་བུ་མཐའ་ཡས་འོད་བྱ་བ་ལོ་བཅུ་གཉིས་ལོན་པའི་ཚེ་ས་གདོན་གྱིས་ཟིན་པ་གཉིས་གསུམ་སྔ་མལ་དུ་གནས་པ་ན། ཡབ་རྒྱལ་པོའི་མཆོད་གནས་དགེ་སློང་ཁྲིམས་ལྡན་ཞིག་ཡོད་པ་དེ་ལ་ཡབ་ཀྱིས། དགེ་སློང་ཁྱོད་ཀྱིས་བདག་གི་བུ་ས་གདོན་ལས་གྲོལ་བར་གྱིས་ཤིག །ཅེས་བསྒོ་བའི་ཚེ་དགེ་སློང་དེས་རང་གི་ལྷ་ལ་གསོལ་བ་བཏབ་པས་ལྷ་ཡིས་འདི་སྐད་ཅེས། དགེ་སློང་དག་རི་བོ་མགྲིན་བཟང་ཞེས་བྱ་བའི་རྩེ་མོར་སངས་རྒྱས་འོད་སྲུང་གིས་རབ་གནས་མཛད་པའི་མཆོད་རྟེན་ཞིག་ཡོད་པ་དེའི་བུམ་པའི་ནང་དུ་ཀླུའི་རྒྱུད་འབུམ་གྱི་ཊཱི་ཀཱ་བཞུགས་ཡོད་པས་དེའི་ནང་ན་ཀླུའི་སྲུང་བ་ནཱ་ག་རཀྵ་ཞེས་བྱ་བ་ཡོད་པ་དེ་བླངས་ལ་ཉམས་སུ་ལོངས་ཤིག །ཅེས་ལུང་བསྟན་པ་རྨིས་པས། དགེ་སློང་དེས་དེ་ལྟར་བགྱིས་པས་རྒྱལ་བུ་ནད་ལས་གྲོལ་བ་ཡིན་ནོ། །རྒྱལ་པོ་ཆེན་པོ་དེའི་ཚེ་དེའི་དུས་ཡབ་རྒྱལ་པོ་རཏྣ་ཧྣ་ར་གཙུག་གི་ནོར་བུ་ནི་མངའ་བདག་ཁྲི་སྲོང་ཡིན་ནོ། །དེའི་སྲས་རྒྱལ་བུ་མཐའ་ཡས་འོད་ནི་ལྷ་སྲས་མུ་ཏིག་བཙད་པོ་དགེ་བའི་དཔལ་འདི་ཡིན་ནོ། །མཆོད་གནས་དགེ་སློང་དེ་ནི་ང་ཡིན་ནོ། །ཞེས་སོགས་རྒྱས་པར་གསུངས་པ་ཡང་དྲན་པར་གྱུར། དེ་ནས་ཐོར་ཐུན་གྱི་སྐབས། འཇིག་རྟེན་འདས་དང་མ་འདས་མཆམས་ཤེད་ན་ཞེས་སོགས་བསྟོད་པ་འདོན་པའི་སྐབས་རིག་པའི་རྒྱལ་པོ་དབུ་དགུ་མིག་སྟོང་ཉིས་བརྒྱ་རྩ་ཞལ་སྡིག་པའི་ཞལ་སོགས་ཆོམ་བུ་ཚོགས་སྤྲུལ་གནུབས་ལུགས་ཇི་ལྟ་བ་འཁོར་བཅས་གསལ་ལ་རྫོགས་པ་མཛལ། ཕྱི་ནངས་ལུས་བྱིངས་ཀྱི་ཤ་རྗེ་ལ་སོགས་པ་ཞི་ནས། ཟིན་པ་གཡས་པའི་ངར་གདོང་གི་མར་ཟུར་ཕྱི་ལྡེབས་ཀྱི་ཤ་རྗེ་དང་ཤུ་བ་རྣམས་ཅུང་ཟད་ཆུང་དུ་སོང་ནས་ཤུལ་ད་ལྟ་ཡང་གསལ་པོར་ཡོད་པ་ཡིན། ཕྱི་ནངས་མདང་གི་ཉམས་སྣང་ལ་སྟོན་གནས་དྲན་པ་དེ་ལ་ཐེ་ཚོམ་བྱུང་བས་ནཱ་ག་རཀྵའི་ཆོས་སྐོར་རྣམས་གཡེངས་ནས་བལྟས་པས་ལོ་རྒྱུས་རྒྱས་པར་མདང་གི་དེ་ཕོན་ལྟར་འདུག་པ་མཐོང་བས་ཡིད་ཆེས་ཐོབ་པ་བྱུང་།

དེ་ནས་ཚེས་གསུམ་གྱི་ཉིན་མོ་ཀླུའི་སྲུང་བ་རབ་གནས་སོགས་གཞུང་ལྟར་བྱས་ནས་མཚམས་ཀྱང་ཁད་ཀྱིས་གྲོལ་བ་ཡིན། དེ་ལྟར་ན་འབུམ་བུས་ཉེན་པ་སོགས་ཀྱི་ཚེ་བདག་ལྟ་བུ་ཉམ་ཆུང་འཁོས་ཞན་ལ། གཞན་རྣམས་དབང་ཡོད་ཁྲིལ་མེད་གང་འགྲོ་བཏང་གཏོང་བ་ལས་ཚོད་མི་འཛིན་པ་དེ་རྣམས་ཀྱི་ཡ་ག་དང་ངན་སྨྲས་ཀྱིས་ལུང་པ་བཀང་བའི་ཚེ་མ་བསླུས་པར་གང་

འདོད་ཐོག་ཏུ་འབབ་པའི་དངོས་གྲུབ་སྐད་ཅིག་ལ་སྩོལ་བའི་ལྷ་མཆོག་དེ་ནི་ཐད་བུ་ཨོག་ཞོལ་ཅན་འདི་ཡིན་ནོ། །གཞན་ཡང་སྐྱ་སེར་དྲག་ཞན་སུས་ཀྱང་ཕོ་སྐྱེས་རྒྱབ་རེ་བ་བཞིན་བྱས་པ་སུ་ཡང་མེད། འོན་ཀྱང་དེ་ཀས་ཚོག་པ་བྱུང་བཛྲ་ཀཱི་ལི་ཀཱི་ལ་ཕཊ྄་ཨང་། འདི་སྐོར་ཞིབ་པ་དགེ་སློང་ལྷ་མོས་བསྐུལ་ནས་བྲིས་པ་ཞིག་ཀྱང་ལོགས་སུ་ཡོད། ཡང་བྲེ་རི་སྟག་རྩེར་ལྷུགས་ཕོ་འབྲུག་ལོ་ཟླ་བ་དང་པོ་ཆོ་འཕྲུལ་ཆེན་པོའི་ཆེས་གཉིས་ནས་བཙམས་ཟླ་གསང་གཞི་བསྙེན་ཡ་མ་བཅུ་བདུན་པ་ལ་བཏང་བའི་མཚམས་བཅད་དམ་པོ་བསྡམས་པའི་ཆེས་གསུམ་གྱི་ནུབ་རྨི་ལམ་དུ། རྗེ་བའི་ཚོམས་ཡིན་རྒྱུ་བ་ཞིག་ཏུ་བརྗེ་མང་པོའི་དབུས་སུ་ཤིང་ཁྲི་ཞིག་བཞག་འདུག་པ་བདག་ལ་བསྟན་ནས་ཁྱོད་ད་ལོ་འཆི་བ་འདུག །ཤི་ནས་ཕུང་པོ་ཤིང་ཁྲི་འདིའི་སྟེང་དུ་འཇོག་རྒྱུ་ཡིན་ཟེར་འདུག་པར། བདག་གི་བསམ་པར་བརྗེ་འདི་རྣམས་རྒྱལ་འགོང་དུ་འདུག ། བདག་ལ་ཅོ་འདྲི་བར་ཟད་ཀྱི་བདག་གིས་ཀྱང་སྤྲོས་ཏེ་སྨྲོའོ་སྙམ་ནས། ཕོ་པོ་ནམ་ཤི་ཡང་ཁྱད་མེད། ཤི་ནས་ཕུང་པོ་ཤིང་ཁྲིའི་ཁར་བཞག་ཀྱང་ཉན། ཁྱོད་རང་རྣམས་ཟ་ན་ཡང་བཟོ། གང་བསམ་པ་ལྟར་གྱིས་ཤིག་སྨྲས་པས། ཡང་དེ་རྣམས་ན་རེ། ཁྱོད་ཤི་ན་ཞག་བཅུ་ཕྲག་གཅིག་གསང་དགོས་ཁྱོད་ངེས་པར་ད་ལོ་འཆི་བ་ཡིན་ཟེར་བས། བདག་གིས་ང་ཤི་ན་ཁྱོད་རྣམས་དགའ་བར་གྱིས། ལོ་སྟོང་ཕྲག་གསང་ཡང་གསོངས་ཇི་ལྟར་དགའ་བར་གྱིས། ཞེས་སྨྲས་པས་དེ་རྣམས་གདོང་ཁྲུམ་པ་ལྟར་བྱས་ནས་དེངས་སོང་། ཆོས་ལྡེའི་ནུབ་དམ་སེལ་དང་ཉམས་གྲིབ་ཀྱི་མཚན་མ་ཁ་ཡར་དང་བཅས་ཁམས་འདུས་ཤིང་ཟློས་མི་བདེ་བ་བྱུང་། ཆོས་དྲུག་ཕྱི་མའི་ཉིན་ཞང་པོ་སང་ཟིན་སྐད་དུ་ལོང་པོའི་དམག་བྱུང་བ་ཐོས་པས་རྐྱེན་བྱས་པ་ལྟར། དེ་ནུབ་ནམ་སྲོད་ལ་སྡེ་བརྒྱད་ཀྱི་འཚུབ་ཆེ་ཞིང་མང་བ་བྱུང་། ནམ་གུང་གི་ཐུན་གྲུབ་ནས་བཟླས་པ་བྱས་པའི་མོད་གཉིད་ལ་སོང་འདུག་པར་རྨི་ལམ་དུ། བདག་ཟླ་བོ་མང་པོ་དང་ལྷན་ཅིག་ཁང་པ་ངོ་མི་ཤེས་པ་ཞིག་ཏུ་བསྡད་འདུག་པར། གཞན་ཕྱོགས་ཀྱི་དམག་གི་འཚེ་བ་ཞིག་ཡོང་རྒྱུའི་ཁྲུལ་དང་། ར་བའི་ནང་དུ་ཆེར་མ་མང་པོ་བརྩེགས་འདུག་པ་ཡང་བདག་ཆོས་བསྒྲུང་དགོས་པའི་ཁྲུལ་འདྲ་བ་ཞིག་འདུག་པར་བརྗེ་སེང་གེའི་མགོ་ཅན་གཙོད་ཏུ་ཐོགས་པ་ཞིག་གིས་གཙོས་པའི་དམག་མང་དུ་སླེབས་བྱུང་བ་དེ་ལ་བདག་གིས། ཁྱོད་དམག་དཔོན་ཡིན་ན་ལག་ཆ་མི་འདུག་པ་བྱས་པས། གཙོད་ཏུ་དེ་བསྟན་ནས་ལག་ཆ་འདི་ཡིན་ཟེར། དེས་བདག་ལ་ཁྱོད་ཀྱི་ལག་ཆ་གང་ཡིན་ཟེར་བར། བདག་གིས་ཕུར་བུ་དང་རྫ་གདེངས་བསྟན་ནས་ལག་ཆ་འདི་ག་ཡིན་ནོ་ལག་ཆ་ལ་རག་མ་ལུས་སོ་བྱས་ནས། བདག་གི་བསམ་པར་བཙན་དམག་འདི་རྣམས་ལ་ཟླ་གསང་རྫ

བའི་རྒྱུད་ཆེན་ནས་གསུངས་པ་ནད་ངན་གཉོང་བ་མ་མོའི་ལྷ་གསང་དེ་བྱེད་དོ་སྙམ་དེའི་སྒྱུར་བ་བྱས་པས། བཙྷེ་སེང་གེའི་མགོ་ཅན་དེ་སྒོ་འགག་ཏུ་བྲང་རྟུང་གི་འདུག །ཅི་ཉེས་བྱས་པས། དམག་ཐམས་ཅད་ཁྲག་ནད་ཀྱིས་ཤི་སོང་ཇི་ལྟར་བྱ་ཞེས་ཏུ་འབོད་བྱེད་ཀྱི་འདུག །མི་བདེན་སྙམ་སྒོ་འགག་ཏུ་བལྟས་པས་དམག་ཐམས་ཅད་ཁྲག་བཤལ་ནས་ཁ་སྦུབ་ཏུ་ཤི་འདུག་པ་རྨིས། ཡང་དེ་མ་ཐག་ནམ་མཁའ་ནས་འབྲུག་སྒྲ་དྲག་པོ་སྒྲོག་ཅིང་ཐོག་སེར་མང་པོ་བབ་བྱུང་བར་ཕུར་བུ་གདེངས་ཤིང་དྲག་སྔགས་བཟླས་ཕྱིགས་མཛུབ་གཏད་པས། དེ་དག་ཕྱོགས་གཞན་དུ་སོང་ནས་རི་འབུར་ཞིག་གི་རྩེར་མཆོད་རྟེན་གཅིག་འདུག་པ་ཐོག་གིས་བཤིག་སོང་བ་ཞིག་རྨིས་པ་ནི་བྱད་ཁ་ཞིག་གཞན་གྱིས་བདག་ལ་བཏང་བ་བསྒྱུར་ཐུབ་པའི་རྟགས་སུ་འདུག །དེའི་ཐོ་རངས་བཟླས་པའི་ཐུ་བྱས་ཤིང་ནམ་ལངས་སུ་ཉེ་བའི་ཚེ་གཉིད་ལ་ཐུམ་ཙམ་སོང་འདུག་པར་རྨི་ལམ་དུ། བདག་གིས་རྟ་དམར་པོ་ཤིན་ཏུ་ལེགས་པ་ཞིག་ཞོན་ནས་ཁང་པ་མང་པོའི་ཐོག་ཏུ་འགྲོ་འདུག་པའི་ཚེ་བསམ་པ་ལ། འདི་རྨི་ལམ་ཡིན་འདུག་བདག་མཚམས་བཅད་ཡིན་པར་རྟ་ཞོན་པ་དང་དེ་ཡང་ཁང་ཐོག་ཏུ་འགྲོ་བ་སོགས་གར་ཡོང་། འདི་རྨི་ལམ་ཡིན་པས་རྫུལ་བསྒྱུར་ཇི་ལྟར་བྱས་ཀྱང་བཏུབ་པས་ནམ་མཁར་རྟ་རྒྱུག་བྱའོ་སྙམ་ནས་བརྒྱུགས་པས་ཐང་ལ་དཀྱུས་པ་དང་ཁྱད་མི་འདུག །ཡང་བསམ་པར། འདི་རྨི་ལམ་ཡིན་མོད་ཀྱང་ཐེག་ཆེན་རྟ་ལ་ཞོན་ནས་སྟོང་ཉིད་ནམ་མཁར་འགྲོ་བ་བསྙེན་སྒྲུབ་ཀྱི་རྟགས་བཟང་པོར་ངེས་པ་ཡིན་ནོ་སྙམ་པའི་ཚེ། གཟུགས་མེད་པའི་སྐད་ཆེན་པོས་དེ་ལྟར་ཡིན་ནོ་ཟེར་མ་ཐག་གཉིད་སད་པར་གྱུར། ཚེས་བདུན་གྱི་ནུབ་ཁམས་ཉོག་ཅིང་སྡེ་བརྒྱད་ཀྱི་སྒོས་འདུས་ཤིང་ཚོགས་པའི་ཟང་ཟིང་ཤིན་ཏུ་མང་བ་ལས་འདི་ཡིན་མ་བྱུང་། ཚེས་བརྒྱད་ཀྱི་ནུབ་དེ་རིང་བདག་ཅག་གི་སྟོན་པས་བདུད་བཏུལ་བ་ཆོ་འཕྲུལ་ཆེན་པོའི་དུས་སྟོན་དངོས་གཞི་ཡིན་སྙམ་པས་སེམས་དད་པའི་ཤུགས་དྲག་པོའི་ངང་ནས་གཉིད་དུ་སོང་བའི་རྨི་ལམ་དུ། ས་ཡུལ་ངོ་མི་ཤེས་པར་གྲོང་ཁྱེར་ཆེན་པོའི་དབུས་སུ་སེང་གེའི་ཁྲི་ཆེན་པོ་དར་ཟབ་ཀྱིས་གཡོགས་པའི་སྟེང་དུ་བདག་ཅག་གི་སྟོན་པ་བཞུགས་པའི་དྲུང་དུ་ལྷ་དང་ལྷ་མིན་མིའི་རྒྱལ་པོ་དུ་མ་དང་། དགེ་འདུན་དང་སྐྱེ་བོ་ཕོ་མོ་བགྲང་གིས་མི་ལང་བའི་ཚོགས་འདུས་པའི་ཁྲོད་དུ་མུ་སྟེགས་ཀྱི་སྟོན་པ་གཅེར་བུ་ཐལ་མདོག་རལ་པ་ཅན་དང་རལ་པ་མེད་པ་ལ་རང་གི་འཁོར་མང་པོ་དང་བཅས་འདུག་ལ། རྒྱལ་བས་ཆོ་འཕྲུལ་མང་པོ་བསྟན་ནས་མུ་སྟེགས་དེ་རྣམས་ཚར་བཅད་པ་ཞིག་རྨིས་པས། བདག་གི་བསམ་པར་འདི་རྨི་ལམ་དུ་འདུག་ཆོ་འཕྲུལ་ཆེན་པོའི་བཤད་པ་རྣམས་སུ་མུ་སྟེགས་ཚེས་བརྒྱད་ལ

ཚར་བཅད་པ་དེའི་སེམས་རྩིས་སུ་འདུག །འོན་ཀྱང་སྟོན་པ་དང་མཇལ་བ་བསྐལ་བ་བཟང་སྐམ་པ་བྱུང་། ཏ་ཏ། ཆོ་འཕྲུལ་ཆེན་པོ་བསྟན་པ་དེ། །སྟོན་རབས་གཏམ་དང་དེའི་ཁྲིམས་སྐྱ། །དཔེ་ཀློག་ལྟ་བར་རེ་མ་དགོས། །རྩི་ལམ་ཉམས་ཀྱི་སྣང་བ་ཏུ། །དངོས་སུ་མཇལ་བས་དང་རེ་སྨྲོ། །ཆོས་དགུ་དང་བཅུ་སོགས་ལ་རྩི་ལམ་ཟང་ཟིང་མང་ཞིང་གཞི་བདག་དང་ལྷ་འདྲེ་སོགས་ངོ་མི་ཤེས་པ་མང་པོ་འཐབ་པ་སོགས་འཚུབ་ཆེ་བ་བྱུང་།

ཆོས་བཅུ་གསུམ་གྱི་ནུབ་རྩི་ལམ་གྱི་ལྟས་ བླ་བ་ཐང་ལ་ལྷུང་བ་སོགས་བསྙེན་སྒྲུབ་ཚད་དུ་ཕྱིན་པའི་རྟགས་འགའ་ཞིག་བྱུང་། ཆོས་བཅུ་བཞི་དང་བཅོ་ལྔ་ལ་ཡི་དམ་གྱི་སྐུ་ཡི་སྣང་བརྙན་མང་དུ་མཐོང་ཞིང་དེ་ཐམས་ཅད་ཀྱང་སྤྲུལ་བསྒྱུར་དངོས་སུ་ཐུབ་པ་སོགས་བྱུང་། ཆོས་བཅོ་ལྔའི་ནུབ་ཀྱང་སྡེ་བརྒྱད་ཀྱི་འཚུབ་ཆེ་ཞིང་ལྷག་པར་སྟག་རྩེ་དེར་རྒྱལ་འགོང་དང་གྲི་བོ་དང་ཆུ་འདྲེ་སོགས་ཤིན་ཏུ་མང་བར་འདུག་པ་ཐམས་ཅད་ཀྱིས་གཟུགས་སྟོན་ཅིང་ཆོ་འཕྲུལ་སོགས་ཁོ་རང་ཚོར་གང་ཡོད་རྩལ་སྒྲུགས་སུ་བྱེད་པ་བྱུང་ཡང་། ལྷ་ སྔགས་ཏིང་འཛིན་གྱི་སྦྱོར་བས་ཚར་བཅད། ཆོས་བཅུ་དགུའི་ནུབ་ཕྱི་ནང་གི་གདོན་བགེགས་མང་པོ་ཚར་བཅད་ཟིན་པའི་ལྟས་མང་བ་དང་། ཁྱད་པར་དྲེགས་པ་སྡེ་བརྒྱད་ལས་ལ་ཚུད་པའི་རྟགས་མཚན་མང་བ་བྱུང་། ཆོས་ཉི་ཤུའི་ཉིན་ནུབ་ཐམས་ཅད་དུ་ཁམས་འདུས་པས་ཟློས་མི་བདེ་ཞིང་ཅབ་ཅུབ་མང་བ་རང་བྱུང་བས་བླ་མ་དང་ཡི་དམ་ལ་གསོལ་བ་བཏབ་པས། འཇམ་དབྱངས་ཞི་བའི་སྐུའི་སྣང་བ་ཡུད་ཙམ་མཐོང་ནས་གཉིད་དུ་སོང་འདུག་པའི་ཚེ་གཉིད་མཐུག་གི་འོད་གསལ་ངོས་བཟུང་ཞིང་། དེའི་ངང་ལ་གནས་པའི་དཔལ་ཤི་ཡང་ཆེ་སྟོ་ཕྱིའི་བར་མཚམས་ཞེས་པ་མིང་ཙམ་མ་གཏོགས་ཁང་པ་གཅིག་ནས་གཅིག་ཏུ་འགྲོ་བ་ཙམ་ལས་མི་འདུག་པས་ཡིད་ཆེས་ངེས་པ་རྙེད་པས་དཔལ་ལྷའི་བར་གཉིད་ཀྱི་ཐིམ་རིམ་དང་དེའི་ངང་ནས་གཉིད་མཐུག་གི་འོད་གསལ་ཆེད་དུ་འཛིན་མི་དགོས་པར་རང་ཤུགས་ཀྱིས་ཟིན་པ་ཁོ་ན་བྱུང་། དེ་ནུབ་འོད་གསལ་གྱི་ངང་ནས་རིགས་དྲུག་གི་གནས་སྒྲོང་དཔག་ཏུ་མེད་པ་དང་། རྩི་ལམ་དང་ཉམས་སྣ་ཚོགས་པ་བྱུང་ཡང་ཡི་གེར་ངལ་བས་མ་བྲིས། ཉེར་གཅིག་གི་སྔ་དྲོ་དྲང་སྲོང་དྲི་མེད་ཞི་དྲག་དང་འཁོར་ལོ་སྡོམ་པ་སོགས་ཡི་དམ་མང་པོའི་ཞལ་མཐོང་། སྲོད་ལ་དམ་ཅན་རྡོར་ལེགས་ར་རྒྱ་བོ་ཞིག་ཁྲིད་ཕད་བུ་ཞིག་ཁྱེར་ནས་སླེབས་བྱུང་། གང་ནས་འོང་དྲིས་པས་འུ་ཡུག་ནས་འོངས་ཟེར། ཅི་བྱེད་དུ་འོང་དྲིས་པས། ཕད་བུ་འདི་ཁྱེར་ནས་འོངས་ཟེར། ཕད་བུའི་ནང་དུ་མི་སྐྱ་སྤྲ་ལོ་ཡོད་པ་འབྲུམ་རྗེས་གཉིས་གསུམ་ཙམ་དང་མིག་ཟུར་གཡོན་དུ་སྨེ་བ་ཡོད་པ། ཕད

འདབ་དང་གོང་རྣ་ཤིན་ཏུ་ཆེ་བ་ཞིག་བསྟན་བྱུང་བར་མགོ་དེས་བདག་ལ་འོ་ཅག་ཐོ་ལྐས་ཕྲེར་བ
ཀ་ཡིན་ཟེར་བས། བདག་གིས་དམ་ཅན་པར་ཐེའུ་རང་ཞེས་པ་ཕྲ་མེན་འབྱུང་པོའི་ནང་ནས་ཀྱང་
ཐ་ཤལ་བྱེད་རྒྱུ་མང་ལ་སྙིང་ཚན་ཆུང་བ་ཀློས་ཁ་ཡང་བ་ཞིག་ཡིན་ཡང་ཡིན་ཏེ། ཁྱོད་འདྲ་བ་ཐོ་
ལྟར་བསྟེན་ནས་མཐའ་རྗེས་འདི་འདྲ་ལས་འོས་ཅི་ཡོད་ཨང་བྱས་པས་དམ་ཅན་པ་རང་ཁ་སྐྱེངས་
པ་འདྲ་ཞིག་བྱས་སོང་བའི་སྨུར་བདག་ཀྱང་གཉིད་དུ་སོང་། ཐོ་རངས་རྨི་ལམ་དུ་བཙུན་ཚལ་ཆོས་
སྐྱོང་སླེབས་བྱུང་ཅི་བྱེད་དྲིས་པས། ད་དུང་གཤིན་རྗེའི་རྒྱུད་མང་པོ་རྩོལ་བ་བྱས་ནས་འབུལ་ཟེར་
བྱུང་བས་དེ་ལྟར་གྱིས་ཟེར་བ་བྱས། ཉེར་གཉིས་ནས་བཟུང་བསྙེན་ཕྱོགས་ལ་དོན་འགྲུབ་བསྙེན་
པའི་རྒྱུས་སྡེབས་རྣམས་སྦྱར་བས་འཚུབ་ཤིན་ཏུ་ཆེ་བ་དང་། དེ་ཙུབ་ཀྱང་ཡི་དམ་དང་ཆོས་སྐྱོང་
དང་སྡེ་བརྒྱད་ཀྱི་རྟགས་མཚན་མང་བར་བྱུང་། ཐོ་རངས་ཕྱོགས་བཟླ་བའི་ཚེ་མདུན་དུ་མི་རོ་མང་
པོ་ལྷུ་ལེན་གར་བྱེད་པ་དང་། མེ་ཆུ་འཁྲུགས་པ་དང་། ས་རླུང་འཁྲུགས་པ་དང་། གནམ་ས་གོ་ལྡོག་
པ་སོགས་ཆོ་འཕྲུལ་གྱི་རྣམ་པ་བསམ་ལས་འདས་པ་བྱུང་ཡང་རང་སེམས་ཀྱི་རོལ་པར་ཐག་ཆོད་
པའི་གདེང་ཡོད་པས་ལྟད་མོ་ཆེ་བར་ལྟ་བུ་བྱུང་། དེའི་ཕྱི་ཉིན་ནས་བཟུང་ཕྱོགས་ཀྱི་རང་སྒྲ་སྒྲོག་
པ་དང་། གཏོར་མར་མེ་དང་དུ་བ་འབར་བ་སོགས་བྱེད་ཀྱི་འདུག །དེ་ཙུབ་སྲོད་དང་གུང་ཐུན་ལ་
སྡེ་བརྒྱད་སྤྱི་དང་བྱེ་བྲག་ཡུལ་དེའི་ལྷ་འདྲེ་མང་པོ་འདུད་ཅིང་ཁས་བླངས་པ་དང་། ཤ་ཁྲག་དང་
ནོར་རྫས་མང་པོ་ཕུལ་བའི་རྨི་ལམ་ཉམས་དང་ཐོ་རངས་དངོས་གྲུབ་གསོལ་བའི་ཚིག་བགྱིས་ནས་
ནམ་ལངས་ཀར་གཉིད་དུ་ཐུམ་ཙམ་སོང་བའི་ཚེ། རྨི་ལམ་དུ་གླིགས་བམ་མང་པོ་སྒྲིང་ཚར་དུ་བབ་
བྱུང་བ་ལ་ལ་ཁར་མིད་ལ་ལ་པང་དུ་བླངས་ལ་ལ་ལག་པས་བཟུང་ནས་ཕྲེར་བ་ཞིག་རྨིས། ཉེར་
གསུམ་གྱི་སྤྱི་དྲོ་གཏོར་འབུལ་བྱས། དེ་ཉིན་མཚམས་རྗེས་བསྡུངས་པས་དེ་ཙུབ་རང་གཞན་དགེ་
མི་དགེའི་མཚན་ལྟས་མང་པོ་རང་ཞིག་བྱུང་ཡང་། འོ་ཅག་གསོན་པོར་མངོན་སུམ་དུ་སྨྲས་པ་ཡིད་
དན་འཇོག་པ་དཀའ་འདུག་པར། འཕྲུལ་སྣང་སྨྲས་པས་ཁྲེལ་བའི་རྒྱུ་ལས་ཅིར་འགྱུར་སྙམ་ནས་
ཁ་རོག་པར་བསྡད་ཀྱང་། ཕྱིས་རྨི་ལམ་དེ་རྣམས་ཐོག་ཏུ་མ་བབ་པ་གཅིག་ཀྱང་བྱུང་མ་སོང་། དེའི་
ཚེ་གཞན་ཡང་རྟགས་མཚན་མང་དུ་བྱུང་ཡང་མ་བྲིས་ལ། བསྙེན་སྒྲུབ་རང་གི་མཚན་མ་ཡིན་ངེས་
མང་བར་མཐོང་ཡང་གཞན་ལ་གསང་དགོས་པར་རྒྱུད་རྣམས་སུ་གསུངས་འདུག་པས་ཅི་ཡང་མ་
བྲིས་སོ། །བྲེ་རི་སྟག་རྩེའི་རྫོང་ནང་དེར། །མི་ལས་ལྷ་འདྲེ་མང་བ་ཡི། །སྡོད་གྲོགས་ངོ་མཚར་ཆེ་
བ་བྱུང་། །མི་རྣམས་ཞལ་སྐྱིལ་དཀར་ནག་མང་། །ལྷ་འདྲེ་ཚད་ལ་གནས་ཤིང་བཙན། །དེ་འདྲ་དེ་

འདྲ་མང་དུ་ཡོད། །ཏ་ཏ།

ཡང་སྐབས་རྩེར་ཡོད་ཐོག་ཅིག །དགོན་པོ་རྫོང་ན་བཞུགས་པས་བྲ་ཡུལ་བླ་མ་ཐར་པ་རི་པ་སོགས་ཀྱིས། བདག་སྐག་ཆེ་བར་འདུག་ཟེར་བས་རིམ་གྲོ་ལ་འབུང་པ་དགའ་གསུང་བའི་འཕྲིན་བཏང་བྱུང་བར་དེ་ནུབ་རྨི་ལམ་དུ། བདག་དང་སྡེ་པ་ཨ་རྒྱལ་སོགས་གྲོགས་འགའ་ཟུང་དང་བཅས་མགོན་ཁང་ཞིག་ཏུ་ཕྱིན་པས་བདག་གིས་གསང་བ་གསོལ་འདེབས་འདོན་ཞིང་ལྷ་རྣམས་མཇལ་བའི་ཚེ། མགོན་པོ་དང་ཨ་ཕྱི་གཉིས་ནི་ཁོང་རང་གི་གསང་བ་གསོལ་འདེབས་བདག་དང་ལྷན་ཅིག་ཏུ་གསུངས། ལྷ་གཞན་རྣམས་ཀྱང་རང་རང་གི་བསྟོད་པ་རྣམས་རིམ་ནས་གསུངས་ཤིང་གར་ཉམས་མང་པོ་མཛད་པ་ཞིག་རྨིས་པས། བླ་མ་ཐར་པ་རི་པའི་གསུང་དེ་ཡང་རི་བོང་གི་རྭ་ལྟར་མཐོང་། ཡང་ནུབ་ཅིག་རྨི་ལམ་དུ་བདག་སྐག་རྩེའི་ཁམས་གསུམ་དུ་ཉི་མ་ཤིན་ཏུ་དྲོ་བ་ཞིག་འདུག་པར་ནག་ཡུག་ལ་རྒྱབ་གཏད་ཉི་མ་སྲོ་ཞིང་འདུག་པའི་ཚེ། ཁམས་གསུམ་གྱི་བྱང་ངོས་ཀྱི་རྩིག་ལྡེབས་ལ་རྒྱུ་དང་ཁ་དོག་སྔར་མ་མཐོང་བའི་གོས་དར་ལས་བྱས་པའི་སྣམ་སྦྱར་མང་པོ་བཟེད་འདུག་པའི་མདུན་དུ། གདིང་བ་གསེར་གྱི་ཁ་དོག་ལྟ་བུའི་སྟེང་ན་བདག་ཅག་གི་སྟོན་པ་ཐང་གོས་དམར་པོ། བླ་གོས་དུར་ཁའི་སྟེང་གསེར་བཙོ་མའི་སྣམ་སྦྱར་མནབས་ཤིང་ཕྱག་གཡས་ས་གནོན་གཡོན་མཉམ་བཞག །ཞབས་སྐྲིང་སྐབས་སུ་བཞེངས་ནས། སྐུ་ལ་མཚན་དཔེ་རྣམ་པར་བཀྲ་ཞིང་འོད་ཟེར་མིག་གིས་མི་བཟོད་པ་འབར་བ་ཞིག་མཇལ་བས། སེམས་ཤིན་ཏུ་དགའ་ཞིང་མོས་གུས་ཀྱིས་སེམས་བརྩེ་མ་སོགས་ཐུབ་བསྟོད་མང་པོ་བརྗོད་ཅིང་ཕྱག་བཙལ་བས། སྟོན་པ་དེ་ཉིད་དལ་བུས་བདག་གི་མདུན་དུ་ཕེབས་བྱུང་བའི་ཚེ་དྲི་བཟང་པོ་སྔར་ཡེ་མ་ཐོབ་པ་ཞིག་ཆིལ་ཆིལ་འདུག་པས་བདག་གི་བསམ་པར། དོ་ནུབ་རྨི་ལམ་དུ་བདག་ཅག་གི་སྟོན་པ་དང་མཇལ་བ་འདི་འཕྲུལ་སྣང་ཡིན་མོད། འོན་ཀྱང་ཆོས་ཉིད་རྟོགས་པའི་ངོར་དངོས་ཉམས་རྨི་ལམ་ཐམས་ཅད་ཁྱད་པར་མེད་པས་དོ་ནུབ་སྐལ་བ་བཟང་རེ་དགའ་སྙམ་ཞིང་བཅོས་མིན་གྱི་མོས་གུས་ཁོང་ནས་འཁྲུགས་པའི་མཆི་མ་འཛག་ཅིང་ལུས་སེམས་ཞིག་འགྲོ་བ་ལྟ་བུ་བྱུང་བས། ལག་གཡོན་པས་ཕྱག་གཡས་ས་གནོན་གྱི་རྩེ་མོ་ལ་འཇུས། གཡས་པས་ཕྱག་གཡོན་སྣམ་སྦྱར་ཆླུམ་ཁྱེར་མཛད་པའི་གྲྭ་ནས་བཟུང་། ཞབས་གཉིས་ལ་མགོ་བོ་གཏུགས་ནས་སེམས་བསྐྱེད་རང་གིས་ལེན་པའི་ཚིག་དང་སྨོན་ལམ་མང་དུ་བཏབ། སྔར་ཞལ་དཀྱིལ་ལ་བལྟས་པས་ཤིན་ཏུ་དགྱེས་པའི་འཛུམ་མདངས་ཚད་མེད་པའི་ངང་ནས་མཛོད་སྤུ་ནས་གསེར་བཙོ་མ་ལྟ་བུའི་ཁ་དོག་དང་ལྡན་པའི་འོད་བཀྱེ་ནས་བདག་གི་ལུས་

ཐམས་ཅད་གཡོགས་པ་ལྟར་གྱུར་པ་ཡུན་རིང་དུ་མཇལ་བའི་མོད་གཉིད་སད་པས་སེམས་ལ་སྣང་མ་མྱོང་བའི་བདེ་བ་དང་སྐྱིད་པའི་ཉམས་དང་མོས་གུས་བཟོད་སླགས་མེད་པ་བྱུང་། ཨེ་མ། གསང་བའི་རྒྱུད་སྡེ་ཏུ་མ་ཏྭ། །སྟོན་པ་ཞལ་ནི་མཐོང་རྨིས་ན། །རང་གཞན་དོན་འགྲུབ་མཚན་མ་ཞེས། །གསུངས་པས་འཇིག་ཀྱང་བློ་བདེ་དཔལ། །ཨ་ཧ་ཧ་ཧ།

ཡང་སྐབས་ཅེར་ནུབ་ཅིག་རྨི་ལམ་དུ་པཎྜི་ཏ་ནགས་ཀྱི་རིན་ཆེན་ཡིན་ཟེར་བ་རས་དུར་སྨྲིག་མནབས་ཤིང་ཞི་དུལ་ཆེ་ཆེ་ལྟར་མཛད། རེས་དུར་ཁྲོད་ཀྱི་ཆས་མནབས་ནས་རྩེང་རྟུལ་ཆེ་ཆེ་ལྟར་མཛད། རེས་རྒྱ་མཚོའི་གཏིང་དུ་ནུབ་ཅིང་གར་མཛད་པ་རྣམ་འགྱུར་སྣ་ཚོགས་པ་སྟོན་པ་ཞིག་མཇལ་བས་ཤིན་ཏུ་དད་ནས་ཕྱག་བཙལ། མགོ་བོ་བཏུད་ནས་ཕྱག་རྒྱ་ཆེན་པོའི་གདམས་ངག་ཅིག་སྩོལ་ཅེས་ཞུས་པས། ཕྱག་སོར་ནམ་མཁའ་ལ་གཏད་ནས། ཀྱེ་མ། མེད་བཞིན་སྣང་ལ་སྣང་བཞིན་སྟོང་། །གཅིག་དང་དུ་མའི་མཐའ་ལས་འདས། །ཐྲིན་དང་ན་བུན་སྒྱུལ་མདུད་བཞིན། །རྟོག་པ་རྣམས་ཀྱང་རང་བཞིན་གྲོལ། །གང་དུའང་མ་འཛིན་མ་ཡེང་བར། །མ་མཐོང་མི་མཐོང་དོན་ལ་ལྟོས། །ཞེས་སོགས་གསུངས་ཤིང་འཇའ་ཡལ་བ་ལྟར་སོང་བས། རང་གི་ཉམས་ལེན་ལ་ཡིད་ཆེས་ཤིང་། རྣམ་རྟོག་ལ་གཉེན་པོ་རྒྱག་པ་དང་ངོས་འཛིན་པ་དང་དྲན་པ་བརྟན་པ་སོགས་ཀྱི་སྒོམ་ཆེན་དང་གསུང་རིགས་ལ་ནི་ཨེ་ཨེ་ཕུད་ཕུད་བསམ་པ་ཡང་བྱུང་། ཡང་རྫོང་གསར་དུ་ཡོད་ཐོག་ནུབ་ཅིག་རྨི་ལམ་དུ་བདག་ཅག་ལྷུང་ལོ་ཅན་དུ་བསྡད་འདུག་པར། སྡེ་པ་ཨ་རྒྱལ་གྱིས་ཇོ་བོ་རྗེ་དང་མཇལ་ཕྲད་མཛད་ན་རབ་གསལ་དུ་ཕེབས་ཟེར་བས་བདག་ཀྱང་ལངས་ཏེ་མགོན་ཁང་མདོའི་གནམ་སྒོ་ནས་ཀ་གཉིས་བརྒྱུད་རབ་གསལ་དུ་ཕྱིན་པས་ཀ་བ་ལྔ་མའི་མར་གྱུ་ལ་གདིང་བ་དམར་སེར་ཞིག་བཏིང་། དེའི་གཡས་ངོས་སུ་སྟན་དམར་ཞིག་བཏིང་། མདུན་དུ་གདིང་བ་མང་པོ་གྲལ་བསྒྲིགས་ནས་བཏིང་འདུག །བདག་སླེབས་ནས་ཙུང་ཟད་སོང་བའི་མོད་ཕྱི་སྒོ་ནས་ཡར་རབ་བྱུང་མང་པོ་སྣམ་སྦྱར་གྱོན་ནས་བདག་ལ་ཕྱག་འཚལ་བའི་མོད། དགེ་སློང་དར་ལ་བབ་པ་བཞིན་བཟང་བ་མཐང་གོས་དམར་སེར་དང་བླ་གོས་སེར་པོ་སྣམ་སྦྱར་རྗེ་ཚོས་བཞེས། སྟོད་རྗེན་བྱས་པ་པཎ་ཞྭ་རྩེ་སྒྲུང་གསོལ་བ་ཞིག་ཕྱོན་བྱུང་བས་བདག་མཐོང་འཕྲལ་པཎ་ཞྭ་ཕུད་ནས་གུས་གུས་ཀྱི་རྣམ་འགྱུར་མཛད་འདུག་པས། བདག་གིས་འདི་ཇོ་བོ་རྗེ་ཡིན་ངེས་སྙམ་ཕྱག་འཚལ་བས། དེས་ཀྱང་ཚུར་ཕྱག་འཚལ། མཐར་ཕྱག་གིས་སོ་སོར་འཇུས་ནས་དབུ་ཐུག་མཛད་བྱུང་བར་དགེ་སློང་དེའི་སྐུ་དང་ན་བཟའ་ལ་ཚུལ་ཁྲིམས་ཀྱི་དྲི་ཆིལ་ཆིལ་འདུག །སླར་ཇོ་བོ་རྗེ་མར་གྱུའི་གདིང་བ་དང་། བདག་གིས་

དེའི་གཡས་སྐྱན་དམར་གྱི་སྟེང་དུ་བསྟད། དགེ་སློང་གཞན་རྣམས་སོ་སོའི་གདིང་བ་ལ་བཞུགས། ཇོ་བོ་རྗེས་བསྐུལ་ནས་རྒྱུན་ཆགས་གསུམ་པ་ལེགས་སྦྱར་གྱི་སྐད་དུ་ལྷན་ཅིག་གསུངས། དེ་རྗེས་ཇོ་བོ་རྗེ་དང་གསུང་རབ་ཀྱི་གླེང་མོ་ཤིན་ཏུ་མང་བ་མཛད་པ་ཞིག་རྫེས། ཡང་དེའི་རྗེས་རྫི་ལམ་དུ་བདག་པདྨ་འོད་དུ་བསྟད་འདུག་པར། དགེ་སློང་བགྲེས་པོ་སྐུ་བོངས་ཆེ་བ་ཆོས་གོས་གསུམ་རྫོ་ཆོས་ཁམ་མཐུག་གེ་བ་བཞེས་པ་ཞིག་བྱུང་། ཁྱེད་སུ་ཡིན་གང་ནས་བྱོན་དྲིས་པས། ཁོ་བོ་གནས་བརྟན་དུས་ལྡན་བྱ་བ་དེ་ཡིན། གནས་བརྟན་ཆེན་པོ་རྣམས་རྒྱ་གར་ཤར་ལྷོའི་རི་བོ་སུ་གནྡྷ་པརྦ་ཏ་ཧྣྨ་སཧྲཏ་བྱ་བའི་རི་ལ་དབྱར་གནས་པར་བཞུགས། ཁྱོད་ཀྱང་དེ་རྣམས་བལྟ་བར་འབོད་དུ་འོངས་ལམ་རྒྱུས་ཁོ་བོས་བྱ་གསུངས་པས། བདག་གིས་དེ་ལྟར་བྱ་འོན་ཀྱང་ས་ཐག་རིང་བས་རྐང་པས་མི་སླེབ་འཕུར་ནས་འགྲོ་བྱས། དེ་ལྟར་ཊུང་གསུངས་དགེ་སློང་དེ་འཕུར་སོང་བའི་རླར་བདག་ཀྱང་འཕུར་ནས་ཕྱིན་པའི་རྗེས་སུ་སྡེ་པ་ཨ་རྒྱལ་དང་སྐུ་རྗེ་བརྩོན་འགྲུས་གཉིས་ཀྱང་འཕུར་ནས་བྱུང་བས། ཁང་པ་ཐོག་མཐོ་དམན་གཉིས་མཁར་དང་ཞོལ་གྱི་རྣམ་པར་འདུག་པའི་བདག་དང་དགེ་སློང་གཉིས་མཁར་སྟེང་དུ་བབ། ཁོང་གཉིས་མཁར་ཞོལ་སྟེང་དུ་བབ། དེ་མ་ཐག་ཤར་ངོས་སུ་འཛའ་འོད་འཁྲུགས་ཤིང་སྤྲིན་དང་ན་བུན་གྱི་ཁྲོད་ནས་ཆར་ཟིམ་བུ་དལ་གྱིས་འབབ། ཉི་མའི་འོད་ཀྱང་གསལ། རོལ་མོ་དང་གཎྜིའི་སྒྲ་བསྒྲགས་བྱུང་བར། དགེ་སློང་དེས་ཤར་ངོས་ཐག་མི་རིང་བར་རི་ཞིག་འདུག་པ་ལ་མཛུབ་མོ་གཏད་ནས་བདག་ཅག་གསུམ་ལ། རི་འདིའི་ངོས་སུ་གནས་བརྟན་ཆེན་པོ་བཅུ་དྲུག་དབྱར་ཚུལ་ལ་བཞུགས་པ་ལ་ལྟོས་ཤིག་ཟེར་བ་ལྟར་བལྟས་པས། རི་བོ་ཆེན་པོ་ལྷུན་སྟུག་ཅིང་བརྗིད་ཆགས་པ། སྔོན་ཆད་མཐོང་མ་མྱོང་བའི་ལྗོན་པ་མང་པོའི་སྟེང་ནས་བྱ་སྐད་སྙན་པ་དུ་མ་སྒྲོག་ཅིང་གར་བྱེད་པ། ནགས་ཁྲོད་དུ་རི་དྭགས་སྣ་ཚོགས་པ་རྒྱུ་བ། འབབ་ཆུ་ཁ་དོག་དུ་མ་བཀྲ་བ་དལ་གྱིས་འབབ་པ། སྨན་དང་འབྲས་བུའི་བྱེ་བྲག་སྣ་ཚོགས་པས་ཡོངས་སུ་གང་བའི་ཁྲོད་དུ། བྲག་རི་དཀར་པོ་ཉེར་བུ་འབར་བའི་དབྱིབས་ལྟ་བུ་བཅུ་དྲུག་ཡོད་པར་སོ་སོར་ཕུག་པ་དང་བཅས་པ་འཛའ་དང་ན་བུན་གྱི་གུར་ཕུབ་པ་བལྟས་པས་ཆེམ་པ་མེད་པ་འདུག་པའི་བྲག་ཕུག་རྣམས་སུ་གནས་བརྟན་ཆེན་པོ་ལ་ལ་ནི་མཉམ་པར་འཇོག །ལ་ལ་ནི་ཕུག་པའི་སྒོར་འཆག །འགའ་ཞིག་ནི་བགྲེས་པོ། འགའ་ཞིག་ནི་དར་ལ་བབ་པ། འགའ་ཞིག་ནི་གཞོན་ནུའི་ཚུལ་ཐམས་ཅད་ཀྱང་ཆོས་གོས་གསུམ་རྫེ་ཆོས་ཁམ་མཐུག་གེ་བ་མནབས་ཤིང་སྐུ་སྟོད་གཅེར་བུ་བྱས་པ་འབའ་ཞིག་འདུག །བྲག་ཕུག་སྟོང་པ་ཞིག་འདུག་པར་དགེ་སློང་དེས་བྲག་ཕུག་སྟོང་པ་ཡ་གི་

ཉེ་ཁོ་བོའི་གནས་སོ་ཞེས་གསུངས། བདག་གི་བླ་མ་གཉིས་ལ་ཡང་ཁྱེད་ཀྱིས་ལེགས་པར་སྟོན་ཅིག་ཅེས་སྨྲས་པས་དེ་ན་རེ། ཁོང་གཉིས་འདིར་བགྲོད་པ་ཡང་ཁྱོད་དང་སྟོན་ནས་ལས་འབྲེལ་མང་ཞིང་ཐུགས་བསྲུན་མ་ཕྱུང་བས་ཡིན། བདག་གིས་ལེགས་པར་སྟོན་ཞེས་ཁོང་གཉིས་ཀྱི་རྩར་བྱོན་ནས་ལེགས་པར་བསྟན་སོང་། སླར་བདག་གིས་དགེ་སློང་དེ་ལ་རི་འདི་ཏ་ཙང་མཐོ་བ་མི་འདུག་པས་གནས་བརྟན་རྣམས་ཀྱི་སར་འགྲོའོ་སྨྲས་པས། དགེ་སློང་དེས། དོ་ནུབ་རང་མཇལ་བ་འདིས་ཆོག །གནས་བརྟན་རྣམས་དང་གསུང་གླེང་སྨྲོ་ན་བདག་དང་གསུང་གླེང་བྱུང་བ་འདིས་གཞན་ཐམས་ཅད་དང་བྱུང་བ་རང་ཡིན། འོན་ཀྱང་སོ་སོར་གསུང་གླེང་སོགས་ཞིབ་ཆ་སྨྲོ་ན་སླར་ཕྱིས་སུ་ངེས་པར་ཡོང་བ་ཡིན་ནོ་གསུངས་མི་སྣང་བར་གྱུར་པའི་མོད་ལ། བདག་གསུམ་ཡང་རང་གནས་སུ་འཕུར་ཏེ་ལོག་ཡོང་པའི་སྣང་བའི་མོད་ལ་གཉིད་སད་པ་ཞིག་བྱུང་། སྟོན་པའི་རྒྱལ་ཚབ་བཅུ་དྲུག་པོའི། །ཞལ་ཐང་དང་ནི་འབུར་སྐུ་ལ། །སྐྱེ་ཀྱོག་བྱས་ནས་མཇལ་མ་དགོས། །རྨི་ལམ་དག་པའི་སྣང་བ་རུ། །མཇལ་བས་ངོ་མཚར་བདག་སྐྱིད་དོ། །

ཡང་ནུབ་ཅིག་རྨི་ལམ་དུ། མི་དཀར་པོ་ཞིག་གིས་བདག་ལ་གོས་དར་གྱིས་དྲིལ་བ་ཞིག་གཏད་བྱུང་བ། ཅི་ཡིན་དྲིས་པས། སྟོན་པ་སངས་རྒྱས་ཀྱི་ཞལ་འགྲམ་ཡིན། ཁྱོད་ལ་ཕོད་ཟེར་བ་ཡིན་ཟེར། སུས་བསྐུར་དྲིས་པས། སུས་བསྐུར་འཆད་མི་དགོས་ཟེར། དེ་ལ་བལྟས་པས་མི་དཀྱུས་མའི་འགྲམ་པ་ལས་ཆེ་བ་ལ་ཁ་དོག་ཉ་ལྤིབས་ལྟ་བུ་ཚེམས་ལྔ་དྲུག་ཡོད་པ་འོད་འབར་བ་ཞིག་འདུག་པར་བདག་གིས་ཕྱིན་རླབས་ཞུས་ཤིང་། ཚེམས་འདི་རྣམས་བླ་བོ་དམ་ཚིག་གཙང་བ་འགའ་ལ་ཕྱིན། ཞལ་འགྲམ་འདི་བདག་རང་གི་དད་རྟེན་བྱེད་དགོས་བསམ་པས། དེས་དེ་ལྟར་རུང་ཟེར་ནས་གར་སོང་ཆ་མེད་དུ་སོང་ངོ་། །

དེ་ནས་སླར་དཔའ་བོ་ཞེས་པ་ལྕགས་ཕོ་འབྲུག་ལོ་རྒྱལ་བ་དུས་ཀྱི་འཁོར་ལོའི་སྐུར་བཞེངས་ཏེ། ཤཱཀྱ་བླ་བ་བཟང་པོ་ལ་དཔལ་ལྡན་འབྲས་སྤུངས་སུ་དམ་པ་དང་པོའི་སྨིན་གྲོལ་བསྩལ་བའི་དུས་ཁྱད་པར་ཅན་ནག་པ་ཟླ་བའི་ཚེས་གཅིག་དཀར་པོ་ནམ་གྲུའི་འགྲུབ་སྦྱོར་བཟང་པོ་ལ་ཨེ་ནས་དཔོན་ཡིག་ཏོག་དཀར་ལ་མཁས་པ་དཔོན་བསམ་གྲུབ་ཡབ་སྲས་གསུམ་གྱིས་གསེར་དངུལ་འདུལ་བའི་འགོ་བཙམས། ཟླ་བ་དེའི་ཉེར་གཅིག་ལ་ཨེ་ནས་དཔོན་ཡིག་མཁས་པ་ཉི་ཤུ་འཚོར། ཉེར་གཉིས་གཟའ་པ་སངས་དང་སྐར་མ་ཆུ་སྟོད་ལང་ཚོ་སྦྱོར་བ་ལ་ཤོག་ལས་ཀྱི་འགོ་བཙུགས། ལོ་དེའི་ས་ག་ཟླ་བ་བཞོལ་དུ་སྟོན་པའི་ཕྱི་མའི་དམར་པོའི་བཟང་པོ་གཉིས་པ་གཟའ་ཉི་མ་དང་སྐར་

མ་ཁྲིམས་སྡོད་འཕེལ་མྱུར་གྱི་སྦྱོར་བ་ལ། ཨེ་གཉན་པོ་ནས་རྟོག་དཀར་ལ་མཁས་པ་དཔོན་ཚེ་རིང་ནོར་བུས་གཙོས་པའི་ཡི་གེའི་རིག་པ་ལ་བྱུང་པའི་བྲིས་མཁན་བརྒྱ་དང་བཅུ་འགྱོར་བས་བྲིས་ཤིང་། དེ་ཡང་ཕྱི་མོ་རྒྱལ་དབང་རཏྣའི་ཐུགས་དམ་བཀའ་འགྱུར་དཀར་པོ་ལ་སྨར་ཞུས་དག་ལེགས་པར་བྱས་ཤིང་། དེ་དང་ལྷན་ཅིག་བླ་མ་བ་ལོག་པ། བློ་མ་ལྗོ་པ་སྐྱུ་སྐྱེ། མཐིལ་སྒྲུབ་སྡེའི་མཚམས་གྲྭ་དང་བཅས་པར། ལྷ་ལྡན་རྒྱས་པ་བྱུང་སེམས་ཀྱི་སྐབས་མགོན་པོ་འབྲི་གུང་པའི་ཐུགས་བསྐྱེད་ཆེན་མོ་དང་བསྐྱེད་རིམ་གྱི་སྔོན་དུ་སྔོམ་པ་ཏ་ལོ་ལྷ་ལྷའི་དབང་སོགས་ཆ་ཚང་བ་བྱས། ལྷག་པར་མ་མྱུ་ད་དྲག་མེད་ན་བསྟན་པ་སུམ་གཉིས་ནུབ་ཟེར་བས་གླེགས་བམ་གྱི་དབུ་རྣམས་སུ་ད་དྲག་དང་སྔགས་དང་སྐད་དོད་ཐམས་ཅད་ལ་སྦྲ་རིག་ཀ་ལྷ་པ་ལྟར་རང་ཉིད་ཀྱིས་ཞུས་དག་ལེགས་པར་བྱས་པས་ཕྱི་མོ་བགྱིས་ཏེ། འདུལ་བ་གླེགས་བམ་བཅུ་གསུམ། རྒྱས་པ་འབུམ་གླེགས་བམ་བཅུ་གཉིས། འབྲིང་པོ་ཉི་ཁྲི་གླེགས་བམ་བཞི། བརྒྱུས་པ་བརྒྱད་སྟོང་པ་གླེགས་བམ་གཅིག །ཤེས་རབ་ཁྲི་པ་དང་ཁྲི་བརྒྱད་སྟོང་པ་བསྡོམས་པར་གླེགས་བམ་བཞི། ཤེར་ཕྱིན་སྣ་ཚོགས་གླེགས་བམ་གཅིག །སངས་རྒྱས་ཕ་ག་ཆད་ཅེས་སམ། སྔན་གྱི་གོང་རྒྱན་ཞེས་སངས་རྒྱས་ཕལ་པོ་ཆེ་གླེགས་བམ་བཞི། དཀོན་བརྩེགས་གླེགས་བམ་དྲུག །མདོ་མང་གླེགས་བམ་གཉིས། གསང་སྔགས་ཕྱི་འགྱུར་གླེགས་བམ་བཅོ་བརྒྱད། གསང་སྔགས་སྔ་འགྱུར་གླེགས་བམ་ཉི་ཤུ་ཐམ་པ། གཟུངས་འདུས་གླེགས་བམ་གཉིས། སྔགས་འབུམ་གླེགས་བམ་གཅིག་རྣམས་བསྡོམས་པས་གླེགས་བམ་བརྒྱ་དང་ཉི་ཤུ་ཐམ་པ་གསེར་དངུལ་སྤེལ་ཞིང་། གླེགས་ཤིང་རྣམས་ཙནྡན་དམར་པོས་བྱུགས་ཤིང་དངུལ་གྱི་རི་མོ་བཀྲ་བ་གླེགས་ཐག་དང་བཅས་པ་ལོ་དེ་ཉིད་ཀྱི་སྨིན་དྲུག་ཟླ་བ་དཀར་པོའི་ཕྱོགས་ཀྱི་དགའ་བ་དང་པོ་གཟའ་ལྷག་པ་དང་སྐར་མ་ལྷག་མཚམས་འགྲུབ་སྦྱོར་དགེ་བར་ཡོངས་སུ་རྫོགས་པར་གྲུབ་ཅིང་། དཔོན་ཡིག་རྣམས་ལ་གསེར་དངུལ་གོས་དར་ཇ་རས་ཏ་ནོར་ལ་སོགས་པས་གྱ་ནོམ་པའི་ཡོན་གྱིས་མཉེས་པར་བྱས་ཏེ་རང་ཡུལ་དུ་ཐོན། བདག་རང་གིས་ཟླ་གསང་ཏཏྭའི་རྒྱུད་ཀྱི་དགོངས་པ་ལྟར་རབ་ཏུ་གནས་པ་སྨ་གོན་དང་དངོས་གཞི་ཞི་རྒྱས་ཀྱི་སྦྱིན་སྲེག་དང་བཅས་པ་ལེགས་པར་གྲུབ་པ་བགྱིས།

དེ་ནས་ལྕགས་མོ་སྦྲུལ་ལོའི་སོས་གཏོར་གྲུབ་པའི་ཟླ་བ་གསུམ་པར་བྲག་ཁར་དཔོན་ས་གཤེགས་པའི་ཡར་འདྲེན་ལ་འཇོད་མི་བྱུང་བས་ཕྱིན། བྲག་ཁ་རྫོང་དུ་བསྡད། བདེ་ཆེན་ཚལ་དུ་དགེ་འདུན་འདུས་པ་སྟོང་ཕྲག་གཉིས་ལྷག་ངེས་ཀྱི་གྲལ་གཙོར་ཕྱིན། མངའ་རིས་གྲྭ་ཚང་པའི་

ཞལ་སྔ་ནས་ཀྱིས་མས་གཏམ་བྱས། བདག་གིས་བསྔོ་བ་ཡོན་བཤད་སོགས་རྒྱས་པ་བྱས། སྐུ་རིམ་དུ་མགོན་པོ་ཕྱག་བཞི་པའི་གཏོར་ཟློག་བྱས་ནས་རྒྱལ་བཟང་དུ་བཏེག །སྐར་བྲག་ཁའི་བདེ་ཡངས་སུ་ཡང་སེར་ཚོགས་ཆུང་བ་ཞིག་བྱས་པའི་གྲལ་གཙོར་ཕྱིན་བསྔོ་སྨོན་གྱིས་རྒྱས་བཏབ། ཟང་ཟིང་གི་འབུལ་ནོར་རྒྱ་ཆེར་བྱུང་། སྐར་རྒྱལ་བཟང་དུ་ཟུང་འཇུག་རྒྱུད་རིམ་ལ་རབ་གནས་དང་། གཞན་ཕྱོགས་ཀྱི་བྱད་ཁ་བཟློག་ཐབས་དགོས་གསུངས་པར་གཤིན་རྗེ་ཚེ་བདག་གི་སྒོ་ནས་བྱད་ཁ་བཤིག་པའི་ལས་སྦྱོར་བྱས། གདན་ས་ཐེལ་མཇལ་དུ་ཕྱིན། དེ་སྐབས་འོན་རིན་ཆེན་བྲག་གི་གདན་ས་བླ་མ་རིན་པོ་ཆེ་བ་ལོག་པ་ཡིན་པས་ཁོང་གི་སྐུ་རིམ་སེར་ཚོགས་ཀྱི་གྲལ་གཙོར་རིན་ཆེན་བྲག་ཏུ་ཕྱིན། འོམ་སྡིངས་ཀྱི་གདན་ས་བླ་མ་ལམ་པ་བ་ཡིན་པས་དེར་ཡང་ཕེབས་ནས་བསྙེན་བཀུར་བཟང་པོ་ཞུས། སྐུ་སེར་མང་བ་ལ་དབང་ཆོས་ཀྱི་འབྲེལ་བ་བཞག

དེ་ནས་རིམ་པས་བཏེགས་ཏེ་བྲག་ཁའི་སྟེ་པ་སྐུ་མཆེད་སོགས་ཀྱིས་འོན་ཕུ་སྡིངས་སྣ་བར་སྐྱེལ་མ་མཛད། རང་ཡུལ་དུ་ལོག་པའི་ལམ་བར་དུ་སྟེ་གཟར་ཆེན་པོ་དེའི་དབུ་བཙུགས་པའི་སྐད་ཆ་ཐོས། ཤད་རྩོལ་གྱིས་རྫོང་གསར་དུ་འཁྱོར། སྟེ་གཟར་གྱི་གཡེང་བ་ཆེ་བའི་ངང་ནས་སྐྱིད་ཤོད་ཤོག་གི་རྫོང་རྣམས་ཕལ་ཆེར་ཕབ། སྐར་ཟླ་བ་བདུན་གྱི་ཁོངས་སུ་བྱེ་རི་སྟག་རྩེ་དང་། གཙང་བསམ་འགྲུབ་རྩེ་སོགས་ཀྱང་ཕབ། གཙང་སྟེ་སྲིད་ལྷ་སར་སྤྱན་དྲངས། དེ་སྐབས་འབྲུམ་པ་ན་ཡང་སྔར་ཡི་དམ་གྱི་ལུང་བསྟན་དང་ནད་བདག་གིས་ཁས་བླངས་པར་མྱུར་དུ་བདེ་བར་བྱུང་། འབྲི་གུང་དུ་བདེ་འཁྱོར་བྱུང་པ་སོགས་བོད་སོག་གི་སྐུ་ཚབ་ཚན་ཆེ་བ་འཁྱོར། རྫོང་རྣམ་རྒྱལ་ཆོས་སྡིངས་གཙང་བཤིགས་དང་། རྫོང་གསར་གྱི་བཙན་དམིགས་རྣམས་བཤིགས། ཞབས་དྲུང་བདེ་གཤེགས་ཀྱང་སྒྲོ་ལུང་དུ་ཕེབས། དེ་ནས་ཁད་ཉེ་བར་བདག་ཀྱང་རང་ཉིད་སྐྱེས་པའི་ཁྱིམ་རྩེ་བ་གཞིས་ཀར་བསྒྲིལ་ནས་བསྡད། རྒྱལ་ཆེན་རྩེས་གཙོས་པའི་འཕན་ཡུལ་དུ་ས་རིགས་གང་ཡོད་སྟེ་པ་སྐྱིད་ཤོད་པས་བཞེས་པ་བཀའ་དྲིན་བསྐྱངས། དེའི་ས་ཚབ་ཏུ་གོང་ས་ཆེན་མོ་ནས་ཡར་སྟོད་ཀྱི་དཔོན་པའི་ཤུལ་རྣམས་རེ་ཞིག་ངེད་རང་ལ་གནང་། སྐབས་ཤིག་གཤིན་རྗེ་ཚེ་བདག་གི་བསྙེན་སྒྲུབ་དང་། ལས་སྦྱོར་གྱི་སྒྲུབ་པ་བགྱིས་པས་རྟགས་འགྲུང་གཞི་ཡོད་པ་མཐོང་། རྟ་ལོ་དང་ལུག་ལོར་དབུས་གཙང་ཐམས་ཅད་དུ་སད་ཀྱི་གནོད་པ་ཚད་ལས་འདས་པ་བྱུང་བས་མི་ཕལ་ཆེར་ལྟོ་གེས་ཤི། མ་ཤི་བ་དབུལ་པོ་རྣམས་ཀྱང་མིའི་ཀླད་པ་ལྟག་པ་དང་། བུད་མེད་རྒན་མོ་ལ་ལས་ཁྱི་བསད་པའི་ཤ་ཟ་བ་སོགས་སྔར་ཡོང་མ་མྱོང་བ་ལྷ་བུའི་བསྐལ་པ་ངན་པ་བྱུང་བ་བློས་མ་བཟོད་པར་སྤྲེའུ་ལོ་དང་

བྱ་ལོ་གཉིས་ལ་སད་བསྲུངས་པས་བཙས་འོག་གི་རྗེའུ་རྣམས་ལས་ཁྲག་བབ་པ་ཀུན་གྱིས་མཐོང་བ་བྱུང་ཞིང་། སད་ཀྱི་གནོད་པ་ཅི་ཡང་མ་བྱུང་བས་ཕྱོགས་མཐའི་སྐྱེ་བོ་ཐམས་ཅད་ཀྱིས་ཧམ་པ་ཞིམ་པོ་སྙེར་མཁན་གྱི་བླ་མ་དེ་འདི་ཡིན་ཞེས་རྗེས་སུ་ཡི་རང་བྱེད་པ་བྱུང་། སྐབས་དེར་ནང་ཁུལ་གྱི་སེར་སྐྱ་ཁ་ཤས་སྙིང་ལ་དམ་སྲི་བཟླམས་པས་སྤྱར་མ་གྲགས་པའི་ཟང་ཟིང་སྣ་ཚོགས་བྱས་ཀྱང་བླ་མ་ཡི་དམ་ཆོས་སྐྱོང་ལ་གསོལ་བ་བཏབ་པས་འཕྲུལ་འཇིགས་ཆེ་ལ་ཕྱུགས་ཟློས་བདེ་ཞིང་སྙིང་ཚིམ་པ་བྱུང་། ལུག་ལོ་དེའི་ནང་དུ་བླ་མ་བ་དེ་ལ་གྱིས་གཙོས་སྣར་ཁམས་ནས་འཁོར། སྤྲེའུ་ལོར་ཚོགས་ཆེ་བ་ལ་ལྷ་ལྡན་གྱི་ཁྲིད་རྒྱས་པ་ཞིག་བྱས་དུས་འཚང་ཁ་དམ་པོ་རྒྱབ་པས་དྲུང་འཚོ་བ་གཙ་བཟོད་པའི་རྩིབས་མ་བཅག་པ་སོགས་བྱིན་རླབས་ཆེ་བ་བྱུང་།

དེ་ནས་ཨ་སྟག་བླ་མ་ཀུན་དགའི་དྲིས་ལན་དང་རང་གི་རྩི་ལམ་ཉམས་སོགས་གང་ལ་དཔགས་ཀྱང་གདུང་བརྒྱུད་འབྱུང་བའི་སྐབས་མི་འདུག་པས་བར་ཆད་ཀྱི་ཆོས་རྣམས་དང་མི་ལྡན་ཡང་། ཕམ་པ་དང་པོ་དངོས་ཀྱིས་ཡེ་མ་གོས་པ་བྱས་ཀྱང་ལྷག་མ་གཉིས་པ་དང་སྤང་ལྟུང་བཅུ་ཚན་གསུམ་པའི་ལྟུང་བ་བརྒྱུད་པས་ཡང་ཡང་སྨགས་པ་དང་། གཞན་ཡང་དགོས་པ་འགའ་ཞིག་མཐོང་བས་ཤིང་བྱ་ལོ་ཧོར་ཟླ་དྲུག་པའི་ཡར་ཚེས་བཅོ་ལྔ་རྒྱལ་བ་ལྷུམས་སུ་ཞུགས་པའི་དུས་སྟོན་དང་། དེ་ནུབ་ཟླ་བ་ལ་སྒྲ་གཅན་འཛུག་པ་སོགས་དུས་ཁྱད་པར་ཅན་ལ་མཁན་པོ་དོན་གྱི་སྐད་དུ་མཚན་ནས་སློས་ཧེ་ཏྲ་ན་སམྦྷ་དང་། ལས་ཀྱི་སློབ་དཔོན་ར་ཁྲིམ་དགེ་སློང་ངག་དབང་ཕུན་ཚོགས་སོགས་དད་པའི་དགེ་འདུན་མཐའ་འཁོར་ཏུ་དམིགས་བསལ་གསུངས་པ་གྲངས་ཚང་གི་དྲུང་དུ་ཚིགས་གསུམ་རིམ་པར་ནོད་པ་ཚིག་རྫོགས་སུ་རྩེ་བ་གཞིས་ཀའི་མཆོད་ཁང་རྩེར་མཁན་བརྒྱུད་གསར་མ་ལས་ལེགས་པར་བསྒྲུབས། ཨ་བོ་ནག་གྲུས་གོང་སར་ཞུ་ལོག་ཕུལ་འདུག་པས་གོང་ས་མཆོད་ཡོན་ནས་ལྷ་སར་ཤོག་གསུངས་པ་ལྟར་ཕྱིན། བཀའ་བཀྱོན་བསྒྱུར་སྤྱུང་མང་རབས་གནང་བའི་མཐར་ཞག་གསུམ་གྱི་བར་དུ་དཔལ་ཛྲ་ཤག་ཏུ་དམ་དོག་ཀྱང་གནང་། བདག་སྲུང་མི་སོག་པོ་རྣམས་ཀྱིས་རྒྱ་མཐོངས་ནས་བལྟས་པས་བདག་ནང་དུ་མི་འདུག་པ་དང་། གདན་ཐོག་ཏུ་མི་འབར་བ་སོགས་མཐོང་སྣང་མང་པོ་བྱུང་ཟེར་ཕྱིས་སུ་གླེང་བ་ཐོས། དེ་ཚེ་ས་གཡོས་པ་སོགས་རང་གཞན་ཐམས་ཅད་ཀྱིས་ཤེས་པ་བྱུང་སོང་དེ་མཚུངས་འབྲས་སྤྱུངས་ནས། རྫོགས་པའི་སངས་རྒྱས་ཕྱུག་ན་པདྨ་ཅན་དུར་སྒྲིག་གི་རྩ་བག་ལ་བརྟེན་པ་རྒྱལ་བ་ཐམས་ཅད་མཁྱེན་པ་ཆེན་པོའི་ཞབས་དྲུང་ནས་མཆོད་དཔོན་པ་དགེ་སློང་དགེ་དར་བ་རྫོངས་བཟ་གནང་བྱུང་བ་སྨུན་མཚམས་

སུ་ལྷ་སར་འགྱོར། བདག་ལའང་དབུགས་དབྱུང་བའི་བཀའི་གླེགས་བམ་དང་། གོང་ས་མཆོད་ཡོན་དུའང་བཀའ་མཆིད་ཡོད་འདུག་པ་ལྟར་ཕྱི་ཉིན་ནས་དམ་དོག་གྲོལ་སྐར་རྗེ་བོའི་དྲུང་དུ་རྩེ་ག་ཕུལ། ཕྱི་ཉིན་གསེར་ཆབ་སྒྲོན་ཞིང་གནས་མཇལ་བྱས་ནས་ཡར་འོངས། གཞུང་ནས་སྐུ་ཚབ་གྲྭ་ཀླུམ་པོ་བ་དང་། སོག་པོའི་སྐུ་ཚབ་དང་། སྡེ་པ་སྐྱིད་ཤོད་པའི་སྐུ་ཚབ་དགོན་ཤར་ཆོས་མཛད་དང་བཅས་ཡར་ལམ་ཞྭ་ལྷ་ཁང་དུ་ཞབས་དྲུང་བདེ་གཤེགས་དང་བདག་དཔོན་སློབ་ཀྱིས་རྩེ་ག་ཕུལ། སྐར་འབྲི་གུང་མཐིལ་དུ་ཞབས་དྲུང་བདེ་གཤེགས་དང་མཁན་སློབ་ཆོས་གསུམ་སོགས་ཀྱིས་སྒོ་མང་མཆོད་ཁང་དང་མགོན་ཁང་དུས་དྲན་ཁང་རྣམས་སུ་རྩེ་ག་ཕུལ། སྐར་རྩེ་བར་འགྱོར། ཁྱི་ལོར་འདུས་པ་ཚོགས་ཆེ་བ་ལ་ཆོས་སྒོ་གདན་ས་པ་བླ་མ་ངག་དབང་གིས་བསྐུལ་ནས་མ་ཎི་བཀའ་འབུམ་དང་བདག་རང་གི་བརྩམས་ཆོས་པོ་ཏི་ལྔ་ཙམ་ཡོད་པ་དང་འདུལ་བ་མདོ་རྩའི་ལུང་སོགས་བྱས། ཧོར་ཟླ་དྲུག་པའི་ནང་དུ་ཇེ་ནཱ་རི་པའི་དངུལ་གདུང་རྫོང་གསར་དུ་བཞུགས་པ་དེ་རྫོང་གསར་ཕྱིས་མི་བརྟན་པར་མཐོང་བས་ཨཀྲའི་ཚོ་ག་བྱས། མཐིལ་ཁང་གསར་མཆོད་ཁང་དུ་སྤྱན་དྲངས་བཞུགས་སུ་གསོལ་ཞིང་རབ་ཏུ་གནས་པ་བགྱིས། རྩེ་བར་འགྱོར་སྐར་སྐབས་ཤིག་ལ་ཕྱི་རྫོར་འཛིན་བླ་མ་ཆོས་བསྟེན་པར་རྫོགས་ཤིང་འདུས་པ་ཆེ་བ་ལ་མགོན་པོ་འབྲི་གུང་པའི་ཕྱག་བཞེས་ཐུགས་བསྐྱེད་ཆེན་མོ་བགྱིས། འདུལ་བ་མདོ་རྩ་བ་སློབ་དཔོན་ཆོས་བཤེས་ཀྱི་རྒྱ་ཆེར་འགྲེལ་པ་དང་བསྟུན་པའི་མཆན་བུ་ཞིབ་པ་ཞིག་བཏབ། ཁྱི་ལོ་ཟླ་བ་དགུ་པའི་ཚེས་བཅུ་སྤྱི་མར་དཔོན་པོ་ར་སྟག་པ་འདས་པར་ཚོག་མང་དགུང་ཞག་སོགས་རང་རེའི་ཞལ་ངོ་གཅིག་དང་མཉམ་པ་དང་། ཞབས་དྲུང་སྒྲོ་ལུང་གི་བདེ་གཤེགས་སྤྱན་དྲངས་འབུལ་ནོད་རྒྱ་ཆེ་བ་བྱས། ཕག་ལོ་ཟླ་བ་དང་པོའི་ཚེས་བཅུ་བཞི་ལ་དཔོན་པོའི་ཕུང་པོ་ཟླ་གསང་འདུས་པའི་ཏནྟྲ་ནས་གསུངས་པ་ལྟར་བདག་རང་གིས་སྲེག་སྦྱང་བྱས། ཙས་བུ་རྣམས་དངུལ་ལས་གྲུབ་པའི་སློབ་དཔོན་ཆེན་པོ་པདྨའི་སྐུ་ཟ་ཧོར་ལུགས་རྒྱང་ཁྲ་གང་པ་བཞེངས་པའི་ནང་དུ་བཅུག་པ་ད་ལྟ་གདན་ས་ཆེན་པོ་འབྲི་གུང་གི་གཙུག་ལག་ཁང་ཐོག་ཁ་གསེར་ཁང་སྒྲུབ་མར་བཞུགས། སུམ་བརྒྱ་པར་རང་འགྲེལ་འོད་ལྡན་དང་བསྟུན་པའི་མཆན་བུ་ཞིབ་པ་དང་། ཀརྨ་ཤ་ཏམ་ལ་སྦོམ་ཚིག་དང་སྦྲེལ་བའི་མཆན་བུ་རགས་པ་ཞིག་བཏབ། འདུས་པ་ཚོགས་ཆེ་བར་བདག་རང་གིས་བསྒྲིགས་པའི་ཆོས་དྲུག་གི་ཁྲིད་ཡིག་རྩ་བར་བྱས་པ་ལ་བཤད་སྦྱར་དང་གོ་དོན་ལག་ལེན་རྒྱས་པར་བསྟན། བྱི་བ་ལོའི་དབྱར་འཚོ་བྱེད་དྭགས་པོ་བསོད་ནམས་ལེགས་པས་བསྐུལ་ཏེ། རྩེ་བའི་གཡུལ་ཁར་གུར་ཆེན་ཁམས་གསུམ་ཟིལ་གནོན་

ཐུབ་པར། སྟོན་འགྲོ་ཚོགས་བསགས་ཀྱི་རིམ་པ་ནས་བཟུང་མཇུག་མར་མེའི་སྨོན་ལམ་ཡན་ཆད་བཀའ་བརྒྱུད་བདེ་གཤེགས་འདུས་པ་ཉང་ཉི་མ་འོད་ཟེར་གྱི་ཟབ་གཏེར་གྱི་དབང་ཐུལ། དབང་གི་མདོ་བྱང་། དབང་ཆོག །སྒྲུབ་ཐོག །དུས་ཀྱི་བསྙེན་པ། ལྷ་དབང་རྣམས་སོ་སོར་ཡོད་པ་རྩེ་གསྒྲིད་ནས། རྒྱལ་དབང་རཏྣའི་ཕྱག་ལེན་དཔྱིས་ཕྱིན་པ་མི་བར་བྲིས་མ་ཆོད་ཅིང་ཆུ་དང་འོ་མའི་ངན་ལྷད་དང་། གཞན་པའི་རྒྱས་འགེབས་དང་། འཐད་ལེགས་ཀྱི་རང་བཟོ་སོགས་སྦྲུ་ཙམ་ཡང་མེད་པ། ཡང་ལ་ལ་དག་གིས་བཀའ་བརྒྱུད་ཀྱི་དབང་ཆོག་ཕྱིས་ཀྱི་བླ་མ་འགའ་ཞིག་གིས་ནག་བསྒྲིགས་སུ་བྱས་པའི་དཔེ་ཆ་གློག་ཐུབ་པ་ཙམ་སྙིང་པོར་བྱས་པའི་དབང་བསྐུར་དང་། ཡང་འགའ་ཞིག་གིས་བཀའ་བརྒྱུད་ཀྱི་སྒྲུབ་དབང་སྒྲུགས་མ་བྱས་སོ་ཞེས་ཞག་བདུན་ཙམ་གྱི་ཁོངས་སུ་ཡང་གྲུབ་པའི་གཏམ་ལ་ཡིད་དན་བྱེད་པ་དང་། ཡང་ལ་ལ་དག་གིས་དཀྱིལ་འཁོར་རྡུལ་ཚོན་ཡིན་ན་བཅེར་ཟིན་མ་ཐག་དང་། རས་བྲིས་ཡིན་ན་བྲིས་ཟིན་མ་ཐག་ཞག་གཅིག་ཙམ་ཡང་མ་བསྒྲུབ་པར་དབང་བསྐུར་རོ་ཐོབ་བོ་ཞེས་པ་སོགས་མ་དག་པའི་ཕྱོགས་ནི་ས་སྙིང་གི་རྭ་ལས་ཀྱང་གྲངས་མང་ལ། རྣམ་པར་དག་པ་ནི་གནམ་གང་སྲིད་ཀྱི་ཉི་ཟླ་ལྟར་དཀོན་པ་འདི་འདྲའི་དུས་གོང་མའི་ཕྱག་ལེན་དང་གཏེར་གཞུང་དཔང་པོར་བཞག་སྟེ། ཚིག་དོན་ལག་ལེན་གང་ལ་ཡང་ནོངས་པའི་ཚོགས་མེད་པར་ཐོག་མར་རྣལ་འབྱོར་རྒྱུན་དབང་དང་། དཀྱིལ་འཁོར་བཅའ་བ། སྒྲུབ་ཅིང་དངོས་གྲུབ་ཀྱི་ཚོ་ག་སློབ་མ་སྔ་གོན་ནས་བཟུང་དབང་རྫོགས་མཚམས་སུ། ཁྲོ་བོ་དགོས་སྒྲུབ་དང་སྨན་སྒྲུབ་ཀྱི་ཡིག་ཆ་གཏེར་བྱོན་ཉིད་སོར་བཞག་སྨན་བསགས་པ་ནས་བཟུང་། སྦྱར་བ། ཁྲོལ་སྒྲུབ། འཐག་པ། གོང་བུར་སྒྲུབ་པ། སྨན་དབང་དང་བཅས་པ། མཇུག་ཆོག་མར་མེའི་སྨོན་ལམ་དང་། མཐར་རྗེན་གློག་ཁྲོ་རོལ་རྒྱས་པ་ཁྱུང་དགུ་མ་དང་བཅས་པ། དེ་དག་གི་ཚེ་རྡོ་རྗེ་སློབ་དཔོན་ཆས་བཞུགས། གར་འཆམ་སོགས་ཀྱང་ལག་ལེན་རྣམ་དག་བྱས་པ་དེ་དག་གི་ཉིན་རེ་བཞིན་དེར་ཚོགས་ཀྱི་འདུས་པ་ཆེ་དགུ་གྲངས་ལས་འདས་པ་ལྷ་བུ་ཐམས་ཅད་ཀྱི་མིག་གི་སྤྱོད་ཡུལ་མངོན་སུམ་པར་མེ་ཏོག་གི་ཆར་དང་། འཇའ་འོད་ཀྱི་གུར་དང་། སྨན་ཁང་དུ་འཛབ་ཀྱི་རང་སྒྲ་དང་། རོལ་མོའི་སྐད་ལ་སོགས་པ་ངོ་མཚར་གྱི་ལྟས་རྨི་ལམ་དང་ཉམས་སྣང་ལ་རེ་མ་དགོས་པ་དང་། དཀྱིལ་འཁོར་གྱི་རོ་མ་རྣམས་ཕག་རོམ་མཆོར་གཤེགས་པའི་ཉིན་ཆར་དྲག་པོ་འབབ་པ་སོགས་ཀླུ་རྣམས་དགའ་བའི་ལྟས་དང་བཅས་པ་དེར་འདུས་ཀུན་གསང་སྔགས་སྔ་འགྱུར་ལ་ཡིད་ཆེས་སླར་ཡང་ཐོབ་པ་བྱུང་། ས་མོ་གླང་ལོར་མཐིལ་སྒོ་མང་ལ་གསེར་ཐོག་ཐུབ་ཅིང་ཚོགས་ཆེན་ལ་ལྷ་ལྡན་གྱི་ཁྲིད

བཀའ་འགྱུར་རོ་འཚལ་གྱི་ལུང་རྫོགས་པར་བྱས། གསེར་ཐོག་འདི་ཕྱིས་སྒྲོ་ལུང་དུ་ནང་སོ་ཕྱག་མཛོད་པ་འདས་པའི་རྐྱེན་གྱིས་ཆོས་ཁྲིམས་དང་དྭང་འཁོར་འགའ་ཞིག་བཙད་པས་སློབ་དཔོན་ཐུགས་དགྱེས་པ་དང་རྡོ་རྗེའི་སྤྱན་ལ་བརྙས་པའི་ལྟུང་བ་རྫོགས་པའི་ཚེ། ལ་ལས་མཐིལ་དུ་མང་ཐ་སྐོལ་འདུག་པས་དམ་སེལ་གྱིས་དེ་ཉུབ་གསེར་ཐོག་རིབ་འདུག

ལྷུགས་པོ་སྟག་ལོར་རིག་འཛིན་པདྨ་གླིང་པའི་སྐུའི་སྐྱེ་བ་གསུམ་པ་དཔོན་སློབ་ཚུལ་ཁྲིམས་རྡོ་རྗེ་རྩེ་བར་ཕེབས། འདུས་པ་མདོ་དབང་ཆེན་མོ་ཀཿཐོག་པ་རྡོ་རྗེ་བཟང་པོའི་ལུགས་ཡོངས་རྫོགས་དང་སྙིང་མའི་རྒྱུད་འབུམ་གླེགས་བམ་ཉི་ཤུ་པོ་རྫོགས་པའི་ལུང་དང་། པད་གླིང་པའི་དྲག་དམར་ཆེ་འབྲིང་ཆུང་གསུམ། ནག་པོ་སྐོར་གསུམ། པདྨ་ལས་འབྲེལ་རྩལ་གྱི་གཏེར་མ་གཏད་བརྒྱུད་གསལ་སྒྲོན་གྱི་དབང་ལུང་སོགས་ཐོབ་ཡིག་ཏུ་ཐེབས་པ་ལྟར་མང་དུ་ཞུས། དེ་སྐབས་ངེད་རང་བད་ཀན་ན་བའི་སྐད་ཡིན་པས་ཕར་ལ་དགོངས་གཅིག་རྫོར་ཤེ་མ། པདྨ་གླིང་པའི་བཀའ་ཐང་། པདྨ་ལས་འབྲེལ་རྩལ་གྱི་གཤིན་རྗེ་གིང་ཀང་ཁ་ལ་རྒྱས་འདེབས་སོགས་ཀྱི་ལུང་ཞུལ། ཐུགས་ཡིད་གཅིག་ཏུ་འདྲེས། དཔོན་སློབ་ཀླུང་ཤོད་བརྒྱུད་ནས་ཕེབས། དེ་སྐབས་ཤིག་བདག་ལ་གཙྭ་པ་ཆོས་དབྱིངས་རྡོ་རྗེའི་བཀའ་ཤོག་བྱུང་འདུག་ཟེར་བ་ཞིག་གོང་སའི་སྙན་དུ་བྱུང་འདུག་པས་རྩད་གཅོད་མང་དུ་གནང་བྱུང་ཡང་། བཀའ་ཤོག་བདག་ལ་ནི་མ་བྱུང་། གཞན་དུ་བྱུང་བ་ཞིག་ཤེས་ཀྱང་སྙན་དུ་མ་ཕུལ། རང་སར་ཉེས་སྐྱོན་མེད་པའི་མནའ་གན་སོགས་མི་སྣ་དང་ཞུ་ཡིག་གི་ལམ་དུ་ཕུལ་ཡང་ཚུང་ཟད་ཐུགས་ཁྲེལ་བའི་རྣམ་པས་ཞང་པོ་ཤབ། འགྱུང་། འབྲས། ཡར་སྟོད་གྱི་རྣམས་བཞེས། སྒྲོ་ལུང་གི་བར་ཐང་ཡང་བཞེས་སོང་། ཕྱིས་ས་ཚབ་མ་ཞུས་ཀྱང་དགོངས་བཅད་ཀྱིས་འཆད་བུ་གནང་ཞིང་དེ་སྟེང་སྔོན་མ་ཡོང་བའི་བཀའ་བཞེས་བྱུང་ཡང་། ད་ཆ་ངེད་རང་ལ་མ་ཤི་བར་དུ་ཟས་གོས་མ་ཐོངས་པ་ནི་གང་ལྟར་བྱས་ཀྱང་ཡོང་། དེ་ཕྱིན་ས་རིགས་ཀྱི་དགོས་པ་མེད་བསམ་ནས་ཞབས་བསྐུལ་མ་ཞུས། སྐབས་ཤིག་འོན་རིན་ཆེན་བྲག་གི་བླ་མ་དཀོན་མཆོག་ལྷུན་གྲུབ་ཀྱིས་བསྐུལ་ནས་རིན་པོ་ཆེ་པདྨ་གླིང་པའི་ལྷོ་བྲག་སྨན་མདོའི་བྲག་གི་ཟབ་གཏེར་བླ་མ་ནོར་བུ་རྒྱ་མཚོའི་རྩ་བའི་དབང་དང་བླ་མེད་བཅུ་གསུམ་གྱི་དབང་བསྐུར་རྫོགས་པར་བསྒྲུབས། ཡང་གྲུབ་ཆེན་ཛ་ཧར་པེར་ནས་བརྒྱུད་པའི་ཀླུང་ཁྲིད་ཀྱང་ཆ་ཚང་བྱས། དེ་ནས་ཡོས་ལོའི་ནང་དུ་ནུབ་པའི་སྟེ་པ་ཨ་རྒྱལ་ཟེར་བ་ང་རང་གི་ཟླ་བོར་ཡོད་པ་ལྟ་པར་སོང་བའི་སེམས་ལས་ཆེ་བ་བྱུང་བས་འཇམ་དཔལ་གཤིན་རྗེའི་གཤེད་ཀྱི་དཀྱིལ་འཁོར་དུ་ཕྱུང་པོ་བདག་རང་གིས་སྦྱངས། ལར་སྟེ་

པ་ཨ་རྒྱལ་འདི་དཔོན་པོ་མགོན་རྒྱལ་པའི་སྐྱེ་བ་ཡིན་ངེས་ཡིན་ཞིང་། སྟ་གོང་རྗེ་རྡོ་ལ་མི་གུས་ཀྱང་། ཕྱིས་གུས་ཤིང་མཁར་ཐོག་ཏུ་འདས་དུས་རྗེ་རྡོའི་སྐུ་པང་དུ་མགོ་བཞག་ནས། འཆི་ཁར་བདག་ངན་སོང་དུ་མི་འགྲོ་ཞིང་ཉིད་དང་ནམ་ཡང་མི་འབྲལ་བའི་ཞལ་བཞེས་དགོས་ཞུས་པས་དེ་ལྟར་ཞལ་གྱིས་བཞེས་པ་ཡིན་འདུག །རྒྱལ་མཆོག་ཐམས་ཅད་མཁྱེན་པ་ཆེན་པོ་དང་། དབྱིངས་ས་བསྟན་འཛིན་ཆོས་ཀྱི་རྒྱལ་པོ་རྣམས་རྒྱལ་མེ་ཏོག་ཐང་དུ་ཆིབས་ཁ་བསྒྱུར་བའི་ཕེབས་ལམ་མལ་གྲོར་གནང་བྱུང་བས་བདག་ཀྱང་ཀ་ཚལ་དུ་ཕྱིན། མལ་གྲོ་གུང་དཀར་དུ་དཔོན་ཁོ་ཤོལ་གྱིས་གུང་ཚོགས་ལ་ཆིབས་གཞོལ་ཞུས་པའི་སར་མཇལ་དུ་ཕྱིན་པས། ཨེན་ཙམ་གནས་ཚང་དུ་བསྒུགས་ཐོག །སྟ་འགྲོས་རྒྱལ་བའི་སྐུ་གཟིགས་སུ་ཕྱག་འབུལ་ལ་ཕྱིན་པས། རྒྱལ་བའི་བཞུགས་ཁྲི་མིའི་སྐྱེད་པ་ཙམ་དང་མཉམ་པ། བདག་ལ་སྐུ་གཟིགས་གཡས་ཀྱི་མར་ཟུར་དུ་གདན་མདའ་གང་ལྷག་ཙམ་བྱས། བདག་གིས་ཕྱག་འབུལ་ཞུ་དུས་རྒྱལ་བས་བཞུགས་ཁྲིའི་སྟེང་རང་དུ་བཞེངས། སླར་བཞུགས་གྲལ་འཁྲིགས་འཕྲུལ་རྒྱལ་བ་ཉིད་རང་ནས་བླ་མ་དགོངས་འདུས། པད་གླིང་པའི་དྲག་པོ། ཡང་ཟབ་སྐོར་སོགས་ལ་ནན་ཏན་གྱིས་དྲི་རྩད་དང་བཀའ་བརྒྱུད་ལ་ཡང་བཀའ་གྲོས་ཡོད་ཙམ་དང་། གཤིན་རྗེ་ལྕགས་སྡིག་སྐོར་ལ་ཡང་བཀའ་གྲོས་གནང་བྱུང་བར་ཐམས་ཅད་ཡིག་ཆ་སོ་སོ་ནས་ངེས་དག་རྩ་བ་ཕོག་པ་ཞུས་ཤིང་། དེ་སྐབས་གསོལ་ཇ་བར་ཐག་རིང་བ་གསུམ་གྱི་རིང་འཛིག་རྟེན་གྱི་གསུང་བགྲོས་གང་ཡང་མ་བྱུང་། དེ་ནས་གྲོལ་ནས་མཆོད་ཡོན་གྱི་སྐུ་གཟིགས་སུ་ཕྱིན་པས། བདག་ལ་གདན་རྐྱང་ཁྲ་གང་ཙམ་དང་། མཆོད་ཡོན་རང་ལ་ས་གདན་སྟེང་ཁ་གང་མ་རེ་རེ་གནང་། བདག་ཡོང་གདོང་བཞུགས་གདན་གྱི་མདུན་དུ་བཞེངས། བདག་གདན་ཁར་འདུག་ཟིན་ནས་མཆོད་ཡོན་གཉིས་ཀའི་ཕྱག་འབུལ་ཕྱག་མཇལ་བཀྲས་བཏགས་རེ་གནང་། བདག་གིས་དབུ་ཐུག་ཕྱག་སྐྱོར་མ་རེ་ཕུལ། གསོལ་ཇ་གཉིས་ཙམ་གྱི་རིང་འཛིག་རྟེན་གྱི་བཀའ་གྲོས་སྨར་བ་དབྱིངས་ས་རང་དང་བྱུང་། རྒྱལ་པོ་ནི་བོད་སྐད་མཁྱེན་རིགས་མིན་པ་འདྲ། དེ་ནས་ཡར་རྩེ་བར་འབྱོར། སླར་གོང་སའི་སྐུ་གཟིགས་ནས། རྒྱལ་བའི་བཀའ་བགོད་ལ་འདྲི་གུང་ཞབས་དྲུང་ལ་རྟེན་འབྲེལ་གྱི་ཚན་གྲངས་ལེགས་པ་ཞིག་ཕུལ་ཞེས་བཀའ་ཕེབས་བྱུང་བ་ཡིན་གསུངས་གོས་དར་དང་མ་ན་ཧུའི་སྤྱད་པ་སོགས་ལ་རྒྱལ་བའི་སྐུ་ཞབས་ཀྱི་ཕྱག་རྟགས་འབྱར་མ་ཚན་གྲངས་ལེགས་པ་ཞིག་ཡར་སྐྱེལ་མི་གནང་བྱུང་། དེ་སྐབས་ཞབས་དྲུང་སྒྲོ་ལུང་བདེ་བར་གཤེགས་པ་དེས་ཐུགས་དམ་དངུལ་གདུང་བྱང་ཆུབ་ཆེན་པོའི་མཆོད་རྟེན་བཞེངས་པ་གནང་གྲུབ་པའི་རབ་གནས་ལ་ཤོག་གསུངས་

པ་ལྟར་མཐིལ་དུ་ཕྱིན། དཔལ་འཁོར་ལོ་སྡོམ་པ་ལྷ་ལྔའི་དཀྱིལ་འཁོར་ལ་བརྟེན་པའི་རབ་གནས་ཉིན་གཅིག་མ་ཞིག་བྱས། གནང་སྦྱིན་གྱ་ནོམ་པ་བསྩལ། དེ་ནས་རྟེ་བ་འབྱོར། རྒྱལ་བ་ཐམས་ཅད་མཁྱེན་པ་ཆེན་པོ་རྒྱ་ནག་ཏུ་ཕེབས་པའི་བཤུལ་ལམ་འདམ་བརྒྱུད་པའི་ཐང་འབྲོག་ཏུ་ཕེབས་ཕྱག་འབུལ་ལ་ཕྱིན། བཞུགས་གདན་སོགས་སྤར་མལ་གྲོར་གནང་བ་དང་ཁྱད་མེད་ལ། གསོལ་ཇ་གསུམ་བཞིའི་ཚེ་བཀའ་བརྒྱུད་བདེ་གཤེགས་འདུས་པའི་སྒྲུབ་ཆེན་དང་ཁྲོ་རོལ་སོགས་ཀྱི་དཀྱིལ་འཁོར་དང་བཅའ་བཞེངས། བདག་མདུན་བསྐྱེད་ཚུལ་སོགས་ལ་དོགས་གཅོད་ཞིན་ཏུ་མང་བ་དེ་ཡང་མཛེས་ལམ་ཙམ་མ་ཡིན་པར་ཡིན་མིན་འགལ་སྤྱོང་དང་སྦྲགས་པའི་རྩ་བ་ཕོག་པ་གནང་བྱུང་བས། སོ་སོར་གསལ་དག་མཐའ་མ་ཐུང་བ་ཞིབ་ཏུ་ཞུས་པས་ཕྱིས་ཐུགས་དགྱེས་ཤིང་ཡི་རང་བས་ཉམ་ཚུང་གི་ན་བ་བདག་ལྟ་བུ་གསང་སྔགས་སྔ་འགྱུར་ལ་ཤིན་ཏུ་གོམས་པར་ཐུགས་མཐོང་ཆེས་ཆེར་ཆེ་བ་གནང་ཞིང་། ཕྱག་ཐམ་གནང་བར་ཡང་རིག་འཛིན་ཡོངས་ཀྱི་གཙུག་རྒྱན་དམ་པ་ཞེས་སོགས་བསྔགས་པ་བརྗོད་པ་གནང་བ་ཞིག་བྱུང་། དེས་ན་བདག་ལ་དེ་ལྟ་བུའི་བསྔགས་པ་བརྗོད་པའི་གནས་ཅི་ལ་སྲིད། རྒྱལ་བ་རྣམས་ཀྱི་ཐུགས་དོར་འཁོར་འདས་ཐམས་ཅད་ཀུང་དག་པ་རབ་འབྱམས་ཀྱི་གནས་ལས་གཞན་མེད་པ་ཆོས་ཉིད་ཡིན་པས་དེ་ལྟ་བུ་ཡིན་པར་གདོན་མི་ཟའོ། །དེ་ཡང་ཚུ་རྟ་ལོ་ནས་བད་ཀན་གྱི་ནད་གཞི་མགོ་བརྩམས་ནས་དཔོན་སློབ་གསུམ་སྤྲུལ་ལ་མདོ་དབང་དང་སྙིང་མའི་རྒྱུད་འབུམ་ཞུ་བའི་སྐབས་རྣམས་སུ་ཤིན་ཏུ་ན་བས་ཆོས་གྲལ་དུ་ལུས་ཐམས་ཅད་རྟུལ་ཚུས་ཁྱབ་པ་ལྟར་བྱེད་པ་ཕོ་ན་བྱུང་ཡང་ཆོས་ཐོབ་དགོས་པའི་འདོད་པས་སྡུག་སྲན་བསྐྱེད་དགོས་པ་འབབ་ཞིག་བྱུང་།

དེ་ནས་སྤྲུལ་ལོ་ཧོར་ཟླ་གསུམ་པའི་ཚེས་གསུམ་ལ་མཐིལ་སྒྲུབ་སྡེའི་མཚམས་པས་གཙོས་སེར་སྐྱ་འདུས་པ་ཆེས་མང་བ་ལ་ལྔ་ལྡན་གྱི་ཁྲིད་གོ་དོན་བཤད་སྦྱར་དང་སྦྲགས་པའི་རྒྱས་པ་ཞིག་མགོ་བཙམས་པར། བད་ཀན་ཇེ་ཡོད་དུ་ན་བས་ཉེར་དྲུག་ནས་ཁྲིད་འཆད་མ་ཐུབ། དེ་ནས་ཇེ་ཡོད་དུ་སོང་བས་འོན་ནས་དྭང་འཚོ་བ་མན་ཁང་ནས་ཡོས་པས་སྨན་རང་ལ་ངོ་སོ་ཆེར་མ་བྱུང་། མི་མཉམ་གྱི་གསང་ཁ་གསུམ་དང་རྒྱབ་ཀྱི་ཚིགས་པ་བཅུ་གཅིག་པ་ལ་སྒྲ་ཚུགས་བཞག་པའི་ཉིན་མོ་མི་ཧྲོག་གི་ཆར་བབ་པ་ཕལ་ཆེར་གྱིས་ཕྱི་ནས་མཐོང་འདུག

དེ་ནས་སྦྲོ་ལུང་གི་ཞབས་དྲུང་བདེ་གཤེགས་སྤྱན་དྲངས་སྐྲོལ་དཀར་གྱི་ཚེ་དབང་བརྒྱ་རྩ་ཞུས་པའི་ནུབ་གཅིག་རྨི་ལམ་དུ་རྡོའི་སྣ་ཚ་མང་པོ་རྙེད་པ་རྨིས་པས། གཞུང་དུ་མཆོད་རྟེན་དང་

སྣ་ཚོ་མཐོང་ན་འཆི་བ་བཟློག་པའི་ལྟས་ཡིན་པར་གསུངས་འདུག །སླར་སྨམ་པོའི་བླ་སྨན་རབ་བརྟན་བཟང་པོ་དང་རྒྱལ་བ་འཚོ་བྱེད་གཞན་ཕན་སོགས་སྤྱན་དྲངས། དེ་ཀའི་ཞུ་ནས་འབབ་སྦྱོང་ཡུན་རིང་བྱུང་བས་རྐྱེན་བྱས། ལྷན་པའི་རྩ་ནད་ཀྱི་མགོ་བཙམས་སྐྲང་པོ་ཤིན་ཏུ་ཆེ་བ་བྱུང་། སྨན་གང་ཡང་ཕན་པོ་རང་མ་བྱུང་། གཞན་དུ་སྨན་དཔྱད་གང་འགབ་སྨན་པས་ནད་པ་ལ་འདྲི་བའི་སྲོལ་མི་འདུག་ཀྱང་། གཙང་པའི་འཚོ་བྱེད་གཞན་ཕན། སྨམ་པོ་དྭང་འཚོ་བ་དང་། རྒྱལ་བ་འཚོ་བྱེད་སོགས་ཀྱིས་སྨན་གང་འགབ་བདག་རང་ལ་དྲིས་བྱུང་བས་རྩ་སྨན་བདེ་བའི་འཁོར་ལོ་ཞིག་བྱས་པས་དེ་ཀ་ཕན་ཆེ་བ་བྱུང་། འོན་ཀྱང་རྩ་ཐམས་ཅད་ལ་གྲངས་ངེས་མེད་དུ་སྟོད་པ་ཞིག་བྱུང་བར་འཚོ་བྱེད་མན་ཁང་ནས་ཀྱིས་སྟོད་པ་འདི་ཉེས་སྐྱོན་མེད་གསུངས། བན་གྲོང་སྟག་ས་པས་མཁའ་འགྲོའི་བསུས་ཟློག་ཅིག་བྱས་པའི་གླུད་ཡས་གད་སྐང་དུ་བསྐྱལ་བར་འཇའ་ཟུག་པ་ཀུན་གྱིས་མཐོང་། སྨམ་པོ་བླ་སྨན་པས་ཆོས་མཛད་ལྟུང་གཅིག་པའི་རྩར་ཞག་ལྔ་དྲུག་ལས་མི་འགྱུར་བར་འཆི་གསུངས་འདུག །རྒྱལ་བ་འཚོ་བྱེད་ཀྱིས་ཀྱང་འཆི་ངེས་སུ་ཐག་བཅད་འདུག །ང་རང་གིས་བལྟས་པས་འཆི་ལྟས་ནི་གང་ཡང་མི་འདུག །སླར་དྭགས་པོ་ནས་འཚོ་བྱེད་ལོ་ཡག་སྤྱན་དྲངས། ཁོང་པས་ལུས་ཀྱི་སྐྲང་པོ་སོགས་ལ་ཐུགས་རྟོག་བཙུག་པས་ད་རེས་ཉེས་སྐྱོན་མེད་པ་ཁག་ཐེག་གསུངས་པས། ཕྱིས་དྭང་འཚོ་བ་མན་ཁང་དང་འཚོ་བྱེད་ལོ་ཡག་གཉིས་ཀྱིས་གསུངས་པ་ལ་ངེས་ཤེས་འདྲོངས།

དེ་ནས་ཁོད་ཀྱིས་ནད་ལས་གྲོལ། རེབས་ཀྱི་རྩ་ཚན་ལ་ཕྱིན། སླར་མཐིལ་ནས་མཁན་སློབ་ཆོས་གསུམ་ཆེ་བགྲེས་རྣམས་ཀྱིས་རྟ་བསུ་དང་བཅས་གདན་ས་ཆེན་པོར་འབྱོར། དེར་གྲྭ་ནང་ཐམས་ཅད་ཀྱིས་འབུལ་ནོད་བྱས། སླར་སྒོ་ལུང་དུ་ཤོག་གསུངས་པར་ཕྱིན་ནས་ཞག་གསུམ་བསྡད། མ་ཤི་བའི་གཏང་རག་ཏུ་གནང་སྦྱིན་གྱི་ནོམ་པ་གནང་། དེ་ནས་ཁོད་ཀྱིས་རྩེ་བར་འབྱོར། ཤིང་ཕོ་རྟ་ལོར་དཔོན་སློབ་གསུམ་སྤྲུལ་རྩེ་བར་སླར་ཡང་ཕེབས། དེ་སྐབས་བད་ཀན་ན་བ་རང་ཡོད་ཀྱང་བླ་མའི་བཀའ་མི་གཅོག་པའི་སྐད་དུ་རྗེ་མར་རྫོག་ཡབ་སྲས་ཀྱི་ཐུགས་དམ་རྫོག་དཀྱིལ་བདུན་པའི་དབང་རྒྱས་པར་ཕུལ། ཚུར་ལ་རྐྱེན་སེལ་གྱི་ཚེ་དབང་ཚར་མང་བ་ཙམ་མ་གཏོགས་ཞུ་མ་ཐུབ། འདི་ལོ་ཡང་ཟླ་བ་གསུམ་པ་ནས་བད་ཀན་གྱི་འབབ་སྦྱོང་ལ་ཁག་གཏུགས་པའི་ལོ་སྤྱ་མའི་ལྷན་པའི་རྩ་དེ་ཀ་བཟློག་པས་སྤྱ་མ་བས་སྐྲང་པོ་ཆུང་ཙམ་ལ་རྩའི་སྟོད་འཐེན་སོགས་བབས་ལོད་པ་རང་བྱུང་། དེའི་ཚེ་དཔོན་སློབ་གསུམ་སྤྲུལ་གྱི་ཚེ་དབང་དང་། གཏུམ་པོའི་དུག་སྦྱོར་ཁྲུས་སྦྱོང་

སོགས་དང་། སྒྲོ་ལུང་ནས་ཞབས་དྲུང་བདེ་གཤེགས་པས་མགོན་དཀར་གྱི་ཚེ་དབང་། ཡང་ཟབ་ཀྱི་འཆི་བདག་ཟིལ་གནོན་སོགས་དང་། སྤྱན་རས་གཟིགས་སེང་གེ་སྒྲའི་གདོན་འགྲོལ་སོགས་མང་དུ་མཛད། ཅུང་ཟད་བདེ་འགོ་བསྟན་ནས་ཤིང་བཟོ་བ་ཚེ་རིང་། བསམ་འགྲུབ་ཚེ་བརྟན། འོན་པའི་ཤིང་བཟོ་བ་གཅིག་རྣམས་ཀྱིས་རྒྱལ་བས་གཉན་དུ་ཡོད་པར་སྨུ་སྟེགས་ཕམ་པར་མཛད་པའི་ཚེ་བརྩིགས་ཤིང་དུས་སྟོན་དང་བཅས་པ་ཆོ་འཕྲུལ་ཆེན་པོ་བསྟན་པའི་མཆོད་རྟེན་ཞེས་སམ། སྨུ་སྟེགས་ཕམ་བྱེད་ཀྱི་མཆོད་རྟེན་ཡང་ཟེར་བ་ད་ལྟ་མཐིལ་དུ་དངུལ་གདུང་བཞུགས་པ་ཐམས་ཅད་ལས་སྐུ་ཚད་ཆེ་བ་འདིའི་ཤིང་བཟོ་དབུ་བརྩུགས། ཤིང་རྣམས་ཧ་ལམ་ཙམ་ཟིན་པར་ཞབས་དྲུང་སྒྲོ་ལུང་གི་བདེ་གཤེགས་དང་དཔོན་སློབ་གསུམ་སྤྲུལ་གྱིས་ཀྱང་ཕྱག་ནས་འཐོར། དཔོན་སློབ་གསུམ་སྤྲུལ་ལྡོ་ཁ་ཕྱོགས་སུ་ཕྱུགས་བཏེག །དེ་ནས་ནད་ཁམས་བདེ་བའི་ཁྱུལ་གྱིས་ལོ་དེ་ཀའི་ཟླ་བ་བདུན་པའི་ཚེས་གསུམ་ལ། བལ་པོ་ནོར་བུ་ཤིང་གིས་གཙོས་པའི་བལ་པོ་མཁས་པ་ཉི་ཤུ་རྩ་གསུམ་འཁྱོར། ཟླ་བ་དེ་ཀའི་ཚེས་བཞིའི་སྤ་རྡོ་ཉི་མ་མེ་བཞིའི་འགྲུབ་སྦྱོར་བཟང་པོར་གསེར་དངུལ་གྱི་བཟོ་སྐྲུང་གི་དབུ་བརྩུགས། རྡོ་རམས་པ་འོན་རིན་ཆེན་བྲག་གི་བླ་མ་མངའ་རིས་པ་དཀོན་མཆོག་ལྷུན་གྲུབ་དང་དགེ་སློང་སྤངས་ཕྱུག་པ་སོགས་ཀྱིས་བྱས། བཀོད་པ་གང་དགོས་བདག་རང་གིས་བྱས། གྲུབ་ཏུ་ཉེ་བ་ཤིང་མོ་ལུག་ལོ་གནམ་དུ་ཆོས་པའི་ཟླ་བ་བཅུ་གཅིག་པའི་སྨད་ནས་སྒྲོ་ལུང་དུ་ཞབས་དྲུང་བདེ་བར་གཤེགས་པ་དེ་ཉིད་སྐུ་ཁམས་ཆེར་སྣུན། བདག་ཀྱང་ཟླ་བ་བཅུ་གཅིག་པའི་གནམ་གང་ལ་སྒྲོ་ལུང་དུ་ཕྱིན། ཞབས་པད་མི་བརྟན་པར་ཐག་ཆོད་ཀྱང་འགྲོད་མེད་ཀྱི་གསོལ་སྨན་དཔྱད་སོགས་འཚོ་བྱེད་རྣམས་ཀྱིས་ཕུལ་ཡང་མ་ཕན་པར་ཟླ་བ་བཅུ་གཉིས་པའི་ཚེས་གསུམ་གྱི་ཉི་མ་རི་རྩེར་ཤར་བ་ཆུ་སྲིན་གྱི་ཁྱིམ་ཐོག་མར་ཤར་བའི་ཚེ་དགོངས་པ་ཆོས་ཀྱི་དབྱིངས་སུ་གཤེགས་པའི་ཚུལ་བསྟན་པས་སེམས་ལས་མཐར་ཕྱུག་པ་བྱུང་ཡང་གནས་སྐབས་སུ་ཐོ་གང་དཀར་བྱས། དེ་ནུབ་སྦྱོད་ལ་སྐུ་གདུང་རིན་པོ་ཆེ་སྨན་གྱིས་སྦགས་པའི་རས་ཀྱིས་དྲིལ་ཞིང་ནི་ཙུ་ལའི་ཟ་མ་ཏོག་ཏུ་ཆུའི་སྙིང་པོའི་དབུས་སུ་བཞུགས་སུ་གསོལ། མཆོད་པ་སོགས་བཀོད་བཤམས་བྱས་ཤིང་ཞག་གསུམ་ཙམ་གསང་བའི་ཁྲུལ་བྱས་ཀྱང་ཕལ་ཆེར་གྱིས་ཤེས་འདུག

དེ་ནས་རྗེ་བར་སླེབས་པ་དང་གསང་རྫོལ་བ་སྦགས། ཟླ་བ་དང་པོའི་ནང་དངུལ་གདུང་ཡང་གྲུབ་པས་བལ་པོ་སོགས་གཞུ་རིང་བརྒྱུད་མཐིལ་དུ་བཞངས། བདག་སྒྲོ་ལུང་དུ་ཕྱིན། ཟླ་བ་དང་པོའི་ཆོས་ལྟ་ལ་ཞུགས་འབུལ་བྱས། ཕུར་ཁང་ཞལ་བསྟུམས། ཆོས་བརྒྱུད་ལ་མཐིལ་དུ

འགྱོར། བདག་ཅག་གི་སྟོན་པས་མུ་སྟེགས་ཕམ་པར་མཛད་པའི་དུས་སྟོན་དངོས་གཞི་ཚེས་བརྒྱད་ཡིན་པས་དེ་ཉིན་དཔལ་གདུང་གི་རྨང་དགེ་ཕྱིན་གྱི་ཤིང་རྣམས་བསྒྲིགས། དེའི་ཕྱི་ཉིན་ནས་ནང་གཟུངས་རྣམས་འབུལ་བ་དང་ཤིང་སྒྲིག་པ་སོགས་རིམ་གྱིས་བྱས། གྲུབ་ནས་བལ་པོ་རྣམས་ཀྱིས་གསེར་དཔལ་གཡོགས། ལེགས་པར་ཟིན་ནས་ཡན་ལག་ལྔ་པའི་འབྲས་བུ་མཆོག་ཏུ་བཟང་བར་བདག་རང་གིས་འཛམ་དཔལ་གཤིན་རྗེའི་གཤེད་ཀྱི་དཀྱིལ་འཁོར་ཆེན་པོ་ཞལ་ཕྱེ། ཡང་རི་སྒར་གྱི་བླ་མ་རྒྱལ་སྲས། བླ་མ་ཆོས་སྒོ་བ། གཙང་སྨྲུབ་སྡེའི་བླ་མ་གད་ལ་འོར་པ། འོན་རིན་ཆེན་བྲག་གི་བླ་མ་སོགས་འདུས་པ་རྒྱ་མཚོས་འཁོར་ལོ་སྡོམ་པ་ནཀ་ལོ་ལྷ་ལྔའི་དཀྱིལ་འཁོར་ཞལ་ཕྱེ་སྟེ་རབ་ཏུ་གནས་པ་ཉི་མ་གཉིས་ལ་རྒྱས་པར་བསྒྲུབས། རབ་སྟོན་མཐིལ་ཚོགས་ཆེན་ལ་མང་ཇ་དང་འགྱེད། རབ་གནས་པ་རྣམས་ལ་ཡོན་སོགས་ཕུལ། སྣར་སྒོ་ལུང་དུ་འགྱོར། ཕུར་ཁང་ཞལ་ཕྱེས་ནས་རྗེ་བར་འོངས། སོས་གཏོར་ཡང་གྲུབ་ནས། མི་རིང་བར་སྒོ་ལུང་དུ་ཚོག་མང་འཛུགས་རན་པས་ཕྱིན། སྟག་ལུང་ནས་ཞབས་དྲུང་རིན་པོ་ཆེ་ངག་དབང་བཀྲ་ཤིས་དཔལ་གྲུབ་ཚོག་མང་གི་གྲལ་གཙོར་ཕེབས། འབུལ་ནོར་གཟབ་གསོམ་བྱས་ཤིང་སྨོན་ལམ་གནང་། བདག་དང་དབང་ལྡན་ཕོ་བྲང་དུ་མཇལ་ཕྱག་རྗེ་སྲིད་དབུ་ཐུག་སོགས་བྱས། སྣར་ཡང་ཐེངས་གཉིས་གསུམ་ཙམ་མཇལ། སྣར་སྟག་ལུང་ཞབས་དྲུང་མཐིལ་གྱི་གནས་གཟིགས་ལ་ཕེབས། བདག་རྗེ་བར་འགྱོར།

དེ་ནས་སྟག་ལུང་ཞབས་དྲུང་ཕེབས་ལམ་ཀླུང་ཤོད་བརྒྱུད་རྗེ་བར་ཕེབས། ཞིང་ཐང་ཁྱུག་གང་པོར་བཞུགས་སྐར་བཏབ། ཕར་ལ་སྐྱོབ་པ་རིན་པོ་ཆེའི་བཀའ་འབུམ། བསྟན་སྙིང་སོགས་ལུང་མང་བ་ཕུལ། ཚུར་ལ་བཀའ་གདམས་ཐིག་ལེ་བཅུ་དྲུག་གི་དབང་དང་ཁྲིད་ལུང་། གཤིན་རྗེ་འཆར་ཀ་ཡེ་ཤེས་པའི་དབང་སོགས་ཞུས། ལར་བབས་དེ་གོང་འབྲི་སྟག་ཐུགས་ནང་དག་པ་རང་ཞིག་མེད་ཀྱང་། ཞབས་དྲུང་འདི་ཉིད་དང་མཇལ་བ་ནས་བཟུང་ད་ལྟའི་བར་ཐུགས་ནང་དག་ཅིང་ལུགས་ལེགས་པ་རང་རེ་བཀའ་བརྒྱུད་པ་མོས་གུས་ཀྱི་ལམ་གཙོ་བོར་འཛིན་པ་སྟོན་གྱི་བཞེད་སྲོལ་ཇི་ལྟ་བ་དངོས་སུ་བྱུང་བ་འདི་ཡིན། སྒོ་ལུང་དུ་ཞབས་དྲུང་བདེ་གཤེགས་ཞིང་བརྗེས་ཙམ་ལ་ཁམས་ནས་རང་རེའི་ཆོས་སྲས་ཀྱི་ཐུ་བོ་བླ་མ་ལྷོ་པ་སྐུ་སྐྱེ་དཀོན་མཆོག་ཕྲིན་ལས་རྣམ་རྒྱལ་ཡང་འགྱོར་བྱུང་། བདག་གི་ཟླར་མཐིལ་དུ་ཕེབས། ས་ཁྲི་དམར་པོའི་སྟེང་དུ་བདག་ཕྱིན་ཟླ་གཡེལ་དུ་ཚོགས་ཆེན་ཚོགས་པའི་དབུས་སུ་འབུལ་ནོད་ཤིན་ཏུ་རྒྱ་ཆེ་བ་དང་བརྟན་བཞུགས་སོགས་འབུལ་བ་མཛད།

དེ་ནས་རྩེ་བར་འགྱོར་ནས་བལ་པོ་རྣམས་ལ་ཡོན་རྫོང་གྲུབ། དེའི་དབྱར་ངོར་བླ་མ་ལྷོ་པ་སྤྲུལ་སྐུས་བསྐུལ་ནས། རིག་འཛིན་སངས་རྒྱས་གླིང་པས་ཨོ་རྒྱན་སྒྲུབ་ཕུག་ཕུ་རི་ཕུག་མོ་ཆེ་ནས་སྤྱན་དྲངས་པའི་བླ་མ་དགོངས་འདུས་ཀྱི་དབང་སྒྲུབ་ལ། གཏེར་སྟོན་ནས་བཟུང་ད་ལྟའི་བར་དགོངས་འདུས་ཀྱི་ཆོས་བདག་བྱ་ཁྱུང་པ་དཔལ་ལྡན་སེང་གེ་ནས་བཟུང་། རྩ་བའི་བླ་མ་བྱ་ཁྱུང་པ་ཛ་ཡེཏྲ་པདྨ་ཤྲཱ་ས་ན་ཧྣ་རའི་ཞབས་ཀྱི་བར་བརྒྱུད་པའི་ཕྱག་ལེན་ལྷད་མེད་པ། གསང་སྔགས་སྔ་འགྱུར་དང་ཕྱི་འགྱུར་བའི་བླ་མ་ལ་ལ་དག་ནི་མཁས་པའི་ཁུར་ཙམ་རྒྱ་མཚན་དུ་བྱས་ནས། འཐད་ལེགས་དང་རང་བཟོའི་ཁ་འགེངས་ཀྱིས་ཚོང་འདུས་ཀྱི་འོ་མ་ལྟར་གྱུར། ལ་ལ་ནི་བླ་མའི་དབོན་བརྒྱུད་སོགས་ཡིན་པ་ཐོད་དུ་བཅིངས་ཤིང་ཡི་གེ་ཀློག་ཙམ་གྱིས་ཆོག་པར་སེམས། བསླབ་སྦྱངས་ཀྱི་ཡོན་ཏན་ནི་ཉིན་སྐར་ལྟར་གྱུར། ཉམས་ལེན་ནི་ཆུ་ཤིང་གི་སྙིང་པོ་དང་མཚུངས། ཚིག་དོན་ལ་དྲི་རྩད་བྱས་ན་ནི་ཙོ་ལ་སླེབས་པ་ལྟར་དོན་མེད་ཀྱི་ལབ་ལོབ་མང་དུ་བྱེད། སླར་ཉེ་བར་བཅར་ན་ངོ་གནག་ཁྲོ་ཚུལ་གྱིས་མཇུག་བསྡུ་བ་རྣམས་ཀྱི་བརྟུལ་ཞུགས་རྒྱུད་དུ་བསྲིངས་ནས། དམ་པ་གོང་མའི་ཕྱག་བཞེས་དྲི་མ་མེད་པ་འདི་དགོངས་འདུས་ལ་དབང་རྐྱང་པར་བསྐུར་བ། སྒྲུབ་ཆེན་རྐྱང་པར་བྱེད་པ། དབང་རྒྱས་པ་སྒྲུབ་ཆེན་དང་སྦྲགས་པ། དབང་བསྡུས་པ་སྒྲུབ་ཆེན་དང་སྦྲགས་པ། དབང་རྒྱས་བསྡུས་གང་ལ་ཡང་སྒྲུབ་ཆེན་དང་སྦྲགས་པར་ཡན་ལག་དངོས་གྲུབ་བདུད་རྩིའི་སྒྲུབ་པ་དྲུག་པོ་གང་རུང་སྦྱོར་བ། དབང་མི་བསྐུར་བར་སྒྲུབ་ཆེན་དང་སྒྲུབ་ཕྲན་སྦྲེལ་བ་སོགས་ཕྱག་ལེན་རྣམ་གྲངས་མང་བ་རྣམས་གློ་བར་ཚུད་ཅིང་ལེགས་པར་སྦྱངས་པས་ཡིད་ཆེས་ཐོབ་པ། མཆོད་ཁང་སྟེང་དུ་རས་བྲིས་ཀྱི་དཀྱིལ་འཁོར་ལ་བརྟེན་ཅིང་དབང་རྒྱས་པ་སྒྲུབ་ཆེན་དང་སྦྲགས་པ། དབང་ཕྲན་འགའ་ཞིག་དང་བཅས་པ་སྐུ་སེར་ཁ་ཤས་ལ་ལེགས་པར་བསྒྲུབས། གཞན་ཡང་བཀའ་གསར་རྙིང་གི་དོགས་གཅོད་མང་དུ་མཛད་འདུག་པར་དཔྱིས་ཕྱིན་པ་ཞུས་ནས་མི་འགྱུར་བར་ཁམས་སུ་བཟུངས། སྤྲོ་ལུང་དུ་དངུལ་གདུང་དང་གཟིམས་མལ་གསེར་སྐུ་གསེར་གདུགས་རྣམས་ཀྱི་བཟོ་ཐབ་བལ་པོ་ཧྣ་ལམ་སོགས་ཀྱིས་བཙུགས། བདག་རྩེ་བར་མགོན་པོ་ཕྱག་བཞི་པའི་བསྙེན་སྒྲུབ་ཀྱི་མཚམས་ཤིག་བགྱིས་པའི་ཚེ་ཐོག་མར་རང་ཉིད་ལ་རང་གིས་མཚོན་བསྣུན་པ་སོགས་ཚ་འཕྲུལ་དང་། རྟགས་བཟང་ངན་སྟོན་པ་མང་དུ་རྨིས། མཐར་ལྷ་གྲུབ་པའི་མཚན་མ་རྫོགས་པར་བྱུང་། དེ་སྐབས་ཤིག་འབྲོང་ཙུར་དུ་བླ་མ་ཆེ་དབང་འཛིན་པའི་བསྙེན་སྒྲུབ་མཚམས་ལམ་ཙམ་ཞིག་ཀྱང་བགྱིས། དེ་ནས་ལུག་ལོའི་སྟོན་དེ་ཀར་སྤྲོ་ལུང་གི་བཟོ་རྣམས་གྲུབ། གདུང་རུས་གདན་

དྲངས་ཤིང་མཐིལ་ཚོགས་ཆེན་གྱི་སེར་སྦྲེངས་ཀྱིས་བསུས། ཁང་གསར་བྱང་དུ་བཞུགས། བལ་པོ་རྣམས་དང་བཅས་གསེར་གདུགས་ཕུབ་ཅིང་དངུལ་གདུང་གཟིམས་མལ་སྐུ་འདྲ་དང་བཅས་བསྒྲིགས། གདུང་རུས་རྣམས་ཟ་འོག་གི་ན་བཟའ་དྲི་བཟང་པོའི་ཕུར་མ་དང་བཅས་བྲེའི་ནང་ཉིད་དུ་བཞུགས་སུ་གསོལ། གྲུབ་ནས་བདག་ཅག་འདུས་པ་དང་བཅས་པས་བཅོམ་ལྡན་འདས་འཁོར་ལོ་སྡོམ་པ་ཀ་ལོ་ལྷ་ལྔའི་དཀྱིལ་འཁོར་དུ་རབ་ཏུ་གནས་པ་རྒྱས་པར་བསྒྲུབས། སྣར་རྩེ་བར་སླེབས། སྤྲེའུ་ལོའི་ཚེ་འཕྲུལ་ཟླ་བར་མཚམས་གྲྭ་བརྗེ་ལེན་ལ་ལྔ་ལྡན་དང་ཡང་ཟབ་ཁྲིད་ཀྱི་སྔོན་འགྲོ་ཡིད་བཞིན་ནོར་མཆོག་གི་ཁྲིད་རྣམས་སྦྲགས་ནས་བྱས། དེ་ལོའི་དབྱར་ཟླ་བ་དྲུག་པ་སྤྲེའུའི་ཟླ་བར་འབྲོང་དུར་དུ་ཕྱིན། ཆོས་བཅུའི་ཉིན་ཡང་ཟབ་ཀྱི་ཞི་ཁྲོའི་བསྐང་བཤགས་གསར་པ་བྱས་ཤིང་། ཕྱོགས་ཐམས་ཅད་ཀྱི་སྐྱ་སེར་ཕོ་མོ་ཆེས་མང་བས་གནས་མཇལ་དུ་ལྷགས་པ་ལ་ཕྱག་ནས་སོགས་རྣམ་དཀར་གྱི་འབྲེལ་བ་བཞག

ལོ་དེའི་ཟླ་བ་བཅུ་གཉིས་པའི་ཚེས་བཅུ་གཉིས་ལ་རྒྱལ་བ་ཐམས་ཅད་མཁྱེན་པ་ཆེན་པོ་མཇལ་དུ་འབྲས་སྤྱུངས་སུ་ཕྱིན། ཚེས་བཅུ་གསུམ་གྱི་སྔ་དྲོ་དགའ་ལྡན་ཕོ་བྲང་གི་གཟིམས་ཆུང་བཀའ་གདམས་ཡང་རྩེར་རྒྱལ་བ་ཉིད་ལ་བཞུགས་གདན་གདོང་གཡོགས་བཞི་དང་། བདག་ལ་ལྟ་ཡོད་པ་ལ་ཙུང་ཟད་དམའ་བ་བྱས། བདག་གིས་ཕྱག་འབུལ་སྐབས་རྒྱལ་བ་ཉིད་བཞུགས་གདན་སྟེང་ནས་མཐིལ་དུ་ཕེབས། ཕྱག་མཇལ་སློག་གནང་བཞུགས་གདན་ལ་བཞུགས་མ་ཁད་གཤིན་རྗེ་ཡང་ཟློག་གི་དོགས་གཅོད་བཀའ་ཕེབས་ཀྱི་འགོ་གནང་བྱུང་། སྣར་དེ་ཉིན་དབྱིངས་ས་མཇལ་བར་དབྱིངས་ས་ཆེན་པོ་གཟིམས་ཆུང་སྒོ་འགག་ཏུ་ཕེབས། བདག་ནང་དུ་སླེབ་ཚེ་གདན་མདའ་གང་ཙམ་འདུག་པའི་སྟེང་དུ་བསྡད་འཕྲལ་དབྱིངས་ས་ནང་དུ་ཕེབས། མཇལ་དར་ཁ་བཏགས་ཆེ་བ་གནང་། བདག་གིས་དབུ་ཐུག་ཕྱག་སྐྱོར་མ་ཕུལ། བཞུགས་གདན་ཁ་གང་མ་གཅིག་རང་བཏིང་བའི་སྟེང་དུ་བཞུགས། གསུང་གྲོས་ཤིན་ཏུ་སྨར་བ་བྱུང་། དེ་ཉིན་གུང་ཚིགས་ལ་གསོལ་བ་དཀར་ཐོ་དམར་ཐོ་འདྲེས་པ་ཤིན་ཏུ་བཟང་བ་གནང་གྲུབ་ནས་རྒྱལ་བའི་དྲུང་དུ་རྒྱལ་བ་ཉིད་ཀྱི་གསུང་འབུམ་རྣམས་ཀྱི་ལྗགས་ལུང་དབུ་ཚུགས། ཚེས་བཅུ་བཞིའི་ཉིན་མཆོད་ཁང་ཆེན་མོ་དང་སྔགས་ཁང་སོགས་གནས་མཇལ་བྱས། གུང་ཚིགས་ལ་དགའ་ལྡན་ཕོ་བྲང་དུ་སྟོན་མོ་གོང་ལྟར་གཟབ་གཤོམ་གནང་། གྲོལ་ནས་རྒྱལ་བའི་སྐུ་ཞབས་སུ་ལྗགས་ལུང་འཕྲོ་མ་རྣམས་རྫོགས་པར་ཞུས། ལྗགས་ལུང་གི་བར་དང་གསོལ་ཇ་མཆོད་པའི་རིང་ཡང་གཤིན་རྗེ་ཡང་ཟློག་ཁོ་ནའི་དོགས་

གཙོད་གནང་།

དེ་ནས་གྲོལ་ནས་དབྱིངས་ས་བདག་གི་རྩར་ཕེབས། ལོ་རྒྱུས་གསུང་སྒྲིང་ཞིབ་པར་གནང་། དེའི་གོང་ནས་ཡང་རི་སྐར་ལ་བརྟན་ཐུབ་ཀྱི་བཞུགས་ཡུལ་ཞིག་མེད་པས་ངེད་རང་ཤི་ན་འཐོར་བ་ལས་འོས་མེད་པས་ཅི་དྲག་བསམ་པ་ཁོ་ན་ཡོད་པས། དེ་གོང་སྐར་ཆེ་ཆུང་སྤྲོ་ལྷུང་དུ་བླ་བསྒྲིལ་པ་དང་། བླ་མ་ནང་སོ་རིན་ཆེན་དང་། གཉེར་པར་དབོན་ཆུང་བསྐོ་བཞག་དང་། དེ་མཆུངས་ནང་སོ་རིན་ཆེན་ལ་གོང་ས་ནས་ཀྱང་བསྐོས་བྱ་གནང་དགོས་པ་སོགས་གང་ཅིའི་གསུང་སྒྲིང་གི་ཞར་ལ་ཕུལ་བས། དེ་མ་ཐག་དེ་ཀ་འགབ་པོ་ཡིན་འདུག་གསུང་ཟུར་གྱིས་བཀའ་བཞེས་བྱུང་། དེ་དགོང་དབྱིངས་ས་ནས་དངོས་སྤྱོད་གྱ་ནོམ་པ་གནང་། ཕྱི་ནངས་ཡང་རྒྱལ་པའི་ཞབས་དྲུང་དུ་ཤོག་ཕེབས་པས་ཕྱིན་སྟོན་མོ་གཟབ་རྒྱས་གནང་། སྐུ་གཞོགས་སུ་ཕྱིན། བཞུགས་གྲལ་གྱི་རིང་གཤིན་རྗེ་ཡང་ཀློག་གི་དོགས་གཅོད་ཁོ་ན་གནང་། དངོས་པོའི་གནང་སྦྱིན་དཔག་ཏུ་མེད་པ་གནང་ཞིང་། བདག་གིས་ཕྱི་ཕྱག་ཕུལ་བའི་ཚེ་བཞུགས་གདན་ཞོལ་དུ་བཞེངས་བཞིན་པས། འོ་ན་སྐུའི་འཚོ་སྐྱོང་དང་ཐུགས་དམ་གོང་འཕེལ་གནང་བ་དང་། ཡི་གེ་འཕྲུལ་འཕྲུལ་གནང་བ་ཞུ་གསུངས། དེ་ཉིན་བརྟེགས་ནས་པོ་ཏ་ལར་འཕགས་པ་ལྷ་ཧྲི་བཟང་པོ་སོགས་ཀྱི་རྟེན་མཇལ་ཞུས། ཀུང་ཚིགས་གཟབ་པ་གནང་། ལྷ་སར་སླེབས་གནས་མཇལ་གྲུབ་ཅིང་ཞག་གསུམ་བསྡད་ནས་ཡར་བརྟེག །ཡར་ལམ་གར་པར་ཞག་ཚུགས་ཐོག་བྱུང་བདག་ཞབས་དྲུང་བླ་མའི་སྐུ་སྐྱེ་དང་སྤྱོས་དགའ་ཆོས་རྗེ་ལ་གཤིན་རྗེ་ཡང་ཀློག་གི་དབང་བསྐུས་པ་དང་འཆར་ཀའི་ཟོར་དབང་ཕུལ། ལམ་བར་དེ་རང་དུ་རྒྱལ་བའི་སྐུ་གཞོགས་ནས་དོགས་གཅོད་ཕྱ་མའི་འཁྲོ་ཤོག་ཁྲིལ་འདོམ་གང་ཙམ་ཞིག་མཆན་བུ་ཐོབ་ཕེབས་བྱུང་ཡང་ལམ་བར་དུ་བྲི་མ་ཐུབ་པས་རྩེ་བར་ཕྱིར། སླེབ་འཕྲུལ་ཤོག་ཁྲིལ་ལ་མཆན་བུ་ཞིབ་པ་དང་། ཡང་ཀློག་གི་དཔེ་ཚན་ཁ་ཤས་དང་། རྡོ་རྗེ་གཙུག་ལག་འཕྲིན་ལས་དྲག་པོ་མངོན་དུ་ཕྱུང་བ། རྒྱུད་དཔེའུ་རིས་དང་བཅས་པ་གཡར་འབུལ་དུ་དགེ་སློང་ལྷུང་རྟེན་བརྫངས། དེ་རྗེས་མེ་བྱ་ལོའི་སོས་གཏོར་གྲུབ་སྟེ་ཟླ་བ་གསུམ་པའི་ཉེར་བདུན་ལ་ལྷུང་གཅིག་ཆོས་མཛད་འདས་པའི་ཕྱུང་པོ་སྲིག་སྒྲོང་གི་བཀོད་པ་བྱས་ཤིང་། ལག་ལེན་དགེ་སློང་སྦྱགས་སོགས་ཐ་བ་ཁ་པ་ཁ་ཤས་ཀྱིས་བྱས། བྱ་ལོ་ཟླ་བ་དྲུག་པའི་ཚེས་བརྒྱད་ནས་བལ་པོ་ཛྷ་ལམ་ཅན་བཅུ་གཅིག་གིས་གསེར་གདུགས་ཆེ་བ་གཤིན་རྗེ་ཡང་ཀློག་མེའི་སྤུ་གྲིའི་བསྒྲུང་བའི་འཁོར་ལོའི་བཀོད་པ་ཡོངས་སུ་རྫོགས་པ་སྒྲུབ་པའི་དབུ་བརྩུགས། དོ་དམ་འོན་རིན་ཆེན་བྲག་གི་བླ་མ་ལྷ་མོ་དང་དགེ་སློང་སྤངས་ཕྱུགས་པས་

བྱས། དྭགས་པོ་འཚོ་བྱེད་ཅིག་གིས་ཆེད་དུ་བསྐུལ་བས་འཚོ་བྱེད་བཅུ་ལྷག་ལ་ལག་ལེན་སྟོན་པ་དང་སྦྲགས་དངུལ་ཆུ་བཙོ་བཀྲུ་ནས་བཟུང་རིན་ཆེན་གྲང་སྦྱོར་རིལ་བུ་ཕོན་ཆེ་བ་ཞིག་སྦྱར། བྱང་རྒྱུད་རྒྱལ་པོ་ཨ་བུ་བཙུན་པས་འབུམ་རྒྱས་པ་ཟླ་རེ་མགོ་འཇོ་ཐང་དུ་བཞེངས་པའི་སྐུ་རིམ་ལ་ཕྱིན། དཔལ་ཡེ་ཤེས་མགོན་པོ་ཕྱག་བཞི་པའི་སྒོ་ནས་དྲག་པོའི་སྦྱིན་སྲེག་བྱས་པས་རྟགས་མཚན་འབྱིང་ཙམ་བྱུང་།

དེ་ནས་གསེར་གདུགས་ཀྱང་མགྱོགས་པར་ཟིན་ནས་མཐིལ་དུ་སྤྱན་དྲངས། བསྒྲིགས་ནས་ཡན་ལག་ལྔ་པའི་འབྲས་བུ་དགེ་བ་ལ་དཀྱིལ་འཁོར་དེ་ཉིད་སྣར་ཞལ་ཕྱེ་ནས་རབ་ཏུ་གནས་པ་གཟབ་རྒྱས་གྲུབ་པར་བྱས་འཕྲལ། ཆོ་འཕྲུལ་ཆེན་པོ་བསྟན་པའི་མཆོད་རྟེན་དངུལ་གདུང་གསར་པའི་དབུ་སྟེང་དུ་ཕུབ་པས་གཟི་བརྗིད་ཆེ་བ་བྱུང་། མཆེའུ་ཁ་རྙིང་མའི་མགོན་ཁང་གི་རྡོ་སྐུ་མེ་འབར་དང་བཅས་པ་ཁང་གསར་བྱང་མའི་གཉེར་ཁང་ཕྱོགས་སུ་ཡོད་པ་སྟེང་གི་གཟིམས་ཆུང་སྨུག་མའི་ཕྱོགས་སུ་སྤྱོས། ཁང་གསར་འོག་མར་བླ་མ་བཟེ་ལེན་ལ་འོམ་སྡིངས་གདན་ས་ཟུར་པ་བླ་མ་ལམ་པ་བ་དང་དཔོན་པོ་དགོང་རྩེ་བ་རྗེས་སུ་བཞག །བདག་རྩེ་བར་འགྱོར། འབྲས་སྤུངས་ནས་རྒྱལ་བ་ཐམས་ཅད་མཁྱེན་པ་ཆེན་པོ་ནས་བཀའ་ཤོག་དང་། རྒྱ་ཞང་ཁྲིམ་གྱི་གཏེར་མ་གནམ་ལྕགས་ཀྱི་རྡོ་རྗེ། ཀརྨ་པ་རང་བྱུང་རྡོ་རྗེས་བསམ་ཡས་མཆིམས་ཕུ་ནས་སྤྱན་དྲངས་པའི་རྟ་མགྲིན་ཕུར་པ་ཧྲཱི་སྐྲིམ་ལས་གྲུབ་པ་རིན་པོ་ཆེ་སྣ་ཚོགས་པའི་ཕྲ་བཏབ་པ། འཇའ་དམར་པོ་ཡུག་སོགས་གྱི་བཀའ་ཤོག་རྟེན་དང་བཅས། རྒྱལ་བ་རཏྣ་སོགས་དམ་པ་གོང་མ་ཡིན་ངེས་རྣམས་ཀྱི་དད་རྟེན་དང་། བདག་རང་གིས་གཤིན་རྗེ་ཡང་ཟློག་གི་ཁ་འགེངས་སུ་བརྩམས་པའི་དཔེ་ཆ་གང་ཡོད་རྣམས་བསྐུར་ཕེབས་པ་དང་ལྷན་ཅིག །ཡང་ཟློག་རང་གི་དགོས་གཅོད་སྔ་མའི་འགྲོ་ཤོག་དྲིལ་རྒྱུད་འཇོམ་གང་ལྷག་ངེས་ལ་མཆན་བུ་ཐེབ་ཕེབས་པ་སོགས་རྐང་གཏད་གནང་བྱུང་བར། ཕེབས་སྒོ་ཇི་ལྟ་བ་བཞིན་བསྒྲུབས་ཏེ་མྱུར་བར་ཕུལ། དེ་རྗེས་རྒྱལ་བའི་དྲུང་ནས་བཀའ་ཤོག་དང་། ལོག་ཏྲིའི་ཤོག་ཁྲ་ཁྲུངས་ཐུབ་དང་གཤིན་རྗེའི་ཡང་ཟློག་གི་ཁ་འགེངས་ལ་ལེགས་བཤད་གནང་འདུག་པ་ལྟ་བུ་ལོག་ཏྲི་ལའང་ཡོད་ན་བསྐུར་ཕེབས་པ་དང་ལྷན་ཅིག །ཡང་ཟློག་རང་གི་དགོས་གཅོད་ཤོག་དྲིལ་འཇོམ་བྱེད་དོ་ཙམ་ཡོད་པ་ཞིག་བསྐུལ་བྱུང་བར་བཀའ་མཆིད་ཚོད་པན་དུ་མངོས་ཏེ་ཇི་ལྟ་བ་མྱུར་དུ་ཕྲིས་ཏེ་ཕུལ། དེ་རྗེས་སྔ་གོང་འབྲས་སྤུངས་སུ་ཕྱིན་སྐབས་དཔྱིངས་སར་སྣར་པ་ཆེ་ཆུང་བསྒྲིལ་བ་སོགས་སྣན་འབུལ་ཞུས་ནས་སྣར་ཞབས་བསྐྱལ་ཞུ་བསམ་ཡང་། ལྗོར་དཔུང་བཞེངས་

སོགས་ཕྱུགས་གཡེང་ཆེ་བས་ཞུ་མ་ནུས་པར་ལོ་ཧྲིལ་པོ་གཅིག་འགྱངས་པར། འདི་སྐབས་ཡར་ལ་རྟེང་བསྐུལ་ཕེབས་སྐོ་གནང་བྱུང་བ་ལ་རྒྱུ་མཚན་ཞིབ་ཆགས་ཕུལ་བས་སྐུ་ཚབ་གཙང་གཟུགས་པོ་ནས་གཞོན་ནུ་ལགས་གནང་བྱུང་བ་དང་བསྟུན། སྐར་ཆེ་བའི་བླ་མ་རྒྱལ་སྲས་དང་། སྐར་ཆུང་གི་བླ་མ་བརྒྱད་ར་བ་གཉིས་ཟུར་དུ་བཞུགས། སྐར་པ་གཉིས་སྤོ་ལུང་དུ་ལྷན་ཅིག་བསྒྲིལ་བའི་བླ་མར་ནང་སོ་རིན་ཆེན་དང་། གཉེར་པ་དཔོན་ཚུང་། གཞན་ཡང་ལས་ཚན་སོ་སོ་བསྐོ་བཞག་དང་། རྩིས་སྤྲོད་བསྐོས་ཇ་ཤེས་བརྗོད་རྣམས་འདི་ཀར་གྲུབ་པ་བྱས། སྐར་ཆུང་རྩིས་སྤྲོད་ལ་ཞལ་ངོ་གཟུགས་པོའི་ཟླར་བླ་མ་ལམ་པ་བ་བཏང་གྲུབ་པ་དང་བསྟུན་སྐར་ཆེན་སྤོ་ལུང་དུ་བསྒྲིལ་ནས་ལྷན་ཅིག་གདན་འཛུགས་པར་བྱས། ནང་ཆེན་ཁྲིད་ནས་དཔོན་སློབ་མགར་བསྟན་འཛིན་ཕུན་ཚོགས་ཀྱི་སྐུ་སྐྱེ་དང་། བླ་མ་བན་གྲོང་བ་ཚུལ་ཁྲིམས་རིན་ཆེན་པའི་སྐྱེ་བ། ཟླ་དགོན་བླ་མ་ཞོགས་པ། སྤང་བཟེད་དགོན་ནས་བླ་མ་བཀྲ་ཤིས་རིན་ཆེན་གྱི་སྐུ་སྐྱེ་རྣམས་འཛོམས་བྱུང་བར་བདག་རང་གིས་བརྩམས་ཆོས་པོ་ཧྲི་བཙུ་ལྷག་ཙམ་འདུག་པའི་ལུང་ཐོག་མཐའ་བར་གསུམ་བྱས་ཤིང་། བན་གྲོང་སྐུ་སྐྱེར་མགོན་པོ་ཕྱག་བཞི་པའི་དབང་སོགས་བྱས་ནས་ཁད་ཀྱིས་ནང་ཆེན་ཕོག་ཏུ་སླར་བཟློངས། ད་ལྟ་ལོ་དུས་ཀྱི་རིམ་གྲོ་གདན་ས་ཆེན་པོ་ནས་གློག་དཔོན་གྱིས་དབུ་བྱས་གསུང་རབ་གློག་སྒྲིག་ལ་བྱུང་བ་ཉི་ཤུ་རྩ་ལྔ་འཁོར་བའི་རྒྱལ་བའི་བཀའ་འགྱུར་རོ་ཅོག་ཚར་གཉིས་དང་། དེ་དག་གི་དགོངས་འགྲེལ་བསྟན་འགྱུར་ཚར་གཅིག་སྒྲིག་པའི་སྐབས་དང་། སླར་ལོ་དུས་ཀྱི་རིམ་གྲོ་སོས་གཏོར་ཆེན་མོ་ཡང་འཛུགས་རན་པའི་རྣམ་གཡེང་གི་མགོ་རྩོམ་པའི་སྐབས་འདི་བཞིན་ཡིན་ལ། གཞན་ཡང་གྲྭ་ཐང་གི་པར་གསོ་དཔྱད་ཀྱི་རྒྱུད་བཞི་ཀར་མཆན་བུ་ཞིབ་པ་དང་། གཤིན་རྗེ་ཡང་ཟློག་གི་ངག་འདོན་དང་། གཤིན་རྗེ་འཆར་ཀ་ཉང་གཏེར་གྱི་སྔགས་སྒྲུབ་དང་། བདེ་མགོན་གྱི་ལས་རིམ་གསལ་སྒྲོན་དང་། གཏོར་ཟློག་བྱ་མགོ་མའི་ལས་སྒྲིག་བསྟན་སྲུང་མཆོད་ཆ་དང་། རྡོ་རྗེ་གཙུག་ལག་ཕྲིན་ལས་དྲག་པོ་མངོན་དུ་བྱུང་བ་དང་། ཆོས་དབང་གི་ཀླུ་བདུད་ལྡོ་བའི་ཟབ་གཏེར་མན་ངག་སྙིང་གཟེར་ནག་པོ་དང་། དགོངས་པ་ཡང་ཟབ་ཀྱི་རྩ་གསུམ་ལས་བྱང་དང་། མགོན་པོའི་ཐོད་ནག་བེའུ་བུམ་གསུམ་པ་དཔལ་ཕག་གྲུས་མཛད་པ་སོགས་མཆན་བུས་བཀྲོལ། དེ་ལྟར་བླ་མ་ལྔ་པ་སྐུ་སྐྱེ་དང་ལ་ཕྱི་ཇོར་འཛིན་བླ་མ་ཆོས་སོགས་ཀྱིས་བསྐུལ་ངོར། རང་གི་རྟོགས་བརྗོད་རགས་པ་འདི་རྣམས་རང་གིས་གང་དྲན་དང་མ་དྲན་པ་ཟླ་བོ་རྒྱུས་ཅན་འདྲ་ལ་ཡང་དྲིས་ནས་ཕལ་ཕོལ་དུ་བྲིས་པ་ཡིན་ཅིང་། དེ་ལྟར་རང་ཉིད་བཅས་ནས་ཆོས་སྨྲ་ཤེས་པ་ནས་བཟུང་ད་

ལྷ་རང་ལོ་དྲུག་ཅུ་རེ་བཞི་ལོན་པའི་བར་དུ་ཁམས་དང་འདི་ཕྱོགས་ལྷོ་བྱང་རྣམས་སུ་རྣམ་དཀར་གྱི་འབྲེལ་བ་བཞག་པ་དང་དབང་ལུང་ཆེ་ཆུང་སྣ་ཚོགས་པ་བགྱིས་པ་དང་། དགེ་ཚུལ་དང་བསྙེན་རྫོགས་བསྒྲུབས་པ་དང་། སྟར་སྒྲོལ་གྱི་མཐིལ་སྒྲུབ་སྡེའི་མཚམས་གྲྭ་བཟྲེ་ལེན་དང་། ཡང་རི་སྒར་གྱི་མཚམས་གྲྭ་བཟྲེ་ལེན་སོགས་ཀྱི་སྐབས་སུ་དབང་ཁྲིད་ལུང་སོགས་བགྱིས་པ་དང་། ལོ་དུས་ཀྱི་སོས་གཏོར་དང་། མཚམས་བཅད་ཕྲན་བུ་བགྱིས་པ་དང་། དྲག་པོ་མངོན་སྤྱོད་ཀྱི་སྡིག་འཕངས་མནན་གསུམ། སྲོག་གཟེར་གཏད་གསུམ། སྡེབས་གཤོར་རླུང་གསུམ། འབྱེད་དགུགས་བསྐྲད་གསུམ། ཞི་རྒྱས་དབང་གསུམ་སོགས་ལས་རབ་འབྱམས་བསྒྲུབས་པ་དང་། སྐུ་གསུང་ཐུགས་ཀྱི་རྟེན་ཕྲན་ཚེགས་བཞེངས་པ་སོགས་མང་བར་ཡོད་ཀྱང་བརྗེད་ངས་ཀྱི་དབང་དུ་ཐལ་བས་འདིར་བྲི་རྒྱུ་མ་རྙེད། སྐྱེ་བོ་ཕོ་མོ་སྐྲ་བཅད་སྐྱབས་སྡོམ་ཙམ་བྱིན་པ་ནི་བགྲང་བས་མི་ལང་བ་ལྟ་བུ་ཡོད་དོ། །ཞེས་པ་ཡང་རང་ཉིད་ཀྱིས་སུག་བྲིས་སུ་གཡར་ཁྲལ་ཇེ་ཐོགས་པར་བགྱིས་པ་ཡིན་ནོ། །

སྐར་ཡང་གོང་གི་འཕྲོ་སྟེ་གོང་བསམ་ཡས་ཆོས་སྐྱོང་གི་ཟངས་ཀྱི་ཁྲི་མོ་རྫུ་འཕྲུལ་དང་ལྡན་པ་ཞིག་ཡོད་པ་རེ་ཞིག་ཚེ་འཕོས་མི་ལུས་ཐོབ་པ་རྒྱལ་དབང་རཏྣ་རྗེས་སུ་བཟུང་བླ་མ་གདན་གཅིག་པར་གྲགས། གདངས་དང་གར་འཆམ་ལ་མཁས་ཤིང་རྗེ་དེའི་ཐུགས་སྲས་སུ་གྱུར་པའི་སྐྱེ་བ་དགེ་སློང་སྣང་གསལ་བ་དཀོན་མཆོག་རྒྱལ་མཚན་ས་ཁྲི་ཟླ་བ་ལྔ་པའི་ཆོས་བཅུ་བདུན་ལ་མཛོད་འཛིན་དུ་བསྐོས། རང་ཕྱོགས་རྣམས་ཀྱིས་ལེགས་བྱའི་བཟ་མཆོན་ཀྱང་བྱས། ལྷུམ་ཞབས་དྲུང་། བླ་མ་མགར་གྱི་སྤྲུལ་སྐུ། བླ་མ་བཀྲ་ཤིས་རིན་ཆེན་གྱི་སྐུ་སྐྱེ་སོགས་འདུས་པ་མང་བར་དྭགས་པོའི་བཀའ་འབུམ། རྗེ་ཕག་གྲུའི་བཀའ་འབུམ། སྐྱོབ་པའི་བཀའ་འབུམ། རྗེ་ཀུན་དགའ་རིན་ཆེན་གྱི་བཀའ་འབུམ། རྒྱལ་དབང་རཏྣའི་བཀའ་འབུམ། དགོངས་གཅིག །ཟབ་ཆོས། བསྟན་སྙིང་། དགོངས་པ་ཡང་ཟབ། རྗེ་དངུལ་ཆུ་ཆོས་རྫོང་བའི་བཀའ་འབུམ། རང་ལུགས་ཀྱི་ཆོས་སྤྱོད་རབ་གསལ། བདེ་མཆོག །མགོན་པོའི་བསྐང་གསོལ། ཨ་ཕྱི། ཞིང་སྐྱོང་། དྲང་སྲོང་། གནོད་སྦྱིན་རྩེ་དམར་བ་རྣམས་ཀྱི་བསྐང་གསོལ། མགོན་པོའི་གཏོར་ཟློག་བྱ་མགོ་མ། བསང་རྟེན་བདེ་ལེགས་ཀུན་འབྱུང་། ཨ་ཕྱིའི་ལྷུག་གསོལ། རྒྱལ་གསོལ་ལ་སོགས་པ་ལུང་མང་བར་བྱས། རྟོར་དཔོན་གྱི་འབུམ་ཡང་ལེགས་པར་གྲུབ་པས། ས་ཁྲི་ཟླ་བ་བརྒྱད་པའི་ཆོས་བཅོ་ལྔ་ལ་མགོ་འཛོའི་ཐང་དུ་རུ་ཐོག་ལ་འགྱོར། ཆོས་བཅུ་དྲུག་ལ་སྦྲ་ནག་ཆེན་མོར་འདུས་པའི་ཚོགས་དང་བཅས་པས་དཔལ་འཁོར་ལོ་སྡོམ་པ་ཀ་ལོ་ལྷ་ལྔའི་དཀྱིལ་འཁོར་དུ་སྟ་གོན། ཆོས་བཅུ་བདུན་ལ་དངོས་གཞི་སོགས

རབ་གནས་ཀྱི་རྒྱུད་དང་སྤྱན་དབྱེའི་ཆོ་ག་རྒྱ་གཞུང་རྣམས་ནས་ཇི་ལྟར་གསུངས་པ་འཁྲུལ་བའི་དྲི་མ་དང་བྲལ་བ་དག་རྡོ་རྗེ་སློབ་དཔོན་གྱི་བྱ་བ་རང་ཉིད་ཀྱིས་བསྒྲུབས་ཏེ་ལེགས་པར་བགྱིས། སླར་ཡང་གད་ལ་འོར་དུ་བླ་མ་སྐུ་སྐྱེའི་ནང་རྟེན་དངུལ་ལས་གྲུབ་པ་ཨོ་རྒྱན་རིན་པོ་ཆེའི་སྐུ་ཁྲུ་གང་ཙམ་བཞེངས་འདུག་པར་བདག་ཉིད་གཅིག་པུས་གཤིན་རྗེ་བླ་གསང་གི་སྒོ་ནས་རབ་གནས་རྒྱས་པ་བྱས། སྦྲོ་ལུང་ཞབས་དྲུང་བདེ་བར་གཤེགས་པ་དེ་ཉིད་ཀྱི་སྤྲུལ་པའི་སྐུ་ལོང་པོ་གླང་དཀྱིལ་གྲོང་དུ་ཁྲིམ་ཚང་ཤར་པ་ཞེས་པར་ཡབ་ལྷ་རྒྱལ་དང་། ཡུམ་རྣམ་རྒྱལ་མོ་འབོད་པའི་སྲས་སུ་མེ་སྤྲེའུ་ལོར་སྐུ་བལྟམས་འདུག་པ་འཁྲུལ་མེད་ཡིན་པར་རྗེ་ཐོགས་སྟེང་ས་ཁྱི་ཟླ་བ་དགུ་པའི་ཉེར་ལྔ་ལ་དབུར་སྟོད་འབྲི་ཆོས་སྡུག་ཀླུང་རྩེ་བ་གཞིས་ཀ་སྲ་བརྟན་རྡོ་རྗེའི་གནས་མཆོག་ཏུ་སྤྱན་དྲངས། ཟླ་བ་དེ་ཀའི་ཉེར་བརྒྱད་ཡན་ལག་ལྔའི་འབྲས་བུས་མཆོག་ཏུ་དགེ་བའི་ཉིན་དབུ་སྐྲ་གཙུག་ཕུད་བྲེགས་ཤིང་སྐྱབས་སུ་འཛིན་པའི་དགེ་བསྙེན་དུ་བསྒྲུབས། མཚན་དཀོན་མཆོག་ཕྲིན་ལས་བཟང་པོར་གསོལ། མངའ་རིས་མང་ཡུལ་རྒྱལ་སྲས་ཆོས་རྗེ་རིན་ཆེན་པའི་གྲྭ་རྒྱུན་དང་གསེར་ཞོ་སྟོང་བྱུ་རུ་སྤོས་ཤེལ་སོགས་འབུལ་ཆས་བཟང་པོ་འབྱོར། མཐིལ་དང་ཀ་ཚལ་སོགས་སུ་འབོད་མི་བྱུང་བས་ཕྱིན། ཡང་གངས་རི་ཏྲི་སེར་སྦྲོ་ལུང་གི་རྗེ་བདེ་གཤེགས་ཀྱི་ཕྱི་རྟེན་གསེར་གདུང་བཞེངས་མི་འཁོར་བ་དག་སྟབས་གཅིག་ཏུ་དགོན་པ་རྒྱང་གྲགས་སོགས་ནས་ཀྱང་གྲྭ་རྒྱུན་དང་། གསེར་བྱུ་རུ་སྤོས་ཤེལ་ལ་སོགས་པའི་འབུལ་ནོར་རྒྱ་ཆེ་ཡང་འབྱོར། སླར་སྐབས་ཤིག་ཏུ་རྐྱེན་གང་ཡང་མེད་པར་མཇུབ་མོ་ཤིན་ཏུ་ན་བ་ཞིག་བྱུང་བས་བདེ་མཚམས་སུ་བཅད། མཚམས་ཁོག་དེ་ཁར་བླ་མ་ལྔ་པ་སྐུ་སྐྱེ། མགར་སྐུ་སྐྱེ། རིན་རྒྱལ་བའི་སྐུ་སྐྱེ། བཀྲ་ཤིས་རིན་ཆེན་པའི་སྐུ་སྐྱེ། ཁམས་སྐྱོ་ནང་སོ་སོགས་ལ་ལྷ་ལྷན་གྱི་ཁྲིད་བཤད་སྨྱུར་མདོར་བསྡུས་ཙམ་ལ་དམིགས་རྐང་རྒྱས་པ་སྦྱར་བཅངས་མ་ཞིག་བདུན་གཉིས་ལ་གྲུབ་པར་བྱས། རིན་རྒྱལ་བའི་སྐུ་སྐྱེ་ལ་བསྙོས་བྱ་དང་བཅས་སྒྲ་གླང་ཆེན་དགོན་དུ་བཏྫངས། དེ་ནས་ས་མོ་ཕག་ལོ་གསར་པའི་ལོ་དུས་ཀྱི་རིམ་གྲོ་གཤིན་རྗེ་ཚེ་བདག་གི་སྒྲུང་ཟློག་སྒྲུབ་པ་དང་། བཀའ་བསྟན་འགྱུར་སྒྲོག་པ་སོགས་གྲུབ་ཅིང་། སོས་གཏོར་ཡང་བགྱིས། བླ་མ་ལྔ་པ་སྐུ་སྐྱེ་ཡང་སྒོམ་སྡེ་ནང་ཆེན་ཁྲིད་དུ་རྫོང་བཙ་གྲུབ།

དེ་ནས་གཙང་ཤེལ་དཀར་སྒྲུབ་སྡེ། ཏཙུ་མཆོག་གྲུབ་གླིང་སོགས་ཕྱོགས་མཐའི་མཚམས་གྲྭ་ལོ་གསུམ་གྱི་བཅྫེ་རེས་དགོས་པ་རྣམས་སོ་སོ་ནས་འབྱོར། ད་ལྟ་མཚམས་གྲྭ་བཅྫེ་ལེན་དང་བླ་མ་བསྙོ་བཞག་གི་གྲབས་ཡུལ་ཉེར་བསྡོགས་བགྱིད་པའི་སྐབས་སུ་ཡོད་པ་འདི་བཞིན་ནོ། །དེ་ནས་

དེ་ཀའི་སྐུས་ལ་སྒྲོ་ལུང་དུ་ཕྱིན། སྐར་པ་མཚམས་གྲྭ་ཁག །མཐིལ་སྒྲུབ་སྡེའི་མཚམས་པ་སོགས་འདུས་པ་མི་ཉུང་བ་ལ་ཕྱག་རྒྱ་ཆེན་པོ་ལྷ་ལྷན་གྱི་ཉམས་ཁྲིད་ཀོ་དོན་བཤད་སྦྱར་དང་སྦྲགས་པ། འཁོར་ལོ་སྡོམ་པ་ནཱ་ལོ་ལྷ་ལྔའི་དབང་རྒྱས་པ་དབང་དོན་རྒྱུད་སྡེའི་དགོངས་པ་འཁྲུལ་མེད་དུ་བཀྲལ་བའི་བཤད་པས་བརྒྱན་པ། དགོངས་པ་ཡང་ཟབ་ཀྱི་རྩ་གསུམ་གཏོར་དབང་། ཞི་ཁྲོ་རིགས་བསྡུས་ཀྱི་དབང་། རིག་འཛིན་པདྨ་གླིང་པས་གུང་ཐང་རྡོ་རྗེ་གུར་ཕུག་ནས་སྤྱན་དྲངས་པའི་བླ་མ་དྲག་པོ་དམར་ཆེན་གྱི་དབང་ཚོག་རིག་པ་དོན་ལྡན། དཔལ་མགོན་ཕྱག་བཞི་པའི་བུམ་དབང་བཅུ་བཞི་པ་རྣམས་ཀྱང་ལག་ལེན་འཁྲུལ་མེད་དབང་དོན་བརྡ་བཀྲོལ་ལུང་རིགས་ཀྱིས་རྒྱབ་སྐྱོར་བ་བྱས། བཅའ་ཡིག་གསར་པ་བསྒྲགས་པ་དང་། ཁྲིམས་ཀྱང་སྔོན་ཚད་ལས་དམ་ཙམ་ཨེ་ཡོང་གི་ཁ་ཏ་ཚོགས་ལབ་ཞིབ་ཏུ་གཏང་ནས་ཡོད།

དེ་ནས་རྩེ་བར་འབྱོར། དབྱར་སྨད་རྩེ་བ་སྐོར་དུ་རིམས་བདུན་དྲུག་པ་ཞིག་མཆེད་པར་གཤིན་རྗེའི་གཤེད་པོའི་ལས་མཐའ་རྒྱ་མའི་ཞགས་པ་ལ་བརྟེན་པའི་རིམས་ནད་གཙོད་པའི་ཐབས་བྱས་པས་འགྲོ་གཙང་དུ་ཆད། ས་མོ་ཕག་ལོ་འདིར་འབྲས་དྲུག་ཤིན་ཏུ་ལེགས་པ་རྒྱལ་ཁམས་ཕྱོགས་ཁྱབ་ཏུ་བྱུང་བར་སད་ཀྱི་ཉེར་འཚེ་བྱུང་དོགས་གཞན་པས་བསྐྱུལ་བ་མེད་ཀྱང་། རང་གི་བསམ་བཟང་མཐིང་རིལ་གྱིས་གནམ་འདེགས་པའི་དཔེ་ལྟར་དང་དུ་བླངས་ནས་རྒྱ་ནག་ཆུ་འཁོར་ཆེ་བ་འཛུགས་པ་དང་། སྔགས་དམིགས་ཙམ་བྱས་པས་སྤྲིན་ཡེ་མེད་ཀྱང་བ་མོ་ཐམས་ཅད་ཟིལ་པར་འགྲོ་བ་དང་། ཆུ་འཁོར་གྱི་སྒྲོས་ཀྱི་རྩ་བར་དངུལ་ཆུ་དངོས་སུ་བྱུང་བ་ཆུ་དཔོན་གྱིས་བླངས་འདུག་པ་དང་། ཆུ་འཁོར་བསྐོར་བའི་ཚེ་དེ་མ་ཐག་སྤྲིན་འདུ་ཆར་འབབ་པ་དང་། ཆུ་འཁོར་གྱི་ཆུ་བཅད་པའི་ཚེ་གནམ་ཐངས་པ་སོགས་ལག་པའི་འདུ་བྱེད་ཀྱིས་བཙོས་པ་ལྟར་རང་དབང་དུ་འདུག་པ། གྲོགས་པོ་རྣམས་ལ་ཁ་ཏ་སློབ་སྟོན་བྱེད་པ་བས་ནམ་མཁའ་སྟོང་པ་རང་དབང་འདུ་བ་ཞིག་བྱུང་བའི་ཉམས་མཚར་བ་ཙམ་དུ་བྱུང་། དེ་ཀའི་སྐུ་ལ་རྒྱལ་བ་ཐམས་ཅད་མཁྱེན་པ་ཆེན་པོའི་ཞབས་རྟུལ་ཕྱག་བཀྱི་བའི་སྐད་དུ་ཧོར་ཟླ་བརྒྱད་པའི་ཡར་ཚེས་བཅུ་གཅིག་ལ་རྩེ་བ་ནས་བཏེག །ལམ་ཞག་གསུམ་གྱིས་ལྷ་ལྡན་ར་ས་འཕྲུལ་སྣང་གི་གཙུག་ཁང་ཆེན་པོར་ཚེས་བཅུ་བཞི་ལ་འབྱོར། འདི་སྐབས་དྲང་སྲོང་གདོང་པ་ཤར་ཏེ་རྒྱལ་བ་ཆབ་ཞུགས་པ་ལ་ཕེབས་འདུག །ཉི་མ་ཁ་ཡར་པོ་ཏ་ལའི་ལྷག་སྒོ་ནས་ཞབས་འབྲོས་ཀྱིས་ཕེབས་པར། ཞབས་ཚོགས་ལ་ཆབ་བབ་ནས་སྣུན་ཟུག་དང་སྐྲང་པོ་ཡོད་པ་ཞིག་བྱུང་འདུག་པར་རོང་ནས་ཆུ་རྡོན་བླངས་པ་སྐྱར་བསྲེས་པས་

ཞབས་ལ་འཁྲོད་བསྟེན་གནང་བའི་སྐབས་ཀྱི་སྐུ་མཚམས་ཤིན་ཏུ་དམ་པ་ཞིག་བཅད་འདུག་པ། བདག་ཚོར་ཟུར་ཆས་སོགས་ཀྱང་ནོམ་པར་གནང་ཞིང་སྟེན་གཞི་ཚུང་ཟད་མ་དྭངས་བར་སྐུག་སྟོད་བྱས་པར་སྐུགས་མ་བུད་གསུངས་པ་སོགས་ཕེབས་བྱུང་བས་ལྡོད་ཕབས་ནས་བསྡད། ཉེར་ལྔའི་ཉིན་སྐུ་མཚམས་དམ་པའི་ཡོངས་སུ་གྲོག་གསུངས་པས་ཕྱིན། བདག་དང་ཉེ་གནས་དན་པ་དང་ལྷེ་མིག་པ་རྣམ་དག་གསོལ་དཔོན་དང་བཞི་སྐུ་གཞོགས་སུ་ཐར་ཅིང་ཕྱག་འབུལ་གྲུབ་ནས་འགག་ཏུ་སྡོད་བཅུག །བདག་གི་ཕྱག་འབུལ་སྐབས་བཞུགས་གདན་མཐོ་གང་ཙམ་ལས་མི་འདུག་ཀྱང་བཞེངས་པ་དང་མཇལ་དར་སློག །དབུ་ཕྱུག་སོགས་མཐོང་བཟོས་དཔེ་མེད་གནང་། བདག་ལ་ཡང་གདན་མཐོ་གང་ཙམ་འདུག །དེ་ཉིན་རེ་པ་རྗེར་རྒྱངས་ལ་བདག་དཔོན་སློབ་གཉིས་མ་གཏོགས་སུ་ཡང་མེད་པར་གནང་ནས་གཤིན་རྗེ་ཚེ་བདག་ལྷུགས་སྡིག་སྐོར་ཡང་ཟློག་གིང་ཀང་བཀའ་གཏེར་གྱི་སྐོར། འཆར་ཁ་སོགས་གཤེད་སྐོར་རྣམས་ལ་ཐྲི་རྩད་དང་དོགས་གཅོད་ཞིབ་རྒྱས་སུ་གནང་། དེའི་ཕྱི་ཉིན་ཆ་བཞེས་གོང་ཙམ་ནས་ཡང་པོ་ཏ་ལར་ཕྱིན། ཀྱང་ཚིགས་སྐབས་མ་གཏོགས་ཉི་མ་བཞུད་གདོང་བར་སྤྲ་ཉིན་ལྟར་གཞན་པ་སུ་ཡང་མེད་པར་སྤྲ་མའི་གསུང་འགྲོ་རྣམས་ཀྱི་འགྲོ་དང་། གཞན་ཡང་བཀའ་བརྒྱུད་བདེ་འདུས་ཀྱི་ཁྲོ་རོལ་སྐོར་དང་། ཐྲིགས་པ་ཉི་ཤུ་ཁམས་ཕྱིན། འཁོར་ནག་བཀའ་གཏེར། གཏད་ཁྲམ་ཏུས་སྦལ་ནག་པོ། རྒྱལ་གསོལ་ལྷ་གང་མ། སྔགས་སྲེབས་ཀྱི་སྐོར་སོགས་དྲག་པོ་མངོན་སྤྱོད་ཀྱི་གཞུང་ཆེན་མང་པོ་དང་། མགོན་པོ་ཕྱག་བཞི་པ་དང་ཞལ་བཞི་པའི་སྐོར་སོགས་ཤིན་ཏུ་མང་བའི་ཐྲི་རྩད་དོགས་གཅོད་དང་། གཞན་ཡང་འཕྲུལ་ཡུན་གྱི་གསུང་འགྲོ་མང་རབས་གནང་། ཁྱེད་ཀྱིས་མངོན་སྤྱོད་ཀྱི་ལས་སྦྱོར་བྱས་པའི་རྟགས་ཐོན་པ་ཇི་ཙམ་བྱུང་། ལས་སྦྱོར་གཞུང་གང་འདྲའི་རིགས་ལག་ཏུ་བླངས་སོགས་ཐྲི་རྩད་ཤིན་ཏུ་ཞིབ་པ་གནང་བྱུང་བའི་ལན་ཐམས་ཅད་སྦ་གསང་མེད་པར་ཞུས། ལྷག་པར་གཤིན་རྗེ་ལྷུགས་སྡིག་གི་མཆོད་རྟེན་བཅའ་ལུགས་དེང་སང་སྒྲོན་མ་དྲུག་པ་ལྟར་མདོར་བསྡུས་ཙམ་མ་གཏོགས། ཊཱི་ཀ་རིན་ཆེན་ཕྲེང་བ་ལྟར་གཅེས་པའི་འཁོར་ལོ་བཅུ་གསུམ་ཙམ་རྫོགས་པར་གྲུབ་པའི་བཅའ་གཞི་ཡོངས་རྫོགས་རྒྱས་པ་འདི་ལག་ལེན་ཞིབ་ཆ་དབུས་གཙང་གི་སྔགས་བན་སུ་ལ་ཡང་མི་འདུག་པས། ཁྱེད་ཀྱིས་གཤིན་རྗེ་ཡང་ཟློག་གཟའ་གདོང་ཞལ་གདམས་ལྟར་ཁ་གསལ་ཞིང་ལག་ཏུ་ལེན་བདེ་བ་ཁྲིགས་ཆགས་ཤིག་ཅིས་ཀྱང་གྱིས་གསུངས་པའི་ཕེབས་སྙོ་ནན་ཆགས་སུ་གནང་ཞིང་། ཉི་མ་བཞུད་མཚམས་སྐུ་གཞོགས་སུ་དངོས་པོའི་གནང་སྦྱིན་ཀྱང་ནོམ་པ་བསྐལ་ཏེ་ལྷ་སར་ལོག །ཕྱི་ནངས་ཉེར་བདུན་གྱི་

ཉིན་སྐུ་གཞོགས་ནས་ཆོས་རྗེ་སྨོས་དགའ་བའི་སྐུ་ཚ་ལགས་འབལ་འབལ་ཟེར་བ་ཞིག་ཡོད་པར་ཡང་ཟློག་གི་སྐོར་རྣམས་དང་། ཕྱག་བྲིས་སམ་ཏ་དང་དོགས་གཅོད་ཕྲན་བུ་ལ་མཆན་བུ་དགོས་ཚུལ་གནང་བྱུང་བར། ཡང་ཟློག་གི་སྲུང་ཟློག་བསད་མནན་གྱི་སྔགས་ཚིག་ལ་ཤམ་བསྒྱུར་བྱེད་ཚུལ་སོགས་སྔ་སོར་ཕྱུལ་མ་གྲུབ་པའི་འགྲོ་རྣམས་དང་། བསད་མནན་གྱི་ངག་འདོན་ཉེས་བྲུས་དྲག་བསྐུལ། སོ་སྡེབས་ཀྱི་དྲིགས་པ་བསྐུལ་བ། ཟླ་གསང་འདུས་པའི་ཏཀྐར་གསུངས་པའི་ཕྲིན་བསྐུལ་སོགས་བློ་ལ་གང་འདུག་རྣམས་ཀྱང་བྲིས་ནས་ཕུལ། གཞན་ཕྱག་དཔེ་འབུལ་དགོས་དང་རྟགས་ལྡན་དུ་བསྒྲུབས་པའི་ཕྲིན་གྱི་ཕབ་རྒྱུན་འབུལ་དགོས་སོགས་མང་བ་ཐོར་འཕོད་གནང་བྱུང་བ་རྣམས་བྱེར། ཉེར་དགུ་ལ་ལྷ་ལྡན་ནས་བཏེག །ལམ་ཞག་ལྔ་བགྲིས་ནས་རྩེ་བར་འབྱོར། དེ་ལྟར་གྱི་ཡར་ལམ་དང་ཕྱིར་ལམ་ལྷ་སར་སྡོད་རིང་སོགས་ལ་བསྡོ་བྱུང་དང་འཕྲད་མི་སོགས་བགྲང་ལས་འདས་པ་ཟང་ཟིང་ཕོར་ཡུག་ཏུ་སོང་། རྩེ་བར་འབྱོར་ནས་སྟག་ལུང་ཞབས་དྲུང་རིན་པོ་ཆེ་མ་ཆེན་གྱི་སྐུ་གཞོགས་ནས་བླ་མ་ལུང་རིངས་པ་འབྲུལ་ཞིག་ཆེད་གཏད་ཀྱིས་རྫོང་བཙ་གནང་བྱུང་བར། མདོ་མང་གི་ལུང་རྣམས་ཞབས་དྲུང་མ་ཆེན་རང་གསན་པའི་རྗེས་ཡིན་པས་འདི་པ་ལ་གྱིས་ཞེས་ཕེབས་བྱུང་བར། མདོ་མང་གི་ལུང་རྣམས་མཐར་ཆགས་སུ་བཀླག་ལུང་ནི་མ་ལྷོགས། ཐོག་མཐའ་བར་གསུམ་དགྱེས་མ་བས་ཞིབ་ངེས་པ་བྱེད་པའི་སྐབས་འདི་བཞིན་དུ་གནས་སོ།། །།དགེའོ། །
དགེའོ། །དགེའོ། །

༄༅། །དཔལ་ལྡན་བླ་མ་དམ་པ་རྡོ་རྗེ་སློབ་དཔོན་ཆེན་པོ་རིག་པ་འཛིན་པའི་
འཁོར་ལོས་བསྒྱུར་བ་ཆོས་ཀྱི་གྲགས་པའི་རྣམ་པར་ཐར་པའི་
ཆ་ཤས་ཙམ་བརྗོད་པ་བཞུགས་སོ། །

ཀུན་ལ་ཕན་བྱེད་དགའ་སྟོན་བྱ་བའི་སྙིང་རྗེ་དང་། །བ་སྤུ་གཅིག་ལའང་གུས་པའི་བསོད་ནམས་གྲངས་མེད་ཚོགས། །ཐོས་ཤེས་སངས་རྒྱས་རྡོ་རྗེའི་སློབ་དཔོན་མཆོག་ཉིད་ལ། །ཡང་ཡང་ཕྱག་བགྱི་ཁྱོད་ཀྱི་ངང་ཚུལ་ཆ་ཙམ་བརྗོད། །རྡོ་རྗེའི་གསུང་གི་རང་གི་གདམས། །ཆུ་གཏེར་དམན་པའི་མདུན་སྨས་ཏེ། །ཆ་ཙམ་བུམ་ཆུ་ལྟར་སྦྲེངས་པ། །མཚར་ཕྱིན་འདི་གོ་བདག་གིས་བསགས། །གདམས་བཟང་སྟོན་མེད་བི་ཊྚའི། །ཕྲེང་བ་ཡུལ་བཟ་སྲད་བུ་ལ། །འོས་མིན་སྐྱན་ངག་སྐྱན་པའི་ཚིག །གསེར་གྱི་སྐུད་པ་ཁོ་ནར་སྦྲེངས། །རྟོགས་བརྗོད་རིན་ཆེན་རི་མོ་ནི། །རྣམ་དཔྱོད་པིར་གྱིས་གང་བྲིས་པ། །ལོ་གྲངས་བྱེ་བ་བྱེ་བར་ཡང་། །ཐུབ་པ་ཞེས་བྱ་ཡོད་པ་མིན། །དེ་ལྟར་ཡུལ་དམ་པ་ལ་མཆོད་པར་བརྗོད་ཅིང་གླེང་བསླང་བའི་སྒོ་ཕྱེ་སྟེ། ཐོས་པ་ལས་བྱུང་བའི་ཤེས་རབ་དང་། རྣམ་པར་དཔྱོད་པའི་མིག་གིས་དམ་པའི་ཚུལ་ལ་ཅུང་ཟད་བསམ་ན་འདི་ལྟར་ཤེས་ཏེ། སངས་རྒྱས་བཅོམ་ལྡན་འདས་རྣམས་ནི་རང་གི་ངང་གིས་གཞན་ལ་ཕན་པའི་ངང་ཚུལ་ལས་མ་གཡོས་པར་གདོན་མི་ཟ་བ་ཉིད་དུ་གྲུབ་པ་ཡིན་ནོ། །རྒྱུ་མཚན་དེའི་ཕྱིར་སངས་རྒྱས་ལ་བྱས་པ་ཤེས་ཤིང་དྲིན་དུ་གཟོ་བའི་རབ་ཏུ་དང་བ་ནི་འབྲས་བུ་ཡོད་པ་ཉིད་དུ་མ་ཟད་ཚད་མེད་པའི་འབྲས་བུ་ཐོབ་པས་ཤིན་ཏུ་དད་པ་བསྐྱེད་པར་བྱའོ། །དེ་ལ་གུས་པ་ཡང་ཡོན་ཏན་ཕུལ་དུ་དབྱུང་དུ་མེད་པ་རྣམ་པར་ཐར་པའི་ཚུལ་ཐོས་པ་དང་། གསུང་རབ་ཡན་ལག་བཅུ་གཉིས་ལ་སོགས་པ་འཆད་པ་དང་། ཀློག་པ་དང་། ཀུན་ཆུབ་པར་བྱེད་པ་དང་། གཞན་ལ་རྒྱ་ཆེར་སྟོན་པ་ལས་འབྱུང་བ་ཡིན་པས། འདིར་ཡང་དམ་པའི་རྟོགས་པ་བརྗོད་པ་གཏིང་མི་གཡོ་ཞིང་ཤིན་ཏུ་ཟབ་པས་ན་རྒྱ་མཚོ་ཆེན་པོའི་དོ་ཟླར་གྱུར་པ་ཉིད་ལས་བ་སྤུ་གཅིག་གི་རྩེ་མོར་ཆགས་པའི་ཐིགས་མ་ཙམ་གྱི་ཡོན་ཏན་གྱི་ཆ་ཤས་རང་ཉིད་ཀྱི་བློ་དང་རྗེས་སུ་འཚམ་པར་བརྗོད་པ་ལ་སྤྲོ་བ་རྒྱ་ཆེན་རྒྱས་པར་གྱུར་ཏོ། །

དེ་ཡང་འདི་སྐད་ཐོས་ཏེ། ལྔ་བརྒྱ་ཐ་མ་རྩོད་ལྡན་དང་བཅས་པའི་དུས་སུ་གནོད་གནས་ཀྱི་ཕྱོགས་ཁ་བ་ཅན་གྱི་རི་རྒྱུད་དུ་མིའི་འདྲེན་པ་བདུད་ལས་རྒྱལ་བ་རཏྣ་ཤྲཱི་ཞེས་འཛིག་རྟེན་གྱི་

ཁམས་སུ་གྲགས་ཤིང་ངའི་བསྟན་པ་ལ་བྱ་བ་བྱེད་པར་འགྱུར་རོ། །དེ་ནི་ཁོང་ཁྲོ་དང་བྲལ་ཞིང་ཟབ་ཆོས་དེ་དང་དེ་དག་གི་བདག་པོར་ཡང་རྗེས་སུ་བསྔགས་སོ། །དེ་རྣམས་ལ་འདི་སྐད་ཅེས་བྱ་སྟེ། གང་གིས་སྤྱད་པའི་རྒྱ་མཚོའི་ཕ་མཐའ་སུ་ཡིས་དཔོག་པར་ནུས། །བརྩེ་བའི་བྱམས་དང་སྙིང་རྗེའི་ཐ་རླབས་གཡོ་ལའང་ཉིན་མཚན་མེད། །སངས་རྒྱས་ཡེ་ཤེས་ལྷུ་པོ་རིན་ཆེན་རིན་ཐང་ཚད་དང་བྲལ། །དད་པས་དེད་དཔོན་དམ་པའི་ཆེད་བརྗོད་གྱུ་ཡི་སྦྱོར་བ་བྱེད། །སངས་རྒྱས་བལྷ་སྐབས་མ་ཐོབ་ལ། །ཚངས་པ་ཡང་ནི་མ་མཐོང་མོད། །བདེན་པ་ཤོན་སྟོན་པ་ལ། །དཔྱད་ཚེ་རྒྱལ་དེས་བདག་ཡིད་བཀྲུས། །རྫོད་དང་བཅས་དུས་རིང་པོ་ན། །ཀཻ་ལ་ཤ་ཡི་རི་ནང་དུ། །མི་ཡི་འདྲེན་པ་རཏྣ་ཤྲཱི། །གྲགས་པ་ས་ལ་འཁྱུད་པར་འབྱུང་། །བརྒྱད་ཅུའི་ས་ཡ་ཕྲག་གི་གྲངས། །འདུས་བཅས་བསྟན་ལ་བྱ་བ་བྱེད། །དུས་གསུམ་རྒྱལ་བའི་ཕྲེང་དུ་ཡང་། །གནས་དང་མཚན་གྱིས་གསལ་བར་བསྟན། །དེ་ཉིད་སྣར་ཡང་འགྲོ་ཀུན་ལ། །དགའ་བའི་རིན་ཆེན་འབར་བ་དེས། །ཆོས་སྐུ་གཅིག་ཏུ་བྱིན་བརླབས་པ། །རིག་པ་འཛིན་རྒྱལ་ཁྱོད་ཉིད་ལགས། །དཔལ་མཆོག་དང་པོའི་དབྱར་གྱི་རྔས། །གདུག་པ་ཅན་ཀུན་སྙིང་འགས་པ། །ཧེ་རུ་ཀ་པ་གྲུབ་པ་དེར། །པདྨ་སཾ་བྷའི་ལུང་གིས་གྲགས། །ལྷ་སྲས་ལྷ་ཡི་རྣམ་རོལ་ཅན། །འཇམ་དཔལ་དབྱངས་ཀྱི་ཁྲིར་འདུག་པ། །དེ་ཉིད་ནས་ནི་ད་ལྟའི་བར། །མཚོ་སྐྱེས་རྡོ་རྗེའི་བསྟན་པ་བསྲུངས། །ཡང་ནི་བདེ་གཤེགས་སེང་གེའི་བཀས། །ཀླུ་ཡི་རིང་ལུགས་འདེགས་པ་ལ། །གཉིས་པ་མེད་པའི་ཤ་ར་བྷ། །ཀླ་བའི་ཞབས་སུ་ཁྱོད་བསྔགས་སོ། །ཞེས་སོགས་ངོ་མཚར་བའི་གཏམ་གཞན་ཡང་འདི་ལྟར་ཐོས་ཏེ། འདྲེན་པ་མཆོག་འདི་ཟླ་དགོན་ཞེས་བྱ་བར་བླ་མ་དགོངས་པ་འདུས་པའི་བསྙེན་སྒྲུབ་དང་རྗེས་སུ་འབྲེལ་བའི་སྨིན་པར་བྱེད་པའི་ཚོགས་སྐལ་ལྡན་མང་པོ་རྡོ་རྗེའི་ས་ལ་བཀྲི་བར་མཛད་པའི་སྐབས་ཤིག་སྨན་པ་མགོ་རྔོན་ཞེས་བྱ་བས་དུས་དེའི་རིང་ཐོ་རངས་ཀྱི་ཆེ་ཐོག་མའི་སྐྱེམས་སྟོབ་པར་ཡི་དམ་བཅས་པ། ཉིན་གཅིག་དབང་བསྐུར་བ་བརྩམས་པའི་གྲལ་དུ་འདུག་པ་ན་འདྲེན་པ་མཆོག་འདི་མ་ཧཱ་གུ་རུ་དྲག་པོ་རྩལ་སྨུག་ནག་སྲིན་པོའི་ཆ་བྱད་ཁ་ཊྭཱཾ་ག་དང་ཐོད་ཁྲག་འཛིན་པ། འཛིགས་པ་ལ་འཛིགས་པ་སྐྱེར་བ་ཞིག་གི་སྐུར་མཐོང་ནས་དངངས་སྐྲག་དྲན་པ་མེད་པར་གྱུར་པ་ན་ཕྱག་གི་དྲིལ་བུའི་སྒྲ་ཐོས་མ་ཐག་སད་དེ་གདོང་མཆི་མ་དང་བཅས་ཤིང་ལྟ་བར་མི་བཟོད་པ་ཙམ་དུ་འདར་བཞིན་དལ་བུས་བལྟས་པ་ན་སྐུ་དངོས་ཉིད་དུ་མཐོང་ཡང་དེ་ཕྱིན་ཆད་འཇིགས་པའི་སྣང་བ་བརྒྱུད་མར་བྱུང་ནས་ཞབས་དྲུང་དུ་འགྲོར་མི་སྤོབས་པ། བརྩོན་འགྲུས་ཞེས་བྱ་བས་གདམས་པར་གསོལ་བ་ན། དེའི་ཚུལ་དངོས་ཉིད་ལ་དྲི་བ་

མཛད་པས་ན་ཞིང་དབུགས་རྡོན་མོ་དང་བཅས་རྒྱས་པར་གསོལ་བས། དེ་ནི་སྟོན་མཆོག་གི་སློབ་དཔོན་པདྨ་སཾ་བྷ་ཝ་བརྟུལ་ཞུགས་ཀྱི་སྤྱོད་པ་མཛད་པའི་ཚེ། ཕོ་བོ་འཇིགས་མེད་སེང་གེ་ཞེས་བྱ་བར་གྱུར་པ་ན། ཀྱོད་ཟ་ཧོར་རྒྱལ་པོའི་བུ་སྡིག་ཧོ་ཅན་དུ་སྐྱེས་པ། ཞི་བའི་སྣོད་དུ་མ་གྱུར་པས་རྣམ་པར་ཤེས་པ་ཆོས་དབྱིངས་སུ་སྤར་ནས་ཤ་ཁྲག་ཚོགས་འཁོར་དུ་རོལ་བས་དེའི་བག་ཆགས་སད་པ་ཡིན་པས་སྐྱོན་མེད་དེ། ཕྱིན་ཆད་ལས་དབང་གིས་འཁོར་བར་མི་འཁྱམ་པ་ཕོ་བོས་ཤེས་སོ། །ཞེས་དབུགས་ཕྱུང་བས་མི་ཕྱེད་པའི་དད་པ་ཐོབ་པར་གྱུར་ཏོ། །

གཞན་ཡང་སངས་རྒྱས་དྲུག་པ་སེང་གེས་མགོན་པོ་ཀླུ་སྒྲུབ་ཀྱི་ཕྱིན་ལས་བསྒྲུབ་པའི་སླད་དུ་དཔལ་ལྡན་ཟླ་བ་གྲགས་པ་དེ་ཉིད་སྤྲུན་སྔ་འབྲི་གུང་གླིང་པར་སྤྲུལ་ནས་དམ་ཆོས་དགོངས་པ་གཅིག་པའི་ཆོས་ཀྱི་སྒོ་དང་ཚུལ་དང་སྣང་བ་ཆེན་པོ་སྨྲ་མེད་པར་སྐད་ཅིག་ཙམ་དུ་ཕྱེས་པའི་ཡུན་ལའང་སེམས་ཅན་གང་དག་ཉན་རང་གི་འབྲས་བུ་ལ་བཀོད་པ་དང་། མི་སྐྱེ་བའི་ཆོས་ལ་བཟོད་པ་ཆེན་པོ་ཐོབ་པ་ལ་བཀོད་པ་དང་། མངོན་པར་མཐོ་བའི་རྟེན་ལ་བཀོད་པའི་གྲངས་ནི་འཕགས་ཆེན་རྣམས་ཀྱིས་ཀྱང་བགྲང་བར་ག་ལ་ནུས། ཞེས་བཀའ་བསྩལ་པ་ན། ཐེག་པ་མཆོག་ལ་ཐུགས་གཞོལ་བ་མི་འཕྲོག་པའི་མཁྱེན་རབ་དང་ཐུགས་རྗེ་མངའ་བ། རི་མོར་བྲིས་པའི་བ་དྲུས་མ་ལས་འོ་མ་བཞོས་པས་བདེན་པར་ཞེན་པ་ལྡོག་པར་མཛད་པ་དེ་ཡང་བླ་མ་དམ་པ་འདི་ཉིད་ཀྱི་རྣམ་པར་འཕྲུལ་པར་ཤེས་ཏེ། དཔལ་འབྲི་གུང་པ་ཆེན་པོའི་ཐུགས་ཀྱི་སྲས་སངས་རྒྱས་ཐམས་ཅད་ཀྱི་བསྟན་པ་གཅིག་པར་སྟོན་པའི་ཁྱད་ཆོས་ཀྱི་མཛོད་འཛིན་པ་ཆེན་པོ་དེ་བླ་མ་དམ་པ་འདི་ཉིད་ཀྱི་རྣམ་པར་འཕྲུལ་པ་ཡིན་པར་ཡང་ནས་ཡང་དུ་བཀའ་བསྩལ་པས། དེ་སོགས་དུས་གསུམ་གྱི་རྣམ་པར་ཐར་པ་ཟབ་རྒྱས་མང་དུ་བཞུགས་པ་ནི་རྣམ་ཐར་ཉིད་མཛད་པས་དངོས་དང་ཤུགས་ཀྱིས་རྟོགས་པར་བྱའོ། །

ཡང་ཟླ་དགོན་དུ་གྲུབ་པའི་དབང་ཕྱུག་ནམ་མཁའ་ལྷུན་གྲུབ་ལས་མཆོག་གི་དང་པོའི་སངས་རྒྱས་དཔལ་དུས་ཀྱི་འཁོར་ལོའི་མན་ངག་ཟབ་ལམ་རྡོ་རྗེའི་རྣལ་འབྱོར་རྫོགས་པར་གསན་ཏེ། སོར་སྡུད་མཚན་མོ་གསེང་མེད་སྨུན་པའི་རྣལ་འབྱོར་དང་། ཉིན་མོ་སྤྲིན་མེད་ནམ་མཁའི་རྣལ་འབྱོར་རྣམས་ཐུགས་ཉམས་སུ་བཞེས་པའི་ཚུལ་སྟོན་པ་ན། དཔལ་ལྡན་རྒྱུད་ཀྱི་རྒྱལ་པོ་ལས། ནམ་མཁའ་ཀུན་ནས་ཞེན་པའི་སེམས་དང་མིག་ནི་མི་འཛུམ་རྡོ་རྗེའི་ལམ་དུ་རབ་ཏུ་ཞུགས་པ་ཡིན། །སྟོང་པ་ལས་ནི་དུ་བ་སྨིག་རྒྱུ་རབ་གསལ་དྲི་མ་མེད་པའི་མཁའ་སྣང་ཉིད་དང་མར་མེ་དང་། །འབར་བ་

དང་ནི་ཟླ་བ་ཉི་མ་རྡོ་རྗེ་རྣམས་དང་མཚོག་གི་ཆ་དང་ཐིག་ལེ་མཐོང་བར་འགྱུར། །དེ་ཡི་དབུས་སུ་སངས་རྒྱས་གཟུགས་ནི་ཡུལ་དང་རྣམ་པར་བྲལ་བ་དུ་མ་ལོངས་སྤྱོད་རྫོགས་པའི་སྐུ། །ནམ་མཁའ་ཚུ་འཛིན་བྲལ་བ་དག་ནི་རྣལ་འབྱོར་པ་ཡི་བགྲད་པའི་མིག་གིས་བལྟ་བར་བྱ་བ་སྟེ། །རི་ཁ་ནག་པོ་དྲི་མེད་འོད་ཟེར་འགྲོ་བ་དུས་ཀྱི་རྩ་ལ་མཐོང་བར་འགྱུར་གྱི་བར་དུའོ། །དེ་ལ་ཀུན་མཁྱེན་གཟུགས་ནི་ཚུ་ལ་ཉི་མ་ལྟ་བུ་གོས་པ་མེད་པ་ཁ་དོག་སྣ་ཚོགས་ཏེ། །རྣམ་པ་ཀུན་ལྡན་རང་སེམས་ཡུལ་དང་རྣམ་པར་འབྲེལ་བ་དག་གོ་གཞན་གྱི་སེམས་ནི་མིན་པ་ཉིད། །ཅེས་གསུངས་པ་ལྟར་གནས་སྐབས་དང་མཐར་ཐུག་གི་འབྲས་བུ་མ་ལུས་པ་མངོན་དུ་མཛད་དེ། སྔོན་གྱི་སྐྱེ་བའི་ཕྲེང་བ་མང་པོ་ནས་ལམ་འདི་ནས་ལམ་འདི་བརྟེན་ནས་སྦྱངས་རྟོགས་ཡོངས་སུ་རྫོགས་པ་ཞིག་འདིར་སད་པ་ཙམ་མོ་ཞེས། ཡོངས་སུ་འཛིན་པ་དེས་ཀྱང་རྒྱ་ཆེར་བསྔགས་ཏེ་གཞོན་ནུ་བྱིས་པའི་ཚུལ་སྟོན་པ་ཉིད་ཀྱི་ཚེ། ཡབ་ཆོས་ཀྱི་རྒྱལ་པོ་དཔལ་ཏེ་ཉ་ཀས་ཁྱོད་ཅི་སྒོམ་པ་ཡིན་ཞེས་དྲིས་པ་ན། ང་སྦྱོར་དྲུག་བསྒོམས་པ་ཡིན་ཞེས་བཀའ་བསྩལ་བས་ཀྱང་གསལ་བར་བྱས་སོ། །བླ་མ་འདི་ལས་མངའ་བདག་མར་པའི་སྙན་གྱི་ཤོག་དྲིལ་བཞི་དང་། ནཱ་རོའི་གསང་སྤྱོད། བློ་སྦྱོང་དོན་བདུན་མ། བློ་སྦྱོང་མཚོན་ཆའི་འཁོར་ལོ་སོགས་མང་དུ་གསན་པའི་ཚུལ་བསྟན། སྤྱིར་གནས་ལུགས་ཕྱག་རྒྱ་ཆེན་པོ་ལས་ཀྱང་། བདེ་སྟོང་ཕྱག་རྒྱ་ཆེན་པོ་ཉིད་ལ་བརྟགས་ཤིང་ཕྱིས་སྒྲོ་ལུང་དུ་དཔོན་པོ་ཀརྨ་བཤད་སྒྲུབ་མཐར་ཕྱིན་གྱིས་གསོལ་བ་བཏབ་པར། དཔལ་དུས་ཀྱི་འཁོར་ལོའི་རྒྱལ་ཆེན་གྱི་དཀྱིལ་འཁོར་དང་འབྲེལ་བའི་བྱིས་པ་འཇུག་པའི་དབང་བདུན་དང་། མཆོག་དབང་གོང་མ་གསུམ་དང་། འཇིག་རྟེན་ལས་འདས་པ་བཞི་པའི་མཐར་ཐུག་པ་མཁས་གྲུབ་ཐམས་ཅད་མཁྱེན་པས་མཛད་པའི་སྒྲུབ་དཀྱིལ་ལྟར། ཕྱག་ལེན་རྣམ་པར་དག་པ་ལེགས་པར་བཤད་པའི་བརྡ་དོན་འཕྲོད་ངེས་བསྩལ་ཅིང་། ལོ་དེའི་དགུན་རིན་ཆེན་བྲག་བླ་མ་རིན་ཆེན་སྤྲིན་པ་དང་། རྟོགས་ལྡན་མཆད་ཁ་བས་ཞུས་ཏེ་སྐལ་བ་མཆོག་ཏུ་གྱུར་པའི་གདུལ་བྱ་ང་རྒྱལ་མེད་པ་ཉེར་ལྔ་ཙམ་ལ་རྣལ་འབྱོར་ཡན་ལག་དྲུག་པའི་དགའ་སྟོན་བསྩལ་ཏེ། གདུལ་བྱ་མཆོག་དེ་རྣམས་ཀྱིས་ཀྱང་རྣལ་འབྱོར་གྱི་རིམ་པ་ལ་རྩེ་གཅིག་ཏུ་འཇུག་པ་དང་། བྱེད་འཆིངས་འཁྲུལ་འཁོར་སོགས་ཀྱང་ཆིག་ཏུ་མ་ལུས་པར་ཕྱག་ཁྲིད་མཛད་དེ་ཟུང་འཇུག་རྡོ་རྗེའི་ལམ་མཆོག་ཏུ་གསལ་བར་གྱུར་ཏོ། །

གཞན་ཡང་ཆོས་ཀྱི་རྗེ་ཆེན་པོར་བྱ་ཁྱུང་པ་རྒྱལ་དབང་པདྨ་བསྟན་འཛིན་ཡབ་སྲས་ལ་མགྱོགས་ཁྲིད་དང་། བཀའ་བརྒྱུད་པོ་བྲང་གི་བླ་མ་ཆོས་རྗེ་སྐུ་སྐྱེ་དཔོན་སློབ་ལའང་ཁྲིད་ལུང་

གནང་བ་སོགས་རྡོ་རྗེའི་རྣལ་འབྱོར་འདི་ཁོ་ནས་ཀྱང་མཆོག་ཏུ་གྱུར་པའི་གདུལ་བྱ་མང་པོ་རྡོ་རྗེ་འཛིན་པའི་གོ་འཕང་ལ་བཀོད་པ་ཉིད་དོ། །བི་མ་ལ་མི་ཏྲའི་ཐུགས་སྲས་མྱང་ཏིང་འཛིན་བཟང་པོའི་སྤྲུལ་པར་ཞལ་གྱིས་བཞེས་ཤིང་དེ་ཉིད་སྐྱེས་ཆེན་ཕལ་ཆེར་གྱིས་ཚད་མར་བསྔགས་པ་རིག་འཛིན་འཇའ་ཚོན་སྙིང་པོའི་གཏེར་ཆོས། མཉམ་མེད་སྨམ་པོ་པ་ཆེན་པོའི་གསེང་ལམ་བླ་མ་སྒྲུབ་པ་སོགས་སྨམ་པོ་མི་ཕམ་ཆོས་ཀྱི་དབང་ཕྱུག་ལ་སྩོན་ནས་གསན། ཕྱིས་གཏེར་སྟོན་ཆེན་པོ་དེ་ཉིད་བྲག་ཁ་བརྒྱུད་དེ་བླ་མ་མཆོག་འདིའི་དྲུང་དུ་ཕེབས་ཏེ་གུས་པ་ཆེན་པོས་ཞབས་པད་གཙུག་ནོར་དུ་བཀོད་ཅིང་མཆོད་སྦྱིན་གྱི་ཚོགས་སྤྲོས་པ་ལ། ཁོང་ཉིད་ཀྱིས་གཏེར་ཆོས་ཇི་སྙེད་པའི་དབང་ལུང་བཀའ་གཏད་དང་བཅས་པ་ཕུལ་ནས། ཁོ་བོའི་གཏེར་ཆོས་སྤྱི་དང་ཁྱད་པར་ཚེ་དཔག་མེད་གནམ་ལྕགས་རྡོ་རྗེའི་དངོས་གྲུབ་ཀུན་འདུས་ཀྱི་བཀའ་བབ་གཙོ་བོ་དང་། ཐུགས་རྗེ་ཆེན་པོ་ངན་སོང་རང་གྲོལ་གྱིའང་ཆོས་བདག་ལུང་བསྟན་དུ་གསལ་བས་ཆོས་འདི་རྣམས་ཀྱི་འགྲོ་བའི་དོན་རྒྱ་ཆེན་པོ་མཛད་པར་གསོལ་ལོ། །དཔལ་མགོན་པོ་མ་ནིང་གི་སྐོར་རྣམས་དེ་སྐབས་གཏན་འབེབས་མ་གྲུབ་པས་མ་སྒྲིག་པ་ཆེན་པོ་ཞིག་འདུག་པ་བཀའ་གཏད་མཛད་ནས། འདི་ཉིད་ཀྱི་བདག་པོའང་ཉིད་ལགས་པས་རྗེས་སུ་ཕབ་གྲུབ་འཕྲུལ་དཔེ་ཕྱུལ་མ་ཐག་ཐུགས་ཀྱི་དཔལ་བེའུར་སིམ་ཞིང་སྐལ་བ་དང་ལྡན་པ་ལ་རྗེས་སུ་གདམས་པ་དང་། ཞི་སོགས་ལས་རབ་འབྱམས་སྒྲུབ་པར་མཛོད་ཅིག་ཅེས་གསོལ་ལོ། །བྱུ་རུ་ལྷ་ཁང་ནས་གཏེར་དུ་བཞེས་པའི་ཧཱུྃ་ཀཱ་ར་མ་གྱི་ཉེ་བའི་སྲས་བརྒྱད་ཀྱི་གཙོ་བོ་བསྟན་པའི་བདག་པོའི་སྐུ་དང་། ཙཎྜན་སྤྲུལ་གྱི་སྙིང་པོ་ལས་གྲུབ་པའི་ཨོ་རྒྱན་གྱི་སློབ་དཔོན་ཆེན་པོའི་སྐུ་བརྙན་ངོ་མཚར་རྒྱ་མཚོའི་དཔལ་འཛིན་པ་དང་། ཤོག་སེར་སྐྱི་བདུན་གྱི་རིལ་བུ་མཚོ་རྒྱལ་གྱི་ཕྱག་མཐེབ་ཨ་ཐམ་གྱིས་སྲས་པ་མང་པོ་དམ་རྫས་རོལ་པ་ཆེན་པོའི་ཕབ་རྒྱུན་སོགས་ཕུལ་ཞིང་ཡུན་རིང་དུ་ཆོས་ཀྱི་འཁོར་ལོ་བསྐོར་བཞིན་བཞུགས་པར་གསོལ་བ་བཏབ། གཏེར་སྟོན་ཉིད་སྟོན་རྗེ་གོང་མའི་སྐབས་ཞབས་འབྲིང་བ་དགེ་སློང་གསང་མདའ་བ་ཞེས་བྱ་བར་གྱུར་ཚུལ་སོགས་སྟོན་གནས་རྗེས་སུ་དྲན་པའི་ཚུལ་མང་པོ་དཔོན་སློབ་གཉིས་ཀ་ནས་མོལ་མཆིད་མཛད་དོ། །

དེའི་ཚེ་ཀུན་གསལ་གྱི་བུ་མོའི་འགྲམ་པར་དབང་པོའི་ཚོན་རིས་དང་སྨུ་ཏིག་དམར་པོའི་འཕྲེང་བ་དང་། ཀུ་སུ་དའི་རྒྱན་འབབ་ཀྱིས་ཀུན་ནས་གཡོགས་ཤིང་། ཨ་ག་རུ་དང་ཁ་བའི་བྱེ་མ་དང་ས་མཆོག་སོགས་ཀྱི་དྲི་བཟང་པོ་རྟག་ཏུ་འགྲོ་བའི་བཞོན་པ་ལ་ཞོན་ཏེ་ཕྱོགས་ཀྱི་ཆ་ཐམས་ཅད་རྒྱས་པར་བཀང་སྐད་དོ། །མེས་པོ་དང་། མཆོད་སྦྱིན་བརྒྱ་པ་དང་། བདེ་བྱེད་དང་། ཚོགས་

ཀྱི་བདག་པོ་དང་། སྨིན་དྲུག་གི་བུ་ལ་སོགས་སྔགས་ཀྱི་སྲུང་མ་རྣམས་ཀྱིས་རྡོ་རྗེ་ཐེག་པའི་རྣམ་འགྱུར་གསར་དུ་ཤར་བར་རིག་ནས་དགའ་བས་མཆོད་སྤྲིན་སྤྲོས་པར་གདོན་མི་ཟའོ། །གཏེར་སྟོན་ཉིད་ལའང་དཔལ་ལྡན་འཇིག་རྟེན་གསུམ་གྱི་བླ་མའི་ཁྱད་པར་གྱི་ཆོས་དགོངས་པ་གཅིག་པ་དང་། ཐེག་ཆེན་བསྟན་པའི་སྙིང་པོ་དང་། ཟབ་གཏེར་ཡང་ཟབ། ཡིད་བཞིན་ནོར་མཆོག །རྗེ་གོང་མ་རིན་ཆེན་ཕུན་ཚོགས་ཀྱི་བཀའ་འབུམ་གྱི་ལུང་སོགས་བསྐུལ་ཀྱང་ཐུགས་ཡིད་གཅིག་འདྲེས་སུ་གྱུར་པ་ཡིན་ནོ། །དེ་རྣམས་ལ་འདི་སྐད་བྱ་སྟེ། འདྲེན་པ་དང་པོར་མཆོད་འདོད་དེས། །སྲིན་པོ་ཤིན་ཏུ་ཁྲོས་པ་ཞིག །གང་ལས་བྱུང་སྙམ་བྲོས་པ་ན། །ཤིན་ཏུ་ཞི་བ་ཉིད་དུ་མཐོང་། །འགྲོ་བའི་བླ་མས་དྲིས་པ་ན། །ཕྱུས་མོ་ས་ལ་བཙུགས་ནས་སྨྲས། །མ་འཇིགས་ཁྱོད་ཀྱི་སྡིག་པ་དང་། །འཁོར་བར་འཁྱམས་པའི་སྡུག་བསྔལ་བཅད། །དེ་ཐོས་ཡ་མཚན་གྱུར་ནས་མིག །བགྲད་པ་དང་བཅས་བདེ་བར་འཁོད། །སྙིང་རྗེའི་དབང་དུ་གྱུར་པ་ལ། །གཞན་གྱི་སྡུག་བསྔལ་ཁུར་ཡིན་ཏེ། །དེ་ལས་ཀྱང་ནི་སྐྱོབ་པའི་བསྟན། །འདེགས་ལ་སོ་གཉིས་དབང་པོ་བཞིན། །རིགས་ཀྱི་བདག་པོའི་ལྕི་བའི་བཀའ། །གཉའ་ཤིང་བཞིན་དུ་འཛིན་པ་དེས། །དོན་གྱི་དགེ་བ་སྐྱོང་བ་ཡིན། །བརྟུལ་ཞུགས་ནམ་ཡང་འདོར་བ་མིན། །ཀློལ་བ་ང་རྒྱལ་སྨག་རུམ་གཏིབས། །ལྷ་ངན་མཁའ་སྣང་ཀུན་ཏུ་བརྒྱུགས། །ཤར་བ་ཙམ་གྱིས་ཚར་གཅོད་པའི། །འཇིགས་དང་བྲལ་བ་ཟླ་བ་ཉིད། །ཀླུ་སྒྲུབ་ཅེས་བྱས་ཟློན་མེད་ཀྱི། །སེང་གེའི་སྒྲ་ཆེན་ཡང་བསྒྲགས་པ། །དགོངས་པ་གཅིག་པའི་ཆོས་ཀྱི་དུང་། །ཁྱོད་ཉིད་ལོ་ནར་འཛིན་དུ་བཅུག །རྡོ་རྗེ་གསུམ་གྱི་རྣལ་འབྱོར་གྱི། །ཐོག་མ་བར་དང་མཐར་དགེ་ལ། །རང་ཉིད་གནས་པར་མ་ཟད་དེ། །སྐལ་བཟང་ཐམས་ཅད་བདེ་བར་ཁྲིད། །པདྨའི་གསུང་གིས་ཡང་དང་ཡང་། །ཁྱོད་ལ་བསྔགས་པའི་རྒྱལ་ཐ་བརྡུངས། །ཁྱོད་ཀྱིས་ཀྱང་ནི་དེ་ཡི་བསྟན། །ཉི་མ་བཞིན་དུ་གསལ་བར་མཛད། །བརྒྱ་བྱིན་ལ་ཡང་མི་འཇིགས་པ། །འཕྲོག་བྱེད་གཟུགས་ཅན་འཛའ་ཚོན་གྱི། །གཙུག་གི་ནོར་བུ་ཁྱོད་དྲུང་དུ། །རྟུལ་ཕྱུགས་པ་ཡི་བྱ་བ་བྱེད། །དེ་ལ་འཆི་མེད་པ་ཐམས་ཅད། །ཨ་ལ་ལ་ཞེས་ལག་བརྐྱངས་ནས། །མཐཱ་ར་བའི་ཆར་འབེབས་ཤིང་། །ལྷ་ཡི་དར་གྱིས་ནམ་མཁའ་བཀང་། །ཞེས་སོ། །གཞན་ཡང་དུས་གསུམ་ས་ལེར་གཟིགས་པའི་རྣམ་པར་ཐར་པའི་ཆ་ཤས་ཙུང་ཟད་ཐོས་པའང་ཛོང་གསར་དུ་བཞུགས་པའི་སྐབས་ཤིག །མཆད་ཁ་རབ་འབྱམས་པ་ཤཱཀྱ་བློ་གྲོས་ལ་བཀའ་བསྐུལ་པར། མདང་རྨི་ལམ་དུ་གུང་དཀར་ཐང་དུ་དམག་གི་སྦྲ་མ་ཆེན་པོ་ཞིག་བཏབ་འདུག་པ་འདི་སུ་ཡིན། ཞེས་དྲིས་པས་ཞྭ་དམར་སེར་གྱི་སྡེ། གཙང་པའི་ཐོག་ཏུ་འདྲེན་ནོ་ཟེར་དེའི་མོད་ལ་

པདྨ་འོད་ནས་འོངས་པ་ཡིན་བྱ་བ་ཞིག་གིས་སྨྲོམ་བུ་གཅིག་གཏད་ནས། འདི་མཐོན་མཐིང་ཅོད་པན་རྩེ་གསུམ་གྱི་སྣམ་ཡིན་རེ་ཞིག་ཁྱོད་ཀྱིས་ཟུངས། སླར་ལེན་དུ་འོང་གསུངས་ནས་གཟིད་དུ་གཟིགས་པ་རྨིས་གསུངས་པ་དང་། སྔོན་སྔོ་བོའི་དངུལ་ལུང་རྗེ་ཁར་བཞུགས་པའི་དུས་གནས་པོ་ཆེ་རིང་རྒྱལ་པོས་ཞུས་ནས་ལུང་བསྟན་རྒྱས་པ་ཞིག་གནང་བ་དེར། འདི་མ་ཟེ་གཞོན་རབས་ཚེ་རིང་ན། །དོན་ཐམས་ཅད་གསེར་གྱིས་ཁྱབ་ནས་འོང་། །གསུངས་པ་ལྟར་ཐམས་ཅད་ཐོག་ཏུ་མ་བབ་པ་མེད་ཅིང་དར་རྩེ་མདོར་ས་གཡོ་བའི་འཇིགས་པ་ཆེན་པོ་འོང་བ་ཡང་མཁྱེན་ནས། ཕྱག་མཛོད་ཀྱིས་ཚོང་པ་རྣམས་ཞེར་བསྐོགས་གྲུབ་ཀྱང་བཤོལ་བ་ན་ཁ་ཟེར་བ་མང་དུ་བྱུང་ཡང་ཚོང་པ་རྣམས་དར་རྩེ་མདོར་སླེབས་ཐོག །ས་གཡོ་བའི་འཇིགས་པ་ཆེན་པོ་བྱུང་བས་ཐམས་ཅད་ཀྱིས་མངོན་པར་མཁྱེན་པར་ཤེས་ནས་གུས་པའི་བསམ་པ་རྒྱ་ཆེར་འཕེལ་བའང་མང་དུ་བྱུང་། ཡང་སྒོམ་སྡེ་ནང་ཆེན་བློ་གྲོས་རྒྱལ་པོ་མཇལ་དུ་འོངས་ནས་ཕྱིར་འགྲོ་ཁ་ཁམས་ཕྱོགས་ཀྱི་ལེགས་ཉེས་ཀྱི་ལུང་བསྟན་ཞུས་པ་ལྟར་བསྩལ་བའི་ཤོག་དྲིལ་རིང་པོ་ཞིག་ཡོད་པ་དེར་རི་བོ་ཆེའི་ཉམས་ཆག །ཁེ་རི་རྒྱལ་པོའི་ཧྲུས་འཕར་བུབ། བློ་གྲོས་རྒྱལ་པོ་རང་ཡང་དགྲའི་དབང་དུ་འགྲོ་བ་སོགས་ལུང་བསྟན་ཐོག་ཏུ་བབ་པ་ཁོ་ན་བྱུང་ཞིང་། མངའ་རིས་རྒྱལ་སྲས་མངའ་བདག་ཀརྨ་ཕྲིན་ལས་ཀྱི་ངོར་སྟོད་ཕྱོགས་ཀྱི་ལུང་བསྟན་བསྩལ་བ་ལ་ཡང་བོད་སོག་གི་དུས་འཁྲུག་ཆེན་པོ་འབྱུང་བ་སོགས་གསལ་བར་ཡོད་འདུག །སྔོན་བྱུང་འགྲུལ་སུ་བྱུང་ཡང་ཇ་འདྲིན་སོགས་མི་གནང་བ་ལ། ཨོ་ལོད་བསྟན་འཛིན་ཆོས་ཀྱི་རྒྱལ་པོའི་དཔུང་ཆེན་པོ་ལྷགས་པའི་ཚེ། ར་སྒྲེང་དགོན་གོང་བླ་མར་གནང་སྦྱིན་རྒྱ་ཆེན་པོ་དང་བཅས་མདུན་བསུ་གནང་བ་ཡང་མ་འོངས་ད་ལྟའི་གནས་སྣང་ཇི་བཞིན་གཟིགས་པ་ཉིད་ཀྱིས་སོ། །གཞན་ཡང་རང་རང་གི་འདོད་པ་ལྟར་དུས་གསུམ་གྱི་འགྱུར་བ་དགེ་མི་དགེ་འཆི་འདས་མ་འོངས་ཀྱི་སྐྱེ་བ་ལུང་སྟོན་སོགས་གསལ་བར་བཀའ་བསྩལ་ཏེ་ཐམས་ཅད་མངོན་དུ་མ་གྱུར་པ་ནི་གཅིག་ཀྱང་མེད་ལ། བླ་མ་ལྷོ་པ་སྤྲུལ་སྐུ། བླ་མ་མགར། བླ་མ་ནགས་ཕུ་བ། བླ་མ་དཀོན་མཆོག་ཆོས་དབང་གྲགས་པ། བླ་མ་རྫོགས་ཆེན་པ་ངག་དབང་ནམ་མཁའ་འབྲུག་སྒྲ་བཟང་པོ་དོན་གྲུབ། བླ་མ་གསུང་སྙན་པ་ཀུན་བཟང་རྣམ་རྒྱལ། བླ་མ་སྦྱིན་པ་ཕུན་ཚོགས། བླ་མ་ཀརྨ་བློ་ལྡན་རྡོ་རྗེ། བླ་མ་ཚུལ་ཁྲིམས་རིན་ཆེན། པཎ་ཆེན་ཀརྨ་ལུང་རིགས་རྒྱ་མཚོ་རྣམས་ལའང་མ་འོངས་པའི་གནས་སྣང་ཇི་བཞིན་མཁྱེན་པས་རང་རང་དང་འཚམ་པའི་བདག་རྐྱེན་བསྐོ་བཞག་ལུང་བསྟན་པ། ད་ལྟ་ཐམས་ཅད་མངོན་དུ་གྱུར་ནས་བཞུགས་པ་ལགས་སོ། །དེ་རྣམས་ནི་གོ་རིམ་ལ་མ་ལྟོས

པར་རྣམ་ཐར་སྤྱི་མར་བཀའ་མ་བསྐུལ་བ་ཚད་མར་གྱུར་པའི་ངག་ལས་བྱུང་བ་འགའ་ཞིག་བྲིས་པའོ། །ཡང་ཚིགས་སུ་བཅད་པས་འདི་སྐད་དོ། །གང་ཐུགས་སྒྲིབ་བྲལ་ཉིད་འཛིན་མི་ཡོང་ངོགས། །དུས་གསུམ་ཤེས་བྱའི་གཟུགས་བརྙན་ཤར་བའི་འཛུམ། །ཅི་ཡང་བསྟན་ཆེ་ཚུལ་རོལ་པོ་ན་ལ། །ལྷ་བའི་ཡིད་ལ་ཡ་མཚན་ཅིས་མི་སྐྱེ། །པདྨའི་དྭང་ནས་རིངས་པར་འོངས་པ་ཡི། །ནམ་མཁའི་སྙིང་པོས་རང་གི་རིགས་ཀྱི་རྟགས། །ཨིནྡྲ་ནཱི་ལ་བཞུ་བའི་ཚོད་པན་དེ། །ཁྱོད་ལས་གཏམས་པའི་གནས་ཀྱིས་འཕོངས་པ་སྐམ། །ཕྱོགས་གཅིག་ཁོ་ན་ལྟ་བའི་འདོད་སྲིད་ཅན། །མུན་པར་རྒྱུ་ལ་ལེགས་པའི་ལམ་བསྟན་ཆེ། །འཕྲུ་སློད་མངོན་སུམ་འཛིགས་པ་དེ་མཐོང་ནས། །རང་གིས་རང་ལ་ཁྲེལ་བགད་མ་བྱས་སམ། །གཞན་གྱི་ཚུལ་ལ་ལྟ་འདོད་མིག་བགྲད་ལ། །རང་གི་ཉམ་ངའི་ལུང་བསྟན་སྐྱུ་རུ་ར། །ལག་མཐིལ་བསྐུལ་ཀྱང་མ་རིག་མགོ་ཐོག་ཏུ། །བབ་ཆེ་དད་པའི་མཆི་མ་ལྷུང་ལགས་སམ། །རང་ཉིད་ཞིང་ཁམས་གཞན་ལ་བརྗེ་དགོངས་ནས། །ཞལ་སྐྱིན་སྤྲུལ་པའི་སྐྱེས་མཆོག་བདག་གིར་མཛད། །འཚམ་པར་བསྟན་པ་འཛིན་པའི་ཚོགས་རྣམས་ཀྱང་། །བཀྲི་བ་ཀུན་དགའ་ཤ་ནའི་གོས་སོགས་བཞིན། །ཞེས་སོ། །

ད་ནི་རྡོ་རྗེའི་གསུང་དངོས་ཀྱི་རང་གི་ཚུལ་གྱི་རྟོགས་པ་བརྗོད་པའི་གཏམ་རང་བཞིན་བརྗོད་པའི་རྒྱན་ཁོ་ནས་སྦྲས་པ་གསོང་པོའི་དགའ་སྟོན་ཞེས་བྱ་བ་ལས་མཆོག་དམན་གྱི་རྣམ་པར་ཐར་པའི་ཡི་གེ་ཇི་ལྟར་གཟིགས་པ་དང་། འདིར་བསྐུལ་བ་པོ་རྣམ་གཉིས་ཀྱི་ངོར་སྒྲོ་སྐུར་གྱི་སྐྱོན་སྤངས་ནས་བྲི་བར་ཞལ་གྱིས་བཞེས་ནས། རྒྱལ་དབང་རཏྣའི་རྣམ་པར་འཕྲུལ་བའི་རྣམ་གྲངས་འགའ་ཞིག་དང་། སྐྱེ་བ་ལ་དབང་འབྱོར་བས་སྔོན་གྱི་ལས་ཀྱི་ལྷག་མ་སྦྱངས་པའི་ཚུལ་དང་། སྔར་ཤིང་ལུག་རྒྱལ་གྱི་ཟླ་བའི་དམར་པོའི་ཕྱོགས་ལ་སྐུ་བལྟམས་པ་ནས་བཙམས་ཏེ། དགུང་ལོ་དྲུག་ཅུ་རྩ་ལྔ་ས་ཕག་ཧོར་ཟླ་དགུ་པའི་ནང་དུ་ངེད་ཀྱིས་མངགས་པའི་བླ་མ་དྲུང་ལུང་རིངས་པ་ལ་མདོ་མང་གི་ལུང་བསྐུལ་པའི་བར་འགོད་པར་མཛད་ཟིན་པས། དེ་ཉིད་ཀྱི་འཕྲོ་ལས་རང་གིས་ཤེས་པ་དང་ཐོས་པ་ཅུང་ཟད་བརྗོད་པར་བྱའོ། །

དེ་ཡང་སྔོན་དུས་བླ་མ་དམ་པའི་ཞལ་དཀྱིལ་དགྱེས་པར་མཇལ་ཞིང་གསུང་གི་བདུད་རྩི་ཅུང་ཟད་ཐོས་པས་སློ་ཕྱི་སྣེ། སྔར་ནས་ཀྱང་སྐྱེས་བུ་དམ་པ་ལ་བརྟེན་པ་དང་། དམ་པའི་ཆོས་ཉན་པ་ན་རྟེད་པར་དཀའ་བ་ཉིད་ཀྱི་ཕྱིར། རྒྱལ་བའི་བཀའ་འགྱུར་རོ་འཚལ་ལས་མདོ་སྡེ་སྣ་ཚོགས་པའི་སྐོར་མ་ཐོས་པ་སྐབས་སུ་བབ་པའི་དུས་སུ་སྩོལ་བར་གསོལ་བ་བཏབ་ཅིང་། རྗེས་སུ་གནང་

བར་བསྐུལ་ཀྱང་དམ་པའི་ཆོས་ལ་ཆེད་དུ་བྱ་བ་དམན་ཞིང་རྣམ་པར་གཡེང་བ་དང་ལེ་ལོའི་དབང་གིས་ཞབས་པད་བསྟེན་པར་རྗེ་མ་ཐོགས། དེར་རིང་ཞིག་འདས་པ་རང་གི་ངོ་སྐྱིན་དུ་བླ་མའི་དྲུང་དུ་འབྲུལ་ཞིག་ངག་དབང་ལས་གྲུབ་མངགས་པ་ལ་དགྱེས་བཞིན་བསྐུལ་བ་དང་ལྷན་ཅིག་ཇི་ལྟར་སྨོན་པ་ལྟར་ནན་ཏན་ཆེན་པོས་བླ་མ་ལ་ལུང་བགྱིས་མཆིས་པ་ལོང་མེད་དུ་མ་ལུས་པར་མྱུར་དུ་ཁྱོད་ཀྱིས་ཀྱང་ཉན་པར་གྱིས་ཤིག་ཅེས་བཀའི་གླེགས་བུ་དང་བཅས་ཕེབས་པ་ཇི་ལྟ་བ་བཞིན། བདག་གི་སྐལ་བའི་སྣོད་དུ་ནོད་པའི་བཀའ་དྲིན་ཐོབ་ལ་དེ་ཉིད་དང་མི་རིང་བར་བསྟན་པའི་མངའ་བདག་ཆོས་ཀྱི་རྗེ་རིན་པོ་ཆེ་ལ་ཡང་བདག་གིས་ཕྱུལ་བས་བཀའ་བསྐུལ་ཆུད་མ་ཟོས་པ་ཙམ་དུ་ཐོམ་མོ། །ཡང་སྨྲས་པ། འཕགས་པའི་ཡུལ་ལམ་གངས་རིའི་ཁྲོད་འདིར་ཡང་། །མཁས་དང་གྲུབ་པའི་ཁྱུ་མཆོག་གྲངས་མེད་པས། །བསྟན་དང་འགྲོ་ལ་བྱ་བ་ཆེར་མཛད་པའི། །རྣམ་པར་ཐར་དེས་ཁྱེད་ཀྱི་ཐུགས་ཀྱང་འཕྲོག །མཁའ་མཉམ་འགྲོ་ལ་སྙིང་རྗེའི་སྤྱན་ཆབ་ཅན། །ལུས་ལེན་སྐྱེ་བའི་ཐ་མ་རྫོགས་བསྣད་ནས། །སྤྲུལ་པ་བརྒྱ་ཕྲག་དུས་གཅིག་འཆར་བ་ལ། །བསྙོན་པ་ཅི་མཆིས་རྫོགས་སངས་རྒྱས་དེ་ཡང་། །བུད་ཤིང་ཟད་པའི་མེ་བཞིན་ཐོས་སྒྲོག་ལ། །བསྟན་མེད་གང་གི་སྲིད་པ་ཇི་སྲིད་བར། །སྤྲུལ་དང་ལས་ཀྱང་རྒྱུན་མི་འཆད་དོ་ཞེས། །མི་ཕམ་སེང་གེའི་དབྱངས་འདིར་སུ་ཞིག་རྨོལ། །བཟང་པོའི་དུས་ཤིག་འགྲུ་ཀན་སེ་པོའི་རྒྱུད། །སོ་གད་སྡོམ་རར་ཁྲུས་བྱེད་འཆི་མེད་ཀྱི། །མཛེས་མ་འདུས་ནས་མཁའ་ལས་བསྐྱུར་བའི་རྒྱུད། །ཆོས་ཕྱུག་ཡུལ་དུ་འདམ་བུའི་ཚལ་བཞིན་བྱུང་། །ནམ་གྲུ་མ་ཡིས་བྲན་གྱི་བྱ་བ་ཅན། །ཇོ་དཔལ་འདམ་ལས་པདྨ་དཀར་པོ་ལྟར། །ཆོས་ཀྱི་སྒྲོལ་མ་གྱུ་གྱུར་སྤྱོད་པ་དེ། །ཚུལ་ཁྲིམས་རྒྱ་མཚོ་ཞེས་པས་རང་གིར་གྱུར། །དེ་བརྒྱུད་འཛིགས་མཛད་གྲུབ་དང་རྣལ་འབྱོར་མའི། །གསེར་གྱི་གཞི་ལ་རི་ཡི་རྒྱལ་པོ་བཞིན། །འཛིག་རྟེན་གསུམ་གྱི་མགོན་སོགས་རི་བདུན་ལྟར། །ཆེས་ཆེར་མཐོ་བའི་གདུང་གི་ཕྲེང་བ་བྱུང་། །ལས་ཀྱི་ལྷག་མ་བདག་གིར་མཛད་པ་ལ། །དངོས་སམ་དྲང་བའི་དོན་དུ་འཆར་ཡོད་མོད། །རང་ཉམས་བཞིན་དུ་རང་དབང་བསྒྱུར་བ་འདི། །དབང་བཅུ་བརྙེས་པ་རྣམས་ལས་གཞན་གྱིས་མིན། །དེ་ནས་ཐུབ་པས་མ་བསྟན་བྱུང་ཕྱོགས་འདིར། །རྫོགས་པའི་སངས་རྒྱས་ཉིད་ཀྱི་མཛད་པ་བཅུས། །སྐལ་བ་བཟང་པོ་ཐམས་ཅད་བྱུང་ཆུབ་ཆེར། །བཀོད་པའི་རྣམ་པར་ཐར་པ་སྐྱབས་སུ་མཆི། །ཐོས་ཀྱང་བསམ་སྒོམ་དབེན་པའི་ཀན་པོ་ཞིག །ཐལ་མོ་སྦྱར་ཏེ་ཞུ་བའི་འཕྲིན་གསན་ནས། །མདོ་སྟེའི་གཏྲ་དེ་ག་དགེ་བའི་བཤེས། །གསེར་གྱི་འབབ་སྟེགས་བརྒྱུད་དེ་བློ་མཚོ་བཀང་། །ཞེས་སོ། །དེ་དང་མི་རིང་བར་

འོག་མིན་གྱི་འབྲོག་སྟེ་རྣམས་ཀྱིས་ཚོགས་ཞིང་དུ་སྤྱན་དྲངས་ཏེ་ཟླ་རེ་དང་ལྷོང་བརྒྱུད་ར་གོད་སུམ་མདོར་གནས་པོ་རིག་ཚང་གི་ལྷ་ཞོལ་དུ་ཆོས་ཀྱི་ཕྲུ་མ་བཏབ་ནས། མཆོད་སྦྱིན་གྱི་བགྱི་བ་ལ་གཅིག་ཏུ་བརྩོན་པའི་འཁོར་ལྡན་དག་གིས་ལུས་ལོངས་སྤྱོད་དང་བཅས་པ་ནི་མཆོད་པའི་སྦྱིན་དུ་ཕྱུངས། ཚེ་ཕ་རོལ་ཏུ་གྱུར་པ་རྣམས་ཀྱི་མིང་སྣན་གྱི་དབང་པོར་ཆུད་པ་ཙམ་གྱིས་སྒྲིབ་པའི་བྱུད་ཤིང་བསྲེགས་ཤིང་ཡང་དག་པའི་ལམ་ནི་བསྟན། ཚེ་དང་ལྡན་པ་རྣམས་ཀྱི་བསོད་ནམས་བྱ་བའི་དངོས་པོའི་ཆུ་ཀླུང་ཐམས་ཅད་བྱང་ཆུབ་ཆེན་པོའི་རྒྱ་མཚོར་རོ་གཅིག་པ་ཉིད་དུ་མཛད། ཀུན་ཀྱང་སྐྱབས་སུ་འགྲོ་བ་སོགས་བསླབ་པའི་གཞི་ལ་བཀོད། བཀྲ་ཤིས་པའི་མེ་ཏོག་སིལ་མའི་ཆར་ཕབ་པས་ཐམས་ཅད་བདེ་ལེགས་ཕུན་སུམ་ཚོགས་པར་ནི་རབ་ཏུ་གནས། ཆོས་སྐྱོང་བའི་སྲུང་མ་ཆེན་པོ་ཙ་ཏུརྨུ་ཁ། སྟོབས་འཕྲོག་ནག་པོ་ཆེན་པོ། ཨ་ཕྱི་ཆོས་ཀྱི་སྒྲོལ་མ། ཐུགས་བདག་སྡེ་དཔོན་བཅོ་བརྒྱད། རྡོ་དམར་སོགས་དགྱེས་པའི་སྤྱན་གཟིགས་ཀྱིས་ནི་ཐུགས་དམ་བསྐངས་ཤིང་ཕྲིན་ལས་བསྐུལ། བོད་ཀྱི་སྐབས་གཅིག་མ་ཧཱ་གུ་རུ་པདྨ་སཾ་བྷའི་བྱིན་རླབས་དོན་གྱི་དབང་བཞིས་མཆོག་དམན་བར་མའི་འདུས་པ་དབྱར་གྱི་རྔ་སྐྱེས་པ་ལྟ་བུ་བགྲང་གིས་མི་ཆོད་པ་རྣམས་ནི་སྨིན་པ་དང་གྲོལ་བའི་དཔལ་ལ་སྦྱོར་བར་མཛད་དོ་ཞེས་ཐོས་སོ། །

སྐབས་དེ་རྣམས་ཀྱི་ཚེ་བླ་མ་མཆོག་ཉིད་ཀྱི་མཐུས་ཞབས་དྲུང་དུ་འཁོད་པའི་བློ་གྲོས་ཀྱི་ནོར་ལྡན་རྣམས་ཀྱིས་རང་རང་གི་བསམ་པ་དང་རྗེས་སུ་མཐུན་པར་ཞུ་བའི་སྤོབས་པ་ཐོབ་སྟེ་གསོལ་བ་ལ། འབྲེལ་གཏམ་ལྟར་གནང་བའི་ཆོས་ཀྱི་འཁོར་ལོ་མཆོག་ཏུ་ངོ་མཚར་བ་འདི་ལྟར་བསྐོར་ཏེ། དཔལ་འཁོར་ལོ་སྡོམ་པ་སོགས་ལྷག་པའི་ལྷ་མཆོག་རྣམས་ཀྱི་མཚན་ཁོ་ནས་ཀྱང་ངེས་དོན་གྱི་ཟབ་གནས་མང་པོ་སྟོན་པ་ཡིན་ཏེ། དཔེར་ན་འཁོར་བའི་རང་བཞིན་ཤེས་པ་ཉིད་མྱ་ངན་ལས་འདས་པ་ཡིན་པས། དེ་ཉིད་ཕྱག་རྒྱ་དང་དེས་ཆོས་ཐམས་ཅད་ལ་སྤང་བླང་དགག་སྒྲུབ་དང་བྲལ་བར་རྒྱས་ཐེབས་པ་ནི་ཟིལ་གནོན་ཏེ་ཕྱག་རྒྱ་ཟིལ་གནོན་ནོ། །ཞེས་བྱ་བ་དང་། རང་ཉིད་ལྷའི་ང་རྒྱལ་དང་མ་བྲལ་ཞིང་བཟའ་བཏུང་སོགས་ཀྱང་མཆོད་རྫས་སུ་ཤེས་པས་དེ་ལ་བརྟེན་པའི་ཉེས་པ་མི་འབྱུང་། ཐམས་ཅད་འཁོར་གསུམ་རྣམ་དག་ཏུ་རྟོགས་ན་ཚོགས་གཉིས་རྫོགས་པ་ཡིན་ཡང་སོ་སོའི་སྐྱེ་བོ་ལ་དཀའ། ཐ་ན་གོ་ཡུལ་ཙམ་ནི་མེད་དུ་མི་རུང་ལ་དེས་ཀྱང་དོན་ཆེན་པོ་འགྲུབ་ཅེས་པ་དང་། སྡིག་པ་བཤགས་པས་འདག་ངེས་ཤིང་དེ་ལས་ཀྱང་སྡིག་པའི་རང་བཞིན་ཤེས་ན་འདག་ཕྱུལ་ཆེ། ཞེས་པ་དང་། ངེད་ཀྱི་རྗེ་ལམ་དུ་མཐིལ་མགོན་ཁང་དུ་མགོན་པོའི་སྐུ་བརྙན་གྱི་མདུན་

ཀ་བ་གདོང་མའི་རྩར་ཁོ་བོ་འདུག་པས་གྲི་རང་ལ་བསྟུན་པ་འཆིའམ་སྙམ་པ་བྱུང་བ་བཟང་རྟགས་ངན་པར་བསྟན་པར་གོ།།

དེ་ནས་རྩེ་བའི་ཚོམས་ཀྱི་གཡོན་ཕྱོགས་ཀ་བ་འོག་མའི་གདོང་དེར་འདུག་པའི་གཡས་ཕྱོགས་སུ་ཅོག་ཙེ། སྟན་ཁྲ་བོ་བཏིང་བའི་སྟེང་དུ་བྱ་རོག་ཅིག་འདུག་པའི་སྐལ་པར་བདག་གིས་བྱིལ་བྱིལ་མང་པོ་བྱས་པས། བྱ་རོག་གི་ཁ་ནས་མེ་ལྷབ་ལྷབ་འབར་ཞིང་སྣང་བ་རྟགས་དངོས་གཞིར་འདུག །ཕྱིར་དུ་ཆོས་སྐྱོང་བྱ་རོག་མ་འདི་ཆོས་སྐྱོང་ཐམས་ཅད་ཀྱི་གཙུག་གི་ནོར་བུ་ལྟ་བུ་ཡིན་མོད་འཕྲུལ་འཁྲུ་ལྡོག་ཆེ་གསུངས་པ་དང་། དཔལ་སྟོབས་འཕྲོག་ནག་པོ་ནི་ཆོས་སྐྱོང་བཀྲ་ཤིས་ལ་ཕྲིན་ལས་མྱུར། ཡི་དམ་གཤིན་རྗེའི་གཤེད་དང་འཇམ་དཔལ་རྡོ་རྗེ་བྱེད་པར་ཤིན་ཏུ་འགོ་ཞིང་འབྲེལ་མཚུངས། དྲང་སྲོང་རྣ་ཧུ་ལ་ནི་ཕྱིར་འཁྲུ་ལྡོག་མི་འབྱུང་ལ་ཁྱད་པར་དེད་ཀྱིས་བསྙེན་པ་བགྱིས་པས་རྟགས་ཐོན། གཟའི་ནད་ཅན་གྱིས་གསང་ཆབ་འཐུང་ཞིང་ཁྲུས་བྱས་ན་དེའི་ནད་ལས་གྲོལ། ངེད་ལ་ནི་གཟའ་ཀླུ་སོགས་ཀྱིས་འཁྲུ་ལྡོག་བྱུང་མ་མྱོང་། ཕྱག་རྒྱ་ཆེན་པོ་ནི་མདོ་སྔགས་ཐུན་མོང་གི་གསེང་ལམ་ཡིན། ཚེ་གཅིག་གི་སངས་རྒྱས་ནི་གསང་སྔགས་ཁོ་ནའི་ལམ་ལ་མ་བརྟེན་ན་མི་འགྲུབ་ཅིང་། སྔོན་གྱི་སྐྱེས་ཆེན་ཕལ་ཆེར་ཡང་དེ་ཉིད་ལ་བརྟེན་པ་ཡིན། ཀླུང་དབུ་མར་ཞུགས་གནས་ཐིམ་ན་འཚང་རྒྱ། བར་དོའི་འོད་གསལ་ངོས་ཟིན། མི་སློབ་པའི་ཟུང་འཇུག་ཐོབ་ནས་སེམས་ཅན་གྱི་དོན་དུ་བསམ་བཞིན་སྐྱེ་བ་ལེན་ཞིང་འཁོར་བ་མཐའ་མེད་དུ་འགྲོ་དོན་རྒྱུན་མི་འཆད་པ་ཡིན་གྱིས། ལས་དབང་གིས་འཁོར་བར་མི་འཁྱམ། ཡང་དག་འཚང་རྒྱ་བའི་གནས་འོག་མིན་དང་། སྟོན་པ་རྡོ་རྗེ་འཆང་རིགས་ལྔ་སོགས་ཀྱང་དོན་དམ་པ་རང་གི་སེམས་རྣམ་པར་དག་པའི་རང་མདངས་ཙམ་ཡིན་གྱི་བདེན་པར་གྲུབ་པ་མེད་ཅེས་བླ་མ་དམ་པ་དག་གསུངས། རྗེ་བཙུན་མི་ལས་སྟུན་སྒོ་ལ་ཕྱོས་པ། སྣང་སྲིད་འཁོར་འདས་ཀྱི་ཆོས་ཐམས་ཅད་སེམས་ཉིད་སྤྲོས་བྲལ་དུ་ཤར་བའི་རྣམ་འགྱུར་ཡིན། ཆོས་ཐམས་ཅད་ཀུན་བཏགས་གཞན་དབང་ཡོངས་གྲུབ་གསུམ་དུ་བསྡུས་ནས་རྣལ་འབྱོར་སྤྱོད་པའི་གཞུང་ལས་འཆད་མོད། ཀུན་རྫོབ་སྒྱུ་མ་དང་དོན་དམ་ནམ་མཁའ་ལྟ་བུར་གཅིག་པར་དབུ་མ་པ་ཆེན་པོ་རྣམས་བཞེད། སྟོང་པ་ཉིད་ཀྱི་དོན་དངོས་སུ་མ་རྟོགས་ཀྱང་མོས་པ་ཙམ་གྱིས་ཀྱང་སྲིད་པ་རྡུལ་པོར་བྱེད་ཅིང་དགོར་དང་སྡིག་པ་མང་དུ་འབྱུང་བ་ཡིན་ནོ། །ཞེས་བྱ་བ་སོགས་ཟབ་ཅིང་རྒྱ་ཆེ་བའི་ཆོས་ཀྱི་འཁོར་ལོ་ཡང་དག་པར་བསྐོར་རོ། །གནས་ཆེན་རྣམས་ཀྱི་དོ་ཟླ་ནི། །ཁང་བཞི་ཀུན་གྱི་གཏེར་འཛིན་པ། །བསོད

ནམས་འདོད་པ་བསྙེན་བཀུར་ཆེད། །ལྷ་ཞོལ་ལྷ་ཡི་ཁྱིམ་འདྲར་གཤེགས། །འདོད་ཡོན་སྣ་ལྔའི་མཆོད་པར་སྦྱར། །ལམ་བཟང་ཕ་རོལ་ཕྱུར་ལ་བསྟན། །ཚེ་དང་འབྱོར་པ་སེམས་པ་ལའང་། །རེ་བ་ཀུན་ནས་གང་བར་མཛད། །ཐུབ་པའི་དྲུང་དུ་དེའི་མཐུ་ལས། །གཞན་དུ་སྨྲ་བར་ནུས་པ་མེད། །ཤེས་རབ་ཟིལ་གྱིས་མི་གནོན་པས། །ཉན་ཐོས་བློ་ཡི་པདྨ་ཕྱེས། །དྲིས་པ་ཀུན་གྱི་ལན་ལྡོན་པ། །རྫོགས་སངས་རྒྱས་ལས་ཡོད་མ་ཡིན། །གསུང་གཅིག་རལ་གྲིས་མི་ཤེས་པ། །ཐག་པའི་དྲ་བ་དུམ་བུར་བྱས། །ཀཱ་ཤྱ་པ་ཡི་དྲག་པོའི་མེ། །ཡོག་འདྲེན་སྲེག་ལ་མཆེད་པ་བཞིན། །བསྟན་སྲུང་ཀུན་གྱི་རལ་པའི་ཁྲོད། །རོལ་སྟབས་ནོར་བུ་ཉིད་དུ་བསྟོགས། །འཇམ་དཔལ་ཞི་ཁྲོའི་ཕྲིན་ལས་པ། །ཁའུ་བྲག་གི་གཟི་ལྡན་དབང་། །གཉིས་སྐྱེས་གཟུགས་ཀྱིས་ཁྱོད་ཀྱི་མདུན། །བྱིས་པ་གཞོན་ནུ་བཞིན་དུ་རྒྱུ། །སྟོན་ཆེན་རི་གནས་སྡེ་བརྒྱད་ཀྱི། །འབྱུང་པོ་གདོན་གྱིས་གཙེས་པ་ཡང་། །ཁྲོ་བོའི་ལྷ་ཟེར་གཅིག་ཉིད་ཀྱིས། །ཁོར་ཡུག་བར་དུ་འབྲོས་པར་རྫོམ། །བཅུ་གསུམ་རྡོ་རྗེའི་གཞལ་མེད་དུ། །བསྒྲོད་པར་འདོད་པ་གང་ཡིན་དེ། །གསང་ཆེན་འཕོ་མེད་རྒྱལ་ཁྲིམས་ཀྱི། །ཐེམ་སྐས་མ་བསྟེན་ཡོད་མ་ཡིན། །ཆོས་སྐུ་སེམས་སུ་འཆད་པ་ལ། །སེམས་ཙམ་ཞེས་སུ་ཕལ་ཆེར་འཛེར། །འདི་ཉིད་འཁོར་དང་མྱང་འདས་ཞེས། །རྡོ་རྗེ་འཆང་གིས་མ་བསྒྲགས་སམ། །དེ་སོགས་རྟོག་དཀར་འདྲེན་ཁྱོད་ཀྱིས། །ཤར་ཁའི་སྒྲ་ཆེན་བསྒྲགས་པ་ན། །མ་རྟོགས་ལོག་རྟོག་ཐེ་ཚོམ་གྱི། །རོལ་མོ་ཐམས་ཅད་ཆག་པ་བཞིན། །ཞེས་པ་ནི་བར་སྐབས་ཀྱི་ཚིགས་སུ་བཅད་པའོ། །

དེ་ནས་འཕགས་མཆོག་ཐུགས་རྗེའི་བདག་པོ་སྤྱན་རས་གཟིགས་དགེ་སློང་རྡོ་རྗེ་འཛིན་པའི་ཚུལ་གྱི་པདྨའི་གཉེན་ཕྲིན་ལས་རྣམ་པར་དཀར་བའི་དཀྱིལ་འཁོར་མཆོག་ཏུ་འབར་བས་རྒྱ་མཚོ་ལ་ཐུག་གི་བར་གྱི་འགྲོ་བ་མ་ལུས་པའི་སྐྱབས་དང་མགོན་དང་དཔུང་གཉེན་དམ་པར་ཤར་བ་གང་གིས། ལྷོ་ཕྱོགས་མཐར་བྱེད་ཀྱི་བདག་པོའི་སྙེམས་པ་འཕྲོག་པ་ལྕགས་སྡིག་གནམ་ཐོག་མེའི་སྐོར་ལས། ཊཱི་ཀ་ཆེན་རིན་ཆེན་ཕྲེང་བའི་གསལ་བྱེད་གཅེས་པའི་འཁོར་ལོ་བཅུ་གསུམ་གྱི་ལག་ལེན་གསལ་བར་བྱེད་པ་སྟེར་བསྐུལ་བའི་དྲག་སྔགས་གཟའ་གདོང་དམར་ནག་གི་ཞལ་གདམས་ལྷ་བུ་ཞིག་བསྐུལ་དུ་གསོལ། ཞེས་བཀའི་སྤྲུལ་ཤིང་གིས་མཁྱེན་བརྩེ་ནུས་པའི་ཐུགས་ཀྱི་རྒྱ་མཚོ་བསྐུལ་བས་པ་ལས། རྡོ་རྗེ་འབར་བའི་མཚོན་རྣོན་ཞེས་བྱ་བའི་ཏ་ལ་ཏ་ལའི་བུམ་པ་ཕྱུང་སྟེ་བསྟན་པ་སྲུང་བའི་ཕྱག་མཚན་དུ་ཕུལ་ཞེས་ཀྱང་ཐོས་སོ། །ཡང་སྐབས་ཤིག་ཐུབ་མཆོག་ཉི་མའི་གཉེན་གཉིས་པ་དེས་ཆེད་དུ་ཕོ་ཉ་བ་མངགས་ཏེ། བཀའི་གླེགས་བུ་རྒྱ་གར་མཁས་པའི་ལུགས་ལྟར་

དབང་པོའི་རྡོ་རྗེ་ཞེས་བྱ་བའི་སྡེབ་སྦྱོར་གྱིས་བརྩིངས་པ་བཞེད་དོན་རྗེ་རཱུའི་རྣམ་ཐར་སྡེ་ཚན་གསུམ་དང་། ཉིད་ཀྱིས་བསྒྲུལ་བའི་འཇམ་དཔལ་ཁྲོ་ཆུའི་ལས་བྱང་ལོག་འདྲེན་ཟིལ་གནོན། དེའི་ཡིག་ཆུང་ཡང་ཟློག་གི་སྐོར་གྱི་གླེགས་བམ་གཡར་གནང་གི་ཞུ་གསོལ་དང་། དོགས་གཅོད་ཀྱི་ཤོག་དྲིལ་ཤིན་ཏུ་རིང་བ་དང་བཅས་བསྒྲུལ་བའི་སྐབས། འཇམ་དཔལ་དཔའ་བོ་གྲུབ་པའི་གྲགས་སྔན་གྱིས་ཕྱོགས་བཅུའི་དཀྱིལ་འཁོར་ཁེངས་པ་དང་། སྟོང་ཆེན་ཕྱག་རྒྱ་ཆེན་པོའི་གདམས་པ་སྟོན་པའི་ཚེ། འགྲོ་མགོན་རྡོ་རྗེ་རྒྱལ་པོ་ལ་འཕྲུ་བར་ནུས་པ་ཁྱོད་མིན་པ་སུ་ཞིག་ཅེས་པ་དང་། སྣང་བཞིའི་ཆུ་བོ་འཛད་ལུས་གསེར་ལྡན་གྱི་ལྡོ་བར་རྒྱུན་མི་འཆད་དུ་འབབ་པར་མཛད་པ་ནི་བཻ་རོ་ཙ་ན་གཉིས་པར་ངེས་པ་དང་། དཔལ་འབྲི་གུང་པ་ཆེན་པོའི་གདན་ས་ཆོས་སྲིད་མངོན་པར་མཐོ་བའི་ཁྲི་ཆེན་པོར་བསྟན་པའི་བཙས་སུ་བསྐལ་བརྒྱུར་ཞབས་པད་བརྟན་པར་གསོལ་ཞེས་ཉེ་འོག་གི་ནྟུ་པ་སྲང་བཅུ་ཕྲག་ལྔ་དང་བཅས་བསྒྲུལ། དེ་གོང་ཕོ་བྲང་ཆེན་པོ་གྲུ་འཛིན་དུ་ཐེབས་པའི་ཚེ། གཤིན་རྗེའི་སྒྲུབ་པ་དང་། སོས་གཏོར་གྱི་དྲག་ལས་ཕྱག་ལེན་བར་སྐབས་ཆག་པ་རྣམས་ཀྱང་སྟོན་བཞིན་ཅི་བདེར་མཛད་དུ་གནང་ངོ་། །འདི་སྐབས་བདག་གིའང་ཕྱག་དཔེ་དགོས་ཐེབས་པ་ཞིག་འབུལ་བ་དང་། ཟབ་ཆོས་ཀྱི་གསེར་ཁང་སྒོ་བཅད་མ་འདི་གོ་མི་བདེ་བ་ཞིག་འདུག་པས་འགྲེལ་པ་གསལ་བ་ཞིག་ཞུ་འབུལ་དང་། གསོ་དཔྱད་རྒྱུད་བཞི་ལ་མཆན་བུ་མཆོག་ཏུ་ངོ་མཚར་བ་གནང་འདུག་པའང་མཇལ་ཞིང་བཤུ་བ་སོགས་བགྱིས། གཏེར་སྟོན་ཆེན་པོ་པད་གླིང་པའི་གསུམ་སྒྲུལ་ཚུལ་ཁྲིམས་རྡོ་རྗེས་བསྟན་སྲུང་ཆོས་ཀྱི་སྒྲོལ་མའི་གསོལ་མཆོད་ཞུས་པའང་བསྒྲུལ། ཕྱིས་གསུམ་སྒྲུལ་སྟོང་བའི་ཚེའང་ཐུགས་དམ་བརྟགས་པ་དང་ཐུགས་ཡིད་གཅིག་ཏུ་འདྲེས་ཤིང་པདྨ་འོད་དུ་རིག་འཛིན་གྱི་གྲལ་ལ་འཁོད་པའི་གསོལ་བ་འདེབས་པ་ཡང་འབྱོར། བླ་མ་ལྷོ་པ་དཀོན་མཆོག་ཕྲིན་ལས་ཀྱིས་བསྒྲུལ་བའི་ངོར་དགོངས་པ་གཅིག་པའི་དཀའ་འགྲེལ་ཚིགས་སུ་བཅད་པ་སྨུན་སེལ་སྒྲོན་མེ་དང་། འོམ་འོད་གསལ་སྡིངས་ཀྱི་བླ་མ་ཀུན་སྤངས་པ་དང་། སྣ་རི་སྤྱི་སྤྱོས་གསོལ་བ་བཏབ་ནས་བཀའ་བརྒྱུད་བདེ་གཤེགས་འདུས་པའི་བསྐྱེད་རྫོགས་འབྲིང་པོ་དང་སྦྱར་བའི་ཁྲོ་བོ་རོལ་པ་ཆ་ལག་གདམས་ཐྲན་དང་བཅས་པ་གནམ་ལྕགས་རྡོ་རྗེའི་ཐོག་ཆེན་དང་། ཏོར་ཟླ་བཅུ་པའི་ནང་དུ་དགོངས་པ་ཡང་ཟབ་ཞི་ཁྲོའི་དབང་ཕྲེང་ལ་མཆན་བུ། ཕག་ལྔའི་ཚོགས་ཀྱི་ཁ་སྐོང་ཡང་མཛད་དེ། དེའི་མཇུག་ཏུ། ཆོས་ཀྱི་གྲགས་པའི་ཉི་འོད་འབར་བའི་ཚེ། །བློ་ལྡན་པདྨའི་ཚལ་རྣམས་བརྟེན་རེ་རན། །རྟ་བདུན་དབང་པོ་ཉུབ་རིར་ཆས་པ་ན། །ཟླ་བ་སྐར་མས་པདྨའི་ཚོགས་མི་

དཔེ། །ཞེས་བསྟུལ། ད་ཡང་ཟབ་ཀྱི་ཞལ་འཕངས་ཁ་འགེངས་དགོས་པ་ཅི་ཡང་མེད་ཅེས་དགོངས་པ་རྫོགས་པ་ལྟར་མཛད་དོ། །

དེ་རྣམས་ཀྱི་ཚུལ་ཚིགས་སུ་བཅད་དེ་སྣར་སྨྲས་པ། རྫོགས་སངས་རྒྱས་ལ་གསེར་མངལ་གྱིས། །བསྐུལ་གྱི་གཞན་གྱིས་ནུས་པ་མིན། །སངས་རྒྱས་རྒྱལ་རྣམས་འགྲོ་བ་ནི། །འདུལ་ཕྱིར་ཡིན་གྱིས་ཐེ་ཚོམ་མིན། །བདུད་ལས་ངེས་པར་རྒྱལ་བའི་ཡང་། །རང་དང་མཚུངས་པ་གཞན་ལ་ཡང་། །ཁྲུས་དང་རྒྱ་ཆེར་བསྔགས་མཐོང་སྟེ། །འོད་དཔག་མེད་ཀྱི་མདོ་སྡེ་བཞིན། །མང་ལ་རིག་འཛིན་སྒྲ་འཇུག་ཀྱང་། །མི་ཟད་རྒྱན་གྱི་འཁོར་ལོ་ལྟས། །ཁང་བ་ཐམས་ཅད་མཁྱེན་པ་ལས། །དོན་བཞིན་ཙང་བ་སུ་ཞིག་ཡོད། །ལུས་མེད་གཤིན་རྗེ་གཙུམ་པོའི་དཔུང་། །རྩལ་ཕྲན་ཙམ་དུ་བྱེད་པ་ཡིན། །ཁྲགས་པ་རྒྱ་མཚོ་འཁྲུགས་པའི་སྐྲས། །འཛམ་བུ་གླིང་པའི་རྣ་བ་གང་། །པདྨ་རྒྱལ་པོ་རྡོ་རྗེ་རྒྱལ། །རྣམ་པར་སྣང་མཛད་སྲུང་བ་ལྟར། །རྒྱལ་ཚབ་ཕྲུག་རྒྱ་གྲུབ་པ་དང་། །འཇའ་ལུས་བརྙེས་པ་ད་གདོད་ཤེས། །དེ་སོགས་བསྔགས་པའི་མེ་ཏོག་དང་། །རིན་པོ་ཆེ་ཡི་སྐྱེས་དང་བཅས། །བརྟན་པར་བཞུགས་ལ་གསོལ་བ་བཏབ། །པདྨ་གླིང་གི་རྣམ་འཕྲུལ་དེས། །པདྨ་འདམ་གྱིས་མ་གོས་ལྟར། །པདྨ་འོད་ཀྱི་ཞིང་ཁམས་སུ། །པདྨའི་གོ་འཕང་བསྐྱེལ་བར་གསོལ། །ཉོན་མོངས་ནད་རྣམས་འཚོས་ལ་སྨན། །ངན་འགྲོ་སྲིད་ལས་སྐྱོབ་པའི་གདུགས། །སྐྱོན་དྲུག་སྤངས་པའི་ལེགས་བཤད་ཀྱི། །བསྟན་བཅོས་གླེགས་བམ་རྒྱ་ཆེར་སྤེལ། །ཞེས་སོ། །དེ་ནས་བླ་མ་མགར་སྐུ་སྐྱེ། ཁམས་སྐྱོ་ནང་སོ། བན་གྲོང་སྐུ་སྐྱེ་སོགས་དང་། ཁམས་ཕྱོགས་ཀྱི་དད་འདུས་མང་བ་ལ། ཀུན་རིག་གི་ཚོ་གའི་ལྟ་གས་ལུང་སོགས་སོ་སོའི་འདོད་པ་ཚིམ་པར་མཛད་དེ། མགར་སྐུ་སྐྱེ་བླ་ཚས་བཟང་པོ་དང་བཅས་ཁམས་ཕྱོགས་ཀྱི་བསྟན་པའི་གསལ་བྱེད་དུ་བཏང་ངས། ཕྱོ་ནས་གསུམ་སྤྲུལ་ཐུགས་སྲས་ཟླ་བ་གྲགས་པ་སློབ་མར་བཅས་ཏེ་ཞབས་དྲུང་དུ་འབུལ་ནོད་བཟང་པོ་དང་བཅས་འཁྱེར་བ་ལ། དགོངས་པ་ཡང་ཟབ་གླེགས་བམ་ཐོག་ཐ་བར་གསུམ་བསྟུས་ལུང་དང་། རྩ་གསུམ་གཏོར་དབང་བསྡུས་པ་གནང་། གནང་སྦྱིན་བཟང་པོ་དང་གཟེངས་བསྟོད་བསླབ་བྱ་རྒྱ་ཆེར་བསྟུལ། རྗེད་ཐང་ནས་པཎ་ཆེན་ཀཛྫ་ལུང་རིགས་རྒྱ་མཚོའི་བྱང་ཞུའི་རྟེན་གསེར་ཟངས་ཀྱི་བཀྲ་ཤིས་རྟགས་བརྒྱད་སོགས་འཁྱེར། སྤྲུལ་སྐུ་ངོས་འཛིན་གྱི་ཕྱག་བྲིས་ཀྱང་གནང་། སྣ་རི་སྤོ་སྤོས་ཟླ་གསང་རྒྱུད་ལས། དུར་ཁྲོད་རས་ལ་དཔའ་བོའི་གཟུགས། །ཚོན་རྩེ་སྤྲིན་མེད་བཟང་པོ་ཡིས། །མཁས་པས་ཡབ་ཡུམ་སྲས་བཅས་བྲི། །ཞེས་སོགས་བྲིས་སྐུ་རྡེ་སྐད་གསུངས་པ་ལྟར་བསྒྲུབས། འབྲི་གུང་མཐིལ། སྣར་སྟོད་སྨད། བྲ་ཡུལ།

མལ་གྲོ། གླུང་ཤོད་ཀྱི་དགོན་སྡེ་ཐམས་ཅད་ལ་མང་ཇ། སྐུ་འགྱེད་བཅས་བཟང་པོ་བསྟལ། མཐིལ་མ་དགོན་ལ་སྤྱན་གཟིགས་མངའ་གསོལ་བརྒྱ་ཚར་མཛད། གཙུག་ལག་ཁང་རྣམས་ལ་དཀར་མེ་སོགས་བརྒྱ་བཞི། འཇིག་རྟེན་གསུམ་གྱི་མགོན་པོའི་སྐུ་བརྙན་ཡིད་བཞིན་དབང་གི་རྒྱལ་པོ་ཡང་དག་པར་རྫོགས་པའི་སངས་རྒྱས་ཀྱི་ཚེམས་མཆེ་བ་སྙིང་པོར་ཚུད་པ་གསེར་ཁང་ཆོས་རྫེར་གྲགས་པ་རྟེན་མ་ལུས་པའི་གཙོ་བོ་ལྷ་དང་བཅས་པའི་ཕྱག་གི་གནས་དེ་ཉིད་དང་། ཁང་གསར་འོག་ཏུ་དངུལ་གདུང་རིན་པོ་ཆེའི་དྲུང་དུ་སྙན་དར་དང་མཆོད་རྫས་དངུལ་གྱི་མཇལ་རྒྱན་ལྷུན་ཆེ་འབུལ། རྒྱལ་བ་ཐམས་ཅད་ཀྱི་ངོ་བོ་མཆོག་གི་འདྲེན་པ་ཆེན་པོས་བཀའ་བསྟལ་ལྟར་ལྷུགས་སྡིག་གི་བཅའ་གཞི་ལག་ལེན་གསར་རྩོམ། ཡང་བློག་གི་གསོལ་གདབ། མངའ་གསོལ། བསྐང་བཤགས། བློག་བྱང་། བསྙེན་སྒྲུབ་སྦྱིའི་ཡིག་ཆུང་ཞལ་གདམས་སོགས་ཀྱི་ཕྱག་དཔེ་ཕུལ། གོང་དུ་ལྷ་ལྡན་གྲུ་འཛིན་གྱི་ཕོ་བྲང་ཆེན་པོར་སངས་རྒྱས་ནང་ཞལ་དབྱེས་པར་མཛད། རྫོར་ཟླ་བརྒྱད་པའི་ཉེར་དགུ་ལ་ཡར་ཕེབས་ལམ་བྲག་རལ་གྲུ་ཁ་དང་མཐའ་རྒྱས་ཀྱི་ཞག་ས་གནང་སྐབས་སྐྱིད་འཕེན་གྱི་མི་ཕལ་མོ་ཆེའི་ཡིད་མོས་ཚལ་དཀྱིལ་རྡོ་རྗེ་ཟླ་བའི་བདུད་རྩི་འཕྲུང་དུ་འོངས་པ་ལ་ཉིན་རངས་ཕྱག་ལྷུག་གནང་ཞིང་། རང་རང་གི་འགྱུར་པ་དང་མཐུན་པའི་མཆོད་པས་མཆོད་དེ་མཐོང་ཐོས་དྲན་རེག་བྱང་ཆུབ་ཆེན་པོར་ངེས་པ་དཀར་བ་གཅིག་པུའི་སྣང་བ་མུ་མེད་པའི་བཀའ་དྲིན་བསྟལ་ནས་ཚིམ་པ་ཐོབ། དེ་དགོང་མི་ཚན་པོ་ཆེ་འདུས་པ་ཐམས་ཅད་ཕོ་བོར་བལྟ་བའི་ཆེད་འོངས་པ་ལས་གཞན་མིན། དེ་ཐམས་ཅད་ཀྱི་ནང་ན་མི་འཆི་བ་ནི་གཅིག་ཀྱང་མེད། ཕོ་བོ་ཡང་ཕྱོགས་འདིར་ཕྱིན་ཚད་སླེབ་པ་མིན། འོང་བའི་རྟེང་མ་ཡིན། རྒྱལ་མཆོག་ཐམས་ཅད་གཟིགས་པ་ཆེན་པོ་དང་དརེས་ལས་མཇལ་བ་མི་འོང་གསུངས་པ་ལ། དགེ་སློང་ར་ཁྲིམ་པ་སོགས་ཀྱིས་དེ་ལྟར་གསུང་བ་རྟེན་འབྲེལ་ལ་ཡང་གནོད། རྒྱལ་བ་མཆོག་ཀྱང་ཡང་ཡང་མཇལ་བའི་ཐུགས་འདུན་གནང་དགོས་ཞུས་ཀྱང་ཅི་ཡང་མི་གསུང་།

དེ་ནས་བཙུན་ཚལ་ཆོས་སྐྱོང་སྐུ་རྟེན་གྱིས་ལ་མོར་སྤྱན་དྲངས་ནས་མཆོད་པ་རྒྱ་ཆེར་བྱས། སྐུ་རང་ཕེབས་ཏེ་འཕྲུལ་ཕྱུགས་ཀྱི་བཀའ་བགྲོ་བ་མང་དུ་ཞུས། སྐུ་རྟེན་ཡང་མི་རབས་གསུམ་གྱི་བར་དུ་ལྷ་གནས་སུ་མི་འཕོ་བའི་དམ་བཅའ་བྱས། བླ་མ་ཆེན་པོ་ཞབས་བརྟན་པའི་གསོལ་འདེབས་ཚིགས་བཅད་ཀྱང་བགྱིས། དེ་ནས་རྒྱེ་བ་སྲ་བརྟན་རྡོ་རྗེའི་ཕོ་བྲང་དུ་ཞབས་པད་འཁོད་དོ། །དེ་རྣམས་ལ་འདི་སྐད་ཅེས་བྱ་སྟེ། སློམ་རིང་རྫོགས་པའི་བདུད་རྩི་ཡིས། །སྲོས་དེངས་ས་ཡི་ཚོ་ག་

ལྟར། །མཛད་པ་དྲི་ཞིམ་ལེན་པའི་ཤིང་། །རི་ནས་རི་ལ་སྐྱེབས་པ་ཡོད། །དེ་ཡི་མ་འོངས་ཤེས་པའི་བློས། །རང་གི་སློབ་མར་གདམས་པ་ལས། །མགོན་པོ་ཀླུ་ཡིས་བཟུང་བ་ན། །སྟོན་མེད་གྲུབ་པའི་དཀྱིལ་འཁོར་བྱུང་། །དེ་ཉིད་སྙིགས་མའི་ཉེས་པ་ཡི། །ཆུ་བོ་ཟློག་ལ་ཆུ་ལོན་ལྟར། །མི་མཐུན་ཕྱོགས་ལས་རྣམ་རྒྱལ་བ། །ཕྲོད་ཉིད་ཡིན་ལ་ཀླན་ཀ་ཅི། །ཆོས་རྗེའི་ཞལ་སྐྱིན་དངོས་ཇི་བཞིན། །ཆོས་སྐུའི་རྟེན་མཆོག་འཛམ་གླིང་རྒྱན། །ཆོས་སྲུང་ཡེ་ཤེས་སྤྱན་ལྡན་བཅས། །ཆོས་ཀྱི་གཞི་འདི་རྡོ་རྗེའི་གདན། །དེ་རྣམས་དུས་དང་རྣམ་ཀུན་ཏུ། །ཀུན་ཏུ་བཟང་པོའི་མཆོད་སྤྲིན་གྱིས། །མཆོད་དེ་ཀུན་གྱི་བསོད་ནམས་དང་། །ཡེ་ཤེས་ཀུན་ནས་རྒྱས་པར་གྱུར། །སྔོན་པས་རབ་དགའ་རབ་བཟང་གཉིས། །ཐ་མའི་གདུལ་བྱར་སྨིན་ཡིན་མོད། །འདི་ན་ཆུ་ཆེ་བཀའ་བརྒྱུད་དུ། །འདུག་པ་ཐམས་ཅད་རྣམ་གྲོལ་མཛད། །དེང་གི་དུས་ཀྱི་མཆོག་དང་དམན། །མ་མཐོང་ལྟ་ལ་མིག་དང་ནི། །མ་ཐོས་དྲི་ལ་རྣ་ལྟེ་བཞིན། །ཚད་མར་བྱེད་པའི་ལྷ་ཆེན་ཡོད། །དེ་ཡིས་སྟུམ་པར་སྤྱན་དྲངས་ཤིང་། །འགྲོ་བའི་བླ་མ་ཞབས་བརྟན་པའི། །གསོལ་འདེབས་ང་ཡང་ཡུན་རིང་དུ། །འཚོ་བའི་ཁས་ལེན་བྱེད་དོ་སྙད། །ཅེས་སོ། །རྒྱལ་བ་ཐམས་ཅད་ཀྱི་མཛད་པའི་མཆོག་ནི་ཡོངས་སུ་མྱ་ངན་ལས་འདའ་བ་ཆེན་པོ་ཡིན་ཏེ། ཚུལ་དེས་འདུལ་བའི་གདུལ་བྱ་གྲངས་མེད་པ་ཡོད་པའི་ཕྱིར་རོ། །དེ་ཡང་བར་དོ་དང་ཞིང་གཞན་གྱི་འགྲོ་བ་ཡོད་པ་བཞིན་དུ་གདོན་མི་ཟ་བར་ངེས་པ་གྲངས་མེད་འདུལ་བའི་དུས་གཟིགས། ལེ་ལོ་ཅན་རྣམས་བརྩོན་པ་བསྐྱེད་ཅིང་རྟག་པར་ལྟ་བ་རྣམས་སུན་དབྱུང་བའི་ཕྱིར་ཞིང་གཞན་དུ་ཐུགས་མངོན་པར་ཕྱོགས་པ་ན། དེའི་ཚུལ་གྱི་མཚན་མ་ས་གསུམ་གྱི་དཔའ་བོ་དང་རྣལ་འབྱོར་མ་རྣམས་ཀྱིས་ཤེས་ནས་མིར་གྱུར་པ་ལ་མཚོན་པ་ནི་ཉེ་བའི་འཁྲུང་སྦྱོད་ཙ་རི་ཡུལ་སྨད་དང་། སྐྱབས་སྡེ་དེའུ་རིན་ཆེན་སྤུངས་པའི་བར་གྱི་ནགས་ཚལ་ཉམས་དགའ་བ་ཤྭ་འོད་ཀྱིས་ཁྱེར་ཏེ་གྲོག་པོར་སོང་། ཕག་མོ་གྲུ་ཀུན་ཏུ་བཟང་པོའི་ནགས་ཁྲོད་དུ་ཟླ་བ་བཅུ་གཉིས་པ་ལ་སྟག་མའི་མེ་ཏོག་གིས་དཔྱིད་ཀྱི་དཔལ་འཛིན། འོན་ཏུ་སྟོན་མཇུག་ཁམ་བུ་དང་ཀུ་ཤུའི་མེ་ཏོག་སོས་ཀའི་དུས་ལྟར་རྒྱས། རིན་ཆེན་བྲག་གི་རྒྱབ་རིའི་སྤང་ངོས་སུ་སྔར་མི་ཡོང་བའི་མེ་ཏོག་སྤང་རྒྱན་གྱིས་སའི་མདོག་མཐིང་གི་གཞི་ལྟར་བྱས། ཕྱག་མཛོད་དང་། བླ་མ་མཚོ་སྐྱེས། སྤྲུལ་སྐུའི་ཡུམ་རྣམས་ཀྱི་རྨི་ལམ་དུ་ཉི་ཟླ་གཟས་བཟུང་བ། མུན་སྲོས་པ། ཉི་ཟླ་ཐང་ལ་ལྷུང་བ། བཞུགས་སྐར་བདེག་པ་སོགས་བྱུང་། སྟུང་བཞེས་པའི་ཚུལ་བསྟན་པའི་དུས་དབང་པོའི་གནམ་ཏུ་ཁ་དོག་ལྷ་ལྡན་གྱིས་གང་དུ་སྤྱོད་པའི་གཞལ་མེད་ཁང་གཡོགས་པ། ར་ཁྲིམ་དགོན་པ་བ་ཕལ་ཆེར་གྱིས་མཐོང་། དགུན་དཀྱིལ་དབྱར་

གྱི་ཇ་པོ་ཆེ་ལྷིར་བ་མཚན་མོ་འཇའ་དཀར་པོ་ཟུག་པ་སོགས་བྱུང་། རྒྱལ་གྱི་ཟླ་བའི་ཚེས་གསུམ་ལ་ལྷ་ཆེན་དུང་ཐོད་ཅན་རང་བབ་ཏུ་བྱུས་ཏེ། ལག་གཡས་གཡོན་གྱིས་རྣ་དར་གཉིས་རྒྱུང་རིང་དུ་འཕངས། མཐེ་བོའི་དུང་ལོང་བརྡབས་ཏེ་ཕྱེ་མར་བྱས། འོད་མའི་གཞུ་ཤུས་མོ་ལ་བཀན་ནས་བཅག །ཁྲབ་གདན་རྒྱང་པ་གྱོན་ནས་འོ་དོད་གནམ་དུ་འབོད་བཞིན་དབུར་སྟོད་ཕྱོགས་སུ་འཆོར་བ་ལྟར་བྱེད་དེ་སྐག་རྩེ་ནས་མི་དབང་ཆེན་པོའང་ཐེ་ཚོམ་དུ་གྱུར་ནས་དེད་ཅག་ལ་ཉེས་པ་མ་མཆིས་སམ་ཞེས་གསོལ་བས། ཁྱོད་ལ་མི་ལྷ་འགྲོ་བའི་ཉི་མ་ནུབ་པའི་ལྟས་ཡིན་ཞེས་བསྒྲགས་སོ། །

དེ་གོང་ནས་མང་རར་ལྷོ་རུ་རྣམས་ཀྱིས་སྤྱན་དྲངས་པའི་ཚེ་ཞབས་འབྲིང་བ་རྣམས་ཀྱིས་ཕྱུགས་ཟམ་ལ་གཤེགས་བཞུལ་ཤིན་ཏུ་བདེ་བ་སོགས་བཀུར་སྟི་རྨད་དུ་བྱུང་བ་བགྱིས་པའི་ཚུལ་གྱིས་ད་འདོད་ལྟར་ན་ལོ་གཅིག་གཉིས་བསྡད་ནའང་བསམ་ཞིང་གསུངས། ཡང་ཤ་ཁྲག་གི་ལོངས་སྤྱོད་ལ་གཟིགས་ནས་འགྲོ་ཕན་ལ་བསྣད་པའི་སྡིག་པ་འདི་ལྟ་བུ་བས་ཤི་བ་འདམ་གསུང་། ཞིང་འདིར་མི་བཞུགས་པའི་དགོངས་པ་གློ་བུར་དུ་འཁྲུངས་པ་འདྲ་ཞེས་ཀྱང་དཔྱོད་པ་དང་ལྡན་པ་དག་སྨྲའོ། །དེ་རྣམས་ལ་ཡང་འདི་སྐད་བྱ་སྟེ། བསྐལ་མང་གོང་ནས་བྱང་ཆུབ་སྤྱོད་པ་ལ། །སྤྱད་དེ་མྱ་ངན་ཐམས་ཅད་སྤངས་ཟིན་ཀྱང་། །དེ་ལས་འདའ་བའི་རྣམ་ཐར་འདིར་སྟོན་པ། །གདུལ་བྱ་འདུལ་བའི་ཐབས་ལས་གཞན་ཅི་ཞིག །འོན་ཀྱང་ཞིང་འདིའི་ཡིད་མཁའི་མེ་ལོང་དུ། །གཟུགས་སྐུའི་སྣང་བ་རེ་ཞིག་ཡོལ་བའི་ཚུལ། །ཁམ་པོར་གྱུར་པ་རྣམས་ཀྱང་མ་བཟོད་ན། །སེམས་བཅས་སྙིང་ནི་རྗེ་བར་སོང་མིན་ནམ། །མཁའ་འགྲོའི་གར་གྱི་དོ་ར་ངམ་གྲོག་གྱུར། །དུས་ལས་ཡོལ་བའི་ཚུ་སྐྱེས་བྲིས་པ་བཞིན། །སྟོན་མེད་ཨུཏྤལ་སྟོན་པོས་ས་གཞི་གང་། །འཇའ་ཚོན་དབྱར་གྱི་ཇ་ཆེན་དུས་མིན་དུ། །ཀྱེ་མ་སྐྱེས་པའི་ཐ་མ་འཆི་བ་ཞེས། །རྫོགས་སངས་རྒྱས་ཀྱིས་ཡང་ཡང་གདམས་པ་ནི། །རང་ཉིད་དེ་ལ་འཛེགས་པ་ག་ལ་ཡིན། །འོ་སྐོལ་རྟག་པར་ལྟ་ལ་བསྐུལ་བ་ཉིད། །སྡིག་པ་བྱེད་ལ་སྙིང་རྗེ་གྲུས་ལྡན་ལ། །དགྱེས་པ་གཤེགས་དང་བཞུགས་པའི་གསུང་འདི་ལྟར། །རྗེ་འཕྲུལ་ཐང་པར་བསྙེན་གོམས་བསྐུལ་བ་དང་། །ཡིད་སྲུབ་མོས་པ་བཀང་བ་མཚུངས་མིན་ནམ། །ཞེས་སོ། །

ཧོར་ཟླ་བཅུ་གཅིག་པའི་ཚེས་བཅུ་གསུམ་བཅུ་བཞི་སྐོར་ཞིག་ལ་དགེ་སློང་ར་ཁྲིམ་པ་དང་། གསོལ་དཔོན་ལ། མདང་ནུབ་གཉིས་ནས་ཁུར་སྦྲ་ཆེན་པོ་ཞིག་གི་རྐྱེན་བྱས་དབུགས་རྒྱུ་བ་མི་མངོན་ལུས་སྐྱུལ་བསྐྱོད་མི་ནུས། འཕར་རྩ་རྣམས་ཀྱང་མི་འཕར། ཚོགས་དྲུག་གི་ཡུལ་སྣང་མ་འགག་ལ་དེར་འཛིན་མ་ཞུགས་པའི་བདེ་སྟོང་ཟུང་འཇུག་ཏུ་གནས་པ་ཡུན་རིང་བྱུང་། དགེ་སློང་

རླུང་གིས་སྦྱུང་བའི་སྐབས་དེ་ལྟར་མ་བྱུང་ངམ་གསུངས་པ་ལ། བདག་ལ་དེ་ལྟ་བུ་མ་བྱུང་བ་ཅི་ཡིན་ནམ་ཞུས་པས། རྣལ་འབྱོར་པ་རླུང་བསྒོམས་པས་རླུང་དབུ་མར་ཚུད་པའི་རྟགས་སུ་བཤད། ངས་རླུང་རྩོལ་ནི་མ་བྱས་གསུངས། ཁོང་གིས་ད་ལྟ་རླུང་རྩོལ་མ་གནང་ཡང་ལམ་གོམས་པ་ཡིན་པས་རྩོལ་བ་གནང་ཅི་དགོས་ཞུས་པས། དེ་ག་རེད་རོ་རྐྱང་གི་རླུང་དབུ་མར་ཐིམ་པའི་རྟགས་ཡིན་པ་འདྲ་གསུངས་ཤིང་དེ་རྗེས་ཀྱང་ཐེངས་འགའ་བྱུང་། ཆོས་བཅུ་བདུན་གྱི་ཉིན་སྔགས་འཚང་མཆོག་གྲུབ་རྒྱལ་པོ་ལ་བྱང་གཏེར་འཆི་བདག་ཟློག་བྱེད་སྟོབས་ཆེན་གྲུད་ཀྱི་མདོས་དེ་གཏོང་དགོས་པ་འདུག །རྫས་འདི་ལྟ་བུ་སོགས། དེའི་རྒྱབ་ཆོག་དགོས་པ་དགེ་སློང་ར་ཁྲིམ་པས་གྱིས་གསུངས་པ་ལ། དགེ་སློང་གིས་རྒྱུ་མཚན་ཞུས་པས་ལྟས་ལོག་པ་མིན་ཡང་། ཁམས་མ་བདེ་ཞིག་བྱུང་། སྤྲོ་ལུང་གི་བདེ་བར་གཤེགས་པ་དེ་ཡང་ཟླ་བ་འདིའི་ཆོས་བཅུ་བདུན་ལ་བསྟུངས་པས་ཟླ་སྲི་ལྟ་བུ་ཡིན་ནམ་གསུངས། མཁའ་འགྲོའི་བསུས་ཟློག །སྐུ་སྲུད་སོགས་མདོས་རིགས་མང་བ་ཞིག་བགྱིད་དུ་བསྩལ། དགེ་སློང་གིས་གྲུབ་རྒྱལ་ལུགས་ཀྱི་ཚེ་སྒྲུབ་ཞག་གསུམ་བྱས་ཤིང་། ཚེ་རིལ་སོགས་ལ་ལྷུགས་རེག་ཙམ་གནང་ནས་ཕྱག་མཛོད་དང་དགེ་སློང་སོགས་ལ་ལོངས་སྤྱོད་དུ་བཅུག །བསམ་ཡས་ཆོས་སྐྱོང་གིས་སྒྲོལ་དཀར་ཚེ་སྒྲུབ་ཞག་བདུན་མ་ཞིག་གནང་དགོས་ཚུལ་བྱུང་བ་ལྟར་སྐུ་མཚམས་བཅད་རྒྱ་མཛད། སྙེལ་ཟུག་མེད་ཀྱང་གསོལ་དང་འགག །མཐིལ་སྐུ་འདྲ་རིན་པོ་ཆེའི་སྤྱན་གཉིས་ནས་སྤྱན་ཆབ་བབ་པ་དང་སྔར་གྱི་ལྟས་རྣམས་ཀྱིས་ཐམས་ཅད་ཡིད་མི་བདེ་བར་གྱུར་ནས། ཕྱག་མཛོད་དང་དགེ་སློང་གཉིས་ཉེ་སྐོར་གྱི་དགོན་པ་ཕལ་མོ་ཆེ་ལ་མང་འགྱེད། རྒྱལ་བའི་བཀའ་འགྱུར་རོ་ཅོག་སྒྲོག་པ། མདོ་བརྒྱ། གསེར་འོད་བརྒྱ་ཚར། པདྨ་བཀའ་ཐང་བརྒྱ་ཚར། ཥྞཥྛ་འབུམ་ཐེར། ཤེར་སྙིང་། སྒྲོལ་མ། ཚེ་གཟུངས་རྣམས་འབུམ་ཐེར། ཁྲོ་རོལ་མགོན་པོ་སོགས་ཀྱི་ཟློག་པ། ཆོས་སྐྱོང་རྣམས་ཀྱི་བསྐང་རྒྱུན་མངའ་གསོལ་སྤྱན་གཟིགས་འབུལ་བ། བླ་མ་གྲྭ་རིགས་མི་སྡེ་དང་བཅས་པ་ཐམས་ཅད་ཀྱིས་ཉིན་རེ་བཞིན་བརྟན་བཞུགས་རྒྱུན་མ་ཆད་པར་ཕུལ། ཀུན་གཟིགས་རྒྱལ་བ་མཆོག་གི་བཀས་བསྐུལ་བའི་གཤིན་རྗེ་ལྕགས་སྡིག་གི་མན་ངག་གབ་དཀྲུག་གསལ་བར་བསྒྲིགས་པ་ཕུལ་བ་ལ་ཐུགས་ཀྱི་དགྱེས་པ་ཆེན་པོས། སྟོན་མེད་ཀྱི་ལེགས་བཤད་པད་གཉུབས་རིང་ལུགས་འཛིན་པ་རྣམས་ཀྱི་ཁྱད་ནོར་ཟླ་མེད་པའི་ལེགས་བཤད་གནང་བ་སྤྲོ་དགའ་བརྟས། སྙུན་ཅུང་ཟད་ཡང་བའི་ཚུལ་སྟོན་པ་བསྟན་འགྲོའི་དོན་དུ་འཚོ་ཞིང་གཞེས་པའི་ཐུགས་འདུན་གཏོད་པ་དང་། དེ་ལྟར་གསོལ་བ་ཡང་ཡང་འདེབས་སོ་ཞེས་གནང་རྟེན་

བཟང་པོ་དང་བཅས་བསྩལ། བླ་མ་རིན་པོ་ཆེ་དེ་ཉིད་སྟང་སྟག་ལུང་གི་གནས་གཟིགས་ལ་ཕེབས་
བཞིད་ཀྱི་བཀའ་བསྩལ་ཡོད་པ་ལྟར། དེའི་བག་ཆགས་འདྲ་ཞིག་གིས་བདག་གི་རྨི་ལམ་དུའང་
སྟག་ལུང་ཡང་དགོན་དུ་ཕེབས་འདུག་པ་རེ་ཞིག་བཞུགས་པར་ཞུ་སྙམ་པ་ལས། སྒོ་བུར་དུ་གཙུག་
ལག་ཁང་ཆེན་པོའི་ནུབ་བྱང་གི་ཟུར་དུ་གཤེགས་པར་མཐོང་སྟེ་བཞུགས་པ་ན། གླང་པོ་ཆེའི་ལྟ་
སྟངས་ཀྱིས་གཟིགས་ཤིང་སྐུ་ཆོས་ཀྱི་གྲྭ་བཤད་པ་འདྲ་ཞིག་མཛད་དེ་གཤེད་དུ་ཕེབས་སོང་བ་
རྨིས་པས་ཡིད་མི་བདེ་བཞིན་གནས་པ་ན། སྐུ་རིམ་གྱི་བཀའ་ཤོག་ཕེབས་པས་སློང་སློང་པོར་གྱུར་
ནས་བརྟན་བཞུགས་གསོལ་འདེབས་ལ་བརྩོན་པ་བགྱིད་བློ་བྱས། ཡིད་ལ་གང་ཤར་གྱི་ཚུལ་ཐམས་
ཅད་སྨྲ་བསྒྲི་མེད་པར་དགེ་སློང་དན་པ་ལ་ཡི་གེ་ལག་བྲིས་བྱས་ཏེ་བསྒྲིངས། ཐམས་ཅད་ཀྱིས་
ཞབས་བརྟན་པའི་ཞལ་བཞེས་ཞུས་པ་ལའང་ཆེད་གཉེར་མི་མཛད། ཕོ་བྲང་གི་བཀྲག་ཉམས་པ་
སོགས་ལྟས་མི་དགེ་བ་བྱུང་ཚུལ་ཞུས་པ་ལ་ནི་དགྱེས་པ་ལྟར་སྟོན། སྟར་ཆབ་ཀྱི་སྨན་ལྡི་བ་བཞེས
ཚེ་སྨན་པ་རྣམས་ལ་སྨན་འདི་སྦྱོར་བཀའ་བསྩལ་པ་ལྟར་བགྱིས་པའི་མོད་ལ་དྭངས་པ་ཡིན་ཡང་
འདི་སྐབས་སྨན་པས་གང་ཞུས་ལས་ཅི་ཡང་བཀའ་མི་སྩོལ། མཛད་པ་ཐམས་ཅད་འཕྲོ་བཏྲུལ། ངོ་
མཚར་མཆོག་གི་སྤྲུལ་པའི་སྐུ་སྟོན་བཞིན་མངོན་སུམ་སྣང་བ་དག་ལ་འཇིག་རྟེན་གསུམ་གྱི་བླ་མ་
ནས་བར་མ་ཆད་པའི་བྱིན་རླབས་དོན་གྱི་འཕོ་བ་བསྩལ། བསྟན་པའི་བདག་པོར་དོན་གྱི་མངའ་
གསོལ། དགོངས་པ་ཡང་ཟབ་དང་གཤིན་རྗེའི་ཡང་ཟློག་སོགས་ཀྱི་དཔེ་དབང་དང་བཀའ་གཏད་
གནང་། ཉིན་གཅིག་སྐུ་འཁོར་འགའ་རེས་སྙུན་གསོལ་བ་ན། ལུས་གཙོང་ནད་ཀྱིས་རྟག་ཏུ་འཚེ་
ན་ཡང་། །སེམས་རེ་དོགས་མེད་པའི་རྫོགས་པ་ཆེ། །དོན་སྤང་བླང་མ་དགོས་ང་རེ་སྐྱིད། །ཚེ་འདི་
སྣང་བར་དོ་ཕྱི་མ་གསུམ། །ཚིག་གནས་སྐབས་ཀྱི་ས་མཚམས་མ་གཏོགས་པ། །དོན་སེམས་ཉིད་
གསལ་རྫོགས་ཆོས་སྐུ་ལ། །འཕོ་འགྱུར་དང་ཆགས་འཛིན་མི་གདའ་བས། །ཡ་ང་དང་བག་ཚ་མེད་
པས་སྐྱིད། །ལར་ཇི་ལྟར་བྱས་ཀྱང་སྟབས་བདེ་བ། །ལྷ་རྩ་གསུམ་སྲུང་མའི་བྱིན་རླབས་གདའ། །
ཚུལ་གང་ཡང་གྲོགས་སུ་འགྲོ་བ་འདི། །མགོན་འཇམ་དབྱངས་དཔའ་བོའི་ཐུགས་རྗེ་གདའ། །ཚུལ་
དེས་ན་ཇི་ལྟར་བྱས་ཀྱང་སྐྱིད། །ལར་སྐྱིད་གསུམ་ལྡན་པའི་བན་རྒན་ངའི། །དོན་གནས་ལུགས་ཀྱི་
རྒྱུད་ཚོད་དེ་ལྟར་ལགས། །མགོ་ནག་ཕལ་ཆེར་པདྨེ་ཧཱུྃ། །ཞེས་གསུངས། དགོང་ཞིག་ཞལ་རླུང་གི་
རྒྱ་བ་ཆད་པ་ལྟར་ཅི་ཡང་མི་གསུང་བར་བཞུགས་པས། ཐམས་ཅད་ཧབ་ཧབ་པོར་གྱུར་ནས་རླུང་
བཙོས་འབྱུལ་བར་བཙམས་པས་དེ་ལྟར་ལགས། དེ་འདྲ་མ་བྱེད་ངས་རྩེད་མོ་བྱས་པ་ཡིན་གསུངས།

སྙེལ་བྱུག་ནི་ཅི་ཡང་མ་མཆིས། སྐུ་རྐེད་ཡན་ལ་ཆབ་ཀྱི་གཞི་ཡང་མེད། གསུང་ཆེར་མི་འགྲོན་ཞིང་སྤྱན་ལྟ་སྟངས་བཅས་ཤིང་དྲིང་འཛིན་ལས་མི་གཡོ། རེ་འགའ་ཕྱག་ཐུགས་ཀར་ཐལ་མོ་སྦྱར་ཏེ་དེའི་ཚེ་སངས་རྒྱས་ཀྱི་ཞིང་རྒྱ་མཚོའི་བཀོད་པ་གཟིགས་པར་གདོན་མི་ཟ། ཕྱག་མཛོད་རྣམ་དག་དང་། དགེ་སློང་དན་པ་གཉིས་ལས་གཞན་མེད་པའི་སྐབས་དགེ་སློང་གིས་ཕྱག་མཛོད་ནི་དགོངས་པ་རྩེ་གཅིག་པ་གཏད་དེ་བསྒོམས། བདག་གིས་ལོ་བརྒྱད་ནས་ཞབས་ཕྱིར་འབྲངས། གཉིས་ཀས་ཅི་གསུང་གི་བཀའ་བསྒྲུབས། དམ་ཚིག་ཉེ་མ་སྒྲིབ་མེད་ཀྱིས་འབྱོལ། དེས་ན་བསྟན་འགྲོ་སྤྱི་དང་ཁྱད་པར་བདག་གཉིས་སོགས་གདུལ་བྱར་གྱུར་པ་རྣམས་ལ་དགོངས་ནས་སྐུ་ཚེ་བརྟན་པར་བཞུགས་དགོས་ཞུས་པས། སྐུ་ཁྲིང་མཛད་དེ་ཁྱེད་གཉིས་བདེན། བདག་ཅག་གི་སྟོན་པ་མྱ་ངན་ལས་འདའ་བའི་ཚེ། སྟེང་གི་སངས་རྒྱས་དེད་དཔོན་ཞེས་བྱ་བས་སྒྲ་གཅན་འཛིན་ཁྱོད་སྒྲི་ཐུགས་མ་འདོན། དུས་གསུམ་གྱི་སངས་རྒྱས་ཀྱང་མྱ་ངན་ལས་འདའི་ཁྱོད་ཀྱིས་སྟོན་པའི་སྲས་ཀྱི་བྱ་བ་བྱས་ཟིན་གསུངས་པ་ལྟར། ང་གཞན་དང་འདྲ་བའི་བླ་མ་མིན། ཡིན་མིན་ཕྱིས་གསལ་ནས་འོངས། དེས་ན་ཁྱེད་གཉིས་ཀྱང་བྱས་པ་དོན་མེད་མ་ཡིན་གསུངས། དེར་ཕྱག་མཛོད་མཆི་མས་བརྣངས། དགེ་སློང་གིས་སླར་ནན་གྱིས་ཞུས་ཏེ། ཕྱག་མང་དུ་བྱས་པས་བཞད་པ་དང་ལྷན་ཅིག་ཨ་ཀྱང་ཀྱུ་རེ་བྱས་པ་ཡིན། ད་རེས་སྐྱོན་མི་ཡོང་གསུངས། སྐབས་ཤིག་དགེ་སློང་གིས་སྐུའི་སྐྱེ་བའི་གསལ་ཁ་ཞིག་གནང་དགོས་ཞུས་པས། སྐྱེ་བ་ལས་སྔ་གསུངས་པ་ཙམ་ལས་ཞལ་ཆེམས་རྒྱས་པར་མ་བསྩལ། ཆོས་བཅུ་བདུན་ལ་མཁན་སློབ་ཆོས་གསུམ། སྣར་སྟོད་སྨད་ཀྱི་བླ་མ་ཁྲི་ཟུར། འབྲོང་པ་བླ་མ། བེ་རི་སྐུ་སྐྱེ་སོགས་ལ་ཞལ་བསྟན། ཐམས་ཅད་ཀྱིས་བཞུགས་པར་གསོལ་བ་བཏབ་པས་ད་ཞག་བཞི་ཚུན་ལ་སྐྱོན་མ་བྱུང་ན་དེ་ནས་སྨན་ཡང་ཟ་མི་དགོས་གསུངས་སྐད། དེ་རྣམས་ལ་འདི་སྐད་བྱ་སྟེ། གཟུང་འཛིན་འཁོར་བའི་ཐབ་རླུང་སེམས་གསུམ་པ། རྩྭ་ཏེ་ཡེ་ཤེས་རླུང་དང་སྦྲེས་བྲལ་གྱི། །དབྱིད་དུ་དག་པའི་རྣམ་འགྱུར་སྟོན་པ་འདི། །རྡོ་རྗེ་འཆང་གི་གོ་འཕང་བརྙེས་ཚུལ་ལགས། །འོན་ཀྱང་བདག་ཅག་བྱིས་པའི་བློ་འགེངས་ཕྱིར། །འཆི་བསླུ་ཚེ་བསྒྲུབ་སྐུ་ཡི་རིམ་གྲོ་སོགས། །དང་དུ་བཞེས་མོད་ཀན་པོས་འབབ་ལ་ལྟར། །ཀུ་རེ་གཟིགས་བསམ་གང་དུའང་མ་གཟིགས་སླམ། །སྒྲ་གཅན་འཛིན་ནི་བུ་ཡིན་ཀུན་དགའ་བོ། །གོ་རེ་ལོང་ཞེས་ཕྱོགས་བཅུའི་རྒྱལ་ལ་བཙོལ། །དེ་བཞིན་འདིར་ཡང་བརྩེ་བའི་རྣམ་འགྱུར་ཅན། །བླ་མའི་སྟུག་པའང་བླ་མ་ལྟར་མཛོད་ཅིག །གསུང་སྐྱེས་ཐ་ཚུང་གྲངས་སུ་ཚུད་འདིར་ཡང་། །དག་པའི་ཞིང་དུ་གཤེགས་ཁའི་སྐུའི་དཀྱིལ་འཁོར། །སྟོན་པ་ཙམ་གྱི་སྐལ་བ་

མི་གཙོད་པ། །ཀྱི་ཧུད་བདག་གི་ཀུས་པའང་གཟིགས་ལགས་ཀྱང་། །འོད་སྲུང་རང་གི་ཆོས་ཀྱི་ཁྲིར་བཞག་ནས། །སངས་རྒྱས་ཉིད་ཀྱི་བྱ་བ་བཙོལ་བ་བཞིན། །དོན་བརྒྱུད་ཉམས་པ་མེད་པའི་འཕོ་བ་དེ། །སྤྲུལ་པའི་སྐྱེས་མཆོག་འདི་ལ་འཕོས་པར་ཤེས། །ཞེས་སོ། །

ས་ཕག་ཧོར་ཟླ་བཅུ་གཉིས་པའི་ཚེས་བཅོ་བརྒྱད་ཀྱི་སྲོད་ལ་རྒྱུན་གཏོར་རྣམས་སྐུ་མདུན་དུ་བཤམས་པ་བསྔོས་ནས་ཆོས་སྐྱོང་བའི་སྲུང་མ་ཆེན་པོ་རྣམས་ལ་བསྟན་པ་བསྲུང་བར་བཀའ་བསྒོ་བར་མཛད་དེ། དར་ཅིག་ལོན་པ་དང་སྐུ་དྲང་པོར་བསྲངས། ཕྱག་གཉིས་ཐུགས་ཀར་བསྣོལ་ནས་ཞལ་དབུགས་རིང་པོ་ནང་དུ་བརྟབས་ནས་ཕྱིར་མ་དབྱུང་བའི་ངང་དུ་དབུ་དཔྲལ་གྱི་རྩ་གསུམ་ཧལ་གྱིས་རྒྱས། སྤྱན་གཉིས་ཟིམ་བུར་ཆོས་ཐམས་ཅད་ཀྱི་གནས་ལུགས་འོད་གསལ་འགྲོ་འོང་དང་བྲལ་བའི་ངང་དུ་མངོན་པར་རྫོགས་པར་བྱང་ཆུབ་པའི་ཚོ་འཕྲུལ་སྟོན་པར་མཛད་དོ། །དེའི་ནུབ་མོ་སྐུ་གདུང་རིན་པོ་ཆེ་ལ་རེག་ཐུག་མེད་པར་བཞུགས་སུ་གསོལ། ཕྱི་ཉིན་ཉི་དྲོས་བླ་མ་མངའ་བདག་རྒྱལ་སྲས་རིན་པོ་ཆེས་ཞལ་བཀོད་མཛད་དེ། ཕྱག་མཛོད་དྲུང་དང་གསོལ་དཔོན་དཀོན་མཆོག་ཀུན་ལྡན། རིན་ཆེན་དར་རྒྱས་གསུམ་གྱིས་རིན་པོ་ཆེ་དང་དར་གྱི་ཡོལ་ཁྲིའི་སྟེང་དུ་སྤྱན་དྲངས། ཐབས་ཤེས་ཀྱི་རང་བཞིན་རྡོར་དྲིལ་ཕྱག་ཏུ་ཕུལ། ཕུར་རས་དང་སྐུ་སྒྲུར་སོགས་ན་བཟའ་དང་རྒྱན་གྱི་ཁྱད་པར་དུ་མས་བརྒྱན། བླ་བྲེ་དང་བ་དན་དང་། ཤོར་ཡུག་ཏུ་མར་མེའི་ཕྲེང་བ་དང་། སྤྲུར་བ་དང་ཡོངས་སུ་གྱུར་པའི་སྤོས་དང་། ཞལ་ཟས་དང་། དྲི་བཟང་པོའི་ཡོན་ཆབ་དང་། མེ་ཏོག་གི་ཕུང་པོ་དང་། རོལ་མོ་ལ་སོགས་མཆོད་པའི་བྱེ་བྲག་ཐམས་ཅད་ཚར་དུ་དངར་བར་བཀོད། སྡོམ་པ་གསུམ་ལྡན་གྱི་འདུས་པ་བརྒྱ་དང་བརྒྱད་ཀྱིས་དཔལ་འཁོར་ལོ་སྡོམ་པ་དང་། རྗེ་བཙུན་རྡོ་རྗེ་རྣལ་འབྱོར་མ་དང་། ཞི་ཁྲོ་རིགས་བསྡུས་དང་། བཅོམ་ལྡན་འདས་མི་འཁྲུག་པ་རྣམས་ཀྱི་དཀྱིལ་འཁོར་ཞལ་ཕྱེ་ནས་སྒྲུབ་ཅིང་མཆོད་ལ་སྐུ་ཁྲུས་གསོལ་བ་དང་། འཇུག་ཅིང་དབང་བླང་བ་དང་། གསོལ་འདེབས་དང་སྨོན་ལམ་གསུང་སྒྲོག་ཕྱག་སྐོར་ལ་སོགས་ཞག་ཞེ་དགུའི་བར་དུ་བར་མ་ཆད་པར་བགྱིས་སོ། །ཟླ་བ་ཕྱི་མའི་ཚེས་བཅུ་བདུན་གྱི་ཐུ་དྲོ་ཡན་ལག་ལྔའི་འབྲས་བུ་དགེ་བ་ལ་སྐར་སྟོད་སྨད་གཞི་བྱེས་ཀྱི་བླ་མ་ཁྲི་ཟུར། མཐིལ་མཁན་སློབ་ཆོས་གསུམ། ལྕམ་དྲུང་དང་ཕྱག་མཛོད། གསོལ་གཟིམས་སོགས་བན་སྐུ་བརྒྱ་ཕྲག་ཙམ་གྱི་དབུས་སུ་རྗེའི་ཐུགས་སྲས་བློ་གྲོས་ཀྱི་སྣང་བ་རྒྱས་ཤིང་རྗེ་བླ་མ་ཉིད་ཀྱི་ཕྱག་ཕྲིད་ཕྱག་ལེན་ལ་མཁས་པ་མངའ་རིས་དཀོན་མཆོག་ལྷུན་གྲུབ་ཀྱིས་ཞུགས་འབུལ་བའི་རྡོ་རྗེ་སློབ་དཔོན་མཛད་དེ། ཐོ་རངས་དཔལ་འཁོར་ལོ་སྡོམ་པའི་

བདག་བསྐྱེད་རྣལ་འབྱོར་སྔོན་དུ་འགྲོ་བའི་ལས་བུམ་བསྒྲུབས། གདུང་སྲེག་ཐབ་ཏུ་སྤྱན་དྲངས་ཚེ་སྔར་བས་ལྷིར་སོང་ཞིང་མདངས་འབར་བ་བྱུང་། འཇིག་རྟེན་པའི་མེ་ལྷ་མཆོད་པ་སྔོན་དུ་འགྲོ་བས་གདུང་ཡོད་བཞིན་ནོར་བུ་ཉིད་ལྷའི་དཀྱིལ་འཁོར་ཆེན་པོར་གསལ་བའི་ཐུགས་ཀར་ཡེ་ཤེས་སེམས་དཔའ་བསྐྱེད་དེ། ཡེ་ཤེས་དཀྱིལ་འཁོར་དགུག་གཞུག་བཅིང་མཉེས་མཆོད་བསྟོད་ཀྱི་བར་བསྒྲུབས། སྤུར་གྱི་ཡེ་ཤེས་པ་གཉིས་གཤེགས་རྗེས་ཙནྡན་དཀར་དམར་དང་། ཨ་ག་རུ་ལ་སོགས་པའི་བུད་ཤིང་དྲི་བཟང་པོ་ལྷེ་ལྷེ་སྤར། མཆོད་རྫས་དང་སྲེག་རྫས་ཀྱི་ཚོགས་ཕུན་སུམ་ཚོགས་པའི་མཆོད་པའི་སྤྲིན་དུ་སྤྲུལ་ནས་ལེགས་པར་སྦྱངས་པས། ཐོག་མའི་བུད་ཤིང་དང་ཡམ་ཤིང་ཉུང་ངུ་དེ་རྣམས་མ་གཏོགས་གཞན་ཉེར་བསྡོགས་ཀྱི་བུད་ཤིང་གང་ཡང་མ་དགོས་པར་ཕྱོགས་མཚམས་ཐམས་ཅད་ནས་དཀར་ཞིང་དྲི་བཟང་པོ་དང་བཅས་པའི་སྤྲིན་ཟའི་ཕུང་པོ་རང་འབར་གྱིས་ཉི་མ་ཤར་ནས་ཉིན་ཕྱེད་མ་ཟིན་གོང་དུ་ཡོངས་སུ་དག་པར་གྱུར་ཏོ། །དེའི་ཚེ་ནམ་མཁའ་མཐོན་མཐིང་ལས་ལྷ་རྣམས་ཀྱིས་མེ་ཏོག་གི་ཆར་ཆེན་པོ་ཕབ། དུད་པ་རྣམས་ཀྱང་མཁའ་དབྱིངས་མཐོན་པོར་སོང་ནས་མཐར་ཤར་ཕྱོགས་སུ་འགྲོ་བ་དང་། བྱ་རྒོད་ཟུང་གཅིག་དམའ་བར་ལྡིངས་ནས་སྤུར་དུད་ལ་བསྐོར་ཞིང་མཐར་དབང་པོའི་ཕྱོགས་སུ་ཆས་པ་དང་། མདུག་ཏུ་རྒྱུ་འཛིན་ཅུང་ཟད་འདུས་པའང་ཁ་དོག་ལྷའི་མདངས་གསལ་བར་གྱུར་ནས་ཉི་མ་གང་ནས་འབྱུང་བའི་ཕྱོགས་སུ་མྱུར་པོར་རྒྱུ་བར་སྣང་ངོ་། །བདུན་བདུན་གྱི་ཚོགས་དང་བཅོ་བརྒྱད་ཀྱི་ཆོས་བྱུང་རེས་ཟེ་འབྲུའི་ཕྲེང་ལྡན་གྱི་ཆར་དང་། འཇའ་འོད་ཀྱིས་ནམ་མཁའི་ཕྱོགས་ཐམས་ཅད་ཁྱབ་པ་སོགས་ངོ་མཚར་བའི་མཚན་མ་ནི་གྲངས་མེད་པར་གྱུར་ཏོ། །

དེ་ནས་གདུང་ཁང་གི་སྒོ་བཞིར་རྒྱལ་ཆེན་བཞི་དང་། རྡོ་རྗེ་དང་། རྡོ་རྗེ་རྒྱ་གྲམ་གྱིས་རྒྱས་བཏབ་སྟེ་གདུགས་རྒྱལ་མཚན་དང་། བླ་བྲེ་དང་། མཆོད་པའི་ཡོ་བྱད་མ་ཚང་བ་མེད་པས་དགུང་དང་གདུགས་བཅོ་ལྔའི་བར་དུ་མཆོད་ནས་ཞལ་ཕྱེ་བ་ན་གདུང་རུས་དང་གདུང་ཐལ་ཤིན་ཏུ་ཉུང་ངུར་སོང་། གདུང་རུས་ཅུང་ཟད་དང་། གདུང་ཐལ་དད་ལྡན་རྣམས་ལ་བཀྲུ་བ་ལས་ཕྱིས་རིང་བསྲེལ་མང་དུ་ཐེབས་ཤིང་། གདུང་ལྷག་མ་རྣམས་རྟེན་གྱི་ནང་བཞུགས་ཀྱི་ཆེད་དུ་ཟ་མ་ཏོག་ཏུ་བཞུགས་སུ་གསོལ་བའང་རིང་བསྲེལ་གྱི་ཕུང་པོར་གྱུར་ཏོ། །ཞེས་གྲགས་སོ། །དེ་རྣམས་ཚིགས་སུ་བཅད་དེ་བརྗོད་པ། འཇིག་རྟེན་སྐྱོང་བའི་རྒྱལ་པོ་སྟེ་བཞི་པོར། །བསྟན་པ་རིན་ཆེན་སྲོམ་བུ་བཙོལ་བ་ལྟར། །གཏོར་མགྲོན་སོ་གཉིས་དབང་པོ་དེ་རྣམས་ལ། །བཀའ་ཡི་ཁུར་ཆེན་བཀལ་ལ་

ཐེ་ཚོམ་ཅི། །ཀྱི་ཧུད་འགྲོ་བའི་ཉི་མ་གང་དུ་གཤེགས། །འཁོར་བ་འཇིག་པོའི་རིང་ལུགས་ཡིད་བཞིན་ནོར། །བདག་པོས་བཏང་བ་བཞིན་དུ་བོར་བ་ལགས། །སྣན་ཆད་ངེས་དོན་ཕྱག་རྒྱ་སུ་ཡིས་སྒྲོག །ཀུན་བཟང་པནྚའི་རྗེས་སུ་འཇུག་པའི་གཏམ། །བརྗོད་པས་འཛེར་བ་དུ་དུང་འགའ་མཆིས་མོད། །སྨྲོར་སྒྲོལ་ཆོས་སུ་གླེང་བ་ཙམ་ཞིག་ལས། །ཨ་ཧཱ་ཡོ་གའི་བདུད་རྩི་སུ་ལ་རེ། །གསུང་རབ་ཀུན་གྱི་བརྗོད་བྱ་ཆོས་ཀྱི་སྡོམ། །རྣམ་ལྔར་བསྡུས་ནས་སྐལ་བཟང་དགའ་སྟོན་དང་། །ཁྱད་ཆོས་བརྒྱ་དང་བཅུ་ཕྲག་དགུར་སྒྲོ་བའི། །ལེགས་བཤད་ཇ་འདི་ཁྱེད་ཀྱིས་བསྐྱུར་ཐོད་དམ། །སྐྱུ་ལུས་ལྷ་ཡི་ཟ་མ་ཏོག་སྤངས་ཀྱང་། །དྲི་གང་མེད་པའི་ཡེ་ཤེས་ཉི་མ་ཞིག །རིང་པོར་མིན་པར་ཤར་ནས་བདག་ཅག་གི། །སྙིང་གི་མུན་པ་མྱུར་བར་བསལ་དུ་གསོལ། །ཕྱི་མའི་མཛད་པ་འདི་ལྟར་བསྟན་ནས་ཀྱང་། །མང་པོ་བསོད་ནམས་ཡེ་ཤེས་ཚོགས་གཉིས་ལ། །སྦྱོར་བ་ཐུབ་པའི་ཕྱིན་ལས་དམ་པའི་ཕྱིར། །ཐམས་ཅད་གསོལ་བ་འདེབས་ལ་འབད་པར་མཛོད། །ཅེས་སོ། །དེ་ནས་ཕྱོགས་དང་རིས་སུ་མ་ཆད་པའི་དགེ་འདུན་གྱི་ཚོགས་བགྲང་གིས་མི་ལང་བ་བསྡུས་ཏེ། སོ་སོ་ནས་རང་རང་གི་ཚུལ་ལུགས་ཇི་ལྟ་བ་བཞིན་དུ་གསར་སྙིང་གི་དཀྱིལ་འཁོར་རབ་ཏུ་མང་པོ་ཚོ་གའི་བྱ་བ་ཡོངས་སུ་རྫོགས་པས་སྐྱབས་པ་གཙོ་བོར་གྱུར་པའི་མཆོད་འབུལ་གསོལ་འདེབས་གཏན་པ་མེད་པའི་མཆོད་སྤྲིན་གྱི་རིམ་པ་མང་པོ་ཞག་བཅུ་གཅིག་གི་བར་དུ་བགྱིས་ཤིང་། གྲལ་དབུར། སྟག་ལུང་ནས་ཞབས་དྲུང་ཁྲི་རིན་པོ་ཆེ་སྤྱན་དྲངས་པ་ལ་འབུལ་ནོད་ཆེན་པོ་བགྱིས་ཏེ་མཆོད་བསྔོ་སྨོན་ལམ་དང་བཅས་པར་མཛད། འགྲོ་བའི་བླ་མ་རྒྱལ་མཆོག་ཕྱག་ན་པདྨའི་ཞབས་གཙོ་བོར་གྱུར་པའི་སྐྱེས་བུ་དམ་པ་ཐམས་ཅད་ཀྱི་དྲུང་དུ་ཐུགས་དམ་བསྐུལ་བའི་འབུལ་ནོར་བསམ་གྱིས་མི་ཁྱབ་པ་དང་། དབུས་གཙང་ཁམས་གསུམ་གྱི་དགེ་འདུན་གྱི་སྡེ་མ་ལུས་པར་མང་འགྱེད་སོགས་མཆོད་སྤྲིན་གྱི་སྒོ་བརྒྱ་ཕྲག་དུ་མ་རྣམས་རྒྱལ་པོ་ལི་བྱིན་ཆེན་པོས་རྒྱལ་དབང་རཏྣའི་ཞབས་འབྲིང་དུ་ཕུལ་བའི་བླ་མ་གདན་གཅིག་པའི་སྐྱེ་བ། ཚུར་ཏུ་ནས་ལུགས་བཟུང་གི་བློ་གྲོས་ཀྱི་པདྨ་ཤེན་ཏུ་རྒྱས་ཤིང་། རྗེའི་ཐུགས་ཀྱི་སྲས་དམ་པ་ཕྱག་མཛོད་དགེ་སློང་སྣང་གསལ་བ་དཀོན་མཆོག་རྒྱལ་མཚན་དང་། སྒོ་གསུམ་ལོངས་སྤྱོད་དང་བཅས་པས་དཔལ་ལྡན་བླ་མ་དམ་པའི་ཞབས་འདེགས་མཉེས་པ་ལེགས་པར་གྲུབ་པའི་དགེ་སློང་དན་པ་གཉིས་ཀྱིས་རྩ་བའི་ཁུར་བླངས་བགྱིས་ཤིང་། དད་པ་དང་གཏོང་བ་ཕུན་སུམ་ཚོགས་པའི་བླ་མ་གྲྭ་རིགས་སྦྱིན་བདག་རབ་ཏུ་མང་པོས་ཞབས་བཏེགས་ནས། དངུལ་གདུང་རིན་པོ་ཆེ་ཡིད་བཞིན་གྱི་ནོར་བུ་སྐུ་ཚད་རྒྱན་བཀོད་བཟོ་སྦྲོས་ཕྱག་ཚད་ཕུན་སུམ་

ཚོགས་པ། གསེར་གདུགས་ཁྱད་པར་ཅན་དང་བཅས་པ་ཡུན་ཐུང་ངུ་ཉིད་ཀྱིས་དགེ་བར་གྲུབ་སྟེ། གཙོ་བོར་གདུང་ཡུངས་འབྲུ་ཙམ་གྱི་རིང་བསྲེལ་ཇི་སྙེད་དང་། ཆོས་སྐུའི་རིང་བསྲེལ་ཇི་སྙེད་པ་དང་། སྐུ་བལ་གྱི་རིང་བསྲེལ་རབ་ཏུ་མང་པོར་བཞུགས་པ། གཞན་ཡང་བསྟན་པ་སྤྱི་བྱེ་བྲག་གི་བྱིན་རླབས་ཀྱི་ཚོགས་བསམ་གྱིས་མི་ཁྱབ་པས་ཡོངས་སུ་བསྐོར་ཞིང་བྲུར་བུར་བཀང་། རྡོ་རྗེ་སློབ་དཔོན་མཚན་ཉིད་དང་ལྡན་པ་འདུས་པའི་ཚོགས་དང་བཅས་པ་རྣམས་ཀྱིས་དཀྱིལ་འཁོར་ཆེན་པོ་དང་འབྲེལ་བའི་རབ་ཏུ་གནས་པ་བཀྲ་ཤིས་དགའ་སྟོན་གྱིས་བརྒྱན་པ་ལེགས་པར་བསྒྲུབས། མཆོད་སྦྱིན་རྒྱ་མཚོའི་བཀོད་པས་དུས་རྟག་ཏུ་མཆོད་དེ་ལྷ་དང་བཅས་པའི་འགྲོ་བ་མ་ལུས་པའི་ཕྱག་གི་གནས། མཆོད་པའི་ཞིང་། བསོད་ནམས་གསོག་པའི་ཡུལ་དུ་སྲིད་པ་ཇི་སྲིད་བར་བཞུགས་སུ་གསོལ། དངུལ་གདུང་རིན་པོ་ཆེ་བཞེངས་པ་དང་ལྷན་ཅིག་སྔར་གྱི་སྒྲོལ་རྒྱན་ལྷར་ཛམྦྷུའི་གླིང་གི་སའི་ལྟེ་བ་གངས་རི་ཏི་སེར་གསེར་གདུང་བཞེངས་པར་རྗེ་ཉིད་ཀྱི་ཐུགས་དམ་མཆོད་གཞོམ་པ་དགེ་སློང་དཀོན་མཆོག་རབ་བརྟན་མཆེད་བཅས་རྣམས་ཕྱག་མཛོད་ནས་ཇོང་བཀོད་མཛད། ཕོང་གྲོགས་མཆེད་ཀྱིས་ཀྱང་ལམ་གྱི་དཀའ་བ་དང་ངལ་དུབ་ཁྱད་དུ་བསད་ནས་རིང་པོར་མ་ཐོགས་པར་གནས་སུ་བགྲོད། མཁར་དཔོན་རྡོ་རྗེ་རྒྱ་མཚོ་ཡབ་ཡུམ་གཙོ་བོར་གྱུར་པའི་སྦྱིན་བདག་དད་པ་ཅན་རྣམས་དང་རྡོ་རྗེ་འཛིན་པ་ཆེན་པོ་ལྷ་བཙུན་ག་ག་ལ་སོགས་པ་བླ་མ་ཆེ་ཕྲ་དང་གྲྭ་རིགས་རྣམས་ཀྱིས་ཅི་འདོད་པའི་མཐུན་རྐྱེན་མ་ཆང་བ་མེད་པ་བསྒྲུབས་ཏེ། གསེར་ཞུན་མ་ཤིན་ཏུ་མཐུག་པོས་གཡོགས་པའི་རྣམ་རྒྱལ་མཆོད་རྟེན་གསེར་གདུང་སྔ་མ་རྣམས་ལས་སྐུ་ཚད་དང་བཟོ་ཁྱད་ཕུན་སུམ་ཚོགས་པ་བདེ་བླག་ཏུ་གྲུབ། ནང་བཞུགས་སུ་འབུལ་རྒྱུའི་གདུང་རུས་ཞལ་ཕྱེ་བས་སྤར་མེད་ཀྱི་རིང་བསྲེལ་ངོ་མཚར་ཅན་མང་དུ་བྱོན་པ་དེར་འདུས་ཀྱི་གཞི་བྱེས་ཐམས་ཅད་ཀྱི་མཐུན་སྣང་དུ་གྲུབ་པས་ཕྱོགས་དེའི་སྐྱེ་བོ་མཐའ་དག་གི་དད་པ་ལྷག་པར་འཕེལ་བའི་གསོས་སུ་གྱུར་ཏོ་ཞེས་གྲགས་སོ། །

ཐུགས་རྗེའི་བདག་པོ་སྤྱན་རས་གཟིགས་ཀྱི་རྣམ་པར་འཕྲུལ་པ་བསམ་བཞིན་དུ་སྲིད་པ་ཉེ་བར་བཟུང་བ་སྤྲུལ་པའི་སྐྱེས་ཆེན་དཀོན་མཆོག་ཕྲིན་ལས་བཟང་པོ་ཆོས་ཀྱི་སེང་གེའི་ཁྲིར། འགྲོ་བའི་སྐྱབས་གཅིག་རྒྱལ་མཆོག་ཐམས་ཅད་མཁྱེན་པ་ཆེན་པོའི་བཀས་མངའ་གསོལ་ཏེ། སྒྲུབ་བརྒྱུད་ཀྱི་གཙོ་བོ་འབྲི་གུང་མཐིལ་བྱང་ཆུབ་གླིང་པོའི་རྟེན་དང་བརྟེན་པའི་ཉམས་པ་གསོ་བ་དང་རྒྱས་པར་སྤེལ་བ་སོགས་བསྟན་པ་རྣམ་པར་དཀར་བའི་མཛད་པ་དང་ཕྲིན་ལས་སྟོན་ཇི་ལྟ་བ་བཞིན་འཚོ་ཞིང་གཞིས་ལ་ཆོས་ཀྱི་འཁོར་ལོ་བསྐོར་བ་མཛད་དོ། །ཁྱད་པར་དེང་གི་ཚེ་བླ་མ་

དམ་པ་རྡོ་རྗེ་འཆང་ཆེན་པོའི་རྡོ་རྗེའི་གསུང་བཀའི་གླེགས་བམ་མ་ལུས་པ་གནམ་སྟོན་བཞུ་བ་
ལྷ་བུའི་གན་ཤོག་གི་ངོས་སུ། འཛམ་བུ་ཆུ་བོའི་གསེར་གྱིས་ཡི་གེར་གསལ་བ་བསྟན་པ་རིན་པོ་
ཆེའི་བཙས་སུ་སྒྲུབ་པར་མཛད་བཞིན་པ་ཡིན་ཏེ་བསྐལ་པ་ཆེན་པོའི་བར་དུ་ཞབས་པད་བརྟན་
པར་གྱུར་ཅིག །ཆོས་ཀྱི་སྐུ་ལས་གཟུགས་སུ་བཞེངས་པ་ལྟར། །རྡོ་རྗེ་འཆང་གི་རྣམ་པར་ཤར་དེས་
ཀྱང་། །སྐལ་མཆོག་མང་པོ་ཞིག་ལ་བསོད་ནམས་དང་། །ཡེ་ཤེས་ཚུལ་ཁྲིམས་ཚོགས་ཆེན་
ཕྱོན་པ་སྣམ། །འབྱུང་བའི་ཞུགས་ལ་ཡེ་ཤེས་མེ་བཏུག་ནས། །གཟོད་ནས་དག་པའི་སྐུ་ལ་འཁྱུད་
པ་ན། །བདེ་སྟོང་གཏུམ་མོའི་འབར་སྣང་གཅིག་པུ་དེས། །གདུལ་བྱའི་ཚོགས་ཀྱི་སྒྲིབ་གསུམ་སྲེག་
པ་བཞིན། །དྲི་མ་རྡུལ་བྲལ་སྤྲིན་སྟོན་ལྟར་གསལ་དུས། །དབང་པོའི་གཞུ་འདྲ་ནམ་མཁའི་སྣང་
པོ་དང་། །འདམ་བུ་ཆུ་ཤེལ་ཇི་བཞིན་བྱ་ཆེན་ཟུང་། །བསྐོར་ཞིང་བསྐོར་ཞིང་ཉི་འོག་ཕྱོགས་སུ་
ཐལ། །རིན་ཆེན་རིང་བསྲེལ་རྫོག་མ་འགའ་ཞིག་ལས། །མི་རོར་གྱུར་པའི་དྲི་མ་ཀུན་སྤངས་པ། །ལྷ་
མཆོག་རྣམས་ཀྱི་སྐལ་བར་ཐོབ་པའམ། །ཆོས་ཉིད་ངང་དུ་ཐལ་བ་ཡོངས་མོ་བུས། །ཕུར་བུའི་སློ་
གྲོས་རྟག་ཏུའི་གུས་པ་ཅན། །གཙོ་བོར་གྱུར་པས་ནོར་བུའི་ཕུང་པོ་ལ། །འཛམ་གླིང་མཆོད་ཅིང་
རྟེན་མཆོག་ཡུད་ཙམ་གྱིས། །བསྐྲིང་བ་ནམ་མཁའ་ལྡིང་གི་མཆོད་སྡོང་བཞིན། །ཐུབ་ཆེན་མི་ཕམ་
མགོན་པོ་བྱོན་པ་ལྟར། །དཀོན་མཆོག་ཀུན་གྱི་ཕྲིན་ལས་བཟང་པོ་ནི། །འཇིག་རྟེན་གསུམ་གྱི་བླ་
མའི་ཆོས་སྲིད་ཀྱི། །གཙུག་རྒྱན་གསེར་གྱི་རྒྱལ་མཚན་བརྟན་གྱུར་ཅིག །དེ་ཡང་མ་ཟད་སྟོན་གྱི་
བཀའ་བསྐུལ་ལྟར། །མཁའ་ལས་བསྐྱུར་རིགས་བཻཌཱུར་ས་གཞི་འདིར། །སྤྲུལ་ལོ་པ་ཡི་ཟབ་གཏེར་
འགྲོ་འདྲེན་པའི། །བསྟན་པའི་བདག་པོ་མྱུར་དུ་གསལ་བར་ཤོག །བདག་སོགས་ནམ་མཁས་ཁྱབ་
པའི་འགྲོ་བ་ཀུན། །འབྲལ་མེད་ཁྱོད་ཀྱིས་སྐྱེ་བར་རྗེས་འཛིན་ཞིང་། །ཇི་ཙམ་ཐོགས་ཀྱང་མི་ཏོག་
གཉིས་པར་ཁྱོད། །མངོན་འཚང་རྒྱ་དེས་རྣམ་གྲོལ་མཛད་གྱུར་ཅིག །ཅེས་དཔལ་ལྡན་བླ་མ་རྡོ་རྗེ་
འཆང་ཆེན་པོ་རིག་འཛིན་ཆོས་ཀྱི་གྲགས་པའི་རྣམ་པར་ཐར་པའི་ཆ་ཤས་གླེང་བ་འདི་ནི། རང་
ཉིད་མོས་པ་ཆེན་པོས་འབྲི་བ་ལ་མངོན་པར་སྤྲོ་བ་དང་བླ་མའི་དྲུང་ལུང་རིངས་པ་ངག་དབང་
ལས་གྲུབ་ཀྱིས་ཀྱང་ཡང་ཡང་བསྐུལ་མོད། བར་སྐབས་ལེ་ལོའི་དབང་དུ་གྱུར་པ་ལས། བསྟན་པའི་
མངའ་བདག་རྒྱལ་བའི་མྱུ་གུ་མཆོག་གིས་བཀའི་གླེགས་བུ་བསྐུལ་པ་དང་ཕྱག་མཛོད་དྲུང་དཀོན་
མཆོག་རྒྱལ་མཚན་གྱིས་ཀྱང་བསྐུལ་བས་སད་དེ། བྱང་སྟག་ལུང་པ་རྐན་པོ་ངག་དབང་བཀྲ་ཤིས་
དཔལ་གྲུབ་ཀྱིས་མེ་ལུག་ས་ག་ཟླ་བའི་ཚེས་དགེ་བ་ལ་གྲུབ་པར་སྦྱར་བ་དགེ་ལེགས་འཕེལ།། །།ཤུ་བྷཾ།

༄༅། །རང་གི་གནས་ཚུལ་ཉམས་མཚར་དུ་བཀོད་པའི་ཐོ་བཞུགས་སོ། །

ན་མོ་བུདྡྷ་ཡ། རང་གི་ཚུལ་གྱི་ལོ་རྒྱུས་ཤིག་ཉམས་མཚར་གྱི་ཕྱིར་བྲིས་པ་ནི། སྔོན་ཐོག་མར་རྒྱ་གར་ལྷོ་དང་ནུབ་དང་མ་ག་དྷ་སོགས་སུ་ལན་ཁ་ཡར་སྐྱེས། བོད་དུ་ལྷ་སྲས་མུ་ཏིག་བཙད་པོའི་དུས་ཀྱང་དེའི་ཞབས་འབྲིང་དུ་སྐྱེ་བ་བླངས། གཞན་ཡང་ཇོ་བོ་རྗེ་དང་། ཕག་གྲུ་དང་། སྐྱོབ་པ་ཉིད་དང་། པཎྜི་ཏ་ཤཱཀྱ་མཆོག་ལྡན་དང་། ལྷ་རྗེ་གནུབས་ཆུང་སོགས་དགེ་བའི་བཤེས་གཉེན་དུ་མའི་ཞབས་རྟུལ་སྤྱི་བོར་ལེན་པའི་སློབ་མ་དད་པའི་དཔལ་ཐོབ་པར་སྐྱེས་ཤིང་། ཇོད་དང་མདོ་ཁམས་ཀྱི་ཕྱོགས་སུ་སྔགས་པ་དམ་ལྡན་བདུན་ཙམ་དུ་སྐྱེས། ལྷ་གཤིན་རྗེའི་གཤེད་འདི་ཉིད་ཀྱིས་རྗེས་སུ་བཟུང་བ་ཡང་སྐྱེ་བ་ལྔ་ཙམ་བླངས། འབྲི་གུང་དུ་ཡང་སྐྱུ་རའི་རིགས་སུ་སྐྱེ་བ་བཞི་ཙམ་བླངས་ཤིང་། སླར་ཡང་སྐྱེ་བ་འདིའི་སྔོན་མ་རིགས་འདི་ཉིད་ལས་བུད་མེད་དཔོན་ས་ཞིག་གི་ལུས་བླངས་ཀྱང་ལུས་དེས་རང་གཞན་གྱི་དོན་མི་ཡོང་བར་མཐོང་ནས་ཤེས་བཞིན་དུ་ལུས་དེ་བོར་ནས། ཤིང་མོ་ལུག་ལ་འདིར་སྐྱེས་པས་རིགས་རུས་བཟང་བས་དགའ་བ་ཞིག་ཡོད་ཀྱང་བློ་ལྷག་ཡིན། དགེ་བ་སྒྲུབ་པ་དང་མི་དགེ་བ་སྤོང་བ་ཞིག་མ་བྱུང་ན་རིགས་རུས་ཀྱིས་སངས་རྒྱས་ཐོབ་པའི་སྐབས་མེད། ལུས་འདིའི་ཚེ་ཚད་བཅུ་ཕྲག་བརྒྱད་ཙམ་ཡིན་ཡང་དེ་ལ་བར་ཆད་མང་བས་ཚེ་ཚད་དུ་འཁྱོལ་བ་ཡང་དཀའ། ལྷག་པར་ཞལ་ངོ་བགྲེས་གཞོན་རྣམས་ལས་གཞོན་པ་སྐུ་ཚེ་རིང་པོ་ཡོང་བའི་རྟེན་འབྲེལ་ཡང་མེད། ཆོས་རྗེ་ཆོས་རྒྱལ་བ་ཡང་ལོ་སུམ་ཅུའི་ཁོག་ཏུ་འདས་པ་ཡིན། ངེད་རང་ཡང་དེང་སང་ལོ་ཉེར་གསུམ་ཙམ་རེད་ཀྱང་ལོ་ལྔ་བཅུ་ལས་ལྷག་པའི་ཚེ་མི་ཡོང་བའི་མཚན་མ་མང་། དེ་རྗེས་ཁ་རག་ཏུ་སྔགས་པ་དམ་ལྡན་ཞིག་ཏུ་སྐྱེས་ནས་ཟབ་གཏེར་ཁ་ཡར་འབྱིན་བསམས་ཀྱང་ཐོག་ཏུ་ཁེལ་བ་དཀའ། ན་ནིང་ཇོད་བཀྲ་ཤིས་གངས་རར་སོང་དུས་རྒྱང་མའི་གནས་སྒོ་འབྱེད་པ་དང་སྐུ་གསུང་ཐུགས་ཀྱི་རྟེན་ཁ་ཡར་འབྱིན་པའི་ལུང་བསྟན་ཞིག་བྱུང་བས་འགྲོ་བསམ་ཡང་རྟེན་འབྲེལ་མ་འགྲིག །ད་དུང་ཡང་ཇོད་དུ་ལན་གཅིག་སྐྱེས་ནས་རྒྱང་མའི་གཏེར་ལེན་པ་དང་གནས་སྒོ་འབྱེད་པའི་འདོད་མོས་ཤིག་ཡོད། ཁན་སེང་ལུང་ཆུང་གི་ཤོག་དྲིལ་ལྟར་གཏེར་སྒྲོམ་ནས་ཡང་ཟབ་ཀྱི་སྨུས་དེ་ཡང་འདོན་འདོད་པ་ཞིག་ཡོད་ཀྱང་། དེང་སང་དུས་དབང་གིས་བདེན་པར་འཛིན་མི་ཁུང་། དེ་ཙམ་མ་གཏོགས་ད་རེས་ཚེ་རིང་ཡང་ཐུབ་ཡང་ཚེ་རིང་པོ་བྱུང་ན་བསམ་པའི་བློ་འདོད་མེད། ཚེ་འདི་ཉིད་ལ་ཀུན་གྱི་ཁོ་ཐག་ཆོད། སྔོན་ལ་འདི་ཡོད་དང་རྗེས་ལ་འདི་ལུས་ཀྱི་འཕྲེང་བ

སོགས་སེམས་ལྷག་མ་ལུས་པ་ཅི་ཡང་མེད། སྐྱེ་བ་དང་ཆེ་རབས་ཐམས་ཅད་དུ་ཡང་ཡབ་ཆོས་ཀྱི་རྒྱལ་པོས་རྗེས་སུ་འཛིན་པའི་རྟེན་འབྲེལ་ཡོད་པས་བློ་བདེ། དེ་མིན་ཆེ་འདིར་བློ་ཁ་མི་བདེ་བ་དང་། ད་དུང་འདི་བྱེད་འདི་ཡོང་གི་རེ་ལྟོས་མེད། ཆེ་རིང་ཐུང་སྙོམས་པ་ཞིག་ལས་རིང་དྲགས་ན་མི་དགའ། དེང་སང་འབྲི་གྲུང་པའི་བསྟན་པ་རང་ཚུགས་ཟིན། ཞལ་ངོ་སྐུ་མཆེད་ཁུ་དཔོན་རྣམས་ཀྱང་ནང་ལ་ཐུགས་མཐུན་པ་དགའ་བདེ་འཛོམས་རིང་ཤི་ན་འདོད་པ་རང་རེད། དེང་སང་དུས་དབང་གིས་སྐྱིད་པ་དང་ལེགས་པའི་མུས་འདིས་རྟག་ཏུ་འཁྱོལ་བ་ཡང་དཀའ། སྐུ་བགྲེས་པ་འདི་ཡང་ཐུགས་སྣ་ཐུང་བ་ཞིག་འདུག་པས་ན་སྐུ་ཚེ་ཅི་འདྲ་ཡོང་རྟོགས་དཀའ། རྣམ་རྒྱལ་དགོན་དུ་ན་བ་ནས་བཟུང་སྟེ། དར་རྩེ་མདོ། ཁན་སིང་ལུང་ཆུང་སོགས་ཐམས་ཅད་དུས་མཐུན་གྲུབ་ལ། ཆེ་ཇི་ལྟར་རིང་ཡང་བཞི་བཅུ་ཞེ་དགུ་དང་ལྔ་བཅུ་ཐམ་པ་ལས་ལྷག་པའི་ཆེ་མེད་པར་ཐག་ཆོད། འཆི་ཁར་འགྱོད་པའི་ལས་བྱས་པ་སྤུ་ཙམ་ཡང་མེད། འབྲི་གྲུང་པའི་བསྟན་པའི་དོན་ལ་མངོན་སྤྱོད་ཁ་ཤས་ཀྱི་ནུས་པ་བྱུང་བ་ཡོད་ཀྱང་སྡིག་པ་ཡོད་པའང་སྲིད་མེད་པའང་སྲིད། དེའི་འབྲས་བུ་ངན་སོང་དུ་ལྟུང་ཡང་འགྱོད་པ་མེད། དེ་མིན་ཅི་དང་གང་བྱུང་ཡང་ཁོ་ཐག་མ་ཆོད་པའི་སེམས་འཕྲེང་བ་སྤུ་ཙམ་ཡང་མེད་པ་འདི་ཁོ་ཐག་ཆོད་པ་ནམ་མཁའ་སྤྲིན་དང་བྲལ་བ་འདྲ་ཞིག་བྱུང་ངོ་། །ཞེས་པ་རང་གི་གནས་ཚུལ་ཉམས་མཚར་དུ་བླ་མ་དཔོན་པོས་བསྐུལ་བའི་ངོར་གཉེན་རྗེའི་སྒྲུབ་ཁང་ནས་ཧྲཀྵ་ཀཱྟེས་བྲིས་པའོ། །

༄ ཛོད་དུ་སྲིབས་ཕྱོགས་ཀྱི་ལུང་པ་ཕུ་ལྟོ་དང་མདའ་བྱང་དུ་ལྟ་བའི་གྲོང་ཆུང་ངེ་བ་ཞིག་ཏུ་ཐོགས་པ་དམ་ལྡན་དུ་སྐྱེས་ནས་འཇམ་དཔལ་ཁྲོ་ཆུ་ལ་གྲུབ་པ་ཐོབ། ཆེ་དྲུག་ཅུ་ཙམ་ནས་འཕོས་ཕྱིན་ལས་དཔེ་མེད་ཆེ་བ་རང་མེད། ཁྱེད་ཀྱིས་ཛོད་ཡ་ངན་ཉིན་ཕྱོགས་སུ་དཔོན་ཞིག་ཏུ་སྐྱེས་ཀྱང་ཆེ་ཚད་དུ་མ་འཁྱོལ། བར་སྐབས་ཤིག་ཁྲག་མཁྲིས་སྦྲུངས་ནས་ཆེའི་དུས་བྱས་པ་ཡིན། འབྲི་གྲུང་དུ་སྐྱེ་བའི་ཚུལ་ནི་སྟོན་མ་རྗེ་བཅུ་གཉིས་པ་རྡོ་རྗེ་རིན་ཆེན་ཞེས་པར་སྐྱེས་ཀྱང་། གླིང་ལོག་གི་གཡེང་བས་སྒྲོ་བར་མ་གྱུར་ཞིང་། སྐབས་ཤིག་མགོན་པོ་བེང་བསྒྲུབས་པས། དེས་རྒྱན་གྱི་དངོས་གྲུབ་ཏུ་དཔལ་གྱི་ཆས་བརྒྱད་ཕུལ་བས་སྟག་ཤམ་དུས་ད་ལྟའི་བར་དུ་ཡང་བཙན་གོང་འོག་དང་ཕུས་པོ་ལ་སྟག་རིས་ཡོད་པ་སོགས་ཡིན། དེ་རྗེས་ཞལ་ངོ་བླ་མའི་ཁམས་གོས་གྱོན་གྱི་ལོ་པ་ཐོགས་འཆང་ཞིག་ཏུ་སྐྱེས་པ་རེ་ཞིག་ཞིབ་ཏུ་བྲི་བར་མ་སྤྲོ། དེ་ནས་ལུས་འདིའི་སྟོན་དཔོན་སའི་ལུས་སུ་སྐྱེས་ཀྱང་པོར་བ་ཡིན། དེ་ནས་ད་ལྟའི་ལུས་འདི་དང་བཞི་པ་ཡིན་འདྲ་བསམ་པ་འོལ་ཆོད་དང་

ཐྲོག་ཧྲུན་ཉམས་མཚར་དུ་བྱིས་སོ། །ངེད་རང་ལ་འཕྲུལ་ཕྱུགས་ཤེས་པའི་ཕོས་པའི་དོན་དང་སྨོམ་པའི་ཉམས་མྱོང་ཅི་ཡང་མེད་མོད། འོན་ཀྱང་བླ་མའི་གསུང་ནན་ཆེས་པས་དེ་ཉིད་མི་བཅག་པའི་ཕྱིར་རྒྱུ་མཚན་ཉུང་ཙམ་ཞུ་ན་ངེད་རང་སྐྱེ་བ་མང་བརྒྱུད་ཀྱི་མཐར། པཎ་ཆེན་དོན་ཡོད་པ་ཟེར་བ་ཞིག་ཏུ་སྐྱེས་པའི་ཚེ་ཁྱེད་དང་དཔོན་སློབ་ཏུ་འབྲེལ་བ་ཡིན། ཡང་ཡར་ཀླུང་དུ་དགེ་སློང་ཁྲིམས་ལྡན་ཞིག་ཏུ་སྐྱེས་པའི་ཚེ་ཁྱེད་དང་དཔོན་སློབ་ཀྱི་འབྲེལ་བ་ཡོད། གཞན་ཡང་སྐྱེ་བ་སྔ་ཕྱི་དཔོན་སློབ་ཏུ་ལན་ལྔ་ཙམ་བྱུང་འདུག །ཁྱེད་ཀྱི་སྐྱེ་བ་འདིའི་སྔ་མ་ཚེ་མཐར་མ་ཕྱིན་པར་གློ་བུར་དུ་ཤི་བ་ཞིག་ཡིན་ཞིང་། རིགས་ཀྱང་སྐྱོན་མེད་ངེས་ཤེས་པ་ཞིག་ཏུ་འདུག །སྐྱེ་བ་འདི་ལ་སྐྱབས་འགྲོ་དང་དགེ་སྦྱོར་འཕེལ་པོ་རང་ཡོང་ཚེ་ལ་བར་ཆད་ཉུང་ཟད་འདུག །ཁྱེད་ཀྱི་སྐྱེ་བ་སྔ་མ་ནས་ཡང་ཡང་འབྲེལ་བའི་ལྷ་ནི་དབྱངས་ཅན་མ་ཡིན་པས་བསྒྲུབ་ན་ཚེ་རིང་ཞིང་གསུང་གི་དངོས་གྲུབ་དང་པཎྜའི་རིགས་ཀྱི་ཆ་འགྲུབ་པར་ངེས། སྨོན་ལམ་ཞིག་དང་སྐྱེ་བ་སྔ་ཕྱིའི་ལོ་རྒྱུས་ཞིབ་མོ་སྒྲུབ་པ་གྲོལ་ནས་འབུལ། འདི་སྔ་མགྱོགས་ཙམ་ཡིན་ལགས། ཞེས་པ་བླ་མ་དཔོན་པོའི་ངོར་ཧྣཚ་གཱུཧེས་བྲིས་པའོ།། །།ཤུ་བྷཾ།

༄༅། །རང་གི་སྐྱེས་པའི་རབས་ཀྱི་གཏམ་བརྗོད་པ་བསིལ་ཟེར་འོད་ཀྱི་ཕྲེང་བ་ཞེས་བྱ་བ་བཞུགས་སོ། །

༄༅། །རང་གི་སྐྱེས་པའི་རབས་ཀྱི་གཏམ་བརྗོད་པ་བསིལ་ཟེར་འོད་ཀྱི་ཕྲེང་བ་ཞེས་བྱ་བ། བླ་མ་དང་ལྷག་པའི་ལྷ་ལ་ཕྱག་འཚལ་ལོ། །དྲི་མེད་བཙོ་མ་གསེར་གྱི་མདོག །མཚན་དཔེ་བྱེ་བའི་གཟི་འོད་འབར། །མཉམ་མེད་ཐུབ་དབང་མཆོག་ཁྱོད་ཀྱི། །ཞབས་རྡུལ་ཆ་ཤས་སྤྱི་བོར་ལེན། །དམར་སེར་རྟགས་ཀྱི་བླ་གོས་ལྷབ་ལྷུབ་འཆང་། །ཐུབ་པའི་ཆོས་ཀུན་སྨྲ་བའི་སྤོབས་པ་ཅན། །འཇིགས་མེད་ཆོས་ཀྱི་རྒྱལ་པོ་བདག་གི་བློ། །ཤཱཀྱ་མཆོག་ལྡན་བདག་ཡིད་རོལ་པར་མཛོད། །བློ་གྲོས་སྤོབས་པ་མཆོག་སྩྩིན་ཐུབ་མཆམས་ལི་ཁྲིའི་མདངས། །མཁྱེན་རབ་རལ་གྲི་སྟོང་ཕྲག་བརྒྱ་པའི་ཕུསྤཀ་འཛིན་ཅིང་། །སྣ་ཚོགས་རྒྱན་མཛེས་ཟུར་ཕུད་ལྔ་ལྡན་གཞོན་ནུའི་སྐུ། །འཇམ་དབྱངས་བླ་མས་འཆད་རྩོད་རྩོམ་པའི་སྣང་བ་སྩོལ། །གང་ཞིག་དད་ལྡན་བློ་ཡི་ཀུ་མུད་ཚལ། །རྒྱས་པར་བྱ་ཕྱིར་བདག་གི་སྐྱེ་བའི་ཕྲེང་། །བསིལ་ཟེར་ཕྱོགས་བརྒྱར་སྤྲོ་བ་འདིར་ཤར་ཆེ། །མོས་ལྡན་ཚོགས་རྣམས་དད་པའི་གཟུ་འདོམས་དང་། །བར་མ་རྣམས་ཀྱི་ཉམས་མཚར་བཞད་གད་རྒྱུ། །དྲིགས་ལྡན་རྣམས་ཀྱི་རང་འདོད་ཀུ་རེའི་གནས། །བློ་སྨུག་རྣམས་ཀྱི་རྩུལ་མིན་དང་ལྡན་རྩུལ། །དེ་ཕྱིར་ཡེ་གེའི་ཤིང་རྟ་ལ་དྲངས་ནས། །ངག་འཇམ་སྨྲ་བའི་ཛ་ཛ་རྟུང་བཞིན་དུ། །ཚིག་དོན་འབྲེལ་གཏམ་དགའ་སྟོན་འདི་ནའོ། །

༡ དེ་ཡང་སྟོན་པ་ཤཱཀྱའི་དབང་པོ་འཇིག་རྟེན་དུ་བྱོན་པའི་དུས་བྲམ་ཟེའི་རིགས་གཙང་མར་སྐྱེས་ཤིང་ཐམས་ཅད་ཡོད་སྨྲའི་ལུགས་སུ་བསྙེན་པར་རྫོགས་པའི་མིང་བྲམ་ཟེ་སྒྲ་གཅན་འཛིན་རབ་ཏུ་བཟང་པོར་བཏགས། སླར་ཡང་དབེན་པར་བསམ་གཏན་བསྒོམས་པས་དགྲ་བཅོམ་པའི་འབྲས་བུ་ཐོབ་སྟེ་ལོ་བརྒྱད་ཅུ་རྩ་བདུན་ལོན་ནས་མྱ་ངན་ལས་འདས་སོ། །

༢ རྒྱ་གར་དུར་ཁྲོད་བསིལ་བའི་ཚལ་དུ་སློབ་དཔོན་པདྨ་སྐྱིད་པ་མཛད་པའི་མཚན་ཤནྟ་རཀྴི་ཏར་གྲགས་པའི་ཚེ། དེའི་སློབ་མ་གདོལ་པའི་རིགས་ཅན་ཨ་ཧྲ་ཡ་སིདྡྷ་ཞེས་བྱ་བར་གྱུར་ཅིང་གསང་སྔགས་ཀྱི་སྒོར་ཞུགས་ཏེ་སྦྱོར་སྒྲོལ་གྱི་ལམ་ལ་བརྟེན་ནས་ཚེ་ལོ་ཡུན་རིང་ཞིག་ཐུབ་པོ། །གདོལ་བའི་འཇིགས་མེད་སེནྡྷའི་ཚེ། །ཤནྟ་རཀྴི་ཏ་རྡུང་དུ། །ཟབ་ལམ་སྦྱོར་སྒྲོལ་ཉམས་སུ་བླངས། །གསང་སྔགས་ཆོས་མཛོད་བཟུང་ཞེས་ཐོས། །ཞེས་སོ། །

༣ རྒྱ་གར་བྱང་ཕྱོགས་གཀླ་དང་ཉེ་བའི་ཆར་བྲམ་ཟེ་ཆགས་ལྡན་གྱི་བུ་ཁྱེའུ་དགའ་བྱེད་དུ་གྱུར། ཆུང་ངུ་ནས་གཙང་སྦྲ་ལ་གནས་ཤིང་སྤྱོད་པའི་རྒྱུད་ཉམས་སུ་བླངས་པས་ཡང་དག་པའི་དོན་ཡང་རྟོགས། སླར་ཡང་ནགས་སུ་ཁ་ཟས་རག་པའི་འཁྲི་བ་བཅད་དེ་ཆུའི་དགའ་ཁྱབ་ཙམ་གྱིས་ལོ་སུམ་ཅུ་སོ་བརྒྱད་བསམ་གཏན་བྱས་པའི་མཐར་ལྷུང་ནད་ཀྱིས་དུས་བྱས་སོ། །ཀྱེ་མ་ཁྱེའུ་དགའ་བྱེད་དེ། །ཆུ་ཡི་དགའ་ཁྱབ་ཙམ་ཞིག་གིས། །ལོ་གྲངས་བཅུ་ཕྲག་གསུམ་ལྷག་པར། །རྩེ་གཅིག་ཏིང་འཛིན་སྒོམ་པར་གྲགས། །ཞེས་སོ། །

༤ བྱང་ཕུཥྞ་ཧ་རི་ར་དྲང་སྲོང་སྦུཏྟ་ནཱ་ཐ་ཞེས་བྱ་བར་གྱུར་ནས། མགོན་པོ་ཚེ་དཔག་མེད་ལ་གྲུབ་པ་བརྙེས་ནས་ལོ་གྲངས་བརྒྱ་དང་བདུན་ཅུར་བཞུགས་པ་ལས་རེ་ཞིག་རང་གི་སློབ་མ་ཨཀྵཀྵ་ནཱ་ཞེས་བྱ་བ་དམ་ལོག་པས་ཡིད་བྱུང་སྟེ་འདས་སོ། །དྲང་སྲོང་ཉི་མ་མགོན་པོ་ཁྱོད། །འཆི་མེད་རྡོ་རྗེའི་སྐུ་གྲུབ་ཀྱང་། །དམ་ལོག་སློབ་མས་བཤིགས་ནུས་པ། །ལས་དབང་རྟེན་འབྲེལ་མཐུ་མིན་ནམ། །ཞེས་སོ། །

༥ རྒྱ་གར་ཟངས་གླིང་དུ་ནང་པའི་རྒྱལ་པོ་དཔལ་དགྱེས་ཀྱི་སྲས་ཐ་ཆུང་འོད་མཛེས་ཞེས་བྱ་བར་གྱུར་ནས་རང་ལོ་བདུན་ལོན་དུས་ཡབ་འདས་ཏེ་བཅུ་གསུམ་པ་ལ་རྒྱལ་སར་དབང་བསྐུར་ཞིང་ལོ་བཅུ་གཉིས་རིང་སྲིད་བསྐྱངས། ཉེར་ལྔ་ལོན་དུས་སུ་མུ་སྟེགས་ཀྱི་རྒྱལ་པོ་ཙ་ན་ཀའི་ཐོད་ཅན་དང་འཐབ་པས་རང་ཕྱོགས་རྒྱལ་པོ་ལ་མུ་སྟེགས་པས་མ་བཟོད་དེ། རྒྱལ་པོ་ལ་ཁ་ཟས་དུག་ཅན་དྲངས་པས་དུས་བྱས་སོ། །ཟངས་གླིང་ས་སྐྱོང་འོད་མཛེས་ཞེས། །མངའ་འབངས་ཆོས་བཞིན་སྐྱོང་བ་ལ། །མ་བཟོད་དུག་ཅན་སྦྱོར་བ་མཁན། །མུ་སྟེགས་ཚོགས་དེ་ཅི་ལྟར་འགྱུར། །ཞེས་སོ། །

༦ རྒྱ་གར་བྱང་ཕྱོགས་ཨུཏྤལའི་ཚལ་དུ་གདོལ་པའི་རིགས་སུ་སྐྱེས་ཏེ་ནཱ་ལེནྡྲར་རབ་ཏུ་བྱུང་ཞིང་བསྙེན་པར་རྫོགས་ཏེ་གནས་ལྔ་རིག་པའི་པཎྜི་ཏར་གྱུར་པའི་མིང་ཙནྡྲ་དེ་ཕར་གྲགས། སླར་གནས་ཆེན་དེའི་མཁན་པོར་དབང་བསྐུར་ཏེ་ལོ་གྲངས་བདུན་ཅུ་རྩ་བདུན་དུ་ཚོགས་པ་བསྐྱངས་ཤིང་སངས་རྒྱས་ཀྱི་བསྟན་པ་ལ་བྱ་བ་ཆེར་བྱས་སོ། །པཎ་ཆེན་ལྔའི་ཟླ་བ་ཞེས། །སྨྲ་མཁན་ལུང་དང་རིགས་པ་ཡིས། །དགེ་འདུན་འདུས་སྡེ་ནཱ་ལེནྡྲར། །ཐུབ་བསྟན་རྫོགས་ལྡན་དུས་ལའང་འགྲན། །ཞེས་སོ། །

༧ རྒྱ་གར་གྱི་ཡུལ་གྲུ་ཞིག་ཏུ་དམངས་རིགས་སུ་སྐྱེས་ཏེ་དུར་ཁྲོད་སྨན་པ་དྲག་པོ་ཞེས་བྱ་བར་ཕྱོགས་ལས་རྣམ་རྒྱལ་གྱི་སྤྱོད་པ་བྱས་པའི་མིང་རཱ་ཙཀྲར་གྲགས་ཏེ་ལོ་བདུན་ནས་ལུས་མ་

བཞག་པར་མཁའ་སྤྱོད་དུ་གཤེགས་སོ། །སྨན་པ་དྲག་པོ་ཞེས་བྱ་བར། །ཕྱོགས་ལས་རྣམ་རྒྱལ་སྤྱོད་པ་ཡིས། །གསལ་དྭངས་འཛའ་ཚོན་གང་གི་ལུས། །སྒྲིབ་མེད་ནམ་མཁའི་དབྱིངས་སུ་ཐིམ། །ཞེས་སོ། །

༨ གཞན་ལོ་དར་མ་གྲགས་ཀྱི་སློབ་མ་ནཱ་ཛ་ཨུཏྤམ་སྨྲ་ཛྙཱ་ན་ཞེས་བྱ་བར་གྱུར། མགོན་པོ་ཞལ་བཞི་པ་བསྙེན་པས་གྲུབ་པ་བརྙེས་པ་ཡིན་ཡང་། གཞན་གྱི་བྱད་ཁ་དྲག་པོའི་རྐྱེན་བྱས་ནས་རང་ལོ་ཉེར་བརྒྱད་ལ་འདས་སོ། །སྐད་གཉིས་སྨྲ་བས་ལེགས་བསྒྱུར་བྱ། །འཇིགས་མེད་ཞལ་བཞིའི་གྲུབ་བརྙེས་ཀྱང་། །ཕལ་ཆོལ་བྱད་ཀྱིས་ཚུགས་པར་བསྟན། །བསླུ་མེད་རྟེན་འབྲེལ་མ་ཡིན་ནམ། །ཞེས་སོ། །

༩ བོད་ཡུལ་དབུས་ཕྱོགས་སུ་གྲུབ་ཐོབ་མེ་ལོང་རྡོ་རྗེ་ཞེས་བྱ་བར་གྱུར་ཅིང་དར་མ་ཡུན་རིང་བར་སྒྲུབ་པ་མཛད་དེ་ལུས་མ་བཞག་པར་མཁའ་སྤྱོད་ལ་གཤེགས་སོ། །ཐེག་མཆོག་སྔགས་ཀྱི་ཉེ་ལམ་ཟབ་མོ་ཡིས། །རྣམ་སྨིན་སྐུ་ལས་འཛའ་ཚོན་ལྟར་བྱས་ནས། །མེ་ལོང་ཆོས་དབྱིངས་ནམ་མཁར་གཤེགས་པ་ལ། །གྲུབ་ཐོབ་མེ་ལོང་རྡོ་རྗེ་མི་ཟེར་རམ། །ཞེས་སོ། །

༡༠ རྒྱ་གར་ལྷོ་ཕྱོགས་ཐཏྟ་ལར་རྒྱལ་པོ་ལེགས་བྱིན་ཞེས་བྱ་བར་གྱུར་ཅིང་རང་གི་ཡི་དམ་ཐུགས་རྗེ་ཆེན་པོ་ལ་བྱས་ཏེ་བསྙེན། སྔར་ལི་གསེར་ལས་ཐུགས་རྗེ་ཆེན་པོ་བཅུ་གཅིག་ཞལ་གྱི་སྐུ་འདྲ་བཞེངས་ཏེ། བོད་དུ་བསྐྱུར་བ་དུས་ཕྱིས་ར་འཛབ་ལྷ་ཁང་དུ་འདུག་པ་ང་རང་གིས་ངོས་ལེན་བགྱིས་ཏེ་གདན་དྲངས་པ་དེང་སང་གཙང་མཆོག་གྲུབ་གླིང་གི་རྟེན་གཙོར་བཞུགས་སོ། །ལྷོ་ཕྱོགས་རྒྱལ་པོ་ལེགས་བྱིན་དེས། །གངས་ཅན་ལྷ་གཅིག་སྤྱན་རས་གཟིགས། །ཡིན་པས་འདི་མཆོད་ཅེས་བསྐུལ་ཕྱིར། །སྐུ་རྟེན་བོད་དུ་བསྐྱུར་བར་གྲགས། །ཞེས་སོ། །

༡༡ རྒྱ་གར་ནུབ་ཕྱོགས་སུ་རྒྱལ་རིགས་སུ་སྐྱེས་ཏེ་བསྟན་པའི་སྒོར་ཞུགས་མཁས་པ་པཎྜི་ཏར་གྱུར་པའི་མིང་ཛྙཱ་ན་ཞེས་གྲགས་ཏེ་འཕགས་ཡུལ་དུ་འཆད་རྩོད་རྩོམ་པའི་བྱ་བ་བྱས། དེ་ནས་བོད་དུ་འོངས་ནས་ལོ་ཁ་ཡར་ཐོས་བསམ་གྱི་སྒྲོན་མེ་སྦར་ཏེ་སླར་རྒྱ་གར་དུ་ལོག་སྙམ་ཡང་། རྟེན་འབྲེལ་གྱིས་བོད་དུ་འདས་པའི་གདུང་ཡང་དེང་སང་སྤྲས་ཀྱི་ཤ་བ་འབུམ་པར་མཆོད་རྟེན་གྱི་ནང་ལ་ཡོད། ཐོས་བསམ་སྒོམ་པས་འཕགས་ཡུལ་དུ། །བསྟན་པའི་བྱ་བ་ཆེར་བགྱིས་ནས། །འཆད་རྩོད་རྩོམ་པས་བོད་ཁམས་ཀྱི། །བློ་གྲོས་གསལ་མཛད་ཆོས་ཀྱི་ཡིད། །ཅེས་སོ། །

༡༢ རྒྱ་གར་མ་ག་དྷར་བྲམ་ཟེའི་རིགས་ལས་བསྟན་པ་ལ་བསྙེན་པར་རྫོགས། པཎྜི་ཏ་ཤིན་ཏུ་མཁས་པ་ཞིག་ཏུ་གྱུར་ནས་རྡོ་རྗེ་གདན་གྱི་མཁན་པོ་བྱས་པའི་མིང་ཛྙཱ་སྣ་ལྷ་ཞེས་གྲགས

སོ། །མཁྱེན་པས་གསུང་རབ་རྒྱ་མཚོ་ལོང་ཚུད་ནས། །ཡོངས་འཛིན་དུ་མས་ཐུབ་པའི་རྒྱལ་ཚབ་ཏུ། །དབང་བསྒྱུར་ཆོས་ཀྱི་ཕྲེང་བ་ཞེས་བྱ་བར། །སྨན་པའི་རོལ་མོས་ཕྱོགས་ཀྱི་འཁོར་ལོ་གང་། །ཞེས་སོ། །

༡༣ གཙང་རོང་དུ་གསང་སྔགས་རྙིང་མའི་རྣལ་འབྱོར་པ་ལྷ་རྗེ་གནུབས་ཆུང་གི་སློབ་མ་བཙུན་ཚུལ་ཁྲིམས་ཞེས་བྱ་བ་ཞིག་ཏུ་གྱུར་ཀྱང་རང་གར་སྐྱབས་འགྲོ་ཙམ་ཐོས་བསམ་སྒོམ་པ་ལ་བརྩོན་པ་ཆེར་མེད་དོ། །དྲག་སྔགས་དབང་བསྒྱུར་དམ་པ་ཡི། །ཞབས་པད་བསྟེན་མཁས་ཚུལ་ཁྲིམས་མིང་། །ནང་གི་རྣལ་འབྱོར་ཟབ་མོ་ལས། །གཞན་འདུ་ཡོང་བ་མ་གྱུར་སྐད། །ཅེས་སོ། །

༡༤ ཡུལ་དབུས་སུ་ཁུ་སྟོན་གཡུང་དྲུང་ཞེས་བྱ་བར་གྱུར་ཅིང་སྟོན་པའི་གཞུང་ལུགས་དང་རིག་པ་སྨྲ་བ་ལ་འགྲན་ཟླ་མེད། ཇོ་བོ་རྗེ་བོད་དུ་ཕེབས་པའི་དུས་བཀུར་སྟི་བཟང་པོས་བསྟེན། དེ་ཉིད་ཀྱིས་གདམས་པ་ཟབ་མོའི་མཛོད་བཟུང་ཞིང་མྱུ་ངན་ལས་འདའ་ཁར་ཡང་ཁུ་སྟོན་བསྟན་པའི་བདག་པོར་འོས་པས་འདི་ཕྱིར་ཞེས་ཐུབ་པ་གསེར་གླིང་མ་གནང་བར་གྲགས་སོ། །དྷི་པཾ་ཀ་ར་མ་ཛྙཱ་ན་དཔང་ལས། །ཟབ་དོན་སྙིང་པོ་ཆུ་བོ་བརྒྱ་འབབ་པ། །བློ་གྲོས་བུམ་པ་བཟང་པོར་འཛིན་མཁས་དེ། །བོད་ཡུལ་འདི་ན་ཁུ་སྟོན་ཆེན་པོ་ཡིན། །ཞེས་སོ། །

༡༥ ཡར་ཀླུང་ཕྱོགས་སུ་ཕྱུག་པོ་ཞིག་གི་བུར་སྐྱེས་ཏེ་བསྟན་པ་ལ་རབ་ཏུ་བྱུང་ཞིང་བསྙེན་པར་རྫོགས་པའི་མིང་གུ་ཊ་མ་ཏི་ཞེས་བཏགས་ཏེ། བསམ་གཏན་སྒོམ་པ་གཙོ་བོར་བྱས་པས་རང་མགོ་ཐོན་ཙམ་ལས་ཕྲིན་ལས་ཆེར་མ་བྱུང་ངོ་། །ཡར་ཀླུང་ས་ཡི་ཐིག་ལེ་དེར། །བསླབ་གསུམ་འཛིན་པའི་དགེ་སློང་ཞིག །བསམ་གཏན་སྒོམ་པར་བློ་གཞོལ་ཚེ། །ཡོན་ཏན་བློ་གྲོས་མིང་དུ་འབོད། །ཅེས་སོ། །

༡༦ རྫོང་ཀྱི་སྲིབས་ཕྱོགས་སུ་སྔགས་པ་རྡོ་རྗེ་གྲགས་པ་ཞེས་པར་གྱུར་ནས་ཡི་དམ་དུ་ཁྲོ་ཆུ་བསྟེན་ཞིང་བསྒྲུབས་པས་གྲུབ་ཀྱང་ཕྲིན་ལས་ཆེར་མ་བྱུང་ཞིང་ཆེ་ལོ་དྲུག་ཅུ་ཐམ་པ་ལ་འཇོས་སོ། །མདོ་ཁམས་རྫོང་གྱི་དཀྱིལ་འཁོར་དུ། །ཁྲོ་ཆུ་རྡོ་རྗེའི་གར་བསྒྱུར་ཞིང་། །དྲག་སྔགས་མེ་ཡིས་ལོག་འདྲེན་དཔུང་། །ཐལ་བར་སྲེག་པའི་རིག་སྔགས་འཆང་། །ཞེས་སོ། །

༡༧ བལ་ཡུལ་དུ་བལ་པོ་བ་སུ་ཧྲ་རའི་སློབ་མ་ཧཱུྃ་མཛད་རྡོ་རྗེ་ཞེས་བྱ་བར་གྱུར་ནས་དཔལ་འཁོར་ལོ་སྡོམ་པ་བསྒྲུབས་པས་གྲུབ་སྟེ་ཞལ་མཐོང་ཞིང་སྡོམ་འབྱུང་སོགས་ལ་མཁས་པར་སྦྱངས་ཤིང་སློབ་མ་ཁ་ཡར་ལ་མན་ངག་བསྟན་པས་ཕན་ཐོགས་པར་བྱུང་། ལྷ་གནས་འཇོས་འདྲའི་བལ་

ཡུལ་དེར། །དྲ་བ་སྡོམ་པའི་རྣལ་འབྱོར་པ། །ཧཱུཾ་མཛད་རྡོ་རྗེ་ཞེས་བྱ་དེ། །བླ་མེད་རྒྱུད་སྡེའི་མངའ་བདག་ཕྱུག །ཅེས་སོ། །

༡༨ བླ་མ་གནམ་ཁའུ་པའི་སློབ་མ་གྲགས་པ་ཡེ་ཤེས་ཞེས་བྱ་བར་སྐྱེས་ནས་བླ་མ་དེ་ལས་དབང་ལུང་མན་ངག་ཞུས་ཏེ་ཁའུ་བྲག་རྫོང་དུ་བསྒྲུབས་པས་གཉན་མགོན་ཐན་དུ་ཕོལ་ནུས་པ་བྱུང་། འོན་ཀྱང་ལོ་ཉེར་བདུན་པ་ལ་ཚེ་འཕོས་སོ། །འཇིགས་བྱེད་ནག་པོ་ཞལ་བཞི་པ། །མངག་གཞུག་ལྷ་བུར་བཀོལ་མཁས་དེ། །གྲགས་པ་ཡེ་ཤེས་དེ་ལས་གཞན། །ཡོད་ན་གང་ཞིག་འདིར་སྨྲོས་ཤིག །ཅེས་སོ། །

༡༩ བསམ་ཡས་སུ་དགེ་བཤེས་ཚུལ་ཁྲིམས་ལེགས་གྲུབ་ཅེས་བྱ་བ་གྱུར་ནས་རྒྱ་ནག་གསར་རྙིང་གི་གཙུག་ལག་དང་ཆོས་ཚུལ་ཐམས་ཅད་ལ་ཤིན་ཏུ་མཁས་པ་གྱུར་ཏོ། །རྒྱ་ནག་གཙུག་ལག་ཆོས་ཚུལ་རྣམས། །ཇི་བཞིན་མཁྱེན་ནས་སྟོན་མཁས་དེ། །རྗེ་བཙུན་འཇམ་དབྱངས་མགོན་པོ་རང་། །མི་ཡི་ཟློལ་བཟུང་ཚུལ་ཁྲིམས་མིང་། །ཞེས་སོ། །

༢༠ ངམ་ཤོད་དུ་ཤཱཀྱ་མཆོག་ཉིད་དགེ་བཤེས་མཆོག་གི་དབང་པོར་གྱུར་ཆེ་བདག་ཀྱང་ངམ་ཤོད་དུ་སྐྱེས་ནས་དགེ་བཤེས་དེ་ལ་བསྙེན་རྫོགས་ཞུས་པས་མིང་གྲགས་པའི་མཆོག་ཅེས་བཏགས་ཏེ། བླ་མའི་དགོངས་པ་ཇི་ལྟ་བ་བཞིན་དུ་སྒྲུབ་ནུས་པ་ཞིག་གོ །རྒྱལ་བའི་སྲས་ཀྱི་རྣམ་ཐར་བཞིན། །བཤེས་གཉེན་དམ་པའི་བཀའ་གང་ཞིག །ནོར་བཟང་ལྟ་བུར་སྒྲུབ་མཁས་པ། །གྲགས་མཆོག་བྱ་བ་དེ་ཡིན་ནོ། །ཞེས་སོ། །

༢༡ རྗེ་ཕག་མོ་གྲུ་པའི་སྐུ་ཚེ་སྟོད་ཀྱི་སློབ་མ་གཙང་རོང་པ་རིན་ཆེན་ཆོས་ཀྱི་འབྱུང་གནས་ཞེས་བྱ་བ། སྒོམ་རྩེ་གཅིག་ཆེན་པོ་མངོན་དུ་གྱུར་པའི་རྟོགས་ལྡན་ཞིག་ཏུ་གྱུར་ཅིང་། བླ་མའི་དྲིན་ལན་དང་ཞབས་ཏོག་ཆོས་དང་སྒྲུབ་པའི་རྒྱལ་མཚན་གྱིས་འཇལ་ལོ། །ཕག་མོ་གྲུ་པའི་མན་ངག་བཅུད། །རྣམ་དཔྱོད་ཕུབ་ཀྱིས་མ་ལུས་འཐུང་། །རྩེ་གཅིག་རྟོགས་པའི་ཉམས་ལྡན་ཞིང་། །སྒྲུབ་པའི་སྲོལ་འཛིན་རིན་ཆེན་ཆོས། །ཞེས་སོ། །

༢༢ སྐྱོབ་པ་འཇིག་རྟེན་མགོན་པོའི་སྤྱན་སྔར་ཤྲཱིཀྲྀ་ས་པ་རི་ཤྭ་ར་སྭ་སྟྱཧྲམཔྲཛྙ་ག་ར། ན་མོ་ཧྲཀྵཏྲཱ་ཏྲཱ་ཀོ་ཁ་ཧྲ་རྣ་སྟྲི། མཉམ་མེད་བླ་མ་རིན་ཆེན་དྲུང་། །གླང་ཆེན་ཁྱུ་ལས་ས་སྲུང་བུ། །དམ་ཆོས་མཛོད་འཛིན་གྲྭ་འབངས་ཤིག །རྒྱུ་མཚན་ལེགས་སྦྱར་སྐད་དུ་གསལ། །ཞེས་སོ། །

༢༣ དཔང་ལོ་ཙཱ་བ་བློ་གྲོས་བརྟན་པ་གསུམ་པར་གྱུར་ནས་ཀ་ཙན་གཉིས་ཀའི་དོན་ཁོང་

དུ་ཚུད་ནས་སྒྲ་མདོ་ཀཱ་ལཱ་པ་སོགས་ཁ་ཡར་བོད་དུ་བསྒྱུར་རོ། །སྐད་གཉིས་སྨྲ་བ་བློ་གྲོས་བརྟན། །ཀཱ་ཙན་གཞུང་ལུགས་ཕྱུལ་བྱུང་ནས། །ཐོགས་མེད་བློ་གྲོས་ཕྱུལ་བྱུང་བས། །གཞོན་ནུ་སྨིན་དྲུག་ཁེངས་པ་བསྐྱུངས། །ཞེས་སོ། །

༣༤ ཡང་ཤོང་སྟོན་རྡོ་རྗེ་རྒྱལ་མཚན་གྱི་ཚེ་ཡང་ཀཱ་ཙན་དང་སྭ་ར་སྭ་ཏི་དང་ཨིནྡྲ་བྱཱ་ཀ་ར་ཎ་ལེགས་སྦྱར་གྱི་གཞུང་འབུམ་ཕྲག་ཕྲུགས་ལ་མངའ་སྟེ། གླེགས་བམ་ཀྱཻ་སོགས་ལེགས་སྦྱར་མང་དུ་བསྒྱུར་རོ། །བརྡ་སྤྲོད་གཞུང་ལུགས་རབ་འབྱམས་གང་། །སྒྲ་མཁས་ཤོང་སྟོན་ལོ་ཙཱ་སྟེ། །ཀྱཻ་སོགས་ལེགས་སྦྱར་སྒྲོན་མེ་བརྒྱུས། །བོད་ཡུལ་མུན་པ་བསལ་མིན་ནམ། །ཞེས་སོ། །

༣༥ ཐུབ་བསྟན་གསེར་མདོག་ཅན་དཔའ་བོ་རྟ་དབྱངས་པཎ་ཆེན་ཤཱཀྱ་མཆོག་ལྡན་དྲི་མེད་ལེགས་པའི་བློ་གྲོས་ཞེས་སྙན་པའི་བ་དན་ས་གསུམ་ན་ཡོངས་སུ་གསལ་བ་དེ་ལ། རབ་འབྱམས་གཞུང་ལུགས་རྒྱ་མཚོ་ལྟ་བུ་སྨྲ་བ་ལ་བསྙེངས་བྲལ་གྱི་སློབ་མ་བགྲང་བའི་ཡུལ་ལས་འདས་པ་བྱུང་བའི་ནང་དུའང་། སྲས་ཀྱི་ཐུ་བོ་དམ་པ་དོན་ཡོད་གྲུབ་པ་ཞེས་བྱ་བར་གྱུར་ཅིང་། པཎ་ཆེན་དེ་ལས་བསྙེན་པར་རྫོགས་ཤིང་མདོ་རྒྱུད་མན་ངག་ཇི་སྙེད་པ་དག་དང་། ཁྱད་པར་ཆོས་ཀྱི་རྗེ་དེ་ཉིད་ཀྱི་བཀའ་རྩོམ་མ་ལུས་པའི་མཛོད་བཟུང་ཞིང་། ཕྱིས་གྲུབ་མཐའི་རྐང་ཚུགས་པའི་བསྟན་བཅོས་མང་དུ་མཛད་དེ་རྣམ་དཔྱོད་དང་ལྡན་པའི་སློབ་མ་མཐའ་ཡས་པ་ཐོན་ཞིང་བསྟན་པའི་རྩ་ལག་ཏུ་གྱུར་ཏོ། །ཐུབ་དབང་སྤྱན་སྔར་འཇམ་དབྱངས་ལྟར། །མདོ་སྔགས་གཞུང་ལུགས་མཐའ་ཡས་པའི། །ཚིག་ཙམ་སྒོ་བརྒྱ་འབྱེད་པ་ལ། །ཁྱོད་དང་མཚུངས་པར་སྲིད་འདིར་གང་། །ཞེས་སོ། །

༣༦ འབྲི་གུང་སྐྱུ་རའི་རིགས་ལས་བཅུ་གཉིས་རྡོ་རྗེ་རིན་ཆེན་དུ་གྱུར་ཅིང་། དེ་སྐབས་གླིང་ལ་ཉམས་ཞིག་ཆེན་པོ་བྱུང་བས་སྒྲི་བར་མ་གྱུར་ཀྱང་འབད་རྩོལ་དྲག་པོས་བསྟན་པ་རྨང་ནས་གསོས། མགོན་པོ་ཐེང་བསྒྲུབས་པས་དེས་རྒྱན་གྱི་དངོས་གྲུབ་ཏུ་དཔལ་གྱི་ཆས་བརྒྱད་ཕྱུལ་བའི་སྟག་ཤམ་གྱི་རི་མོ་ད་ལྟ་ཡང་བརྙ་གོང་འོག་དང་ཕྱུས་མོ་ལ་ཡོད་པ་ཡིན་ནོ། །བཟོད་དཀའ་མེ་ཡིས་རིན་ཆེན་གླིང་སྲེག་ཚེ། །བྱམས་པའི་ག་བུར་ཆུ་ཡིས་བསིལ་བྱས་ནས། །སླར་ཡང་སྒྲུབ་བརྒྱུད་གེ་སར་བཞད་པ་ལ། །སྐྱིངས་ཏེ་རྐོལ་ངན་ས་འོག་ཞུགས་མིན་ནམ། །ཞེས་སོ། །

༣༧ སླར་ཡང་གཞུའི་ཕྱོགས་འདིར་སྐྱུ་རའི་གདུང་ལས་ཧྲི་ནཱ་ཀ་རཏྣ་བི་ཛ་ཡ་ནྟ་མཱ་སྟེ། པཎྜས་ལུང་བསྟན་གཞུ་འདི་རུ། །བསྟན་དང་འགྲོ་ལ་སྨན་དོན་དུ། །སླར་ཡང་གཟུགས་སྐུའི་རྣམ་རོལ་ལ། །མཚན་སྦྱར་ལེགས་སྦྱར་སྐད་ཀྱིས་སོ། །ཞེས་སོ། །

༢༨ ཡང་ཡུམ་དང་རིགས་འདི་རང་ལས་ཧྣུཏྲ་ཧྨ་མི་ནྲ་སྣཀཤ་ལོ་ཧྣ་ཟྲི་ཛ་ལ་ནྲ་མ་ཨསྟི། འདི་ལས་འཕྲོས་པའི་སྐྱེས་རབས་ཁ་ཡར་ཞར་ལ་རྗོགས་པ་འགྱུར་རོ། །འབྲི་གུང་བཀའ་བརྒྱུད་དམ་ཆོས་འཛིན། །ཡང་དག་དོན་བཟང་སྒྲུབ་པར་བྱེད། །མང་ཐོས་རིག་སྔགས་འཆང་བ་པོ། །རིག་འཛིན་རྒྱལ་བའི་གོ་འཕང་བསྒྲུབས། །ཞེས་སོ། །

༢༩ དེ་ནས་སྐྱུ་རའི་རིགས་ལས་ཡུམ་དེ་ཉིད་ཀྱི་སྲས་མོ་ཞིག་ཏུ་སྐྱེས་ལོ་ཁ་ཡར་འཚོ་བ་ལས། རང་གིས་བསམ་གཞིག་བརྟག་དཔྱད་བྱས་པས་བུད་མེད་ཀྱི་ལུས་འདིས་རང་དོན་ཡང་མི་འགྲུབ་ཅིང་གཞན་གདུལ་བྱ་མཆོག་དམན་བར་མ་གང་ལའང་ཕན་མི་ཐོགས་པ་འདུག་དེ་ལས་ལུས་འདི་སྤངས་ནས་སླར་རིགས་འདི་རང་ལས་སྐྱེས་པའི་ལུས་སུ་སྐྱེ་བར་བྱའོ་སྙམ་ནས་ཚེ་འཕོས་སོ། །རང་གཞན་དོན་ཆེན་བསྒྲུབ་པ་ལ། །རྒྱུ་རྐྱེན་ཕུན་ཚོགས་དགོས་སོ་ཞེས། །སྔོན་ཕྱིར་འཆི་འཕོས་སྐྱེ་བ་རྣམས། །བསམ་བཞིན་ངོ་མཚར་སྒྱུ་འཕྲུལ་གར། །ཞེས་སོ། །

༣༠ དེ་ལྟར་བུ་མོའི་ལུས་རྟེན་དེ་བོར་ནས་སླར་ཡང་ད་ལྟའི་ལུས་འདི་འབབ་པ་དྲག་པོས་བླངས་པ་ཡིན་ཏེ། ཡབ་ཆོས་ཀྱི་རྒྱལ་པོ་རྣམ་རྣ་ཛ་ལཀྵི་མནྡལ་ཤྲཱི་ཧྲ་དྲ་ཞེས་ཡོངས་སུ་གྲགས་པའི་སྲས་ཀྱི་ཐ་ཆུང་དུ་ཤིང་མོ་ལུག་ལ་སྐྱེས་ཤིང་། ལོ་བརྒྱད་ལ་ཡབ་ཆོས་ཀྱི་རྒྱལ་པོ་མཁའ་སྤྱོད་དུ་གཤེགས། ལོ་བཅུ་གསུམ་ལ་ཞྭ་དམར་ཅོད་པན་འཛིན་པ་ཆོས་ཀྱི་དབང་ཕྱུག་ལ་དགེ་ཚུལ་དུ་བསྒྲུབས་ཤིང་དབང་རྗེས་ཁྲིད་དང་བཀའ་འགྱུར་རོ་ཅོག་གི་ལུང་མནོས། བཅོ་བརྒྱད་ལ་ཆོས་ལུང་ཚོགས་པའི་མཁན་ཆེན་མི་ཏྲི་རྣམ་སུ་ས་སུ་དྲའི་དྲུང་དུ་ཚོགས་གསུམ་རིམ་ཅན་གྱིས་བསྙེན་པར་རྫོགས་པ་དགེ་སློང་གི་སྡོམ་པ་བླངས། གཞན་ཡང་པཎ་ཆེན་རིན་པོ་ཆེའི་བཀའ་རྫོམ་མང་པོའི་དབང་ལུང་ཞུས། དེ་ཡི་ཕྱི་ལོ་ཡང་རིའི་འདུས་ཚོགས་དང་ལྷན་ཅིག་ཏུ་མདོ་ཁམས་ཕྱོགས་ཀྱི་དར་རྩེ་མདོ་བར་ཕྱིན། ཆོས་དང་ཟང་ཟིང་གི་འབྲེལ་བ་བཞག །ལོ་གསུམ་ནས་སླར་ལོག་སྟེ་སྒར་གྱི་ཁྲུར་མི་འབྲུག་ཧོར་ཟླ་བཅུ་གཉིས་པར་སྦྲད་དེ་དཔེན་པར་གནས་སོ། །ཤོ་པོ་རྣམ་ཀྲྀཏི་ཡང་། །ཤཱཀྱའི་བསྟན་ལ་ཚངས་པར་སྤྱོད། །མཉམ་མེད་སྐྱོབ་པའི་རིང་ལུགས་འཛིན། །འགྲོ་ལ་བཟང་ངན་འབྲེལ་བ་འཇོག །ཅེས་སོ། །ད་ལྟའི་ཚུལ་བརྗོད་པ་སྟེ་སུམ་ཅུ་པའོ། །

༣༡ སླར་མ་འོངས་པར་འབྱུང་འགྱུར་ནི། ལུས་འདིས་སྤྲ་ཞེས་བྱ་བའི་བྲག་ནས་ཆོས་གཏེར་ཞིག་དང་གཏེར་སྒྲོམ་ནས་ཟབ་ཆོས་ཀྱི་འཕྲོ་པུསྟཀ་གཉིས་ཡོད་པ་རྟེན་འབྲེལ་འཛོམས་པས་ཐོན་པ་དང་། གལ་སྲིད་དུས་དབང་གིས་སློབ་མ་དམ་ཉམས་ཀྱི་གྲིབ་སོགས་ཀྱིས་མི་ཐོན་ཞིང་བར་

གཙོད་ཡོང་བ་བསྟན་ཡོད་པས་དེ་ཡི་དབང་དུ་སོང་ན། ད་དུང་སྐུ་རའི་གདུང་འདི་ཉིད་ལས་ང་རང་ནས་རྩིས་པའི་ཞལ་ངོ་བདུན་སོང་བའི་རྗེས་སུ་སྤྲུལ་ལོ་པ་ཆོས་རྗེ་དོན་གྲུབ་གྲགས་པ་ཆོས་ཀྱི་འབངས་ཞེས་བྱ་བར་སྐྱེས་ནས་ཟབ་གཏེར་རྣམས་འབྱེད་པའི་འདུན་པ་ཡང་ཡོད་དོ། །དུས་དབང་རྟེན་འབྲེལ་མ་འགྲིག་ན། །ཞལ་ངོ་བདུན་རྒྱུད་མཐའ་མ་རུ། །གཏེར་སྟོན་ལུས་ཀྱིས་གཏེར་འབྱེད་མཁན། །དོན་གྲུབ་གྲགས་པ་ཆོས་ཀྱི་འབངས། །ཞེས་སོ། །

༣༢ དེ་ནས་སྟོད་ལུང་ཕྱོགས་སུ་སྟག་ས་འཆང་རྟ་ལོ་པ་བདུད་འདུལ་གྲགས་པ་ཞེས་བྱ་བར་སྐྱེས་ནས་ཚེའི་སྒོར་པུསྟཀ་བདུན་ཙམ་དང་ཚེའི་རིལ་བུ་སོགས་འབྱེད་པར་འགྱུར་རོ། །བདུད་འདུལ་གྲགས་པ་ཞེས་བྱ་བ། །མཚན་དཀར་ལྡན་པའི་རིགས་སྟག་ས་འཆང་། །ལས་སྨོན་ལྡན་ལ་འཆི་མེད་ཀྱི། །དངོས་གྲུབ་སྟེར་ལ་ཐེ་ཚོམ་མེད། །ཅེས་སོ། །

༣༣ དེའི་འོག་ཏུ་རྒྱ་གར་བྱང་གླིང་དུ་པཎྜི་ཏ་སུམ་ཛ་ཅནྡྲ་ཞེས་བྱ་བར་སྐྱེས་ནས་གཞུང་ལུགས་རབ་འབྱམས་ལ་མཁས་པ་ཞིག་གིས་སངས་རྒྱས་ཀྱི་བསྟན་པ་ལ་བྱ་བ་ཆེར་བྱེད་ཅིང་ཚེ་འཕོ་བར་འགྱུར་རོ། །རྒྱ་གར་བྱང་གླིང་པཎྜི་ཏ། བློ་ཆེན་སུམ་ཛ་ཅནྡྲ་ཞེས། །ཐམས་ཅད་ཡོད་སྨྲའི་དགེ་སློང་དེ། །དུས་མཐའ་ཐུབ་བསྟན་གསལ་བྱེད་ཡིན། །ཞེས་སོ། །

༣༤ དེ་འོག་མངོན་པར་དགའ་བའི་ཞིང་དུ་སངས་རྒྱས་རྒྱལ་བ་གློང་ཡངས་ཀྱི་སྤྱན་སྔར་བྱང་ཆུབ་སེམས་དཔའ་བཞིན་བཟང་ཟླ་བའི་བྱིན་ཞེས་བྱ་བར་གྱུར་ནས་བཀའི་སྡུད་པ་པོར་གྱུར་པ་ཉི་མ་ལས་འོད་ཟེར་དང་ཆུ་ལས་ཟེགས་མ་འབྱུང་བ་དང་མཚུངས་སོ། །མངོན་དགའི་ཞིང་གི་སྟོན་པའི་དྲུང་། །རྒྱལ་སྲས་ཟླ་བའི་བཞིན་བཟང་ཡང་། །ཉི་མའི་ཟེར་དང་རྒྱ་མཚོའི་རླབས། །ངོ་མཚར་སྤྲུལ་པའི་རོལ་རྩེད་དོ། །ཞེས་སོ། །

༣༥ ཡང་མ་བྱོན་པའི་སངས་རྒྱས་བདུན་པ་རབ་གསལ་གྱིས་ཆོས་ཀྱི་འཁོར་ལོ་བསྐོར་བའི་དུས་སུ་ཡང་བྱང་ཆུབ་སེམས་དཔའ་བློ་གྲོས་སྤོབས་པའི་སྣང་བ་ཅན་ཞེས་བྱ་བར་འགྱུར་ཞིང་དྲི་བ་ལ་ལན་ལྡོན་པའི་ཚུལ་གྱིས་དམ་པའི་ཆོས་འཛིན་པར་བྱེད་དོ། །རྒྱལ་བར་གྱུར་ཀྱང་རྒྱལ་སྲས་ཚུལ། །ཆོས་ཀུན་ཆུབ་ཀྱང་ཆོས་ཞུའི་ཚུལ། །མཐའ་ཡས་འགྲོ་བའི་སྣང་དོ་རུ། །མཐའ་ཡས་སྤྲུལ་པའི་ཟློས་གར་བསྒྱུར། །ཞེས་སོ། །

༣༦ མཐར་ཐུག་བྱང་ཆུབ་སྙིང་པོར་བཞུགས་པའི་ཚུལ་ཡང་མ་བྱོན་པའི་སངས་རྒྱས་དགུ་པ་མེ་ཏོག་ཅེས་བྱ་བ་སྟེ་མཛད་པའི་ཚེ་འཕྲུལ་རྨད་དུ་བྱུང་བས་གདུལ་བྱ་མཐའ་དག་རིགས་ཅན་

གསུམ་གྱི་སར་འགོད་པར་བྱེད་དོ། །སྐལ་བཟང་དགུ་པ་མེ་ཏོག་ཅེས་བྱ་བ། །ཡབ་ཡུམ་རིགས་གདུང་སྲས་དང་རིམ་གྲོ་བ། །མཆོག་ཟུང་འདུས་པ་འོད་དང་སྐུ་ཚེའི་ཚད། །སྐུ་གདུང་བསྟན་པ་ལ་སོགས་ཚོ་འཕྲུལ་རྣམས། །རྒྱལ་སྲས་རྣམས་ལས་གཞན་གྱི་ཡུལ་མིན་ནོ། །ཞེས་སོ། །

དེ་ལྟར་འདས་པའི་སྐྱེས་རབས་ཉེར་དགུ་མ་འོངས་པར་འབྱུང་འགྱུར་ལྟ། ད་ལྟ་བ་དང་མཐར་ཐུག་འབྲས་བུ་མངོན་དུ་བྱེད་ཚུལ་རྣམས་བསྒོམས་པའི་སུམ་ཅུ་སོ་དྲུག་གོ །འདི་ནི་ཚེ་ལོང་ཙམ་ཞིག་སྟེ། སྔ་ཕྱི་གོ་རིམ་དང་དུས་མཚུངས་སོགས་སྒྲིག་པ་ཞིག་དགོས་རྒྱུར་འདུག་ཀྱང་གོང་འོག་སྔ་ཕྱི་དང་ཚིག་གི་རྒྱན་དང་སྡེབ་སྦྱོར་སོགས་དོར་ནས། ཚིག་ཙུང་གོ་བདེར་བཀོད་པ་ཡིན་ལ། འདིར་མ་འཕྱུས་པ་ཁ་ཤས་ཡོད་ཀྱང་འདིའི་སྐྱེས་རབས་རེ་གཉིས་ཀྱིས་མཚོན་ནུས་པ་ཡོད་པས་རེ་ཞིག་གསལ་བར་མ་བྲིས་པའང་མཁྱེན་ལྡན་དག་གིས་དགོངས་འཚལ།

འདིར་སྨྲས་པ། རང་གི་སྐྱེས་རབས་དྲན་སྣང་འཕྲུལ་པའི་ཡིད། །དྲང་པོར་བཟུང་ནས་དང་ལྡན་སློབ་མ་འགགས། །ཡང་ནས་ཡང་དུ་བཀའ་ནན་ཆེ་བའི་ངོར། །ཡི་གེའི་ལམ་དུ་བཀོད་པས་སྤྲོ་བ་འཕེལ། །དེང་སང་དུས་ཀྱི་དབང་གིས་མི་རྣམས་ཀྱང་། །དང་པོ་སློབ་མར་བརྟུས་ནས་སློབ་དཔོན་སློ། །ཆོས་ཀུན་ལམ་སྲོལ་ལོག་པར་འཆད་པ་ཡི། །བླ་མ་མཐོང་ཡང་དེ་ཉིད་མི་སྲུང་ཞིང་། །དམ་ཆོས་ཚུལ་བཞིན་སྟོན་པའི་བཤེས་གཉེན་ལའང་། །ཁྲུས་པས་འཚོལ་ཞིང་ཚུལ་བཞིན་བསྟེན་པ་ཉུང་། །བདག་གི་སྐྱེས་རབས་འཕྲུལ་སྣང་དྲན་ཚུལ་རྣམས། །རྗེན་དུ་སྨྲས་པ་འདི་ལ་དྲང་པོ་རུ། །ཇི་བཞིན་འཛིན་པའི་བློ་གྲོས་རྒྱས་ཕྱིར་དུ། །འདི་རྣམས་ངེས་དོན་ལྷུག་པ་ཉིད་དུ་སྟེ། །ཉམས་མཚར་བཞད་གད་མཛད་པའི་སྐྱེ་བོ་རྣམས། །ཚུལ་འདི་མཐོང་ཚེ་ཉམས་དགའི་རྒྱུ་རུ་མཛོད། །ལོག་པར་གཤེ་བའི་དམ་མེད་སྐྱེས་བུ་རྣམས། །འདི་དོན་གཤེ་སྐུར་སྒྲོ་འདོགས་རྟེན་དུ་མཛོད། །ཆོས་རྣམས་ཐམས་ཅད་འདུན་པར་རག་ལས་པས། །ཟོལ་ཟོག་དྲང་པོར་བཟུང་ན་དྲང་དོན་ཏེ། །ངེས་དོན་བདེན་པར་བསམ་ན་ངེས་པར་འགྱུར། །ཡོང་གཏམ་འཆལ་བར་བཟུང་ན་དེ་བཞིན་ནོ། །དེ་བས་རང་རང་གང་འདོད་ཚུལ་འདི་སྨྲུབས། །འཇམ་སྙན་དོན་ལྡན་ཚིག་གི་སྲད་བུ་ལ། །སྐྱེས་རབས་པདྨའི་ཕྲེང་བ་ཚར་དུ་སྤེལ། །བར་བར་ཚིགས་བཅད་རྒྱན་གྱི་མཚར་མཚར་ཅན། །ཤེས་ལྡན་སྙིག་འཆང་དགའ་བའི་མགུལ་རྒྱན་མཛོད། །ཤོ་པོ་ཧྲཱ་ཀྲི་ཧེ་ཡིས། །འགྲོ་དྲུག་གནས་སུ་འཁོར་བ་ཡི། །སྣང་ཚུལ་དྲན་པ་སུ་ཡིས་ལངས། །འོན་ཀྱང་འགྲུ་རྒྱལ་རིགས་འདི་ལ། །ཤེས་རབ་རྡོ་རྗེ་རིན་ཆེན་དང་། །ཨ་ཀཱ་ཤ་དང་ཧྲཱ་ཀྲིའི་མིང་། །ལན་ལྔ་སྐྱེས་པ་རྟེན་འབྲེལ་དབང་། །ད་དུང་སླར་ཡང་སྐྱེ་ཚུལ་གཅིག །ད་ལྟའི་

རྟེན་འབྲེལ་མཐུ་མིན་ནམ། །ཡང་དག་དག་པའི་གནས་དེར་ཡང་ཡང་བརྟེན་པ་ཡི། །ཆོས་འདུལ་འདུལ་མཛོན་མཛོན་སུམ་འཆད་པའི་ཤེས་ལྡན་གང་། །རྣམ་དཔྱོད་སྤྱོད་གཙང་གཙང་སྲིའི་བརྟུལ་ཞུགས་ཅན། །སྨྲ་མཁས་མཁས་པའི་གོ་འཕང་ཐོབ་འདོད་སུ་གང་ཞིག །ཐུབ་བསྟན་བསྟན་པ་མཆོག་འདིའི་ལམ་སྲོལ་བཟུང་དང་ཀྱེ། །

ཞེས་རང་གི་སྐྱེས་རབས་ཟྭན་སྣང་སྟོན་ཚད་ཁ་ཡར་ཡོད་པ་འཁོར་བ་འདུག་པ་དང་གཞན་ཟྭན་སྣང་ཐུན་བུས་ཀྱང་ཁ་བསྐང་བ་འདི། ཤེས་རབ་ཀྱི་སྙོ་ཅན་བླ་མ་རྡོ་སྐྱིད་ཀྱིས་ནན་ཆེར་བསྐུལ་བ་ལ་བརྟེན་ནས། དཔལ་ཤཱཀྱ་མཆོག་ལྡན་གྱི་རིང་ལུགས་འཛིན་པ། ཤཱཀྱའི་དགེ་སློང་ཆོས་སྨྲ་བའི་ལོ་ཙྪ་བ་བིདྱཱ་རྣ་ར་རྣམ་སུ་ཀཱི་རྟི་ཀརྨ་བི་ཛ་ཡ་སེ་ན་ཞེས་བྱ་བས། དམར་སེར་ཅན་གྱི་ལོ་ནག་པ་ཟླ་བ་སྟོན་པ་ལྷུམས་སུ་ཞུགས་པ་དང་། སངས་རྒྱས་པ། ཨྱ་དན་ལས་འདས་པ་སྟེ། དུས་ཆེན་གསུམ་འཛོམས་པའི་ཉེར་བདུན་སྤྱ་དྲོའི་ཆ་ལ་གཞུ་སྒྲོ་ལུང་གི་ལྷང་ལོ་ཅན་དུ་མགྱོགས་པར་བྲིས་པའོ།། །།མངྒ་ལཾ།

༄༅། །སྐྱེས་རབས་པདྨའི་ཕྲེང་བའི་ཐོག་མར་གྱུར་པ་སྒྱུ་མ་མཁན་གྱི་རྟོགས་པ་བརྗོད་པ་བཞུགས་སོ། །

སྔོན་བསྐལ་པ་བཟང་པོ་འདི་ལ་བདག་ཅག་གི་སྟོན་པ་ཤཱཀྱ་ཐུབ་པའི་སྔོན་དུ་རྫོགས་པའི་སངས་རྒྱས་འོད་སྲུང་འཇིག་རྟེན་དུ་བྱོན་པའི་དུས་ཀྱི་ཚེ་རེ་ཞིག་རྒྱ་གར་འཕགས་པའི་ཡུལ་གྱི་ཤར་ཕྱོགས་ཀྱི་ཡུལ་གྲུ་ཆེན་པོ་སྣ་ཡཱ་ན་ག་ར་ཞེས་བྱ་བ། སྒྱུ་མས་སྤྲུལ་པའི་གྲོང་ཁྱེར་ཆེན་པོ་བཀོད་པ་ཕུན་སུམ་ཚོགས་པ་དང་ལྡན་པ་ཞིག་ཡོད་པ་དེར་བྲམ་ཟེ་ཆེན་པོ་ས་ར་ཧ་ཆེ་བ་དེ་དུས་རེ་ཞིག་གྲོང་ཁྱེར་ཆེན་པོ་དེར་སྒྱུ་མ་མཁན་གྱི་གཙོ་བོ་བཟང་པོ་པ་ཞེས་བྱ་བར་གྱུར་ཏོ། །དེ་ནས་དུས་རེ་ཞིག་རྫོགས་པའི་སངས་རྒྱས་འོད་སྲུང་སྒྱུ་མའི་གྲོང་ཁྱེར་དུ་གདུགས་ཚོད་ལ་བྱོན་ཏེ་གྲོང་ཁྱེར་ཆེན་པོ་མི་ཁྱིམ་འབུམ་ཚོ་སྟོང་ཡོད་པ་དེའི་དབུས་སུ་དར་ཟབ་ཀྱི་ཁྲི་བཤམས་པ་ལ་བཞུགས་ཏེ། འཁོར་ཉན་ཐོས་དགྲ་བཅོམ་པའི་དགེ་འདུན་དང་ཐབས་ཅིག་ཏུ་བཞུགས་སོ། །

དེའི་ཚེ་སངས་རྒྱས་དེ་ལ་མཆོད་པའི་ཆེད་དུ་སྒྱུ་མ་མཁན་བཟང་པོ་དེས་སངས་རྒྱས་འཁོར་དང་བཅས་པའི་མདུན་དུ་སོང་སྟེ་སྒྱུ་མ་སྤྲུལ་ཏེ། རིན་པོ་ཆེའི་སྐྱིད་མོས་ཚལ་ཤིན་ཏུ་ཡིད་འཕྲོག་པ་དཔག་བསམ་གྱི་ཤིང་སྣ་ལ་ཟུང་མང་པོ་དག་གིས་བརྒྱན་པ། རིན་པོ་ཆེའི་རྣམ་པ་མང་པོ་རྣམས་ནི་ཕྱོགས་སུ་བཀྲམ་པ། ཡན་ལག་བརྒྱད་དང་ལྡན་པའི་ཆུ་མིག་དང་ཁྲོན་པ་དག་གིས་པེཌྜུཙ་ཞུན་མ་བྱུགས་པ་ལྷ་བུར་ཕྱོགས་ཕྱོགས་སུ་བརྒྱན་ཅིང་། མེ་ཏོག་གི་རྣམ་པ་དྲི་ངད་ཞིམ་ཞིང་མདོག་སྣ་ཚོགས་པ་དག་ལེགས་པར་བཀྲམ་པའི་བཀོད་ལེགས་པ་དེ་དག་གི་དབུས་སུ། རིན་པོ་ཆེ་ཆུ་ཤེལ་གྱི་ལྗོན་པ་ལ་མཆད་མཆོག་གི་འདབ་མ་གཡོ་བའི་རྐང་པ་དག་དུང་ལས་གྲུབ་ཤིང་། ཨིནྡྲ་ནཱི་ལའི་ཟར་བུ་འཆང་བ་ལ་པདྨ་རཱ་ག་དང་མཐོན་ཀ་མཆོག་གི་འབྲས་བུ་མང་པོས་ཀུན་ནས་ཕྱུག་པའི་ཕྱོགས་སོ་སོར་རྒྱེད་འཇོའི་རྣམ་པ་མང་པོས་བརྒྱན་པ། དེ་དག་གི་ཉེ་ལོགས་སུ་དཔག་བསམ་གྱི་ཤིང་གི་རྩེ་མོར་ལྷ་ཡུལ་རྣམས་ཀྱི་བཀོད་པ་དང་། རྐེད་པའི་ཆ་ལ་འགྲོ་བ་རིགས་དྲུག །འོག་ཕྱོགས་སུ་ཀླུ་ཡུལ་རྒྱ་མཚོ་དང་བཅས་པའི་བཀོད་པ་ཡོད་པ། གཞན་ཡང་དེ་དག་གི་ཉེ་ལོགས་རྣམས་སུ་གཟུགས་འགྲོས་ཀྱི་རྣམ་པ་དུ་མ་དང་། རྩེད་པོའི་རྣམ་པ་དག་གི་གླུ་དང་། ལ་ལས་གར་དང་། ལ་ལས་བྲོ་དང་། ལ་ལས་ཅི་དང་ཇི་སྙེད་པ་སྲིད་གསུམ་སྟོང་ཁམས་སུ་བཅས་པའི་འཇིག་རྟེན་ཐམས་ཅད་ཀྱི་བཀོད་

པ་མཐའ་དག་མ་ཚང་བ་མེད་པ་སྤྲུལ་ཏེ། ཇོགས་པའི་སངས་རྒྱས་འོད་སྲུང་འཁོར་བཅས་ལ་མཆོད་པའི་ཕྱིར་ཕུལ་ཏེ་བྱང་ཆུབ་ཀྱི་རྒྱུར་འགྱུར་བའི་བསྔོ་བ་དང་སྨོན་ལམ་གྱིས་མཐའ་རྒྱས་བཏབ་བོ། །

དེའི་ཚེ་སངས་རྒྱས་འོད་སྲུང་གིས་ལེགས་སོ་བྱིན་ནས་ཕྱུགས་རྗེའི་འོད་ཟེར་དག །སྒྱུ་མ་མཁན་བཟང་པོ་པའི་སྙིང་གར་སྤྲོས་ཏེ་ཐིམ་པའི་མོད་དེ་མ་ཐག་ཏུ་སྒྱུ་མ་མཁན་བཟང་པོ་ཡ་མཚན་དུ་གྱུར་ཏོ། །དེ་ནས་སྒྱུ་མ་མཁན་བཟང་པོ་པས་རང་གིས་སྤྲུལ་པའི་སྒྱུ་མའི་བཀོད་པ་དེ་རྣམས་ལ་བལྟས་ཏེ་ལེགས་པར་བསམ་པ། ཀྱེ་མ། ཡ་མཚན་དུ་མས་ཀུན་ནས་བརྒྱན་པའི་བཀོད་པ་ཕུན་སུམ་ཚོགས་པ་མཆོག་དང་ལྡན་པའི་སྐྱིད་མོས་ཚལ་འདི་ནི་ཡ་མཚན་ཏེ་མཚར་ཆེ། འོན་ཀྱང་འདི་ནི་བདེན་པ་ལྟར་སྣང་ཡང་ངོ་བོ་ནི་བདེན་པར་གྲུབ་པ་མེད་དོ། །འདི་ནི་ཕོ་བོའི་སྒྱུ་མའི་རོལ་རྩེད་ཀྱི་ཚེ་འཕྲུལ་ལས་བྱུང་བ་ཕོ་ནའོ། །འདིས་མཚོན་ནས་སྣང་སྲིད་འཁོར་འདས་ཀྱིས་བསྡུས་པའི་ཆོས་ཐམས་ཅད་སྣང་སྟོང་ཟུང་འཇུག་ཕོ་ནར་ངེས་སོ། །འདི་ཐམས་ཅད་ཀྱང་བདེན་པར་མ་གྲུབ་བཞིན་དུ་སྣང་ཆ་ཙམ་དུ་མགོ་ལུས་ཡན་ལག་ཏུ་གྲུབ་པ་ནི་བདག་གིས་སྤྲུལ་པའི་སྒྱུ་མའི་མི་ལྟ་བུའོ། །རང་སེམས་གཅིག་པུ་ཕོ་ནའི་སྣང་ཆ་སྣང་བའི་ཡུལ་ཐམས་ཅད་དུ་ཁྱབ་ཀྱང་། དོན་རང་སེམས་ལས་མ་འདས་པ་ནམ་མཁར་ཟླ་བ་ཤར་ཚེ་ས་གཞིའི་ཆུ་ནང་ཐམས་ཅད་དུ་ཟླ་བ་རེ་རེ་འཆར་བ་ལྟ་བུའོ། །འདི་ཐམས་ཅད་རྗེས་བཅས་སུ་གྲུབ་པ་ལྟར་སྣང་ཡང་དོན་དུ་ཅི་ཡང་གྲུབ་པ་མེད་པ་མིག་ཡོར་ཏེ་གྲིབ་མ་ལྟ་བུ། སྐད་ཅིག་གིས་གཡོ་ཞིང་འགྱུར་བའི་ཆོས་ཅན་མི་རྟག་པ་སློག་རྒྱུ་ལྟ་བུ། རང་གི་སེམས་ཙམ་ལས་གྲུབ་པའི་ཕྱིར་ལོགས་སུ་མེད་པ་ལ་འཁྲུལ་སྣང་བདག་གིར་བཟུང་བ་རྨི་ལམ་ལྟ་བུ། དེ་རྣམས་ཀྱང་རྒྱུ་དང་རྐྱེན་ལས་སྐྱེས་པ་ཕོ་ན་ལ་རང་ཉིད་ཀྱི་སེམས་ཀྱི་སྣང་ཆ་ལས་གུད་དུ་མེད་པ་བྲག་ཆ་ལྟ་བུ། ཐམས་ཅད་སོ་སོར་སྣང་ཡང་འདི་དང་འདི་ཞེས་ངེས་པ་མེད་པ་ལ་ང་ཡིར་བཟུང་བས་འཁྲུལ་བ་དྲི་ཟའི་གྲོང་ཁྱེར་ལྟ་བུ། རང་གི་སེམས་གཅིག་ལས་འཕྲོས་པའི་རྣམ་རྟོག་སྲིད་གསུམ་དུ་མ་སྣང་ནུས་པ་སྤྲིན་ནམ་མིག་འཁྲུལ་ལྟ་བུ། རང་རིག་གསལ་སྟོང་འཛིན་པ་མེད་པ་འཇའ་ཚོན་ལྟ་བུ། འཁོར་འདས་ཀྱི་ཆོས་ཐམས་ཅད་མི་རྟག་ཅིང་འགྱུར་བ་སྐད་ཅིག་མའི་ཆོས་ཅན་གློག་འགྱུ་བ་ལྟ་བུ། རང་སེམས་སྤྲོས་དང་བྲལ་བ་ལ་འཁྲུལ་སྣང་སྣ་ཚོགས་སྐད་ཅིག་གིས་ལྡང་ཞིང་། ལྡང་ཙམ་ཉིད་ནས་སླར་ཡང་རང་སེམས་སུ་ཇོགས་པ་རྗེས་མེད་ཆུའི་དབུ་བ་ལྟ་བུ། འཁོར་འདས་སྣང་སྲིད་ཐམས་ཅད་ཡོད་པ་ལྟར་མཐོང་ཡང་སྣང་ལ་རང་བཞིན་མེད་པ་གསལ་སྟོང་འཛིན་པ་མེད་པའི་རང་གཟུགས་ཅན་མེ་ལོང་གི་གཟུགས་བརྙན་ལྟ་བུ་སྟེ། དེ་ལྟར་སྒྱུ

མའི་དཔེའི་གཙོ་བོ་བཅུ་གཉིས་ཡོ་ནར་ངེས་པས་དཔེར་ན་རང་སེམས་གསལ་སྟོང་འཛིན་པ་དང་བྲལ་བའི་ཐ་མལ་གྱི་ཤེས་པ་འདི་ནི་སངས་རྒྱས་པའི་དུས་བཟང་དུ་མ་སོང་། འཁོར་བར་གནས་པའི་ཚེ་ངན་དུ་མ་སོང་བས་དེས་ན་སངས་རྒྱས་ཞེས་མིང་དུ་བཏགས་ཀྱང་སྣང་སྲིད་འཁོར་འདས་ཀྱིས་བསྡུས་པའི་ཆོས་ཐམས་ཅད་རང་གི་སེམས་སུ་མ་རྫོགས་པ་གང་ཡང་མེད་ཅིང་དེ་ཐམས་ཅད་ཀྱང་གསལ་སྟོང་བརྗོད་བྲལ་བསམ་བློའི་ཡུལ་ལས་འདས་པ་ནམ་མཁའ་སློང་བྱེད་ཀྱི་རྐྱེན་གསུམ་དང་བྲལ་བ་ལྟ་བུ། བརྗོད་པའི་ཡུལ་དང་། བརྗོད་བྱའི་ཚིག་དང་། མཚོན་བྱེད་དཔེ་སོགས་གང་གིས་ཀྱང་མཚོན་དུ་མེད་པ། ཆོས་ཀྱི་སྐུ་འདི་ཉིད་ཀྱི་རང་མདངས་གསལ་སྣང་གི་ཆ་མ་འགག་པའི་འཕྲུལ་གྱི་རྣམ་པ་དུ་མ་ཉིད་ངོ་བོ་གསལ་སྟོང་འཛིན་མེད། རྣམ་པ་དུ་མ་ཉིད་དུ་སྣང་བ་ལ་དེའི་ངོ་བོ་རང་སེམས་སུ་རྟོགས་པའི་བདེ་སྟོང་དབྱེར་མེད་ཀྱི་རང་མདངས་ལོངས་སྤྱོད་རྫོགས་པའི་སྐུ། ཐབས་ཤེས་མཉམ་པ་ཉིད་དུ་ཁ་སྦྱོར་བའི་བདེ་ལམ་བདེ་བ་ཆེན་པོའི་རོས་གང་བ་དེ་དག་ཀྱང་། ངོ་བོ་རང་བཞིན་འཛིན་པ་མེད་པ་དག་འགྲོ་བ་ཡོངས་ལ་སྙིང་བརྩེ་བའི་རོལ་པས་ཡོངས་སུ་གང་བ། དེ་དག་ཀྱང་དེའི་བྱུན་ཚུད་པའི་རྩོལ་མེད་ཀྱི་དྲན་རྩེ་རྒྱུན་མ་ཆད་ཅིང་དེ་དག་གི་རང་རྩལ་འཆར་བ་འགོག་པ་མེད་པར་གསལ་ཞིང་སྣང་བ་སྟེ། ཡན་ལག་བདུན་ལྡན་ལོངས་སྤྱོད་རྫོགས་པའི་ངོ་བོར་རྟོགས་པ་ལས་དེའི་རང་རྩལ་ཕྱོགས་མེད་དུ་ཤར་བའི་འོད་གསལ་གྱི་ཟློས་གར་སྒྱུ་མའི་རྣམ་རོལ་གང་ལ་གང་དུ་སྟོན་པར་བྱས་ཏེ། རང་སྣང་གི་གདུལ་བྱ་མཐའ་དག་རང་རིག་ཆོས་ཀྱི་སྐུའི་རང་རྩལ་གྱི་སྤྲུལ་པའི་སྐུ་རྣམ་པ་སྣ་ཚོགས་པས་འདུལ་བར་བྱེད་པ་དག །རང་གི་སེམས་ཉིད་ལས་ལོགས་སུ་གྲུར་པ་མེད་དོ་སྙམ་སྟེ་ཐག་ཆོད་པའི་ངེས་པ་བརྟན་པོ་རྙེད་ནས་སྟན་ཐོག་དེ་ཉིད་དུ་རང་རིག་ཕྱག་རྒྱ་ཆེན་པོར་ངོ་འཕྲོད་པའི་ཚེ། རྫོགས་པའི་སངས་རྒྱས་འོད་སྲུང་ཉིད་ཀྱིས་ཀྱང་དོན་དེ་ཉིད་ཡོ་ན་ལྟར་ཡིན་ཞེས་དབུགས་དབྱུང་། གཟེངས་བསྟོད་དེ་སངས་རྒྱས་ཤཱཀྱ་ཐུབ་པའི་བསྟན་པ་ལ་གྲུབ་པ་ཐོབ་པའི་ཚུལ་འཛིན་པ་འགའ་དང་། སངས་རྒྱས་རབ་གསལ་གྱི་བསྟན་པ་ལ་སྐྱེ་མཐའ་བྱང་ཆུབ་སེམས་དཔར་འགྱུར་བ་དང་། མཐར་སྐལ་བཟང་གི་སངས་རྒྱས་དགུ་པ་མེ་ཏོག་ཅེས་བྱ་བར་འཚང་རྒྱ་བ་སོགས་སུ་ལུང་བསྟན་ཏོ། །

དེས་ན་དེའི་སྒྱུ་མ་ལ་བརྟེན་ནས་བདག་ཅག་གི་སྟོན་པ་ཤཱཀྱ་ཐུབ་པའི་དུས་སུ་བྲམ་ཟེ་སྒྲ་གཅན་འཛིན་ཞེས་བྱ་བ་སྲས་སྒྲ་གཅན་འཛིན་ལས་བསྙེན་པར་རྫོགས་པ་མནོས་ཏེ་ཟག་པ་ཡོངས་སུ་ཟད་པ་དགྲ་བཅོམ་པའི་འབྲས་བུ་ཐོབ། སྔར་སངས་རྒྱས་མྱ་ངན་ལས་འདས་ནས་ཕྱོགས་ལས་

རྣམ་རྒྱལ་གྱི་སྤྱོད་པ་ལ་ཞུགས་ཤིང་། ཆང་ཐོད་ཐོར་གང་གི་ནང་དུ་མི་རྟོག་གི་གྲིབ་མ་ཤར་བའི་རྐྱེན་གྱིས་སྦྱར་གྱི་སྣང་བ་སད་དེ་སྣང་སྲིད་ཐམས་ཅད་སེམས་སུ་ངོ་འཕྲོད་པས་ཆང་ཚོང་མ་དེ་ལས་ཀྱི་ཕྱག་རྒྱར་བྱིན། སྔར་མདའ་མཁན་གྱི་བུ་མོ་དང་འཕྲད་པས་མདའ་སྨྱུག་ཚིགས་གསུམ་ཡོད་པ་ཞིག་འཁྱོག་བསྲངས་པས། ཚིགས་གསུམ་སྐུ་གསུམ་དང་། ཁོང་སྟོང་ཆོས་ཀྱི་སྐུ་སྐྱེ་འགག་མེད་པ་དང་། སྨྱུག་མ་ཉིད་ལ་རང་སེམས་ལྷན་ཅིག་སྐྱེས་པ་གཉུག་མ་ཆོས་ཀྱི་སྐུ་དང་། དེའི་རང་རྩལ་གཉུག་མ་ལྷན་སྐྱེས་ཆོས་སྐུའི་འོད་དུ་ངོ་འཕྲོད་པས་མདའ་མཁན་གྱི་བུ་མོ་ཡང་ལས་ཀྱི་ཕྱག་རྒྱར་བྱིན་དེ་གྲུབ་པ་ཐོབ་པས་རྒྱ་བོད་ཀྱི་གྲུབ་ཆེན་ཐམས་ཅད་ཀྱི་ཐོག་མའི་སྤྱི་མེས་ཆེན་པོར་གྱུར་པ་ས་ར་ཧ་ཆེན་པོར་མིང་ཐོབ་སྟེ། འོག་ཏུ་སྔར་ཡང་གཏུམ་སྲུང་རྣལ་འབྱོར་དང་། རིག་འཛིན་ཆེན་པོ་ཧཱུྃ་ཀ་ར་སོགས་མང་པོར་སྲིད་པ་འཛིན་པའི་ཚུལ་བསྟན། བོད་དུ་གྲུབ་ཐོབ་མེ་ལོང་རྡོ་རྗེ། རྩེ་གདོང་སྒོམ་ཤེ་སོགས་སྣང་སྲིད་ཆོས་སྐུར་ཤར་བ་འགའ་ཙམ་དུ་སྐྱེ་བ་ལེན་པར་བྱས་ཏེ། གཞན་ཡང་སྐྱེས་རབས་གསོལ་འདེབས་དད་པའི་མཛེས་རྒྱན་དུ་ཡོད་པ་ལྟར་མངལ་འདམ་པའི་སྦྱོར་བས་ཤེས་བཞིན་དུ་སྐྱེ་བ་མང་བརྒྱུད་ཀྱི་ཐ་མ་ད་ལྟ་སྐུ་རའི་གདུང་གི་ཐ་ཆུང་དགེ་སྦྱོང་ཆོས་ཀྱི་གྲགས་པའི་མིང་བཟུང་སྟེ། སྣང་སྲིད་ཐམས་ཅད་སེམས་སུ་ཐག་ཆོད་པའི་རང་མདངས་གསལ་སྟོང་འཛིན་མེད་ཀྱི་ངང་ལས་ཡོགས་སུ་གྱུར་པའི་དྲན་པས་གཟུང་རྒྱུ་མེད་ཅིང་། ཆེད་དུ་མཉམ་པར་འཇོག་པའི་རྒྱུ་མེད་པར་སྣང་བ་ཐམས་ཅད་གཉུག་མའི་ངོ་བོར་ཤར་བ་བསྒོམ་བྱ་སྒོམ་བྱེད་ཀྱི་དབྱེ་བ་མེད་ཅིང་། སྒྱུ་མ་ལྟ་བུའི་ཉམས་མྱོང་ཁོ་ནར་ཉིད་མཚན་ཁོར་ཡུག་ཏུ་རང་ས་ཟིན་པའི་མཉམ་བཞག་ཉིད་ལས་རྗེས་སྣང་དུ་རྣམ་ཤེས་ཀྱི་ཆ་ཕྲ་མོའི་རྟོག་པ་འདི་ཉིད་རང་གསལ་དུ་འཆར་བ་ནི་ད་ལྟའི་གནས་ལུགས་དང་། ལུས་རྒྱུ་འདི་གྲོལ་ཆེ་རྣམ་ཤེས་ཀྱི་ཆ་ཕྲ་མོ་འདི་ཡང་ཡེ་ཤེས་སུ་དག་ནས་འོད་གསལ་ཆེན་པོར་གློང་འབྱམས་སུ་འགྱུར་ཞིང་། དེ་ཉིད་ལས་རྩལ་ཐོན་ཅིང་ལུས་སེམས་གསུམ་ལ་རྣམ་རྟོག་གི་འཛིན་པ་ཕྲ་མོ་དང་བཅས་པ་ཐམས་ཅད་དག་ནས་ལུས་འཇའ་ལུས་ཡེ་ཤེས་ཀྱི་གཟུགས་སྐུ་དང་། སེམས་འོད་གསལ་ཆོས་སྐུ་གློང་འབྱམས་སུ་འགྱུར་བའི་ཚེ་བྱང་ཆུབ་སེམས་དཔའ་བཞིན་བཟང་ཟླ་བ་དང་སྤྲོབས་པའི་སྣང་བ་ཞེས་བྱང་ཆུབ་སེམས་དཔའ་རྣམ་གཉིས་སུ་མིང་བཏགས་ཏེ། མཐར་སྟོབས་དང་མི་འཇིགས་པ་དང་རྫུ་འཕྲུལ་སོགས་སངས་རྒྱས་ཀྱི་ཡོན་ཏན་མཐའ་དག་རྫོགས་ཤིང་། ཀུན་རྫོབ་ཀྱི་སྣང་ཆ་ཕྲ་མོ་ཐམས་ཅད་དག་ནས་རྣམ་སྨིན་ལུས་རྒྱ། བག་ཆགས་སྣང་རྒྱ། རྣམ་ཤེས་སེམས་རྒྱ་སྟེ་རྒྱ་གསུམ་གྱི་སྒྲིབ་གཡོགས་དང་བྲལ་ནས། རང་སེམས་

དབྱིངས་དང་ཡེ་ཤེས་དབྱེར་མེད་པའི་ཆོས་ཀྱི་སྐུར་བྱང་ཆུབ་ནས། སྐུ་གསུང་ཐུགས་མི་ཟད་པ་རྒྱན་གྱི་འཁོར་ལོས་གཞན་ཕན་གྱི་རོལ་རྩེད་སྒྱུ་མའི་རྣམ་རོལ་དུ་སྟོན་པའི་ཚེ། བསྐལ་བཟང་དགུ་པ་མེ་ཏོག་ཅེས་བྱ་བར་མིང་བཏགས་པ་ཙམ་དུ་ཟད་པ་ནི་སྟོན་སྒྱུ་མ་མཁན་བཟང་པོ་ནས་བཟུང་རིམ་གྱིས་གནས་ལུགས་ཀྱི་རྟོགས་པ་ལ་གོམས་པར་བྱས་པའི་མཐུ་ལས་སོ། །གཞན་དུ་འབད་རྩོལ་གྱི་ཟྗོང་གིས་བསྒྲུབས་པ་ནི་མིན་ནོ། །

གནས་ལུགས་རྟོགས་པའི་ནམ་མཁའ་ལ། །བརྫ་སྦྱོད་སྙན་ངག་སྤེལ་སྦྱོར་དང་། །བཟོ་གསོ་གཙུག་ལག་མདོ་སྔགས་ཀྱི། །རིག་གནས་ཆུ་འཛིན་རབ་དཀྲིགས་ནས། །དོན་བཟང་བདུད་རྩིའི་ཆར་བབ་ཚེ། །སྐལ་བཟང་འབྲས་ཚོགས་ཚིམས་བྱས་ཏེ། །སླར་ཡང་སྒྱུ་མའི་རྣམ་རོལ་དུ། །ཁྲིན་དང་ནམ་མཁའ་ཆར་པའི་རྒྱན། །སྟོང་པ་ལ་ནི་སྟོང་པ་དང་། །དེ་བཞིན་ཆུ་ལ་གཞའ་ཚོན་སོགས། །སྒྱུ་མའི་དཔེར་བརྗོད་བཅུ་གཉིས་སོ། །རང་ལ་རང་ཉིད་ཐིམ་པ་ལྟར། །རྣལ་འབྱོར་ལུས་རྒྱུ་གྲོལ་བ་ན། །སེམས་ཉིད་ཆོས་སྐུའི་ངང་དུ་ཐིམ། །འཆི་བའི་མཚམས་སྦྱོར་འཕོ་བ་དང་། །བར་དོ་དགུང་ཞག་བཅོ་གྲངས་སོགས། །ནམ་མཁའ་ལ་ནི་པདྨ་འདྲ། །འདི་སྒྲུབ་བརྒྱུད་ཟབ་མོའི་ལམ་སྲོལ་གྱི། །ཆོས་དྲུག་པོ་འདི་ལས་བས་པ་སྟེ། །ཚུལ་འདི་འདྲ་བསམ་ན་འཆི་ལ་བྲོད། །ཡོངས་དགའ་ལ་སྐྱིད་པའི་གླུ་བྲོ་ནི། །དུས་ཉིན་མཚན་ཁོར་ཡུག་བགྱི་ཡང་སྲོ། །ཞེས་པ་སྲོ་བོ་བཟང་སྨ་རི་ཁྲོད་དུ་མགོན་པོ་འབྲི་གུང་པ་ཆེན་པོའི་སྲས་ཀྱི་ཐུ་བོ་གྲུབ་ཆེན་མགར་དམ་པ་ཆོས་སྡིངས་པའི་དགོན་བརྒྱུད་དྲི་མ་མེད་པ། ཀཿགནམ་སྡེ་པ་ཞེས་བྱ་བ་ཤིང་སྤྲེལ་ཆེན་པོ་ལྷ་བུའི་རིགས་སུ་འཁྲུངས་པ། ལྷ་སྲས་ནོར་བུ་བཟང་པོས་དབུ་མཛད་སྐུ་སེར་ཁ་ཡར་ལ་རྒྱུད་སྡེ་རྒྱ་མཚོའི་རྫོགས་རིམ་ཡོངས་ཀྱི་སྙིང་པོ་དམ་པ། ཟབ་ལམ་ན་རོའི་ཆོས་དྲུག་གི་ཟབ་ཁྲིད་ཐུལ་བའི་ཚེ་འོད་གསལ་ལམ་གྱི་སྙིང་པོའི་མཚམས་སུ་བབ་པའི་ཚེ་ཐོ་རངས་ཀྱི་ཆ་ཞིག་ལ་དྲན་སྣང་དུ་བྱུང་བ་ཡང་། ལག་དལ་དུ་ཚུལ་ཁྲིམས་དང་བྱང་ཆུབ་སེམས་དཔའི་བསླབ་པ་དག་ཡོངས་སུ་བསྲུང་བའི་རྒྱུད་རྣམ་པར་སྨིན་པའི་རྩ་བ་རྒྱུ་འབྲས་མངོན་སུམ་དུ་རྟོགས་པས། ཚུལ་འཚོས་དང་ཆོས་བརྒྱུད་ཀྱི་བྲི་མོའི་གཏམ་སོགས་ཞིག་སྟེ་སྐོན་བརྗོད་དུ་གྱུར་པ། སྣང་སྲིད་འཁོར་འདས་ཀྱི་ཆོས་ཐམས་ཅད་སེམས་སུ་ཐག་ཆོད་པའི་འོད་གསལ་ཀློང་འབྱམས་སུ་འཁྲུལ་བས་སྒོམ་བཤད་ཁ་ལྐུགས་པའི་གླེན་པར་གྱུར་པ། དེའི་རང་རྩལ་རིག་པའི་གནས་བཅུ་པོ་ཚོ་རོལ་དུ་སྨྲ་བའི་འཆལ་པོ། སྙིང་སྒོ་རྣམ་གྲོལ་གྱི་ཆོས་ཀྱི་བཏུང་བའི་ཆང་གིས་མྱོས་ཤིང་། འོག་སྒོ་བདེ་བ་ཆེན་པོ་ལྷན་ཅིག་སྐྱེས་པའི་བདེ་སྟོང་གི་ཏིང་

ངེ་འཛིན་གྱི་རང་རྩལ་རྫོགས་པའི་མཐུས་ཐབས་ལྷན་གྱི་མན་ངག་གི་བཅུད་འཛིན་ཅིང་། ལོངས་སྤྱོད་པ་ལ་ངོ་ཚ་དང་བྲལ་བའི་གཏད་མེད་ཕྱོགས་བྲལ་གྱི་སྡོམ་བུ་བ་ཀུ་སུ་ལི་པའི་དགེ་སློང་སུམ་ལྡན་རྡོ་རྗེ་འཛིན་པ། ཟང་ཟིང་གི་སྒྱུ་མའི་ནོར་རྫས་དང་། མཁར་གཞིས་སོགས་པོར་ནས་འཕགས་ནོར་བདུན་ལ་བདག་གིར་བྱེད་པའི་མགོ་འཁོར་འཁྲུལ་ཚབས་ཅན་ཆོས་ཀྱི་གྲགས་པ་ཕྱིན་ལས་རྣམ་པར་རྒྱལ་བའི་སྡེས་བཟང་སྣ་རི་ཁྲོད་དུ་ལག་དལ་དུ་བྲིས་པ་ལགས་པས། འདིར་ཚོགས་དྲག་ཞན་བར་མ་ཐམས་ཅད་ཐུགས་ཉམས་མཚར་བའི་རྒྱུར་འགྱུལ་གྱི། བཀའ་བསྐྱོན་དང་ཐུགས་ཁྲེལ་བའི་རྒྱུར་འདུག་ན་བཟོད་པར་གསོལ་ཞིག

ཆོས་ཟད་སར་འཁྱོལ་བ་དཀའ་ན་ཡང་། །སྒོམ་བློ་བྲལ་གྱི་རང་ས་ཟིན་ནས་སོང་། །ནོར་ཟང་ཟིང་གི་མིག་མཛེས་མེད་ན་ཡང་། །མཚར་འཕགས་ནོར་བདུན་གྱིས་ཕྱུག་ནས་གདའ། །ཡོང་ངེས་པའི་འཆི་བདག་ཁོ་བྱུང་ཚེ། །མི་ལ་ལ་འཚེར་ཡང་ཁོ་བོ་བྲོད། །དོན་འདི་འདྲ་མང་པོ་ཡོད་ལགས་ཀྱང་། །དཔེ་ཡི་གེར་བཀོད་པ་མི་ལངས་ལགས། །འདི་མཚོན་བྱེད་སྐྱེས་རབས་ས་གསུམ་མའི། །ཚིག་འཕྲོས་དོན་ཐོག་མའི་བྱུང་ཚུལ་དུ། །ང་ཆོས་ཀྱི་གྲགས་པ་ཆོས་སྐྱུ་ཡི། །དོན་སྨོས་བྱེད་བདེ་བས་སྨོས་པའི་ཚེ། །ཚིག་འཆལ་གཏམ་ཐལ་ལོ་མཆེད་གྲོགས་རྣམས། །ཐུགས་དགྱེས་པར་མཛོད་ཅིག་འདིར་ཚོགས་རྣམས། །ཞེས་པ་ཡང་ཉམས་མཚར་ལག་དལ་དུ་བྱས་པ་ཁོ་ནར་ཟད་དོ། །ཡང་བག་ཆགས་མེད་པའི་འཁྲུལ་སྣང་དུ། །ལོ་ཆུ་ཕག་ཟླ་བ་དྲུག་པ་ཡ། །ཚེས་ཉེར་དྲུག་ནུབ་མོ་མདོ་སྟོད་ཀྱི། །རི་རྒྱུད་ཕུན་ཚོགས་གླིང་འདབས་སུ། །གཉིད་གཏི་མུག་འོད་གསལ་རང་གཟུགས་ཉིད། །དོན་སྒྱུ་མའི་ངང་དུ་རྟོགས་པའི་ཚེ། །ནམ་ཐོ་རངས་འཁྲུལ་པའི་རྨི་ལམ་དུ། །ཡུལ་དབུས་འགྱུར་མ་ག་རྒྷ་ཡི་གནས། །གྲོང་རྡོ་རྗེ་གདན་གྱི་ཉེ་ལོགས་སུ། །ཤིང་བྱང་ཆུབ་ལྗོན་པའི་བླ་གབ་རྩར། །གདན་གོར་མའི་ཁྲི་འཕང་སྟོང་མཆིས་པའི། །ཁྲི་བརྒྱད་ཀྱི་འོག་མའི་སྟེང་ཉིད་དུ། །རྫ་ཀུ་ཤའི་འབོལ་སྟེང་བདེ་མོ་དེར། །ཚང་རྡོ་རྗེ་སྐྱིལ་ཀྲུང་གིས་འཁོད་ནས། །དོན་མཉམ་བཞག་ཐུན་གཅིག་བགྱིས་པའི་མོད། །ལུས་མཚན་དཔེས་བརྒྱན་པའི་སྐུ་ཐོབ་ནས། །སླར་འདོད་དོན་འགྲུབ་པ་རྒྱ་མཚན་དུ། །ཡང་བྱ་སྣམ་ཆོས་འཁོར་བསྐོར་སེམས་ཀྱིས། །གནས་དེ་ནས་འགྲོ་བར་བརྩམ་པའི་མོད། །ལྷ་ཚངས་དབང་བརྒྱ་བྱིན་ལ་སོགས་ཀྱིས། །དོན་འདོད་ཡོན་སྒྱུ་མའི་ནོར་རྫས་ཀྱིས། །སླར་མཆོད་པའི་སྣང་བའི་མོད་ཉིད་ལ། །ནམ་ལངས་སུ་ཉེ་བའི་ཐོར་ཆོས་རྗེན། །གཉིད་མཐུག་པོ་དེ་ལས་ལངས་པ་ཞིག །དེ་མཚར་ཕྱིར་ཡི་གེའི་ལམ་དུ་བཀོད། །ཅེས་སོ། །འཕགས་ཡུལ་གྱི་ནུབ་ཕྱོགས་ན་

ཡུལ་ར་རྣ་ན་ཞེས་བྱ་བར་བྲམ་ཟེ་རིག་བྱེད་དང་ཉེ་བའི་རིག་བྱེད་ཐམས་ཅད་ཀྱི་ཕ་རོལ་ཏུ་སོན་པ་མཆེད་བཞི་ཡོད་པ་ལས་ཆུང་ཤོས་དེ་སྲས་སྒྲ་གཅན་འཛིན་ལ་རབ་ཏུ་བྱུང་བས་མཁན་པོའི་མིང་བཏགས། འདུལ་བ་སོགས་སྡེ་སྣོད་ཐམས་ཅད་ཀྱི་ཕ་རོལ་ཏུ་སོན་ནས་བི་ཀྲ་མ་ལ་ཤྲཱི་ལའི་གཙུག་ལག་ཁང་གི་མཁན་པོ་ལོ་བཅུ་གཉིས་བྱས་པའི་ཚེ་ཡེ་ཤེས་ཀྱི་ཌཱ་ཀི་མས་ལུང་བསྟན་ནས་སློབ་དཔོན་ཐུ་སུ་ཀུ་པའི་ཞབས་ལ་གཏུགས་ཤིང་གསོལ་བ་བཏབ་པས། དེས་ཀྱང་དབང་བསྐུར་གདམས་པ་བྱིན་ཡང་ངེས་པ་ཅུང་ཟད་ལས་མ་སྐྱེད་པས་བརྟུལ་ཞུགས་ལ་འཇུག་པར་བཅམས་ཏེ་རབ་ཏུ་བྱུང་བའི་ཆ་ལུགས་བོར་ནས་བྲན་མོ་མཚན་དང་ལྡན་པ་སྤྱན་གསུམ་གྱི་ཆུང་ཤོས་དེ་ཕྱག་རྒྱར་ཁྲིད་ནས་གནས་སུ་ལྷན་ཅིག་སྒྲུབ་པ་བྱེད་པའི་ཚེ། བྲན་པོ་ལ་ལ་ཕྱུག་འཚོད་བཙུག་པ་དེ་ཆུང་མས་འདྲེན་དུ་ཕྱིན་པས་ཏིང་ངེ་འཛིན་ལ་སྙོམས་པར་ཞུགས་ཏེ། ལོ་བཅུ་གཉིས་ཀྱི་བར་དུ་གནས་པ་ལས་སླར་བཞེངས་ཏེ་བྲན་མོས་ཁ་ཟས་དྲངས་པས་ལ་ཕྱུག་གི་ཚོད་མ་ག་རེ་གསུངས་པས། བྲན་མོ་དེས་ཞིབ་ཏུ་བསྙད་པས་ད་ནི་གནས་དབེན་པར་སྒྲུབ་པ་ལ་འགྲོ་གསུངས་ཏེ། ཕྱིན་པའི་ལམ་དུ་བྲན་མོ་དེ་ཆང་སློང་དུ་བཏང་བས་ཆང་ཕོད་ཕོར་གང་སྐྱེད་བྱུང་བ་དེ་བདག་ལ་གཏད་ནས་བྲན་མོ་ན་རེ། ལུས་ནི་དབེན་ཡང་སེམས་ཀྱི་འཁྲི་བ་མ་ཆོད་ན། །དབེན་པར་མི་འགྱུར་ལོ་ནི་བཅུ་གཉིས་ཏིང་འཛིན་བཞུགས་གྱུར་ཀྱང་། །ལ་ཕྱུག་ཚོད་མའི་འཁྲི་བ་མ་ཆོད་དེ་འདྲའི་ཏིང་འཛིན་ཨེ་མ་མཚར། །ཞེས་ཆང་གཏད་བྱུང་བས། མོ་བདེན་སྙམ་ཆང་ལ་བལྟས་པས་ཕོད་ཆང་གི་ནང་དུ་ས་ར་ཧ་དང་བྲན་མོ་གཉིས་ཀའི་བཞིན་ཤར་འདུག་པས་དེ་ལ་བརྟེན་ནས་དུ་མ་རོ་གཅིག་དང་རོ་གཅིག་དུ་མར་ཤར་ཏེ་ངོ་འཕྲོད། སླར་བྲན་མོ་དེ་ཁྲིད་ནས་མདའ་མཁན་གྱི་བུ་མོ་ཞིག་ཀྱང་ཕྱག་རྒྱ་གཉིས་པར་ཁྲིད་ནས་སྤྱོད་པའི་དོན་དུ་གཤེགས་ཏེ། མདའ་ལེགས་པར་བསྲུངས་ནས་འཕངས་པས་གར་འཕེན་འགྲོ་བ་ལ་དཔེས་མཚོན་ནས་ལྷན་ཅིག་སྐྱེས་པའི་ཡེ་ཤེས་ངོ་འཕྲོད་དེ། འོན་ཀྱང་རྟོགས་པ་སྐྱེས་པ་དེ་བྲན་མོ་སྔ་མ་དེས་ལ་ཕྱུག་གི་འཁྲི་བ་མ་ཆོད་པའི་འཕྱས་ཟློས་དང་ཆང་ཕོར་གང་བྱིན་པ་དེའི་རྐྱེན་ཡིན་པས་དེ་ཉམས་མཚར་རོ་སྙམ་སྟེ་མགུར་གསུངས་པ། ཁ་སང་ཕན་ཆད་དགེ་སློང་མིན། །དེ་རིང་ཕྱིན་ཆད་དགེ་སློང་ཡིན། །དོན་གྱི་དགེ་སློང་དགེ་སློང་ཆེ། །ཧེ་རུ་ཀ་དཔལ་དགེ་སློང་མཆོག །ཅེས་གསུངས་པའི་ཚེ་སྐྱེ་བོ་རྣམས་ཀྱིས་འཕྱས་ཟློས་ཆེར་བྱས་ཀྱང་རྫུ་འཕྲུལ་བསྟན་ནས་མ་དད་པའི་ཚོགས་རྣམས་བཟློག་པར་བྱས་ཏེ། དོ་ཧ་སྐོར་གསུམ་སོགས་བཅམས་ནས་རང་གི་རྟོགས་བརྗོད་ཀྱི་མགུར་ཡང་གསུངས་ཏེ་དཔལ་གྱི་རི་ལ་བཞུགས་ནས་གདུལ་བྱ་

རྣམས་བསྐྱངས་ཏེ་མཁའ་སྤྱོད་ལ་གཤེགས་སོ། །བྲན་མོ་སྟོན་མོ་འདི་དེའི་ཚེ་དང་རྗེ་བཙུན་རྟྭའི་དུས་ཚེ་རིང་བུ་ཁྲིད་དང་། དཔོན་སའི་དུས་ཕྱིས་པ་གཞོན་ནུ་དང་། ད་ལྟ་གནས་ཚུལ་འདི་ལྟ་བུ་དག་པ་ཡིན་ཞིང་། མ་འོངས་པའི་ཚེ་ནི་ཤོག་དྲིལ་ཚིགས་བཅད་དུ་གསལ་ལོ། །མདའ་མཁན་གྱི་བུ་མོ་དེ་ནི་ད་ལྟ་བདག་དང་ཉེ་བ་ཞིག་ཏུ་རབ་ཏུ་བྱུང་ནས་འདུག་པ་བདག་གིས་མཐོང་། མདའ་མཁན་གྱི་བུ་མོ་བདག་དང་སྐྱེ་བ་མང་པོར་ལྷན་ཅིག་ཏུ་བྱུང་བ་ཡོད་དོ། །ཞེས་ཉམས་མཚར་དུ་བྲིས་པའོ། །དེ་དག་གི་འཕྲོས་མང་དུ་ཡོད་ཀྱང་གླེགས་བམ་དུ་ཕབ་མ་ཐུབ་པར་གདའོ།། །།མངྒ་ལཾ།

འབྲི་གུང་སྨན་རྩིས་མཁས་པ་རིམ་བྱོན་གྱི་སྨན་རྩིས་དཔེ་ཚོགས།

རྩོམ་སྒྲིག་པ།　འབྲི་གུང་སྨན་རམས་པ་ཆོས་རྗེ་བཟང་པོ།

རྩོམ་སྒྲིག་འགན་འཁུར་བ།　ཀུའོ་ཞུའོ་སྟེ།　སྟོབས་ལྡན།

དེབ་གཞིའི་རྩིས་འགོད་པ།　སུའུ་ཁྲིང་ཧྲུང་།

དཔེ་སྐྲུན།　བོད་ལྗོངས་བོད་ཡིག་དཔེ་རྙིང་དཔེ་སྐྲུན་ཁང་།
(ལྷ་ས་གྲོང་ཁྱེར་སེ་ར་ལམ་སྒོ་ཨང་4　སྦྲག་ཨང་850000)
རྩོམ་སྒྲིག་ཁང་གཉིས་པ། (པེ་ཅིང་།) པེ་ཅིང་གྲོང་ཁྱེར་ཁྲའོ་དབྱང་ཆུས་ཧྥུང་ཐུའུ་ཁྲིང་
ལམ་ཨང་8པ་ཞིན་ཏུ་ཁང་ཆེན་ཐོག་ཁང་Aཁང་བརྩེགས་13པ།
སྦྲག་ཨང་། 100013　ཁ་པར་ཨང་གྲངས། 010-64462318
པར་གཞི་རྒྱུ་སྤྲོད་ལ་རྟུང་རེག་གཏོང་། 0891-6649998　13908990085

པར་ཁང་།　པེ་ཅིང་ཧྲེན་ཐུང་པར་སྐྲུན་མ་རྐང་ཚད་ཡོད་ཀུང་སི།

བརྒྱུད་འཚོང་།　ཤིན་ཧྭ་དཔེ་ཚོང་ཁང་།

དེབ་ཚད།　710mm×1 000mm　1/16

པར་ཤོག　30.75

བར་བཙུག་རི་མོ།　4

ཡིག་གྲངས།　ཁྲི་20.8

པར་གྲངས།　1-1 500

པར་གཞི།　2019ལོའི་ཟླ་12པར་པར་གཞི་དང་པོ་བསྒྲིགས།

པར་ཐེངས།　2020ལོའི་ཟླ་4པར་པར་ཐེངས་དང་པོ་དཔར།

དཔེ་རྟགས།　ISBN 978-7-5700-0380-8

རིན་གོང་།　སྒོར་68.00 (ཁྱོན་དེབ་གཉིས།)